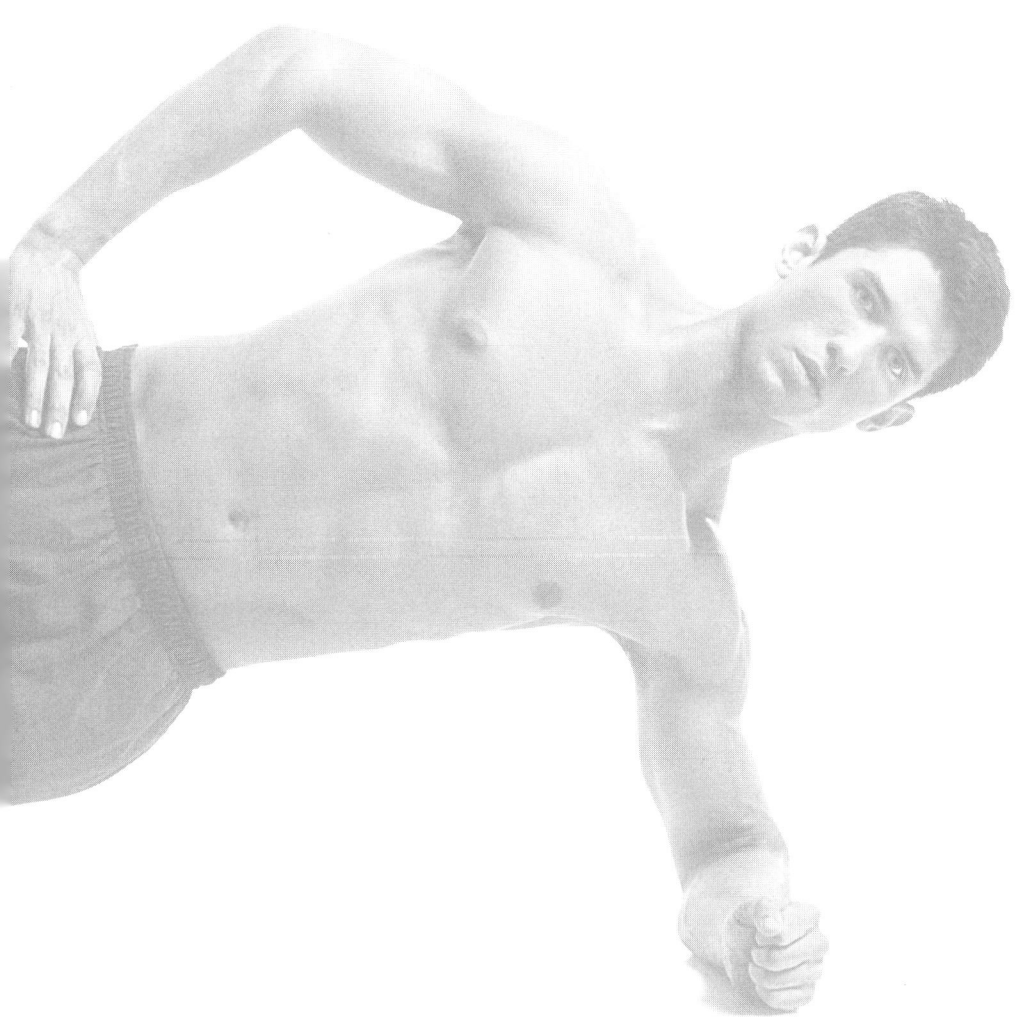

DAS Men'sHealth 15-MINUTEN-WORKOUT-BUCH

südwest

ISBN 978-3-517-08809-9

2. Auflage 2013
© der deutschen Erstausgabe 2012 by Südwest Verlag, einem Unternehmen der Verlagsgruppe Random House GmbH, 81673 München

Das vorliegende Buch ist eine Übersetzung des im Original bei Rodale Inc. erschienenen Buches.
Copyright der amerikanischen Originalausgabe:
© 2011 by Rodale Inc. Emmaus, PA, USA
All rights reserved
Originaltitel: The Men's Health Big Book of 15-Minute Workouts

Alle Rechte vorbehalten. Vollständige oder auszugsweise Reproduktion, gleich welcher Form (Fotokopie, Mikrofilm, elektronische Datenverarbeitung oder durch andere Verfahren), Vervielfältigung, Weitergabe von Vervielfältigungen nur mit schriftlicher Genehmigung des Verlags.

Hinweis: Das vorliegende Buch ist sorgfältig erarbeitet worden. Dennoch erfolgen alle Angaben ohne Gewähr. Weder Autorin noch Verlag können für eventuelle Nachteile oder Schäden, die aus den im Buch gegebenen Hinweisen resultieren, eine Haftung übernehmen.

Redaktionsleitung: Silke Kirsch
Projektleitung: Stefanie Heim
Übersetzung, Lektorat und Register: Clemens Sorgenfrey
Producing: Bernhard Heun, Clemens Sorgenfrey
Bildredaktion: Mark Haddad
Fotografien: Beth Bischoff
Buchdesign: Laura White mit George Karabotsos
Umschlaggestaltung: zeichenpool, München, unter Verwendung eines Bildes
von © David Venni | Red Represents
Model: Eddy (über PMA GmbH)

Druck und Verarbeitung: Těšínská tiskárna, Český Těšín
Printed in the Czech Republic

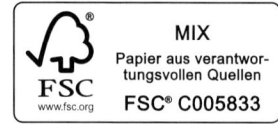

Verlagsgruppe Random House FSC-DEU-0100
Das für dieses Buch verwendete FSC®-zertifizierte Papier *Allegro halbmatt* wurde produziert
von Sappi Gratkorn.

Inhalt

Einführung:	Das 15-Minuten-Geheimnis	iv
Kapitel 1:	Der Kern des 15-Minuten-Workouts	2
Kapitel 2:	Ihre Fragen zum 15-Minuten-Workout – und die Antworten	12
Kapitel 3:	Die Methode des superschnellen Gewichtsverlusts	24
Kapitel 4:	15-Minuten-Ganzkörper-Workouts	32
Kapitel 5:	15-Minuten-Workouts zum Fettverbrennen	80
Kapitel 6:	15-Minuten-Workouts für Bauch & Rumpf	106
Kapitel 7:	15-Minuten-Workouts für Schultern & Arme	140
Kapitel 8:	15-Minuten-Workouts für Brust & Rücken	164
Kapitel 9:	15-Minuten-Workouts für Beine & Po	196
Kapitel 10:	15-Minuten-Kardio-Intervalltraining-Workouts	224
Kapitel 11:	Der 15-Minuten-Plan, Ihr Fett mit dem richtigen Essen zu bekämpfen	240
Kapitel 12:	15-Minuten-Workouts mit Tools	250
Kapitel 13:	15-Minuten-Workouts für besseren Sex	290
Kapitel 14:	15-Minuten-Workouts für Ihre Gesundheit	314
Kapitel 15:	15-Minuten-Workouts für verschiedene Sportarten	342
Register		372

Einführung:
Das 15-Minuten-Geheimnis

Warum Sie nur 15 Minuten brauchen,
um Fett in Muskeln zu verwandeln,
Ihren Bauchspeck loszuwerden, mehr Ausdauer
und ungeheures Selbstvertrauen zu gewinnen.

EINFÜHRUNG

Ich habe keine Zeit für ein Workout. Kommt Ihnen das bekannt vor? Ganz bestimmt ist das so. Wir alle haben so etwas doch schon hin und wieder mal gesagt. Bei wirklich jeder Umfrage ist Zeitmangel die Nummer eins unter den Gründen, die Männer vorbringen, warum sie nicht trainieren.

Sehen Sie, Zeit ist heutzutage das kostbarste Gut, weil man so wenig freie Zeit hat, in der man tun kann, was man will. Und auf Sie trifft das zweifelsohne auch zu. Sie arbeiten 50 bis 60 Stunden in der Woche. Und dann müssen Sie noch einkaufen gehen und Ihre Unterhosen waschen. Vielleicht haben Sie auch eine Familie oder Sie unternehmen einfach viel. Sie müssen sich um Ihre Geldanlagen kümmern oder arbeiten bei einer Obdachloseninitiative mit oder Ihr Vater braucht Unterstützung bei der Reparatur des Gartenzauns. Ach ja, und noch schnell etwas twittern. Wie soll man da drei- oder viermal in der Woche eine Stunde im Fitnessstudio dazwischenschieben?

Das 15-Minuten-Geheimnis

Sie können es wahrscheinlich nicht. Aber Sie müssen. Sie brauchen keine Stunde, um in Form zu kommen. Sie brauchen nicht einmal eine halbe Stunde, wenn Sie die Sache planmäßig angehen. Alles, was Sie brauchen, um den Körper zu bekommen, den Sie sich wünschen, sind 15 Minuten, mehr nicht. Einer neueren Studie zufolge, die im *European Journal of Applied Physiology* veröffentlicht wurde, sind 15 Minuten Krafttraining genauso effektiv wie 35 Minuten, was die Erhöhung des Energiebedarfs bis zu 48 Stunden nach dem Training anbelangt. Das bedeutet, dass Sie auch in weniger als der halben Zeit Muskeln aufbauen und Kalorien verbrennen können. Ja, die Wahrscheinlichkeit, dass Sie abnehmen, ist mit diesen schnellen Workouts sogar größer als mit zeitaufwändigen Trainingseinheiten. Laut einer Studie im *International Journal of Sports Medicine* hatten Testpersonen, die Gewicht verlieren wollten, eine weitaus größere Chance, sich an einen Trainingsplan zu halten, wenn die einzelnen Workouts auf 15 Minuten beschränkt wurden.

Das klingt doch einleuchtend. Und Sie können sicher immer 15 Minuten erübrigen, oder? (Wenn Sie dabei Hilfe brauchen, schauen Sie sich den Abschnitt „Freie Minuten!" auf Seite viii an. Dort wird erklärt, wie Sie auch an einem arbeitsreichen Tag etwas Zeit abknapsen können.) 15 Minuten für ein Training, das derart wichtig für Ihre Gesundheit ist, sollten mit ein bisschen Mühe einzuplanen sein. Aus diesem Grund haben wir diese superschnellen Fitnessprogramme zusammengestellt, die ausschließlich aus 15-Minuten-Workouts bestehen. Obwohl wir die halbe Trainingszeit gestrichen haben, heißt das aber nicht, dass Sie ein weniger effektives Training bekommen. Die meisten der folgenden Workouts sind als zeitsparende Zirkel aufgebaut. Ohne Leerlauf aktivieren Sie genauso viele Muskelfasern – vielleicht sogar mehr –, und das viel schneller, sodass Sie zu Ihrem Krafttraining noch eine Ausdauerkomponente hinzufügen. Jede Trainingssekunde zählt mehr als je zuvor. Statt länger trainieren Sie klüger und schneller und können sich bald wieder um den Rest Ihres Lebens kümmern.

Obendrein wird es Ihnen mit den Workouts in diesem Buch niemals langweilig werden, einfach, weil es so viele sind. Es erwarten Sie Ganzkörper-Workouts mit Langhanteln, Kurzhanteln, Kettlebells und Sandsäcken, ja selbst mit Fitnessbändern. Sie haben keinen Zugang zu irgendwelchen Geräten? Kein Problem, denn dann können Sie auf ein Dutzend Workouts zurückgreifen, die nur mit Ihrem Körpergewicht arbeiten. Und dann gibt es noch Workouts für bestimmte Körperregionen: Brust, Beine, das Körperzentrum. Sie finden hier 15-Minuten-Trainingsprogramme, die genau auf Ihren Typ zugeschnitten sind, und hochintensives Intervalltraining, das Ihren Stoffwechsel schnell auf Touren bringt und ihn stundenlang auf diesem erhöhten Niveau hält, sodass Sie auch lange nach dem Duschen immer noch fleißig Kalorien verbrennen. Und es erwarten Sie Workouts, die Verletzungen vorbeugen und Beschwerden kurieren. Schließlich sind da noch die Workouts, die Ihnen helfen, stark und sexy zu sein und im Bett Ihren Mann zu stehen. Weil die Forschung gezeigt hat, dass eine Kombination aus Ernährung und Training wirksamer ist als eine Diät oder ein Workout allein, haben wir auch ein

EINFÜHRUNG

Kapitel über Gewichtsverlust und Ernährung – leckere Rezepte inklusive – eingefügt, das schnelle Ergebnisse verspricht. Alles in diesem Buch, sogar die Rezepte, ist auf Tempo und Effizienz ausgerichtet. Das heißt, dass Sie sich auch in 15 Minuten oder weniger zum Essen niederlassen können.

Wenn Sie dieses Buch durchblättern, werden Sie schnell erkennen, dass die meisten Bilder Übungen zeigen, bei denen Sie mit einem Widerstand oder mit Gewichten arbeiten. Wir legen so viel Wert auf den Muskelaufbau, weil die Muskeln eine so große Bedeutung für die Gesundheit haben. Es geht nicht um das Auftreten oder um Eitelkeit. Die neuere Forschung hat nachgewiesen, dass zurückgegangene Muskelmasse und Kraft mit dem Nachlassen des Immunsystems, mit Herzkrankheiten und dem Typ-II-Diabetes zusammenhängen, ebenso wie mit schwächeren Knochen, steiferen Gelenken und einer insgesamt schlechten Körperhaltung. Muskelmasse spielt auch eine entscheidende Rolle im Eiweiß-Stoffwechsel, der für den Umgang mit Stress von Bedeutung ist. Geschrumpfte Muskelmasse korreliert darüber hinaus mit einem Rückgang des Grundumsatzes, der Menge an Kalorien also, die Ihr Körper im Ruhezustand verbraucht. Muskeln verbrennen mehr Kalorien als Fett. Wenn Sie älter werden, verliert Ihr Körper zwangsläufig Muskelmasse. Wenn Sie nichts dagegen tun (sprich: Krafttraining!) und Sie weiterhin so viel essen wie mit Mitte 20, dann werden Sie ohne jeden Zweifel an Gewicht zulegen.

Angesichts dieser Tatsachen ist es offenkundig, wieso *Das Men's Health 15-Minuten-Workout-Buch* ein derart wichtiges Hilfsmittel für den Erhalt der Gesundheit und eine lange Lebensdauer sein kann. Die Kürze der Workouts erhöht die Wahrscheinlichkeit, dass Sie sie regelmäßig absolvieren. Die Konzentration auf den Muskelaufbau sorgt ganz automatisch dafür, dass Sie mehr Kalorien verbrennen, Herz, Knochen und Gelenke stärken und Ihren Körper gegen alle möglichen Krankheiten wappnen, die jene Männer plagen, die keine Zeit haben, sich um sich selbst zu kümmern. Die Zeit ist reif dafür, dass Sie Ihr Leben verbessern, und zwar lebenslänglich.

Sie brauchen nur 15 Minuten, um loszulegen – jetzt!

Das 15-Minuten-Geheimnis

Freie Minuten!

15 MÖGLICHKEITEN, SICH JEDEN TAG 15 MINUTEN TRAININGSZEIT ZU ERKÄMPFEN. (WEG MIT DEN DINGEN, DIE IHRE KOSTBARE ZEIT VERGEUDEN!)

1. Facebook, nein danke. Laut aktuellen Studien verbringen Deutsche knapp fünf Stunden pro Monat auf Facebook. Lassen Sie uns ein bisschen nachrechnen: Fünf Stunden pro Monat entsprechen 75 Minuten pro Woche oder – aufgepasst! – genau 15 Minuten pro Tag (bei zwei Facebook-freien Tagen). Sie müssen Facebook nicht aus Ihrem Leben verbannen, aber begrenzen Sie es doch auf zwei kurze Besuche am Tag. Ansonsten bleibt der Bildschirm schwarz.

2. Sagen Sie nein! Wie wir wissen, glauben Männer, dass sie alles schaffen können. Sie hassen es, nein zu sagen. Wahrscheinlich ist aber, dass Sie es mögen werden, sobald Sie es einmal versucht haben. Das nächste Mal, wenn Sie jemand (nicht Ihr Chef) bittet, etwas zu tun, was Sie nicht tun müssen oder wollen, dann sagen Sie einfach: „Nein, tut mir leid, ich kann nicht." Das wird Ihnen ein Gefühl von Freiheit geben – und freie Zeit.

3. Planen Sie Ihre Höchstbelastungen. Wir alle haben bestimmte Tageszeiten, zu denen wir besonders konzentriert und produktiv sind. Legen Sie die wichtigsten anstehenden Aufgaben auf diese Zeiten (für viele ist das morgens gegen neun Uhr). Sie werden die Arbeit schneller und effizienter erledigen als während eines biologischen Tiefs (etwa am späten Nachmittag).

4. Machen Sie immer nur eine Sache. Wir brüsten uns gerne damit, multitaskingfähig zu sein, aber zu viel gleichzeitig zu tun führt lediglich dazu, dass man nichts richtig erledigt. Nehmen Sie sich Ihre To-do-Liste vor und suchen Sie sich eine Aufgabe aus. Kümmern Sie sich darum und um sonst nichts. Sie werden erstaunt sein, wie schnell jede einzelne Arbeit getan ist, wenn Sie ihr nur Ihre gesamte Aufmerksamkeit schenken.

5. Nehmen Sie Fernsehsendungen auf. Wenn Sie Sendungen im Fernsehen schauen wollen, die von Werbung unterbrochen werden, dann sollten Sie diese Sendungen besser aufnehmen, sodass Sie die Werbepausen überspringen können. Bei einer Stunde Sendezeit kommen so immerhin zwölf Minuten zusammen, die Sie mit etwas anderem füllen können. Und Sie können schauen, was Sie wollen und wann Sie es wollen. Auf Dauer werden Sie viele Stunden mit gesunden Aktivitäten verbringen können – wie den 15-Minuten-Workouts. Noch weitaus zeitsparender ist es natürlich, wenn Sie den Kasten von vornherein erst gar nicht einschalten.

6. Lassen Sie auch mal fünf gerade sein. Ist es wirklich so wichtig, dass Ihre Radkappen makellos glänzen? Auch wenn das Auto immer noch des Deutschen liebstes Kind ist, so gilt hier wie bei vielen anderen Dingen: Perfektion kostet vor allem Zeit – geben Sie sich also mit einem „nur" ordentlichen Ergebnis zufrieden.

7. Seien Sie entscheidungsfreudig. Man kann Stunden mit der Entscheidung verbringen, welche Hi-Fi-Anlage sich am besten anhört oder welche Sneakers man kaufen soll (man nennt diesen Zustand auch Analyse-Paralyse). Irgendwann müssen Sie einen Schlussstrich ziehen. Setzen Sie sich einen Zeitrahmen von, sagen wir, 45 Minuten, in denen Sie das Für und Wider einer Sache sorgfältig erwägen, aber dann fällen Sie eine Entscheidung – und gut ist's.

EINFÜHRUNG

8. Kaufen Sie sich Zeit. Sie können sich tatsächlich zusätzliche Stunden erkaufen, indem Sie für Dienstleistungen bezahlen, die viel Zeit in Anspruch nehmen. Ehe Sie den Gedanken, eine Wäscherei oder Reinigung zu beauftragen, geringschätzig abtun, sollten Sie die Sache vielleicht einmal durchrechnen. Was ist eine Stunde Ihrer Zeit wert? Wie geben Sie Ihr verfügbares Einkommen aus? Wenn Sie berücksichtigen, dass Sie für das Essen in Restaurants oder die Golfausrüstung, die Sie doch nicht benutzen, wirklich erkleckliche Summen zahlen, während Sie auf der anderen Seite Ihre Freizeit mit Sklavenarbeit wie Rasenmähen verbringen, ist es wirklich an der Zeit, Ihre Ausgaben einmal auf den Prüfstand zu stellen. Heuern Sie jemanden an, der Ihren Garten in Ordnung hält und kaufen Sie sich so zusätzliche freie Zeit.

9. Machen Sie einen Eintrag in Ihrem Terminkalender. Es ist schon erstaunlich, wie man für alles Zeit findet, was im Terminplan steht. Das liegt daran, dass es dort schwarz auf weiß Ihre Aufmerksamkeit und Ihre Zeit beansprucht. Tragen Sie Ihre Workouts wie einen beruflichen Termin ein und Sie werden keins mehr versäumen.

10. Verwenden Sie eine Eieruhr. Manche Tätigkeiten entpuppen sich in Bezug auf die dafür benötigte Zeit als eine Art schwarze Löcher. All die kleinen Dinge, die Sie so mal eben erledigen wollen – ein Spiel auf dem Smartphone ausprobieren oder schauen, was es an neuen Apps gibt –, können ohne Weiteres Stunden dauern, wenn Sie nicht aufpassen. Legen Sie sich eine Eieruhr auf den Schreibtisch. Wenn Sie sich hinsetzen, stellen Sie die Uhr auf 15 oder 20 Minuten ein, und wenn sie klingelt, ist Schluss.

11. Fassen Sie Papiere nur einmal an. Wenn ein Schreiben auf Ihrem Schreibtisch landet, nehmen Sie es nur einmal in die Hand und befassen Sie sich sofort damit. Papierstapel verursachen nicht nur Unordnung, die ablenkt, sondern verschwenden auch Ihre Zeit, weil Sie sie wieder und wieder durchgehen müssen (oder schlimmer noch: es geht etwas Wichtiges verloren). Im übertragenen Sinn gilt das natürlich auch für E-Mails.

12. Rufen Sie an. SMS und E-Mails können oft viel Zeit ersparen. Bisweilen aber braucht man 15 Nachrichten, bis man endlich erreicht hat, was man auch in einem 40-Sekunden-Telefonat hätte sagen können. Sobald etwas kompliziert wird, sollten Sie immer zum Hörer greifen.

13. Halten Sie Ordnung. Es gab Zeiten, da habe ich Minuten (Stunden … Tage) damit verbracht, nach meinen Schlüsseln zu suchen. Sie konnten buchstäblich überall sein: Manteltaschen, Umhängetaschen, Schubladen, im Auto, in der Waschmaschine oder an meinem Lieblingsplatz: noch im Schloss steckend. Zu guter Letzt habe ich im Baumarkt einen Haken gekauft und neben dem Telefon an der Wand befestigt. Seit die Schlüssel dort hängen, habe ich nicht ein einziges Mal mehr suchen müssen. Versuchen Sie den Trick mit allem, was Sie ständig verlegen. Es klappt garantiert.

14. Legen Sie Ihre Sachen zurecht. Es ist schon häufiger wiederholt worden als *Dinner for One* an Silvester, aber es funktioniert. Wenn Sie schon am Vorabend Ihre Sportkleidung bereitlegen, ist es viel wahrscheinlicher, dass Sie tatsächlich zeitig aufstehen und ein morgendliches Workout in Angriff nehmen, statt die Snooze-Taste zu drücken (oder gar die ganze Angelegenheit ausfallen zu lassen), weil es zu abschreckend ist, die Sportsachen erst noch suchen zu müssen.

15. Stehen Sie 15 Minuten früher auf. Nichts leichter als das! Und es geht wirklich. Sie nehmen sich fest vor, um fünf Uhr für ein Workout aufzustehen, und tun's doch nie. Aber sogar eingefleischte Nachteulen können den Wecker 15 Minuten früher stellen. Selbst wenn Sie die Zeit dann doch nicht für ein Workout nutzen, sind Sie früher als gewöhnlich aus dem Haus und am Arbeitsplatz, sodass Sie alles früher erledigt haben. Und später am Tag haben Sie wahrscheinlich das Gefühl, dass Ihnen diese 15 Minuten jetzt zustehen.

Kapitel 1:
Der Kern des 15-Minuten-Workouts

Warum weniger mehr ist, wenn es darum geht,
für Fitness, Kraft und Gesundheit zu trainieren.

Männer leben häufig

nach dem Motto „Viel hilft viel". Wenn ein Esslöffel Hustensaft Ihre Erkältungssymptome lindert, dann geht das mit zwei Esslöffeln bestimmt noch schneller. Und was ist wohl besser als ein Cheeseburger? Natürlich ein doppelter. Dieser Ansatz scheint auch für das Training zu gelten. Wenn 45 Minuten im Fitnessstudio dem Bauchansatz erfolgreich zu Leibe rücken, dann werden uns zwei Stunden sicher in ein *Men's-Health*-Covermodel verwandeln.

Aber werfen Sie doch mal einen Blick auf die Ausdauer-Junkies, wenn Sie das nächste Mal im Fitnessstudio sind. Sie wissen schon, wer gemeint ist: diese Typen, die auf dem Laufband oder dem Crosstrainer endlose Kilometer herunterreißen. Beobachten Sie sie immer mal wieder und Sie werden etwas Verblüffendes feststellen: Ihre Körper verändern sich nicht. Nicht ein bisschen. Die meisten von ihnen sehen auch nach dem 1000. Training auf dem Laufband noch immer genauso schlapp aus wie beim allerersten. Das liegt nur daran, dass sie sich noch nicht von dem alten Denkmuster gelöst haben, wonach stundenlanges Ausdauertraining das Fett Pfund um Pfund verbrennt. Das ist nämlich falsch.

Der Kern des 15-Minuten-Workouts

Nach dem neuesten Stand der Wissenschaft deutet alles in eine andere Richtung: Wenn Sie Kalorien verbrennen und Fett loswerden wollen, schneller und stärker werden wollen, dann müssen Sie härter trainieren, aber nicht länger.

Die Geisteshaltung des Mehr-mehr-mehr ist nicht nur Zeitverschwendung: Sie hält viele Leute davon ab, überhaupt etwas zu machen. Da wir davon überzeugt sind, wer weiß was tun zu müssen, um irgendetwas zu erreichen, führt das bisweilen dazu, dass wir gar nicht erst anfangen. Bei einer solchen Denkweise ist der Misserfolg schon vorprogrammiert. Wie sich gezeigt hat, ist es weit wichtiger zu wissen, welche Art Training man machen sollte, und nicht, wie lange. Viele Dinge, von denen wir glauben, dass sie uns schlank werden lassen oder fit halten, tun in Wirklichkeit weder das eine noch das andere. Im Rahmen einer Studie, die im *International Journal of Sports Nutrition and Exercise Metabolism* veröffentlicht wurde, forderten die Wissenschaftler eine Gruppe von Freiwilligen auf, ein 45-minütiges, gleichmäßiges und moderates Ausdauertraining (etwa ein flottes Workout auf dem Crosstrainer) zwölf Wochen lang an fünf Tagen pro Woche zu absolvieren, und verglichen dann die Ergebnisse mit einer anderen Gruppe, die gar nicht trainiert hatte. Und das Resultat? Am Ende der Untersuchung konnten die Trainierenden keine Veränderung ihrer körperlichen Erscheinung feststellen, ebenso wie die Mitglieder der Couch-Potato-Gruppe. Niederschmetternd? Ganz im Gegenteil! Die gute Nachricht ist, dass Sie jetzt damit aufhören dürfen, Ihre Zeit zu vergeuden. Endlich keine Marathoneinheiten mehr im Studio. Stattdessen sagen Sportwissenschaftler Ihnen nun, dass Sie Fett loswerden, wabblige Stellen straffen, die Gesundheit Ihres Herzens verbessern und ein ganzes Heer von Krankheiten (sowohl physischer als auch psychischer Natur) abwehren können, und das alles, nicht indem Sie mehr, sondern weniger tun. Mit dem richtigen Trainingsprogramm sind Sie in der Lage, das Ganze in nur 15 Minuten zu schaffen.

Kurze Workouts, tolle Resultate

Und genau das liefert Ihnen *Das Men's Health 15-Minuten-Workout-Buch*: eine wissenschaftlich nachgewiesene Abkürzung, um Muskeln aufzubauen und Gewicht zu verlieren. Wir haben unser ganzes gemeinsames Fachwissen eingebracht und zusätzlich noch die jüngste sportwissenschaftliche Literatur ausgewertet, um unser superschnelles Workout-Programm, wie wir es genannt haben, zusammenzustellen. Im Zentrum dieses Programms steht Krafttraining, das bewiesenermaßen den direktesten Weg darstellt, um Fett zu verbrennen und einen schlanken, muskulösen Körper aufzubauen. Wenn Sie Gewichte heben, entstehen mikroskopisch kleine Risse in Ihren Muskelfasern. Das klingt zwar nicht so gut, ist aber tatsächlich der erste Schritt, um Wabbelspeck loszuwerden und Kraft zu tanken. Diese Muskelrisse beschleunigen die sogenannte Proteinbiosynthese, in der Aminosäuren zur Reparatur und Kräftigung der betroffenen Muskelfasern eingesetzt werden, d. h. Sie bauen Muskeln auf. Auf unterschiedliche Weise unterstützt Sie das beim Gewichtsverlust. Erstens verbrennt all das Gewichtheben und Regenerieren Kalorien, und zwar nicht nur beim Training, sondern auch noch lange danach. Zweitens ist der Muskel-Stoffwechsel aktiver als der Fett-Stoffwechsel. Das bedeutet, dass ein Muskel mehr Kalorien braucht, um sich selbst zu erhalten. Je mehr Muskelmasse Ihr Körper also aufweisen kann, desto mehr Kalorien verbrennt er auch, selbst wenn er auf dem Sofa abhängt. Und schließlich werden Sie immer aktiver, je stärker Sie sind. Die Forschung hat gezeigt, dass Menschen, die angefangen haben, Gewichte zu heben, häufiger ganz spontan etwas unternehmen wollen, weil sie mehr Kraft und mehr Energie haben. Der einzige Nachteil an der ganzen Sache könnte sein, dass Sie für Ihre Hosen einen kürzeren Gürtel kaufen müssen. Ein Pfund Muskeln braucht nämlich ungefähr 20 Prozent weniger Platz als ein Pfund Fett. Sie werden also insgesamt schlanker sein.

Und das Beste daran ist, dass Sie all diese Pluspunkte im Handumdrehen bekommen – 15 Minuten, länger dauert es nicht. Dementsprechend haben wir die Wiederholungen gestrafft und das ganze Rumsitzen und die Warterei zwischen den Übungen völlig gestrichen, zugunsten von besonders effizienten und schnellen Workouts. Das ist nicht nur zeitsparend, sondern erhöht auch Ihren Energieumsatz sowohl während des Trainings als auch danach. Wissenschaftler der amerikanischen Southern Illinois University haben unlängst herausgefunden, dass ein Satz mit neun Übungen von je zehn Wiederholungen (der übrigens weniger als 15 Minuten gedauert hat) den Grundumsatz (die Menge an Kalorien, die Sie verbrennen, wenn Sie einfach nur dasitzen) im gleichen Maß gesteigert hat wie drei Sätze, für die die Teilnehmer 35 Minuten benötigten. 15 oder 35? Entscheiden Sie selbst.

Schließlich haben wir noch eine Ausdauerkomponente ins Spiel gebracht, die die gewünschten Ergebnisse beschleunigt, wenn Gewichtsverlust Ihr Ziel sein sollte. Und zwar nicht die Version, die jeden Tag mit 45 Minuten bis zu einer Stunde zu Buche schlägt und den Zeiger Ihrer Waage kaum bewegt, sondern die superschnelle Variante zum Fettverbrennen, die man in wissenschaftlichen Kreisen als hochintensives Intervalltraining (HIIT) kennt. Während etwa die amerikanische Regierung noch auf ihrer Empfehlung für das Ausdauertraining beharrt – 60 bis 90 Minuten pro Tag zum Abnehmen –, deutet die Forschung mehr und mehr in die entgegengesetzte Richtung, dass nämlich HIIT dem herkömmlichen Ausdauertraining im Hinblick auf eine Verbesserung der Herz-Kreislauf-Werte, eine Erhöhung der Insulinempfindlichkeit und natürlich die Menge der verbrannten Kalorien bei Weitem überlegen ist. Entscheidend bei der Frage, ob Sie Fett loswerden oder nicht, ist also nicht die Dauer Ihres Trainings, sondern die Intensität. In anderen Worten: Man braucht viele Stunden, wenn man sich gehend vom Übergewicht trennen will, sprintend schaffen Sie das in null Komma nichts.

Durch superschnelles Training sammelt sich Milchsäure in Ihren Muskeln, weil Sie härter und schneller arbeiten, als Ihr Körper sie wegschaffen kann. Das wiederum löst eine Ausschüttung des menschlichen Wachstumshormons aus, das seinerseits Fettverlust und Muskelaufbau fördert und den Stoffwechsel so richtig antreibt. Und Resultate stellen sich schnell ein. Wenn Sie auf einem Ergometer nur 30 Sekunden lang ordentlich in die Pedale treten, reicht das aus, um den Spiegel des Wachstumshormons um 530 Prozent in die Höhe schnellen zu lassen. Ein weiterer Pluspunkt des Intervalltrainings: Ihr Stoffwechsel bleibt bis zu 24 Stunden nach einem hochintensiven Training auf einem erhöhten Niveau.

Der Kern des 15-Minuten-Workouts

Sie werden also in der halben Workout-Zeit schlanker. Australische Forscher konnten in einer Untersuchung mit 18 Freiwilligen ermitteln, dass die Teilnehmer, die an drei Tagen in der Woche superschnelle Workouts mit Acht-Sekunden-Sprints und anschließenden zwölf Sekunden Erholung absolvierten, etwa 5 ½ Pfund verloren. Die Kontrollgruppe hingegen, die doppelt so lange in einem durchschnittlichen Tempo radelte, legte in derselben Zeit sogar ein Pfund Fett zu. Aber es kommt noch besser: Die zu Beginn schwersten Teilnehmer wurden das meiste Gewicht los, zwei von ihnen sogar ungefähr 18 Pfund pro Nase. Zudem ist das so verlorene Gewicht reines Fett. Eine Studie der kanadischen Laval University konnte nachweisen, dass selbst Testpersonen, die im tatsächlichen hochintensiven Training lediglich die Hälfte an Kalorien verbrannten, im Endeffekt nach 15 Wochen neunmal so viel Fett abgebaut hatten wie Probanden, die 20 Wochen normalen Ausdauertrainings hinter sich hatten.

Die Vorteile erschöpfen sich aber nicht im Gewichtsverlust. HIIT-Workouts machen Sie schneller fit (sodass Sie mehr Energie für all das haben, was Sie gerne tun). Anhand eines bemerkenswerten Kopf-an-Kopf-Rennens konnten kanadische Forscher zeigen, dass eine Gruppe von Probanden, die an drei Tagen wöchentlich kurze Workouts mit einer Reihe von 30-Sekunden-Sprints auf dem Ergometer absolvierte, ihre Fitness um 30 Prozent verbessern konnte – das entspricht der Leistungssteigerung einer Vergleichsgruppe, die 1 ½ bis 2 Stunden lang mit einer geringeren Intensität radelte.

Intervalltraining ist außerdem das Ticket für den direkten Weg zur Gesundheit. Norwegischen Forschern zufolge ist Intervalltraining erheblich effektiver als herkömmliches Training in einem durchgehenden Tempo, was das Senken des Blutdrucks, die Regulierung des Blutzuckers und die Verbesserung der Cholesterinwerte anbelangt.

Wenn Sie einmal innehalten und darüber nachdenken, wie Ihr Körper funktioniert, dann wird diese scheinbar widersprüchliche Wissenschaft plötzlich durchaus sinnvoll. Unsere Körper sind so gebaut, dass sie sich an die Arbeit anpassen, die wir von ihnen verlangen. Wenn Sie das Haus für einen gemächlichen Lauf verlassen, dann fordern Sie die langsam kontrahierenden Muskelfasern (die für die Ausdauer) auf, sich an die Arbeit zu machen, aber alle schnell kontrahierenden Muskelfasern (die für Tempo und Kraft zuständigen) werden davon kaum tangiert. Mit der Zeit werden viele der Nervenzellen, die ursprünglich den schnell kontrahierenden Muskeln dienten, neu verkabelt, um für deren langsamere Kollegen da zu sein. Andere werden sogar ganz absterben. Wenn Sie die Intensität Ihrer Workouts anheben, gibt Ihnen das nicht nur straffere, deutlicher definierte Muskeln, weil Sie all jene bisher ungenutzten Muskelfasern aktivieren, sondern Sie kommen auch schneller in Form. Martin Gibala, Professor für Bewegungswissenschaft, erklärt dazu: „Hochintensives Training schockt in gewisser Weise Ihr System. Ihr Körper denkt, Sie wollten ihn zu richtig harter Arbeit anhalten, und erhöht Ihre Belastungsfähigkeit – Ihre Fähigkeit, Sauerstoff aufzunehmen und Fett zu verbrennen – in einem Bruchteil der Zeit, die bei weniger intensivem Training nötig gewesen wäre." Tatsächlich kann man laut Dr. Christopher Knight, der in der neuromuskulären Forschung tätig ist, einen beinahe unmittelbaren Effekt feststellen, wenn man die schnell kontrahierende Muskulatur mit Krafttraining und bzw. oder hochintensivem Training anspricht: „Wir haben herausgefunden, dass man die Kontraktionsgeschwindigkeit der schnell kontrahierenden Muskeln mit bereits einer Woche Training erhöhen kann."

Und das ist das ganze Geheimnis. Kombinieren Sie 15 Minuten Krafttraining mit 15 Minuten hochintensivem Training für die Dauer einer Woche, um besonders viel Gewicht zu verlieren. Es ist bereits wissenschaftlich erwiesen, dass eine Kombination aus Ausdauer- und Krafttraining schneller und besser wirkt als jede dieser Trainingsformen für sich genommen. Forscher der amerikanischen Pennsylvania State University setzten Testpersonen auf Diät und ließen sie gleichzeitig entweder Ausdauertraining, Ausdauer- und Krafttraining oder gar kein Training absolvieren. Dabei kam heraus, dass die Teilnehmer jeder Gruppe ungefähr 21 Pfund verloren, die Gewichtheber jedoch sechs Pfund Fett mehr als die anderen abnahmen. Das bedeutet, dass nahezu jedes einzelne Gramm, das sie loswurden, aus Fett bestand, während die Probanden in den anderen Gruppen auch wertvolle, den Stoffwechsel ankurbelnde Muskulatur abbauten. Und Sie bekommen all diese Resultate in viel weniger Zeit, als Sie je für möglich gehalten haben.

Sie erhalten aber nicht nur das kürzeste und effektivste Training auf diesem Planeten, sondern werden auch:

1. Muskeln für Fett eintauschen

Ob Sie sich nun für einen Strandurlaub vorbereiten wollen oder einen knackigen Po anstreben, brauchen Sie immer nur 15 Minuten. Der Sportwissenschaftler Dr. Wayne Westcott bestätigt, dass eine Handvoll sorgfältig ausgewählter Übungen bereits ausreicht, um das gesamte Erscheinungsbild Ihres Körpers zu verändern: „Die Forschung hat gezeigt, dass Sie insgesamt einen beeindruckenden Fortschritt – in acht Wochen vier Pfund Fett verlieren und zwei Pfund Muskeln aufbauen – machen können, wenn Sie sich auf vier Übungen beschränken, die jeden großen Muskel trainieren." Und dies sind die vier Schlüsselübungen: Kniebeuge, Brustdrücken, Rudern und Bauch-Curl.

2. Mehr Kalorien verbrennen

Der kalorienverbrennende Nutzen selbst des kürzesten Krafttrainings geht immer weiter, auch wenn Sie das Fitnessstudio schon lange verlassen haben. Eine Studie der amerikanischen Southern Illinois University ist es wert, wiedergegeben zu werden: Freiwillige, die von neuen Übungen jeweils nur einen Satz absolvierten und so elf Minuten Krafttraining an drei Tagen der Woche betrieben, steigerten ihren Grundumsatz und verbrannten genug Fett, um eine ungewollte Gewichtszunahme zu verhindern.

3. Jung bleiben

Wenn Sie nichts dagegen unternehmen, wird Ihr Körper im Verlauf Ihres erwachsenen Lebens zwangsläufig Muskelgewebe zurückbilden. Eingedenk der Tatsache, dass die Muskulatur der größte Kalorienverbrenner des Körpers ist – jedes Pfund verbrennt fünfmal so viel Kalorien wie Fett –, wirkt das Nichtstun so, als ob Sie den Fuß vom Gaspedal des Stoffwechsels nähmen, sobald Sie erwachsen geworden sind. Dieses Herunterfahren des

Der Kern des 15-Minuten-Workouts

Stoffwechsels kann zu einer schleichenden Gewichtszunahme von ein bis zwei Pfund im Jahr führen.

Zunehmend weist die Forschung darauf hin, wie wichtig Krafttraining gerade für Männer im mittleren und fortgeschrittenen Alter ist. Eine unlängst im *Scandinavian Journal of Medicine & Science in Sports* erschienene Studie analysiert 96 untrainierte Männer zwischen 40 und 67, die nach einem Zufallsverfahren einem von vier Trainingsprogrammen zugeteilt worden waren: Krafttraining, Ausdauertraining, kombiniertes Kraft- und Ausdauertraining oder überhaupt kein Training. Nach 21 Wochen zeigten lediglich die Testpersonen, die nur Krafttraining betrieben hatten, eine signifikante Veränderung hinsichtlich der Kraft und des Muskelaufbaus. Die Probanden der Kombinationsgruppe konnten einen Kraftzuwachs vorweisen, aber keine signifikante Veränderung in den Muskelfasern. In der Ausdauergruppe gab es weder Kraft- noch Muskelzuwachs. Den Forschern zufolge deuten diese Ergebnisse darauf hin, dass Krafttraining die wirksamste Methode darstellt, altersbedingten Muskelschwund zu verhindern.

4. Auch angezogen schärfer aussehen

Selbst wenn die Anzeige Ihrer Waage nicht in den Keller fällt, werden Sie wegen des mageren Muskelgewebes minus Fett Ihr Hemd mit Leichtigkeit (und Stolz) in die Hose stopfen können. Und warum? Weil ein Pfund Fett ganze 20 Prozent mehr Platz einnimmt als ein Pfund Muskeln. Aber schon mit 15 Minuten Krafttraining können Sie Ihre jugendlichen Muskeln (und die schlanke Taille) lebenslang erhalten.

5. Besser schlafen

Hochintensives Training trägt dazu bei, dass Sie schlafen wie ein Baby. Das wiederum unterstützt Ihre Bemühungen abzunehmen. Australische Wissenschaftler haben unlängst berichtet, dass Sportler, die acht Wochen lang ein Ganzkörper-Krafttraining absolvierten, eine 23-prozentige Verbesserung ihrer Schlafqualität erlebten. Darüber hinaus konnten sie schneller einschlafen und auch insgesamt länger schlafen als in der Zeit vor dem Training. Das ist nicht unwichtig, da schlechter Schlaf Ihre Gürtellinie zuschanden macht. In der Tat haben amerikanische Wissenschaftler herausgefunden, dass das Körpergewicht proportional ansteigt, sobald der Nachtschlaf unter 7½ Stunden sinkt. Wahrscheinlich liegt es daran, dass Schlafmangel die Ausschüttung des appetitanregenden Hormons Ghrelin und des für die Fetteinlagerung zuständigen Hormons Cortisol auslöst.

6. Ihre Knochen kräftigen

Im Knochenaufbau ist Krafttraining unübertroffen. Obwohl Männer nicht unter einer ähnlich schnellen Abnahme der Knochendichte leiden wie Frauen, sind sie im hohen Alter doch nicht immun gegen die verheerenden Folgen der Osteoporose. Aus diesem Grund sollten Sie so viel wie möglich in die Knochenbank einzahlen, solange Sie das noch können. Einer Untersuchung an 124 Männern und Frauen zufolge, die vor Kurzem in der Zeitschrift *Osteoporosis* veröffentlicht wurde, erhöht hochintensives Training die Knochendichte an neuralgischen Punkten wie der Wirbelsäule, den Hüften und den Beinen in nur 40 Wochen. Im Vergleich dazu ging die Knochendichte der Testpersonen, die mit niedriger

Intensität trainierten, im selben Zeitraum sogar zurück.

7. Beweglicher sein

Beweglichkeit kommt Ihnen als Erstes abhanden, da Ihre Muskeln sich im Lauf der Zeit verkürzen. Ohne Gegenmaßnahme können Sie als Erwachsener nach und nach ganze 50 Prozent Ihrer Beweglichkeit einbüßen. Das bedeutet, dass Sie Ihren Zehen nur mehr aus der Ferne werden zuwinken können. Den gesamten Bewegungsumfang der Muskulatur auszunutzen – wie Sie das in diesen 15-Minuten-Workouts praktizieren werden – hat zur Folge, dass Ihre Gliedmaßen geschmeidiger bleiben. Laut einer Studie im *International Journal of Sports Medicine* konnten Männer und Frauen, die 16 Wochen lang lediglich drei Ganzkörper-Workouts in der Woche absolvierten, sowohl den Bewegungsumfang in Hüften und Schultern vergrößern als auch ihre Ergebnisse im Sit-and-Reach-Test um elf Prozent verbessern. Sie finden in diesem Buch eigene Workouts zur Dehnung und Kräftigung, damit Sie noch mehr für Ihre Beweglichkeit tun können.

8. Dem Herzinfarkt vorbeugen

Regelmäßiges Krafttraining stärkt Ihren wichtigsten Muskel – das Herz – und verbessert den gesundheitlichen Zustand Ihres Kreislaufs. Eine im *Journal of Applied Physiology* veröffentlichte Studie zeigt, dass bei Testpersonen, die an nur drei Tagen der Woche zwei Monate lang Krafttraining betrieben, der systolische Blutdruck (der obere Wert) durchschnittlich um neun Zähler und der diastolische Blutdruck (der untere Wert) im Durchschnitt um acht Zähler sank. Das reicht aus, um das Risiko eines Schlaganfalls um 40 Prozent zu reduzieren und das eines Herzinfarkts immerhin um 15 Prozent.

9. Ihren Beruf angenehmer gestalten

Wie Sie sich bei der Arbeit fühlen und was Sie leisten, kann in nur zwei Minuten entscheidend verändert werden. Auf dem Weltkongress von „Exercise Is Medicine" wurde eine Studie vorgestellt, bei der 198 Büroangestellte gebeten worden waren, eine einzige, zwei Minuten dauernde Dehnübung durchzuführen, sich zwölf Minuten täglich zu dehnen oder aber gar nichts zu tun. Es stellte sich heraus, dass die Testpersonen, die die Zwei-Minuten-Übung (seitliches Armheben mit Tube) absolvierten, ihre Schulter- und Nackenschmerzen im gleichen Umfang lindern konnten wie die Probanden der Zwölf-Minuten-Gruppe.

10. Diabetes vermeiden

Muskeln sind einfach eine gute Medizin. Eine Studie der University of Sydney aus dem Jahr 2003 weist darauf hin, dass Krafttraining die Insulinempfindlichkeit steigern kann. Das bedeutet weniger Ausschläge des Blutzuckerspiegels nach ganz oben bzw. ganz unten und es bedeutet auch weniger Heißhungerattacken, die von niedrigem Blutzucker ausgelöst werden können. Untersuchungen an der University of Massachusetts haben gezeigt, dass Männer, die zusätzlich zu ihrem bereits bestehenden aeroben Trainingsprogramm zwei wöchentliche Ganzkörper-Workouts mit Gewichten absolvierten, nach einer kohlenhydratreichen Mahlzeit einen um 25 Prozent niedrigeren Insulinwert aufwiesen als Männer, die ausschließlich im aeroben Bereich trainierten.

Der Kern des 15-Minuten-Workouts

11. Dem Krebs vorbeugen
Laut einer Studie der University of Florida wehrt Krafttraining krebserregende freie Radikale ab. Die dortigen Wissenschaftler fanden heraus, dass Testpersonen, die sechs Monate lang an drei Tagen in der Woche Krafttraining betrieben, deutlich weniger an oxidativer Schädigung der Körperzellen litten als die Probanden, die keine Gewichte gehoben hatten. Hochintensives Training schützt außerdem nachweislich gegen Brustkrebs.

12. Schneller denken
Kanadische Forscher konnten zeigen, dass Probanden nach einem Jahr mit nur einem wöchentlichen Krafttraining über kognitive Fähigkeiten verfügten, die um nahezu 13 Prozent über den Ausgangswerten lagen. Auch zuvor gab es bereits Hinweise darauf, dass Krafttraining sowohl das Kurzzeit- als auch das Langzeitgedächtnis und das Sprachverständnis verbessert sowie die Aufmerksamkeitsspanne verlängert. Das ist dann wohl die Muskel-Hirn-Connection.

13. Weniger gestresst sein
Das Überleben des Stärkeren scheint sich besonders beim Umgang mit Stress zu bewahrheiten. Wissenschaftler der amerikanischen A&M University haben ermittelt, dass durchtrainierte Menschen einen deutlich niedrigeren Spiegel an Stresshormonen aufweisen als untrainierte Couch-Potatoes. Zudem konnten amerikanische Wissenschaftler in einer Studie belegen, dass der Blutdruck bei Menschen mit ausgeprägter Muskulatur nach einer Stresssituation schneller wieder auf einen normalen Wert absank, als dies bei Probanden mit weniger Muskeln der Fall war.

14. Glücklicher sein
Liegestütze und Klimmzüge können Ihre Stimmung genauso gut verbessern wie ein Medikament. Forscher der University of Sydney haben unlängst darauf hingewiesen, dass Menschen, die regelmäßig Gewichte heben, seltener unter den Symptomen einer starken Depression leiden. Kurze Ausdauertrainingseinheiten können einen ähnlichen Effekt haben. Wissenschaftler der amerikanischen Bowling Green State University verkündeten, dass bloß zehn Minuten Radfahren die Stimmung von 21 Männern und Frauen gegenüber einer Vergleichsgruppe, die währenddessen nichts tat, deutlich verbesserte.

15. Mehr Zeit haben
Das ist der eigentliche Grund, aus dem Sie dieses Buch in die Hand genommen haben, stimmt's? Denn eines ist Ihnen bewusst: Wenn Sie alle Vorteile eines regelmäßigen Trainings auch mit einem lediglich 15 Minuten dauernden Engagement für sich verbuchen können, lassen Sie Ihr Workout wahrscheinlich seltener sausen. Es ist sogar gut möglich, dass Sie Ihr Leben lang an einem solchen Trainingsprogramm festhalten, weil Sie viel mehr Zeit haben, um einfach zu leben.

Fangen Sie jetzt an!
Wenn dieses 15-Minuten-Geheimnis so umwerfend ist, warum wenden es dann nicht mehr Menschen an? Weil sie nicht wissen, wie sie es umsetzen sollen. Vor diesem Hintergrund haben wir diesen umfassenden Überblick über alle Facetten der 15-Minuten-Methode zusammengetragen. Und selbst wir waren erstaunt, dass man den superschnellen Workout-Plan an jede Art von Training an-

passen kann, sodass wirklich jedes vorstellbare Trainingsziel auch in Angriff genommen werden kann. Die superschnellen Workouts sind ausgesprochen vielseitig. Sie müssen nicht einmal einen Fuß in ein Fitnessstudio setzen (es sei denn, Sie wollen es). Hier finden Sie Dutzende von Workouts, die Sie sofort im Wohnzimmer ausführen können. Sie können bei Ihren HIIT-Workouts schwimmen, Rad fahren, seilspringen, den Crosstrainer benutzen oder auch Power-Walking betreiben. Sie werden sogar Workouts finden, die Sie optimal für den Tennisplatz oder ein Straßenrennen vorbereiten, wenn das Ihre Wochenendleidenschaft sein sollte.

Dem Trainingsplan auf Seite 23 entsprechend wählen Sie drei Krafttrainingseinheiten und ein HIIT-Workout für jede Woche aus. Für das Krafttraining gibt es zumeist mindestens zwei Versionen, da Sie die Übungen unbedingt so oft wie möglich wechseln sollten, um kontinuierlich Fortschritte zu erzielen. „Ihr Körper passt sich den jeweiligen Herausforderungen an", erklärt der Sportwissenschaftler Dr. Wayne Phillips. „Wenn Sie ihn ständig auf unterschiedliche Weise beanspruchen, wird er sich auch jedes Mal aufs Neue anpassen und es wird dadurch weniger wahrscheinlich, dass Sie an einem Plateau hängenbleiben. Außerdem werden Sie sich beim Training nicht so schnell langweilen." Aus diesem Grund enthält dieses Buch über 70 verschiedene Workouts mit neuen und immer wieder anderen Herausforderungen, mit denen Sie Ihre Muskeln überraschen können.

Welche Workouts sollten Sie wählen? Wenn Sie eine grundlegende Veränderung anstreben, beginnen Sie am besten mit den Ganzkörper-Workouts, die Sie drei bis vier Wochen lang dreimal wöchentlich absolvieren. Wenn Sie eher an einem bestimmten Teil Ihres Körpers arbeiten wollen, steht Ihnen ebenfalls eine breite Auswahl zur Verfügung, die Sie immer wieder abändern können. Für welches HIIT-Workout Sie sich entscheiden, hängt davon ab, welche Art Ausdauertraining Sie mögen. Blättern Sie einfach durch Kapitel 10, dann können Sie bereits im Voraus entscheiden, was Ihnen am meisten liegt.

Haben Sie verspannte Oberschenkelmuskeln oder Rückenschmerzen oder vielleicht Stress im Beruf? Auf Ihre Bedürfnisse abgestimmte Workouts kümmern sich um die verbreitetsten Leiden (sowohl körperlicher als auch geistiger Art). An den beiden Tagen, an denen Sie kein Krafttraining absolvieren, können Sie eines dieser Workouts einschieben.

Und das ist schon alles. Die ganze Angelegenheit beansprucht praktisch keine Zeit. Sie können trainieren, wo immer Sie wollen, mit Ihren Lieblingsgeräten oder ganz ohne Ausrüstung. Jetzt stehen wirklich keine Entschuldigungen mehr zwischen Ihnen und Ihrem Traumkörper. Blättern Sie um – und los geht's.

Kapitel 2:
Ihre Fragen zum 15-Minuten-Workout – und die Antworten

Alles, was Sie wissen müssen,
um den größtmöglichen Gewinn
aus den superschnellen Workouts
in diesem Buch zu ziehen.

Wenn die Leute das erste Mal etwas von der 15-Minuten-Methode hören, dann haben sie Fragen. Viele Fragen. Das ist doch ein Scherz, oder? Was bringt mir das? Und wie soll das überhaupt funktionieren? Wie hart muss ich da einsteigen? Wie viel muss ich heben? Welche Ausrüstung brauche ich? Wann sehe ich Erfolge?

In vielerlei Hinsicht gelten für die 15-Minuten-Workouts dieselben Regeln, die auch bei längeren Workouts angewandt werden. Aber es gibt ein paar besondere Hinweise, die Ihnen helfen werden, den größtmöglichen Gewinn aus diesen kurzen Workouts zu ziehen. Dieses Kapitel gibt Auskunft über die grundlegenden Prinzipien des kurzen Workouts und die Philosophie, die dahintersteht, und beantwortet all Ihre Fragen. Wir möchten, dass Sie alle nötigen Informationen bekommen, damit Sie sich gut vorbereitet fühlen, wo immer Sie auch trainieren mögen.

Wenn Ihre Freunde sagen: „15 Minuten? Was für ein Quatsch!", dann lächeln Sie einfach, beenden Ihr Workout und genießen die ganze Freizeit, die an diesem Tag noch vor Ihnen liegt.

Ihre Fragen zum 15-Minuten-Workout

15 Minuten, das ist nur die Hälfte der Standardempfehlung für das tägliche Training. Wie kann das funktionieren?

Gute Frage. Tatsächlich entspricht es nämlich nicht der Hälfte der üblicherweise empfohlenen Zeit. Im Gegenteil, diese 15 Minuten gehen sogar darüber hinaus. Was sich die meisten Menschen nämlich nicht klarmachen, ist die Tatsache, dass die 30 Minuten, die etwa die amerikanischen Gesundheitszentren empfehlen, sich auf moderate Bewegung wie eine stramme Wanderung oder das Waschen eines Autos beziehen. Wenn Sie sich lediglich auf diese Weise Bewegung verschaffen, brauchen Sie 150 Minuten pro Woche oder eben jeweils 30 Minuten an 5 Tagen wöchentlich, um Resultate vorweisen zu können. Wenn Sie aber nach der 15-Minuten-Methode intensiver trainieren, reduziert sich der Zeitaufwand auf 75 Minuten in der Woche oder auf 10 bis 15 Minuten am Tag. Und obendrein sind die schnellen Workouts auch noch effektiver. Sie erinnern sich: In einer Untersuchung australischer Forscher haben Trainingsteilnehmer, die 20-Minuten-Workouts mit hochintensiven Sprints dreimal wöchentlich absolvierten, Fett abgebaut, während die Vergleichspersonen, die 40 Minuten einem Ausdauertraining widmeten, letztlich sogar zunahmen.

Brauche ich eine Stoppuhr?

Nein. Um das Programm einfach zu gestalten, sind alle Workouts so zusammengestellt, dass sie 15 Minuten oder weniger dauern. Wenn Sie längere Pausen machen, kann sich Ihre Trainingszeit um einige Minuten ausdehnen, aber unser Ziel war es, Ihnen die effizientesten Workouts vorzustellen, die man in nur 15 Minuten absolvieren kann. An Tagen, an denen Sie mehr Zeit haben, können Sie auch zwei oder mehr Zirkel zusätzlich einschieben oder die Anzahl der Workouts verdoppeln. Aber Sie müssen das nicht tun und es könnte sogar passieren, dass Sie Ihren gesamten Fortschritt aufs Spiel setzen, wenn Sie sich übernehmen. Einer Studie im *International Journal of Sports Medicine* zufolge ist es viel wahrscheinlicher, dass man bei einer Trainingsroutine bleibt, wenn diese auf jeweils 15 Minuten begrenzt ist.

Was soll ich vor einem Workout essen?

Vor den Workouts müssen Sie keine bestimmte Nahrung zu sich nehmen. Da das Training – vor allem die HIIT-Phasen – intensiv ist, ist es sogar besser, keinen vollen Magen zu haben. Wenn seit Ihrer letzten Mahlzeit mehr als drei Stunden vergangen sind, haben Sie vielleicht Lust auf einen kleinen Snack, etwa eine halbe Banane oder eine Handvoll Studentenfutter, der Ihren Blutzuckerspiegel anhebt und Ihnen 30 bis 45 Minuten vor dem Training einen Energieschub geben kann.

Wie schnell sehe ich Fortschritte?

Nach etwa zwei bis vier Wochen. Das hängt davon ab, welche Workouts Sie auswählen. Po und Beine des Mannes sind tendenziell weniger (über-)gewichtig. Wenn Sie sich also den Workouts zuwenden, die sich auf Beinübungen konzentrieren, sollten Sie bereits nach zwei Wochen neue Muskeln erkennen können.

Wie viel Gewicht soll ich heben?

Die kurze Antwort: genug, damit es sich schwer anfühlt. Das ist besonders wichtig, wenn Sie Anfänger im Gewichtheben sind. Untersuchungen haben nämlich gezeigt, dass gerade Anfänger dazu tendieren, beim Krafttraining zu leichte Gewichte zu verwenden. Im Rahmen einer Studie durften Neulinge im Gewichtheben ihre Gewichte für das Training selbst aussuchen. Kein Einziger hat dabei zu einem Gewicht gegriffen, das schwer genug gewesen wäre, um Muskelwachstum anzuregen. Wenn Sie also beginnen, nehmen Sie ein Gewicht, das Sie als schwer empfinden und mit dem Sie sich anstrengen müssen. Nutzen Sie die Gelegenheit und lernen Sie, die richtige Technik zu beherrschen. Sobald Sie so weit sind, gibt es eine bessere Methode, das passende Gewicht für Kraft- und Muskelzuwachs zu ermitteln: Wählen Sie einfach das schwerste Gewicht, mit dem Sie die vorgegebenen Wiederholungen noch sauber beenden können. Eine saubere Form bedeutet in diesem Zusammenhang, dass Tricks nicht erlaubt sind. Sie dürfen also keinen Schwung nehmen, um die Gewichte zu heben. Um Ihr Gewicht zu finden, werden Sie eine Zeit lang experimentieren müssen. Nehmen Sie zum Beispiel das Bankdrücken mit der Langhantel. Wahrscheinlich haben Sie eine Vorstellung davon, mit welchem Gewicht Sie zehn Wiederholungen locker hinbekommen. Laden Sie fünf oder zehn Kilo mehr auf die Hantel und bitten Sie jemanden, Ihnen Hilfestellung zu leisten. Das Gewicht ist angemessen, wenn Sie acht oder neun Wiederholungen sauber ausführen können, bei der neunten oder zehnten Wiederholung aber anfangen zu kämpfen oder das Gewicht viel langsamer heben. Wenn Sie bereits früher im Satz kämpfen müssen oder die richtige Haltung aufgeben, indem Sie einen Buckel machen, dann ist das Gewicht zu schwer. Machen Sie die Hantel leichter, bis Sie Ihr ideales Gewicht für zehn Wiederholungen gefunden haben. Passen Sie das Gewicht den vorgegebenen Wiederholungen bei jeder einzelnen Übung an.

Wie oft soll ich trainieren?

Die Beschreibung jedes Workouts enthält einen Abschnitt mit der Überschrift „Und so geht's", in dem erklärt wird, wie Sie das Training durchführen sollen – als einfache Sätze oder als Zirkel. (Die meisten der Workouts sind als effiziente Zirkel konzipiert. Mehr dazu später.) In den Schritt-für-Schritt-Erläuterungen der einzelnen Übungen wird immer darauf hingewiesen, wie viele Wiederholungen Sie absolvieren sollen.

Muss ich die Gewichte besonders langsam heben?

Nein. Sie machen sogar größere Fortschritte, wenn Sie die Dinge etwas beschleunigen und ein wenig schneller heben. „Indem Sie das Tempo erhöhen, sprechen Sie mehr der nicht beanspruchten schnell kontrahierenden Muskelfasern an. Dafür müssen Sie einiges an Energie aufwenden", erklärt der Krafttrainingsforscher Dr. Scott Mazzetti von der Salisbury University im amerikanischen Maryland. Mazzetti und seine Mitarbeiter fanden heraus, dass Testpersonen während eines Ganzkörper-Workouts mehr Muskeln beanspruchten und ihren Kalorienverbrauch um 28 Prozent erhöhten – das ergibt 72 Kalorien oder so viel, wie man bei einem Spaziergang von gut anderthalb Kilometern verbrennt –, wenn sie in den Krafttrainingseinheiten schnelle Wiederholungen ausführten. Indem Sie die Wiederholungsrate heraufsetzen, erhöhen Sie auch

Ihre Fragen zum 15-Minuten-Workout

Ihren Stoffwechsel um fünf Prozent, und das für Stunden nach dem Training.

Soll ich zwischen den Übungen eine Pause machen?

Eigentlich nicht. Die meisten der superschnellen Workouts sind als Zirkel angelegt; Sie machen also eine Reihe von Übungen nacheinander, ohne eine Zwischenpause einzulegen, beginnen wieder von vorn und absolvieren den Zirkel noch einmal. Dahinter steckt folgende Strategie: Weil Sie Ihre Herzfrequenz zwischen den Übungen niemals absinken lassen, bekommen Sie sowohl ein kalorienverbrennendes Ausdauertraining wie auch eine muskelstärkende Inanspruchnahme Ihrer Kraft. Zirkel sind eine enorm effektive Trainingsmethode und bilden daher den Hauptteil der Workouts in diesem Buch. Aber keine Sorge, Ihr Körper bekommt schon noch die nötigen Ruhepausen – es handelt sich dabei allerdings um aktive Pausen. Viele der Workouts sind so aufgebaut, dass sich Übungen für den Oberkörper mit Übungen für die untere Körperhälfte abwechseln. So könnte auf eine Kniebeuge Brustdrücken folgen mit anschließendem Beckenheben und danach Kurzhantel-Rudern – und immer so weiter mit wenig oder ganz ohne Zwischenpausen. Auf diese Weise kann Ihr Oberkörper verschnaufen, während Ihre untere Körperhälfte arbeiten muss.

Kann ich meine Workouts an aufeinanderfolgenden Tagen absolvieren?

Nein, Ihre drei Krafttrainingseinheiten pro Woche sollten Sie für jeden zweiten Tag einplanen. Dazwischen liegt jeweils ein Tag Pause. Ein Tag in der Woche ist für eine HIIT-Einheit reserviert und ein weiterer Tag gehört ganz der Erholung.

Wissenschaftler der medizinischen Fakultät der University of Texas in Galveston können auf eine ganze Reihe von Forschungsergebnissen verweisen, die alle bestätigen, dass Gewichtheben an jedem zweiten Tag geradezu Wunder wirkt. Kurz gesagt, haben sie nachgewiesen, dass die Proteinbiosynthese im Muskel, also das, was passiert, wenn die Muskeln repariert werden, nach einer Krafttrainingseinheit bis zu 48 Stunden lang erhöht bleibt. Trainieren Sie etwa an einem Dienstagmorgen um zehn Uhr mit Kettlebells, bleibt Ihr Körper zwei Tage lang in einem erhöhten Stoffwechsel-Zustand, bis im Lauf des Donnerstagmorgens die Proteinbiosynthese dann wieder auf einen normalen Level absinkt.

Was ist mit der Ausdauer? Sollte ich sie nicht viermal wöchentlich trainieren, um abzunehmen?

Hochintensives Intervalltraining ist sogar viel besser als traditionelles Ausdauertraining, wenn es ums Abnehmen geht. Die Wahrheit ist, dass Sie auch an Ihren Krafttrainingstagen Ihre Herzfrequenz steigern werden. Wir wissen inzwischen, dass das Training mit Gewichten und das Tempotraining, wie es für das HIIT charakteristisch ist, Ihr Herz und Ihre Lungen stärken, den Blutdruck senken, den Cholesterinspiegel kontrollieren und Ihr Herz-Kreislauf-System in Form bringen, und zwar genauso gut, wenn nicht sogar besser als klassische aerobe Übungen. Das heißt, nahezu jedes Workout in diesem Buch zählt als Kardio-Training.

Und machen Sie sich keine Sorgen, Sie werden auch weiterhin viel Fett verbrennen, auch wenn Sie weit oberhalb des „Fettverbrennungsbereichs" arbeiten. Hartes Training mag ja währenddessen mehr gespeicherte Kohlenhydrate verbrauchen, vor allem aber verbrennt es auf lange Sicht viel mehr Fett. Große Anstrengungen lösen die Ausschüttung von Hormonen wie Adrenalin aus, das den Fettabbau anregt. „Ihr Körper antwortet auf große Anstrengung auch mit dem Aufbau von mehr Mitochondrien [zelluläre Komponenten, die Energie produzieren] und mit der Produktion von mehr fettverbrennenden Enzymen – das heißt, Sie werden besser in der Fettverwertung –, anstatt sich während des Trainings auf das Verbrennen von Glykogen [gespeicherte Kohlenhydrate] zu beschränken", sagt der HIIT-Forscher Prof. Martin Gibala von der McMaster University im kanadischen Hamilton.

Soll ich in ein Fitnessstudio gehen?

Das können Sie machen, aber Sie müssen es nicht. Viele der 15-Minuten-Workouts können Sie mit wenig (manchmal sogar ohne) Ausrüstung im Wohnzimmer ausführen. Und für einige Hundert Euro können Sie sich das perfekte Heimstudio zusammenstellen. Aber ohne Zweifel eröffnet die Mitgliedschaft in einem guten Studio eine ganze Welt von Workout-Möglichkeiten, die zu Hause eher nicht bestehen. Außerdem gibt es Menschen (zu denen auch ich gehöre), die im Umfeld eines Studios härter und länger trainieren und sich ein bisschen mehr ins Zeug legen. Viele Männer lassen sich zudem davon mitreißen, dass sie von verwandten Seelen umgeben sind. Ob es sich dabei um ein Messen mit anderen Männern oder um so etwas wie Teamgeist handelt, werden manche Männer durch das Training mit anderen motiviert. Eine neue britische Studie hat nachgewiesen, dass sich beim Training in einer Gruppe die Menge der Endorphine, die Ihr Körper ausschüttet, im Vergleich zum Einzeltraining verdoppeln kann.

Mein Rat: Fangen Sie sofort an. Führen Sie die Workouts, die Sie schon können, mit dem aus, was Ihnen zur Verfügung steht, und schauen Sie einfach, wie Sie zurechtkommen. Wenn es klappt, Sie aber trotzdem das Gefühl haben, Sie bräuchten mehr Equipment, um richtig trainieren zu können, dann sehen Sie sich einmal den Abschnitt „Welche Ausrüstung brauche ich?" auf den Seiten 19 bis 22 an und rüsten dann, wenn nötig, auf. Sollte das alles aber nicht funktionieren, ist es Zeit, die örtlichen Fitnessstudios unter die Lupe zu nehmen.

Brauche ich eine Hilfestellung?

Nicht oft. Die meisten Workouts in diesem Buch bestehen aus Eigengewicht-Übungen oder erfordern leichte Kurzhanteln, die Sie nicht in Schwierigkeiten bringen werden. Allerdings ist es eine empfehlenswerte Sicherheitsmaßnahme, einen Freund um Hilfestellung zu bitten, wann immer Sie schwerere Gewichte verwenden oder eine Langhantel über Kopf oder Brust heben (denken Sie nur ans Bankdrücken). Unfälle passieren nämlich.

Wie erkenne ich, dass ich hart genug trainiere?

Solange Sie noch genug Puste haben, um diese Frage zu stellen, wahrscheinlich nicht. Aber im Ernst, richten Sie sich nach den Hinweisen unter „Wie viel Gewicht soll ich heben?" (Seite 14). Die letzte oder die letzten beiden

Ihre Fragen zum 15-Minuten-Workout

Wiederholungen sollten Ihnen sehr schwerfallen. Sie sollten sich also anstrengen müssen, um sie in sauberer Form auszuführen, und Sie sollten nicht mehr in der Lage sein, mit Leichtigkeit weiterzumachen. Bei den HIIT-Workouts greifen Sie am besten auf den Sprechtest zurück. Dabei wird gezählt, wie viele Wörter Sie sagen können, während Sie sich anstrengen. Der Forschung zufolge ist dies eine ziemlich genaue Methode, um eine Belastung auch ohne einen Pulsfrequenzmesser oder anderes Equipment zu bestimmen. Wissenschaftler empfehlen einen etwa 30 Wörter umfassenden Text, den Sie auswendig gelernt haben. Und so funktioniert es:

• **leichte Bewegung (Aufwärmen):** Sie sollten in der Lage sein, den gesamten Text aufzusagen, mit Atempausen genau an den richtigen Stellen.

• **moderate aerobe Bewegung:** Auf diesem Level sollten Sie vier bis sechs Wörter Ihres Textes am Stück wiederholen können, ohne dass Sie sich unter Druck setzen müssten, um die Worte hervorzubringen. Mit dieser Intensität arbeiten Sie bei den meisten Krafttrainingszirkeln.

• **hochintensive Bewegung (Intervalle):** Hier setzen Sie Ihre ganze Kraft ein (das gilt für die härtesten Teile der HIIT-Workouts). Wenn Sie mit dieser Intensität trainieren, sollten Sie nur noch ein oder zwei Wörter zwischen zwei Atemzügen ausstoßen können. (Dass Sie sich von all diesen Anstrengungen wieder vollständig erholt haben, merken Sie daran, dass Sie Ihren ganzen Text ohne Probleme rezitieren können.)

Wenn ich nach dem Mittagessen trainiere, sollte ich dann anschließend auch etwas essen?

Sie müssen nicht gleich etwas essen, es sei denn, Sie haben auch das Mittagessen vor dem Workout ausgelassen. Die Vorstellung, sobald wie möglich nach dem Training eine schnell wirkende Mahlzeit oder einen Shake zur Wiederherstellung zu sich nehmen zu müssen, beruht auf Forschungen über Ausdauersportler, die zweieinhalb Stunden lang trainiert hatten. Die 15-Minuten-Workouts hingegen werden Ihre Glykogen-Speicher nicht aufbrauchen. Außerdem hatten Sie ja ein Mittagessen, sodass Ihr Körper nicht auf Reserve läuft.

Soll ich mich vor dem Training dehnen?

„Dehnung" ist nicht per se notwendig. Die meisten Menschen meinen statische Dehnung – vorbeugen und die Zehen berühren oder Ähnliches, wenn sie an Dehnung denken. Allerdings ist es wichtig, dass Sie Ihre Muskeln zumindest kurz aufwärmen, um Verletzungen vorzubeugen und Ihre Leistungsfähigkeit zu verbessern. Und das geht, ohne dass Sie viel mehr Zeit als Ihre kurzen 15 Minuten investieren müssen. Laufen Sie einfach auf der Stelle oder machen Sie 20 Hampelmänner und einige Bergsteiger. Eine gute Methode ist auch das dynamische oder aktive Dehnen, bei dem Sie im Rahmen einer leichten Gymnastik Dehnbewegungen ausführen. Versuchen Sie einmal das folgende Dehnprogramm, das der amerikanische Fitnesstrainer Eric Cressey empfiehlt, der mit professionellen Sportlern und auch mit Olympiateilnehmern gearbeitet hat. Er nennt es Mikrowelle, weil es Ihren gesamten Körper in nur 45 Sekunden aufwärmen kann. Machen Sie sechs Wiederholungen auf jeder Körperseite:

1. Das Knie im Gehen umarmen *(dehnt die Gesäßmuskeln und die Hüftbeuger)*. Stellen Sie sich mit geöffneten Füßen hin. Heben Sie das linke Knie zur Brust und greifen Sie es mit beiden Händen unterhalb der Kniescheibe. Ziehen Sie es zur Mitte der Brust. Stehen Sie dabei aufrecht. Lassen Sie das Knie los und machen Sie einen Ausfallschritt.

2. Ausfallschritt *(dehnt die Leiste und die Beine)*. Machen Sie mit dem linken Bein einen Schritt nach vorn. Senken Sie Ihren Körper langsam ab, bis Ihr linker Oberschenkel parallel zum Boden steht. (Ihr rechtes Knie bleibt dicht über dem Boden.) Beugen Sie sich nach vorn und berühren Sie mit beiden Händen den Boden rechts neben Ihrem linken Fuß. Halten Sie dabei den unteren Rücken gerade. Jetzt befinden Sie sich in der Ausgangsposition für die dynamische Dehnung Nr. 3.

3. Greifen über Kopf *(zielt auf den mittleren Rücken, dehnt die Brust und aktiviert das Körperzentrum)*. Lassen Sie die linke Hand auf dem Boden. Greifen Sie jetzt mit der rechten Hand über Ihren Kopf, während Sie Ihren Rumpf nach oben schrauben. Beide Arme sollten eine gerade Linie bilden. Führen Sie die rechte Hand wieder nach unten zum Boden, sodass Sie sich erneut in der Ausgangsposition befinden.

4. Aufrichten *(dehnt die hinteren Oberschenkel)*. Schieben Sie die Hüfte zurück und strecken Sie beide Beine. Machen Sie mit dem rechten Bein einen Schritt nach vorn und stehen Sie ganz auf.

Wiederholen Sie jetzt die gesamte Sequenz, aber nehmen Sie bei jeder Bewegung das jeweils andere Bein bzw. den jeweils anderen Arm.

Welche Ausrüstung brauche ich?

Viele der Übungen arbeiten nur mit dem Körpergewicht. Für andere braucht man Fitness-Equipment. Hier ist eine Übersicht über die Ausrüstung, die für die Durchführung vieler der Workouts in diesem Buch erforderlich ist.

KURZHANTELN: Handgewichte sind unverzichtbar. Bei vielen Workouts werden sie benutzt. Mit einigen Kurzhantel-Sets können Sie den ganzen Körper trainieren; sie brauchen nicht viel Platz und sie sind relativ preiswert (vergleichen Sie aber unbedingt Angebote und

33
Prozent aller Männer geben an, dass sie wegen ihres Jobs nicht genug Zeit haben, wieder in Form zu kommen.

Ihre Fragen zum 15-Minuten-Workout

Preise). Darüber hinaus können Sie mit Kurzhanteln in einem größeren Bewegungsumfang arbeiten als mit fest stehenden Geräten oder selbst mit Langhanteln. Am besten legen Sie sich drei Sets zu: leichte Hanteln (1 Kilo – für Schulterübungen – bis 5 Kilo), mittelschwere (10 bis 15 Kilo) und schwere (über 20 Kilo). Eine gute Alternative bieten Kombinationssets mit Wechselgewichten, die noch weniger Platz beanspruchen.

BANK: Genau genommen brauchen Sie keine Bank. Sie können einen Gymnastikball, einen Stuhl oder sogar den Fußboden für viele der traditionellen Banküburgen verwenden. Aber auf einer Bank fällt es leichter, ein schwereres Gewicht sauber zu heben. Daher ist eine Bank unbedingt ihr Geld wert, wenn Sie zu Hause trainieren wollen. Sehen Sie sich nach einer verstellbaren um, sodass Sie auch Schräg- und Negativbank-Übungen machen können. Verstellbare Bänke werden Sie in den meisten Sportgeschäften finden.

LANGHANTEL UND GEWICHTSSCHEIBEN: Gehen Sie zu einem Fitnessstudio und schauen Sie sich eine 2,20-Meter-Olympia-Langhantel an. Die Hantelstange wiegt ungefähr 22,5 Kilo und eignet sich hervorragend für Kniebeugen, Ausfallschritte, das Kreuzheben und eine ganze Reihe von Übungen für die untere Körperhälfte. Sie können auch kürzere und leichtere Hantelstangen für zu Hause kaufen, wenn sie Ihnen besser gefallen.

KETTLEBELL: Diese Gewichtsbälle mit Griffen stammen ursprünglich aus Russland, haben in letzter Zeit aber auch hierzulande an Beliebtheit zugenommen. Kettlebells haben ihren Schwerpunkt nicht in der Mitte (er liegt damit nicht dort, wo Sie zugreifen). Aus diesem Grund sind traditionelle Kurzhantel-Übungen mit Kettlebells deutlich schwerer auszuführen und die stabilisierenden Muskeln Ihres Körpers müssen dabei mehr als sonst arbeiten. Der Griff ermöglicht es zudem, etliche explosive und schwingende Bewegungen zu machen. Übungen mit Kettlebells bauen Kraft und Ausdauer im Rücken und Körperzentrum, in den Beinen und Schultern auf. Ab Seite 254 finden Sie zwei Kettlebell-Workouts. Wie auch bei den Kurzhanteln gibt es ein breites Angebot an Kettlebells mit unterschiedlichem Gewicht. Oder Sie legen sich stattdessen gleich ein Kombi-Set mit zusätzlichen Gewichtsscheiben zu.

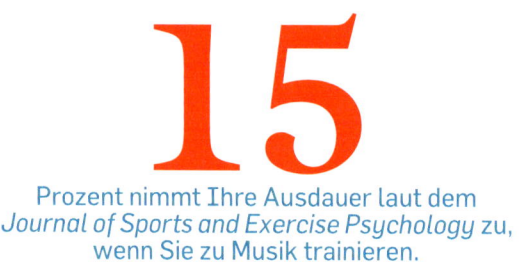

15 Prozent nimmt Ihre Ausdauer laut dem *Journal of Sports and Exercise Psychology* zu, wenn Sie zu Musik trainieren.

MEDIZINBALL: Ich liebe Medizinbälle. Mit Ihnen können Sie Ihre Bauchmuskeln in Form bringen und das gesamte Körperzentrum stärken, und das ohne einen einzigen Crunch. Es geht nichts über Medizinbälle im Training für verschiedene Sportarten. Im Fachhandel finden Sie eine reiche Auswahl an Medizinbällen in allen Größen, Gewichtsklassen und Materialien. Den besten Gegenwert für Ihr Geld bekommen Sie, wenn Sie sich für eine gummierte Ausführung entscheiden. Diese Bälle springen und Sie können sie gegen eine Wand oder auf den Boden prallen lassen. Testen Sie die Medizinball-Workouts auf den Seiten 270 und 276.

GYMNASTIKBALL: Dieser große luftgefüllte Übungsball ist die perfekte Ergänzung für jedes Heimstudio. Gymnastikbälle sind ideal zum Trainieren des Gleichgewichts und sie sind ein hervorragendes Werkzeug, um das Körperzentrum in Form zu bringen. In einer Studie mit 41 Probanden konnten amerikanische Forscher zeigen, dass die Muskelaktivität im oberen Teil der geraden Bauchmuskeln um 31 Prozent, im unteren Teil um 38 Prozent und in den schrägen Bauchmuskeln um 24 Prozent zunahm, wenn Crunches auf einem Gymnastikball statt flach auf dem Boden ausgeführt wurden. Sie können auch für das Brustdrücken und Übungen im Sitzen einen Ball anstelle einer Bank verwenden. Heutzutage bekommt man Gymnastikbälle beinahe in jedem Kaufhaus. Der Fachhandel bietet besonders strapazierfähige Exemplare an, sollte Ihnen an langer Haltbarkeit gelegen sein.

FITNESSBAND: Wenn Sie viel reisen, nehmen Sie doch einige Fitnessbänder mit. Die sind federleicht und spottbillig (schon unter fünf Euro erhältlich) und stecken ein ganzes Studio in Ihren Koffer. Tatsächlich gibt es kaum ein Trainingsgerät, das diese Multitasking-Bänder in puncto Effizienz schlagen könnte. Sie können sich auf die Mitte des Bandes stellen und die Enden für Arm-Curls greifen, können bei Kniebeugen die Enden an Ihren Schultern halten oder Sie fassen das Band kürzer und gehen zum aufrechten Rudern über, ohne dass Sie Ihre Position verändern müssten. Sie können auch die Enden von zwei Bändern zusammenknoten und mit diesem extralangen Band verschiedene Hüft-, Bein- und Gesäßübungen ausführen. Fitnessbänder gibt es in unterschiedlichen Stärken, die mehr oder weniger Widerstand bieten. Eine gute Marke ist Thera-Band, das es auch latexfrei gibt. Oder versuchen Sie die besonders starken und langen Superbänder, die vor allem für hohe Beanspruchungen geeignet sind. Zusätzlich können Sie sich auch einen Türanker zulegen, mit dem sich das Band leicht an Türrahmen oder Pfosten befestigen lässt.

FOAM-ROLL: Was eine Selbstmassage anbelangt, mit der Sie sich wieder fit machen können, geht einfach nichts über diese Zylinder aus gepresstem Schaumstoff. Rollen Sie Ihre schmerzenden Körperteile über eine Rolle und sagen Sie „ah". (Ein ausgezeichnetes Foam-Roll-Workout finden Sie auf Seite 336.) Die 15 Zentimeter dicken Ausführungen in 45 Zentimetern wie in 90 Zentimetern Breite sind brauchbar. Sie finden sie im Fachhandel oder können sie online bestellen.

SPRINGSEIL: Im Grunde tut es jede Art von Springseil. Das beste Sprungerlebnis haben Sie

Ihre Fragen zum 15-Minuten-Workout

jedoch mit einem Gliederseil, bei dem kleine Kunststoffrollen auf einer dünnen Schnur aufgefädelt sind. Diese Rollen geben dem Seil mehr Gewicht, sodass es seine breite U-Form beibehält. Zudem ist es dadurch leichter, den Schwung aufrechtzuerhalten.

BOSU-BALANCE-TRAINER: Zur einen Hälfte Gymnastikball und zur anderen Wackelbrett hilft der Bosu-Trainer Kraft aufzubauen und die Koordination zu schulen. Mit der Ballseite nach oben können Sie Crunches, Kniebeugen und sogar plyometrische Sprünge trainieren. Dann drehen Sie das Gerät um und machen Liegestütze oder Sie versuchen, sich für eine fortgeschrittene Gleichgewichtsübung daraufzustellen.

STEPPBRETT ODER PLYO-BOX: Ein Steppbrett bietet Ihnen eine strapazierfähige Oberfläche für Step-ups, erhöhte Liegestütze und plyometrische Sprungübungen. Eine hohere, stabilere Trittfläche bekommen Sie mit einer verstellbaren Plyo-Box. Eine solche Box weist eine rutschfeste Oberfläche auf und Sie können die Höhe schnell anpassen, um Step-ups, Split-Kniebeugen, Sprünge und weitere Übungen für den ganzen Körper auszuführen.

KAPITEL 2

Wie man dieses Buch benutzt
Ihre Anleitung zu einem schlankeren, fitteren, stärkeren Selbst – in der halben Zeit!

Suchen Sie drei Krafttrainings-Workouts pro Woche aus: Wählen Sie zwischen all den 15-Minuten-Workouts in diesem Buch. Planen Sie sie so in Ihre Woche ein, dass Ihre Muskeln zwischen den Workouts einen Tag Pause haben und sich erholen können. Eine Möglichkeit ist die Einteilung Montag-Mittwoch-Freitag unten auf dieser Seite. Sie können das gleiche Workout an allen drei Tagen absolvieren (allerdings sollten Sie nach drei Wochen damit beginnen, die Workouts zu wechseln, damit es für Ihren Körper nicht zu einfach wird), oder Sie können sich drei verschiedenen 15-Minuten-Workouts widmen, je einem an einem Trainingstag. Sie können zwischen Ganzkörper-Workouts und solchen wählen, die spezielle Muskelgruppen im Visier haben, zwischen Workouts, die Sie für eine bestimmte Sportart fit machen, und Workouts, die Ihnen helfen, Rückenschmerzen zu vermeiden. Bedenken Sie, dass Sie an allen drei Tagen eins unserer Ganzkörper-Workouts für schnelle Ergebnisse absolvieren sollten, wenn Sie einen bestimmten Termin wie den Strandurlaub als Ziel vor Augen haben. Aber wenn Sie einmal dieses Ziel erreicht haben, dann können Sie zu einem anderen Workout übergehen. Mit diesem Buch ist es Ihnen möglich, die Workouts immer wieder individuell an Ihre sich ständig verändernden Fitnessbedürfnisse anzupassen.

Ausruhen und erholen: Der Tag nach einem harten Workout sollte entweder einer Ruhepause gehören oder einem Nicht-Kraft-Sondertraining oder auch Ihrem eigenen Stretching-Workout. Oder Sie legen einfach ein moderates Ausdauertraining ein wie etwa eine Radtour. Wir empfehlen etwas Leichtes zu machen, aber das ist nicht verbindlich, sondern ganz Ihrem Ermessen überlassen.

Suchen Sie sich ein HIIT-Workout aus: Einen Tag in der Woche sollten Sie einem unserer HIIT-Workouts einräumen, Ihrer Geheimwaffe für Fettverbrennen und Gewichtsverlust.

Nehmen Sie sich mindestens an einem Tag pro Woche frei: Das ist es! Jetzt haben Sie jede Menge Zeit, um alles andere zu tun, was Ihnen Spaß macht.

Eine Beispielwoche nach dem 15-Minuten-Trainingsplan

Montag	Dienstag	Mittwoch	Donnerstag	Freitag	Samstag	Sonntag
Ihr-Körper-als-Hantel-Workout	Ausruhen, strammes Gehen, leichtes Ausdauertraining oder ein Extra-Workout	**Das Kurzhantel-Kracher-Workout**	Ausruhen, Dehnen, leichtes Ausdauertraining oder ein Nicht-Kraft-Workout	**Das Kettlebell-Workout**	**Outdoor-HIIT-Workout**	Nutzen Sie die eingesparte Zeit für etwas durch und durch Genussvolles.

Kapitel 3:
Die Methode des superschnellen Gewichtsverlusts

Gesundes Essen
muss Ihr Leben nicht erschweren –
oder Sie ausbremsen.

Dieses Buch ist randvoll

mit über 300 einzelnen Übungen. Aber keine von ihnen ist für die Erhaltung Ihrer Gesundheit, für Ihr Gewicht und Ihre Fitness so wichtig wie die Ernährung. Sie sind sicher darauf aus, ins Schwitzen zu kommen. Blättern Sie also weiter, wenn Sie möchten, aber seien Sie in 15 Minuten wieder hier und lesen dann dieses Kapitel, denn es ist eine einfache Tatsache, dass gute Ernährung und regelmäßiges Training zusammen mehr bewirken als bloßes Training.

Sie können Dutzende von Studien ausfindig machen, die bestätigen, was logisch ist: Ernährung und Training sind unschlagbar, wenn es um die Gesundheit geht. Dies ist eine aussagekräftige Studie: Vor einigen Jahren teilten Forscher der Pennsylvania State University eine Reihe übergewichtiger Personen in zwei Gruppen ein. Die Testpersonen der einen Gruppe wurden aufgefordert, Brot, Nudeln und Reis nur in der Vollkorn-Variante zu essen. Die andere Gruppe sollte Vollkorn-Produkte meiden und sich an das gewohnte Weißmehl halten. Beide Gruppen wurden außerdem zu regelmäßigem, moderatem Training ermuntert. Nach zwölf Wochen hatten die Probanden, die

Die Methode des superschnellen Gewichtsverlusts

Vollkorn-Produkte aßen, einen deutlich größeren Prozentsatz an Bauchfett eingebüßt als die Testpersonen der Weißmehl-Gruppe. Da das Trainingsniveau in beiden Gruppen gleich war, gab allein die gesündere Ernährung den Ausschlag. Und das betraf nicht nur den Gewichtsverlust. Die Vollkorn-Probanden hatten im Gegensatz zur Weißmehl-Gruppe obendrein das Vergnügen, ihren c-reaktiven Proteinwert – ein Warnsignal in Bezug auf Herzkrankheiten und Diabetes – um 38 Prozent zu senken.

Um Energie für das Training zu haben und den Kalorienverbrauch anzutreiben, müssen Sie zielgerichtet essen, nicht gedankenlos. Aus diesem Grund haben wir die Methode des superschnellen Gewichtsverlusts entwickelt, die darauf basiert, gesundes mageres Eiweiß (für die Muskelbildung) und besondere fettverbrennende Lebensmittel zu essen, um so die Workouts in diesem Buch zu einem Gesamtpaket zu ergänzen. Ob Sie Gewicht verlieren möchten oder nicht, bekommen Sie hier einen Plan zur gesunden Ernährung, den Sie Ihr Leben lang beibehalten können.

Weniger Kohlenhydrate, mehr Protein

Unsere Methode basiert auf dem wissenschaftlichen Fakt, dass bei einer Diät oftmals ein guter Teil des Gewichtsverlusts zulasten der Muskeln statt des Fetts geht. Wie nimmt man also ab, ohne damit die zum Kalorienverbrauch unverzichtbaren Muskeln zu verlieren? Die Antwort lautet: Reduzieren Sie die Aufnahme bestimmter Kohlenhydrate, essen Sie mehr Eiweiß und machen Sie Krafttraining. Untersuchung um Untersuchung hat gezeigt, dass Proteine beim Muskelaufbau und dem Verbrennen von Fett nicht zu schlagen sind.

Laut einer Studie in der Zeitschrift *Nutrition Metabolism* aßen Diätpatienten, die ihre Eiweißaufnahme auf 30 Prozent ihrer Diät erhöhten, nahezu 450 Kalorien weniger pro Tag und nahmen in zwölf Wochen etwa elf Pfund ab, ohne weitere diätetische Maßnahmen anzuwenden.

Krafttraining verwandelt Eiweiß in fettarmes Muskelgewebe. Eine amerikanische Studie mit 48 Freiwilligen ergab, dass jene Testpersonen, die einen Krafttrainingsplan mit einer eiweißreichen Ernährung kombinierten, 22 Pfund abnahmen (davon nur ein Pfund Muskeln), während die Probanden einer Vergleichsgruppe, die eine kohlenhydratreiche Nahrung zu sich nahmen, 15 Pfund verloren, von denen zwei aus Muskelgewebe bestanden.

Auch sonst zeigt die Forschung, wie durch eine Verringerung der Kohlenhydrataufnahme der Gewichtsverlust beeinflusst wird. In einer wegweisenden Untersuchung setzten Sportwissenschaftler der University of Connecticut übergewichtige Testpersonen auf eine kohlenhydratreduzierte Diät – ähnlich der in diesem Buch vorgestellten – und ließen sie dreimal wöchentlich Gewichte heben. Die Teilnehmer verloren je 22 Pfund. Aber das Beste daran ist die Tatsache, dass es sich fast ausschließlich (zu 97 Prozent) um Fett handelte.

Die Methode des superschnellen Gewichtsverlusts ist darauf ausgelegt, schnell und effizient zu sein. Kapitel 11 liefert Ihnen Rezepte für köstliche Gerichte, die Sie in 15 Minuten oder sogar weniger Zeit zubereiten können, und viele nützliche Tipps für Küche und Einkauf. Doch lassen Sie uns zuerst einige Ihrer Essgewohnheiten umkrempeln, die Sie möglicherweise davon abhalten, Ihren Traumkörper zu bekommen.

37 Prozent ihrer täglichen Zuckerration nehmen Männer im Alter von 20 bis 49 durchschnittlich in Form von Snacks zu sich.

Alles, was Sie über die Methode des superschnellen Gewichtsverlusts wissen müssen

Mit der Methode des superschnellen Gewichtsverlusts essen Sie mehr, nicht weniger, aber was Sie essen, wird Ihren Körper animieren, gespeichertes Fett zu verbrennen. Gleichzeitig bekommen Sie zusätzliches Eiweiß aus Eiern, Käse, Rindfleisch, Geflügel und Fisch und genießen reichlich leckere natürliche Fette. Die Forschung hat gezeigt, dass man auf diese Weise den Blutzucker, den Hunger und auch den Heißhunger besser kontrollieren kann. Das Endergebnis: Sie verlieren schneller an Gewicht und es fällt Ihnen leichter denn je.

Was essen?

Der Plan ist unglaublich simpel: Essen Sie eine beliebige Kombination aus den Lebensmitteln dieser drei Kategorien: hochwertige Proteine, stärkearmes Gemüse und natürliche Fette (vergleichen Sie dazu die Tabelle auf Seite 243). Essen Sie zwischendurch Nüsse, Körner oder Früchte mit wenig Kalorien. Trinken Sie viel Wasser. Essen Sie, bis Sie sich gesättigt fühlen – wer hat schon die Zeit, Kalorien zu zählen –, und Sie verbrennen automatisch Fett. Schnelle Workouts, schneller Gewichtsverlust, schnelle Resultate. Darum geht es in diesem Buch: Geschwindigkeit.

Der Leitfaden

Bringen Sie bei jeder Mahlzeit hochwertige Proteine auf den Tisch. Eiweiß trägt dazu bei, dass Sie auf ganzer Linie Fett verbrennen können. Zunächst verbraucht bereits das Essen von Eiweiß Energie. Ungefähr 25 Prozent der in Lebensmitteln enthaltenen Eiweißkalorien werden bei der Verdauung, der Resorption sowie bei chemischen Veränderungen im Körper verbrannt, die durch die Verdauung verursacht werden. Daher hat Eiweiß weniger mit der zugeführten Kalorienmenge zu tun als die meisten anderen Nahrungsbestandteile. Und Proteine sind ein

---

GUTES BROT KAUFEN

Kaufen Sie Ihr (Vollkorn-)Brot beim Bäcker. Er gibt Ihnen gerne Auskunft darüber, was in seinem Brot verarbeitet ist. Und muss es dann doch einmal ein abgepacktes Brot aus dem Supermarkt sein, werfen Sie einen Blick auf die Zutatenliste:

- Besteht das Brot aus ganzen Körnern?
- Enthält jede Scheibe mindestens zwei Gramm an Ballaststoffen?
- Sind Inulin oder Polydextrose verzeichnet?

Die ersten beiden Antworten sollten ja lauten, die dritte nein. Beim Vollkorn sind keine Nährstoffe entfernt worden. Das heißt, Sie essen natürliche Ballaststoffe und nicht Inulin oder Polydextrose, zwei Zutaten, die als Füllstoffe dienen.

Die Methode des superschnellen Gewichtsverlusts

SCHLUSS MIT DEM SCHLINGEN

Laut einer japanischen Studie an 3000 Erwachsenen leiden Menschen, die so lange schnell essen, bis sie satt sind, mit dreimal größerer Wahrscheinlichkeit an Übergewicht als langsame Esser.

natürlicher Appetitzügler, da es länger dauert, sie zu verdauen als beispielsweise die meisten Kohlenhydrate. Wie bereits erwähnt, erhält Eiweiß auch Ihr schwer verdientes, den Stoffwechsel anregendes Muskelgewebe, während Sie Fett verlieren. Einer neueren Studie in der Zeitschrift *Medicine and Science in Sports and Exercise* zufolge bleibt die Muskelmasse von Sportlern trotz einer Diät erhalten, wenn die Kalorienmenge zu 35 Prozent von Proteinen beigesteuert wird. Beträgt dieser Anteil nur 15 Prozent, führt das in nur zwei Wochen zu einem durchschnittlichen Verlust von 3½ Pfund Muskelmasse.

Es ist besonders wichtig, den Tag mit einem eiweißreichen Frühstück zu beginnen. Eine Studie der amerikanischen Purdue University hat nachgewiesen, dass das Essen von mageren Proteinen beim Frühstück (wie etwa Eiweiß oder fettreduziertes Joghurt) Ihnen länger das Gefühl gibt, gesättigt zu sein, als wenn Sie diese Proteine zu anderen Tageszeiten zu sich nähmen. Das Eiweiß bleibt Ihnen erhalten, sodass Sie nicht in Versuchung geraten, falls jemand ein paar Teilchen für alle neben die Kaffeemaschine stellen sollte. „Versuchen Sie, beim Frühstück wenigstens 30 Gramm Proteine zu sich zu nehmen", empfiehlt die Ernährungswissenschaftlerin Prof. Joan Salge Blake von der Boston University. Vergessen Sie nicht, dass Proteine das Muskelwachstum anregen. Jedes Mal, wenn Sie wenigstens 10 bis 15 Gramm Eiweiß verzehren, setzen Sie die Proteinbiosynthese in Gang, und das heißt, dass Ihr Körper Muskeln repariert und aufbaut (was natürlich wiederum einen höheren Kalorienverbrauch aufgrund der ganzen Stoffwechsel-Aktivität bedeutet). Und wenn Sie mindestens 30 Gramm zu sich nehmen, dauert die Synthese etwa drei Stunden an, und das ist gleichbedeutend mit noch mehr Muskelwachstum.

Gönnen Sie sich etwas Fett. Während des Magerwahns vor einigen Jahren haben wir alle versucht, jedes Gramm Fett aus unserer Ernährung zu verbannen. Und was ist passiert? Wir sind alle dicker geworden. Mittlerweile haben wir erkannt, dass diätetisches Fett bei der Kontrolle der Kalorienzufuhr und beim Fett-Stoffwechsel eine entscheidende Rolle spielt. Ölsäure, eine einfach ungesättigte Fettsäure, die in Olivenöl, Nüssen und Avocados enthalten ist, hilft laut einer Studie in der Zeitschrift *Cell Metabolism*, das Hungergefühl zu unterdrücken. Während der Verdauung wird sie in eine Verbindung umgewandelt, die indirekt den Hunger dämpfende Signale an das Gehirn auslöst. Omega-3-Fettsäuren finden sich in fetthaltigen Nahrungsmitteln wie Lachs oder Avocados. Sie tragen dazu bei, das Körperfett zu reduzieren, die Menge der Triglyzeride (im Blutfett enthalten) zu verringern und den Wert des gesunden HDL-Cholesterins zu erhöhen. Sie müssen lediglich die Portionen unter Kontrolle behalten, indem Sie Fett zusammen mit den anderen Komponenten unserer Methode ausgewogen zu sich nehmen. Solange Sie noch Gewicht verlieren, ist Ihr Fettkonsum in Ordnung.

Begrenzen Sie den Verzehr von Stärke.
Seit 1980 ist unsere tägliche Nahrungszufuhr um 500 Kalorien angestiegen. Nahezu 80 Prozent davon entfallen auf Kohlenhydrate. Im selben Zeitraum ist die Verbreitung von Adipositas um 80 Prozent angestiegen. Ein Zufall? Ich glaube nicht. Und die Lehre daraus:

KAPITEL 3

Schränken Sie den Verzehr der kohlenhydratreichsten Lebensmittel wie Weißbrot, Nudeln, Reis, Süßigkeiten, Backwaren und Kartoffeln ein. Stellen Sie sich Stärke als verkleideten Zucker vor. (Eine meiner Lieblingsdefinitionen von Spaghetti lautet „Zuckerfäden".) Tatsächlich besteht Stärke aus nichts anderem als ordentlich verpackten Bündeln von Glukose, dem Grundbaustoff des Zuckers, die durch chemische Verbindungen zusammengehalten werden. Diese Verbindungen lösen sich in dem Moment auf, da sie mit der Spucke in Ihrem Mund zusammentreffen, und setzen die Glukose augenblicklich frei, sodass diese ungehindert in Ihren Blutkreislauf gelangen kann. Daher hat Stärke einen noch größeren Einfluss auf den Blutzucker als Saccharose. Außerdem ermuntert sie Ihren Körper, Fett zu speichern. Wenn Sie Stärke zu sich nehmen, dann sollten Sie zumindest auf Vollkorn-Produkte oder kleine Süßkartoffeln zurückgreifen, die wenigstens einige Ballaststoffe enthalten, um den Abfall des Blutzuckerspiegels zu verlangsamen. Noch besser ist es allerdings, wenn Sie Quinoa versuchen, ein ausgesprochen proteinreiches Korn mit mehr Ballaststoffen und weniger Stärke als die meisten Getreide. Zwei Portionen Stärke pro Tag sollten Sie aber nicht überschreiten.

Essen Sie Obst und Gemüse. Diese gesunden und sättigenden Nahrungsmittel sind der Garant dafür, dass Sie am Ball bleiben. Und mit ihnen kann man es einfach nicht übertreiben. Als Forscher am Downstate Medical Center der New Yorker State University über 2000 Personen befragten, die eine kohlenhydratreduzierte Diät befolgten, fanden sie heraus, dass diejenigen, die das meiste Gewicht verloren hatten, jeden Tag durchschnittlich vier Portionen stärkearmer Gemüse verzehren. Das passt, denn Gemüse ist voller Ballaststoffe (und Wasser), was Ihnen bereits nach sehr wenigen Kalorien das Gefühl gibt, satt zu sein. Und natürlich enthält Gemüse lebenswichtige Vitamine und Mineralien, die vor Krankheiten schützen. Das gilt alles auch für Obst, aber hier sollten Sie die Verzehrmengen etwas im Blick behalten. Während kalorienarme und nährstoffreiche Früchte wie Beeren und Melonen empfehlenswert sind, trifft das auf Bananen und beliebte Früchte wie Ananas, Orangen, Weintrauben und Birnen wegen ihres hohen Fruktosegehalts nicht zu.

Essen Sie zwischendurch Nüsse, Körner und kalorienarmes Obst. Fügen Sie Nüsse zu Ihrer täglichen Nahrung hinzu. Aber stopfen Sie nicht gedankenlos Handvoll um Handvoll in sich hinein – eine Portion Nüsse sollte etwa 30 Gramm betragen. Das sind ungefähr 35 Erdnüsse, 24 Mandeln oder 18 Cashewkerne. Beschränken Sie sich auf zwei Portionen täglich. Eine Portion kalorienarmer Früchte entspricht einem halben Becher (vergleiche die Fußnote auf Seite 245). Sie können sich auch einen fruchtigen Protein-Shake zubereiten, wenn der Nachmittagshunger kommt oder Sie ein Workout hinter sich haben.

Meiden Sie flüssige Kalorien. Zuckerreiche Softdrinks (und auch Fruchtsäfte) machen etwa in den USA bereits ein Zehntel der konsumierten Kalorien aus. Wenn Sie Wasser und ungesüßten Tee als Ihre Standardgetränke wählen, bedeutet das eine wahre Abkürzung auf dem Weg zum Abnehmen und anschließenden Halten des Gewichts.

DIE 15 BESTEN LEBENSMITTEL ZUM FETTVERBRENNEN

Dies sind Nahrungsmittel, die Ihren Bauchumfang ab dem Moment traktieren, in dem sie in Ihren Mund gelangen – weil sie Muskeln aufbauen, die Fettverbrennung anregen oder einfach bei Ihrer Verdauung Energie verbrauchen (also Kalorien verbrennen). Decken Sie sich noch heute damit ein.

Mandeln und andere Nüsse (mit Schale)
Bauen Muskeln auf, reduzieren den Heißhunger.

Molkereiprodukte (Milch, Joghurt, Käse, fettfrei oder fettreduziert)
Bauen starke Knochen auf, tragen zum Abnehmen bei.

Eier
Bauen Muskeln auf, verbrennen Fett.

Truthahn und anderes mageres Fleisch
Bauen Muskeln auf, stärken das Immunsystem.

Fortsetzung auf Seite 30

Die Methode des superschnellen Gewichtsverlusts

Beeren
Sättigen und verhindern Heißhunger.

Erdnussbutter
Erhöht den Testosteronspiegel, verbrennt Fett und baut Muskeln auf.

Fettreicher Fisch (wie Lachs, Thunfisch, Makrele)
Löst ein Sättigungsgefühl aus, regt die Fettverbrennung an.

Grapefruit
Senkt den Insulinspiegel, reguliert den Blutzucker und den Stoffwechsel. Essen Sie auf jeden Fall die fleischige weiße Haut.

Grüner Tee
Regt die Fettverbrennung an.

Chilischoten
Bringen den Stoffwechsel auf Touren.

Spinat und blättrige grüne Gemüse
Bekämpfen freie Radikale und verbessern die Voraussetzungen für den Muskelaufbau.

Quinoa, Vollkornreis
Kleine Dosen bewahren den Körper davor, Fett zu speichern.

Bohnen und andere Hülsenfrüchte
Bauen Muskeln auf, tragen zur Fettverbrennung bei, regulieren die Verdauung.

Molke
Baut Muskeln auf, verbrennt Fett.

Von Mahlzeit zu Mahlzeit

Denken Sie daran, dass die Zubereitung von gesundem Essen einfach und schnell gehen sollte. Anderenfalls geben Sie nämlich bald auf und gehen lieber zur nächsten Pommesbude. Machen Sie die Sache also nicht zu kompliziert. Stellen Sie Ihre Mahlzeiten um die beiden Hauptbestandteile Eiweiß und Gemüse zusammen und Sie sind auf dem richtigen Weg. Hier folgt ein Überblick, wie die Mahlzeiten eines Tages mit unserer Methode aussehen könnten.

MORGENS: Egal wie Sie sie zubereiten, sind Eier ein idealer Bestandteil des Frühstücks. Peppen Sie das Ganze mit etwas Käse, Pepperoni- und Tomatenscheiben sowie ein wenig magerer Wurst auf.

VORMITTAGS: Eine Handvoll Nüsse, fettreduziertes Joghurt, ein Protein-Shake oder auch etwas Fadenkäse und einige Beeren werden Sie über jede morgendliche Flaute hinwegbringen.

MITTAGS: Das Mittagessen sollte aus einem großen, reichhaltigen Salat bestehen. Mischen Sie Salat und Gemüse mit Thunfisch, Hähnchen- oder Rindfleisch. Zur Abwechslung dürfen Sie sich auch einmal eine Frikadelle, etwas Eiersalat oder Thunfisch in einem Salat-Wrap gönnen. Oder Sie essen einfach die Reste des letzten Abendessens.

NACHMITTAGS: Nehmen Sie Eiweiß zu sich, um den müden Tiefpunkt gegen drei Uhr zu überwinden. Mit einem Molke-Smoothie oder etwas Erdnussbutter auf Sellerie klappt das ganz gut.

ABENDS: Das Abendessen geht leicht. Kombinieren Sie einfach ein Stück Ihres Lieblingsfleisches mit einer großen Portion Gemüse. Beschränken Sie sich aber nicht auf Hähnchen mit Brokkoli (obwohl es natürlich eine intergalaktische Zusammenstellung ist), ansonsten haben Sie es nämlich bald über. Versuchen Sie einmal Blumen- und Rosenkohl mit Knoblauch in Olivenöl zu braten und Sie bekommen eine schmackhafte Beilage. Grillen Sie Spargel und ein Steak. Verlassen Sie sich auf Ihren Einfallsreichtum und schauen Sie zu, wie die Pfunde purzeln.

Weitere Rezepte und eine Liste der empfehlenswerten Nahrungsmittel (Seite 243) finden Sie in Kapitel 11.

Was trinken?

Halten Sie sich an Getränke, die pro Portion fünf Kalorien oder weniger haben. Wasser gehört natürlich dazu, ist aber ein bisschen langweilig. Decken Sie sich vor allem mit Kräutertees ein. Ansonsten genießen Sie einfach Ihren Kaffee (aber den Zucker weglassen). Kalorienreduzierte Limonade ist in Ausnahmefällen einmal erlaubt, aber wenn möglich sollten Sie auf gesündere Getränke zurückgreifen.

Wenn Sie beim Abnehmen schnelle Resultate möchten, dann ist Alkohol tabu. (Alkohol bewirkt, dass Ihr Körper zugeführte Kalorien als Fett speichert.) Sie können zum Cerveza nicht adios sagen? Dann schließen Sie die Bar aber auf jeden Fall nach ein, zwei Glas Bier (oder Wein) am Tag. Und meiden Sie unbedingt irgendwelche Longdrinks. Säfte und Limonaden lassen die Kalorienzufuhr in die Höhe schnellen.

Wie es funktioniert

Wenn diese Art zu essen für Sie vollständiges Neuland bedeutet, haben Sie zunächst vielleicht einige Schwierigkeiten damit. Hier sind ein paar Tipps, die Ihnen helfen werden, verbreitete Fehler zu vermeiden.

Darmprobleme. Setzen Sie die ballaststoffreichen Gemüse nach und nach auf Ihren Speiseplan, damit Ihr Körper zunächst die zu ihrer Verdauung notwendigen Enzyme bilden kann. Wenn Sie argwöhnen, nicht genug Ballaststoffe zu bekommen, weil Sie weniger Getreide essen, versuchen Sie doch ein ballaststoffreiches Nahrungsergänzungsmittel.

Stimmungsschwankungen. Wenn Sie Ihre Ernährung umstellen, protestiert der Körper bisweilen dagegen: Sie haben schlechte Laune oder fühlen sich erschöpft. Dieser Zustand sollte höchstens ein paar Tage lang anhalten. Dauert er jedoch eine Woche, vergewissern Sie sich, dass Sie genug trinken. Und essen Sie unbedingt genügend Fett. Dieser Ernährungsplan ist darauf ausgelegt, Sie zu einem besseren Fettverwerter zu machen. Daher müssen Sie den Treibstoff für die Fettverbrennung auf jeden Fall zu sich nehmen.

Kein Fortschritt auf der Waage. Wenn sich die Pfunde einfach nicht verabschieden wollen, dann machen Sie am besten einen Kalorien-Check. Es kann nämlich sein, dass Sie zu viele zu sich nehmen. Multiplizieren Sie Ihr Zielgewicht mit 24. Das ergibt ungefähr Ihre tägliche Kalorienmenge. Zählen Sie die Kalorien Ihrer Mahlzeiten anschließend ein paar Tage lang, damit Sie ein Gefühl für die richtigen Portionen bekommen.

210
Kalorien enthält ein halber Liter Cola im Durchschnitt.

FINGER WEG VON DEN ZUCKER-BOMBEN

Stärke- und zuckerreiche Nahrungsmittel treiben Ihren Blutzucker zu schnell nach oben und verursachen dann einen rapiden Abfall, was Sie auf Ihrem Weg zu einem neuen Körper ausbremst. Einige der üblichen Verdächtigen, die es zu meiden oder – im Fall der Früchte – wenigstens zu limitieren gilt:

- Bananen
- Brötchen
- Süßigkeiten
- Chips
- Kekse
- Donuts
- Weintrauben
- Eiscreme
- Nudeln (aus Weißmehl)
- Reis (weiß)
- Limonade
- Gesüßter Tee
- Fruchtsäfte
- Weißbrot

Kapitel 4:
15-Minuten-Ganzkörper-Workouts

Der einfachste Weg, um in Rekordzeit kalorienverbrennende Muskeln aufzubauen und Gewicht zu verlieren.

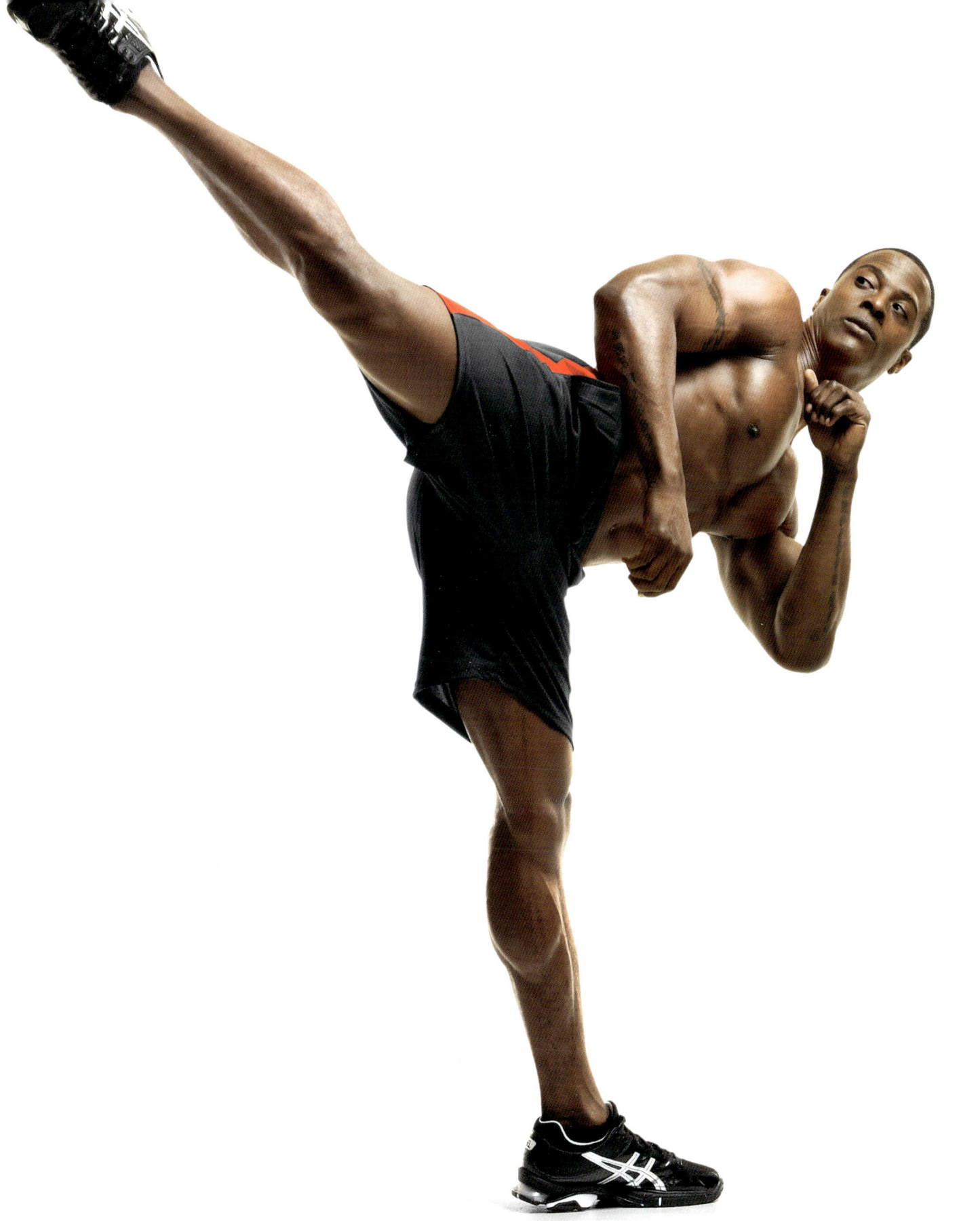

Superschnelle Ganzkörper-Workouts

Keine Entschuldigungen mehr. Jeder kann sich 15 Minuten an vier Tagen in der Woche freischaufeln für etwas so Wichtiges wie die eigene Gesundheit und die Art und Weise, wie der eigene Körper aussieht und sich anfühlt. Jetzt geht es an die Substanz dieses Buches – die Workouts –, und zwar zunächst mit einer Runde Kopf-bis-Fuß-Trainingszirkel, die für jeden funktionieren – vom Anfänger bis zum Fortgeschrittenen. Jeder dieser Zirkel umfasst eine Mischung von anspruchsvollen Volldampfübungen. Das garantiert, dass keine Muskelfaser unberücksichtigt bleibt.

Als Bonus (da wir wissen, dass Ihr Körper auch Ihr Gehirn enthält) haben wir auch Geist-Körper-Workouts mit aufgenommen – wie das 15-Minuten-Stressabbau-Workout. Es ist die ideale Ergänzung zu den Krafttrainings-Workouts und kann jederzeit absolviert werden, wenn Sie Stress abbauen und Ihre Beweglichkeit verbessern wollen.

Beginnen Sie mit Ihrem Körpergewicht ...

Wenn Sie gerade erst wieder mit dem Training anfangen, empfehlen wir Ihnen, mit reinen Eigengewicht-Workouts zu beginnen. Warum? Nun, für sie braucht man keinerlei Equipment, sodass Sie sofort loslegen können. Und sie sind dafür gedacht, die Hauptmuskeln im ganzen Körper zu dehnen und zu kräftigen, damit sie für die fortgeschritteneren Workouts weiter hinten in diesem Kapitel und die spezielleren weiter hinten in diesem Buch auf Touren kommen. Das bedeutet aber nicht, dass die Übungen leicht sind. Die Trainingseinheiten ohne Studio und Geräte gehören zu den härtesten und effektivsten Workouts überhaupt. Arbeiten Sie sich durch diese Fitness-Workouts. Sie werden die Kraft und Ausdauer bekommen, um die später folgenden Hantel-Workouts in Angriff nehmen zu können.

KAPITEL 4: 15-MINUTEN-GANZKÖRPER-WORKOUTS

Im Überblick: Ihr 15-Minuten-Ganzkörper-Zirkeltrainingsplan

Seite 36
Kraft und Beweglichkeit (Anfänger)
Staubsauger
Ausfallschritt nach vorn und hinten
Gleiten an der Wand
Liegestütz mit Vorstrecken der Arme

Seite 40
Ihr Körper als Hantel (1) (fortgeschrittene Anfänger)
Y-Kniebeuge
Spiderman-Liegestütz
Sprung-Kniebeugen-Kombination
Einbeiniges rumänisches Kreuzheben
Spiderman-Ausfallschritt

Seite 44
Ihr Körper als Hantel (2) (fortgeschrittene Anfänger)
Eigengewicht-Kniebeuge
Enger Liegestütz
Fünf-Sekunden-Ausfallschritt
Step-up
Sprung

Seite 48
Bauch weg! Der Klassiker ohne Studio (1) (Fortgeschrittene)
Umgekehrtes Schulterdrücken
Einbeiniges Aufstehen
Bergsteiger
Breiter Liegestütz
Umgekehrtes Rudern

Seite 52
Bauch weg! Der Klassiker ohne Studio (2) (Fortgeschrittene)
Split-Kniebeuge mit erhöhtem vorderem Fuß
Versetzter Liegestütz im Vorwärtsgang
Beckenheben und Bein-Curl
Einbeiniges Beckenheben
Klimmzug im Untergriff

Seite 56
Das Kurzhantel-Kracher-Workout (1)
Holzhacken
Kniebeuge mit ausgestreckten Armen
Brustdrücken im Stehen
Handtuch-Rudern

Seite 60
Das Kurzhantel-Kracher-Workout (2)
Kreuzheben mit gestreckten Beinen
Thruster
Kurzhantel-Rudern
Beinstoß aus der Hocke mit Kurzhanteln

Seite 64
Das Kurzhantel-Kracher-Workout (3)
Drücken auf der Schrägbank
Einarmiges Reißen
Wadenheben im Sitzen
Rudern in Bauchlage auf der Schrägbank

Seite 68
Das Workout zur Muskeldefinition (1)
Kurzhantel-Drücken im Stehen
Rumänisches Kreuzheben, Rudern, Schulterheben
Ausfallschritt mit Kurzhanteln
Drehung mit Kurzhantel

Seite 72
Das Workout zur Muskeldefinition (2)
Diagonales Heben und Drücken
Kniebeuge mit Pokal
Kurzhantel-Push-Press
Kreuzheben mit Kurzhanteln

Seite 74
Das Stressabbau-Workout
Kniestoß
Beinstoß aus der Hocke mit Kniestoß
Tempo-Seilspringen
Tritt nach vorn
Sit-up mit Fauststoß
Gerader Fauststoß
Tritt zur Seite

WIE MAN EINEN ZIRKEL ABSOLVIERT

Zirkel sind schnelle und effiziente Workouts, die den herzfrequenzerhöhenden Nutzen des Ausdauertrainings und den Muskelaufbau des Krafttrainings miteinander kombinieren. In einem Zirkel machen Sie einen Satz von jeder Übung, pausieren nur kurz – 10 bis 30 Sekunden lang, wenn überhaupt – und machen schon mit der nächsten Übung weiter. Erst nach Erledigung der gesamten Übungsliste fangen Sie wieder von vorn an und wiederholen die Übungen. Legen Sie zwischen den Durchgängen ein bis drei Minuten Pause ein.

Kraft und Beweglichkeit

Vier Übungen. Mehr brauchen Sie nicht, um Ihre Fettverbrennung anzuheizen und fettarmes, den Stoffwechsel anregendes Muskelgewebe aufzubauen – das heißt, wenn Sie sie mit ausreichender Intensität und in einer perfekten Form ausführen. Wie bereits in Kapitel 1 erwähnt, können Sie mit einem einfachen Ganzkörpertraining in gerade einmal acht Wochen vier Pfund Fett verlieren und zwei Pfund Muskeln zulegen. (Manche Männer sehen sogar noch schneller Resultate!) Dieses hochintensive Intervalltraining ist ein ideales Workout für Anfänger, um wieder in Form zu kommen.

UND SO GEHT'S:
Führen Sie jede Übung 30 Sekunden lang aus und machen dann eine kleine Erholungspause von bis zu 30 Sekunden. Anschließend fahren Sie mit der nächsten Übung fort. Wiederholen Sie den Zirkel, sooft Sie können, bis 15 Minuten verstrichen sind.

KAPITEL 4: 15-MINUTEN-GANZKÖRPER-WORKOUTS

Staubsauger

TRAINIERT Brust, Arme, Rücken und Rumpf.

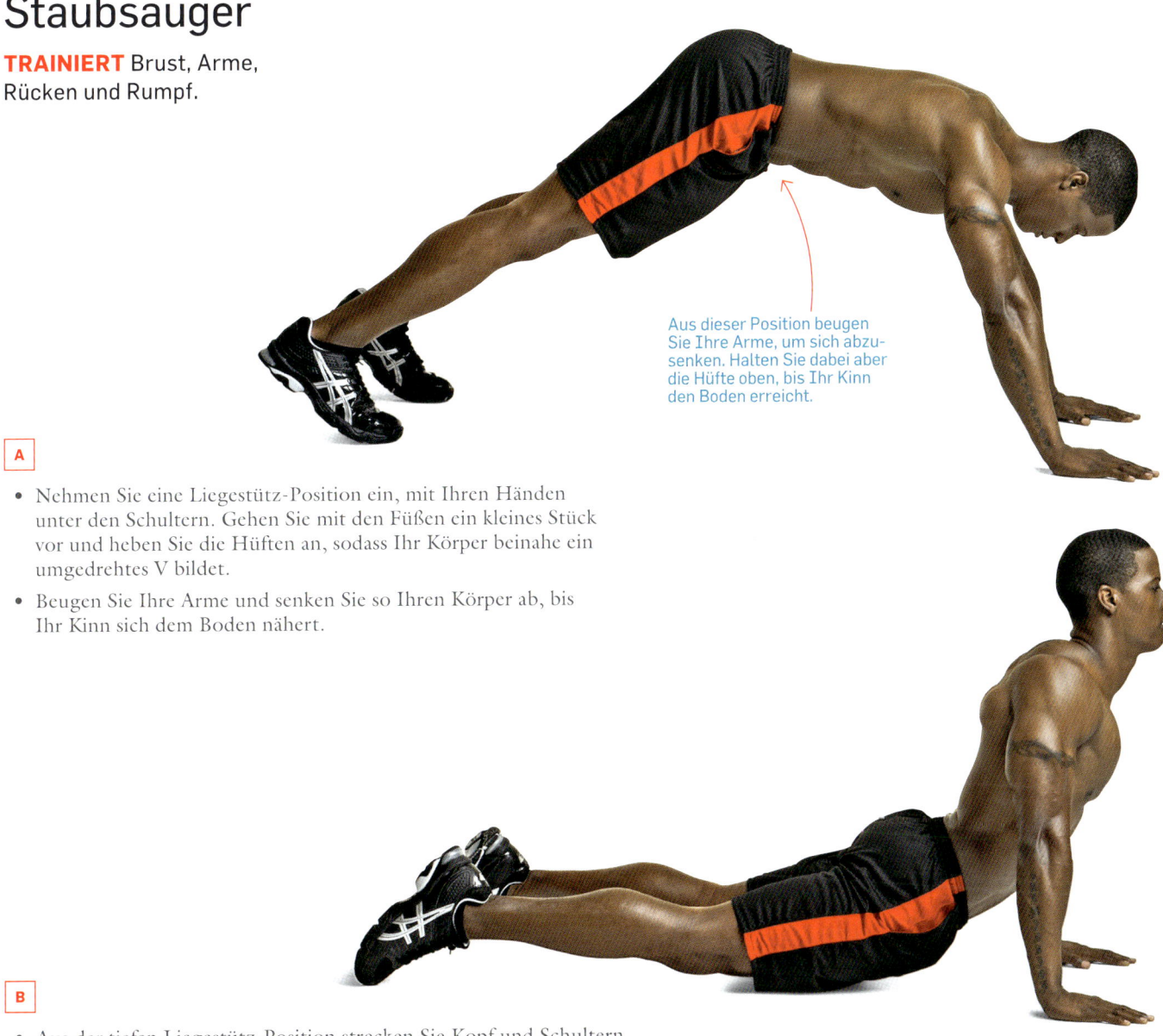

Aus dieser Position beugen Sie Ihre Arme, um sich abzusenken. Halten Sie dabei aber die Hüfte oben, bis Ihr Kinn den Boden erreicht.

A

- Nehmen Sie eine Liegestütz-Position ein, mit Ihren Händen unter den Schultern. Gehen Sie mit den Füßen ein kleines Stück vor und heben Sie die Hüften an, sodass Ihr Körper beinahe ein umgedrehtes V bildet.
- Beugen Sie Ihre Arme und senken Sie so Ihren Körper ab, bis Ihr Kinn sich dem Boden nähert.

B

- Aus der tiefen Liegestütz-Position strecken Sie Kopf und Schultern nach oben, während Sie gleichzeitig die Hüften absenken, bis sie fast den Boden berühren. Dann führen Sie die Bewegung in umgekehrter Reihenfolge aus. Und wiederholen die Übung.

WIEDERHOLUNGEN: so viele, wie Sie in 30 Sekunden schaffen.

Kraft und Beweglichkeit

Ausfallschritt nach vorn und hinten

TRAINIERT Quadrizeps, Gesäß, hintere Oberschenkel und Waden.

- Sie stehen mit den Füßen hüftbreit auseinander und den Händen auf den Hüften.

- Machen Sie mit dem rechten Bein einen Ausfallschritt nach vorn und senken Sie Ihren Körper ab, bis Ihr linkes Bein im rechten Winkel gebeugt ist und fast den Boden berührt.

C

- In einer fließenden Bewegung schieben Sie sich wieder zurück, indem Sie das rechte Bein strecken und mit ihm dann einen umgekehrten Ausfallschritt nach hinten machen.
- Jetzt ist Ihr linkes Bein vorn und das rechte Bein ist rechtwinklig gebeugt und berührt beinahe den Boden.
- Machen Sie weiter wechselweise mit demselben Bein Ausfallschritte nach vorn und hinten.
- Wiederholen Sie die Übung, indem Sie mit dem linken Bein Ausfallschritte nach vorn und hinten machen.

Machen Sie alle Wiederholungen der Ausfallschritte vor und zurück mit einem Bein, ehe Sie das Bein wechseln.

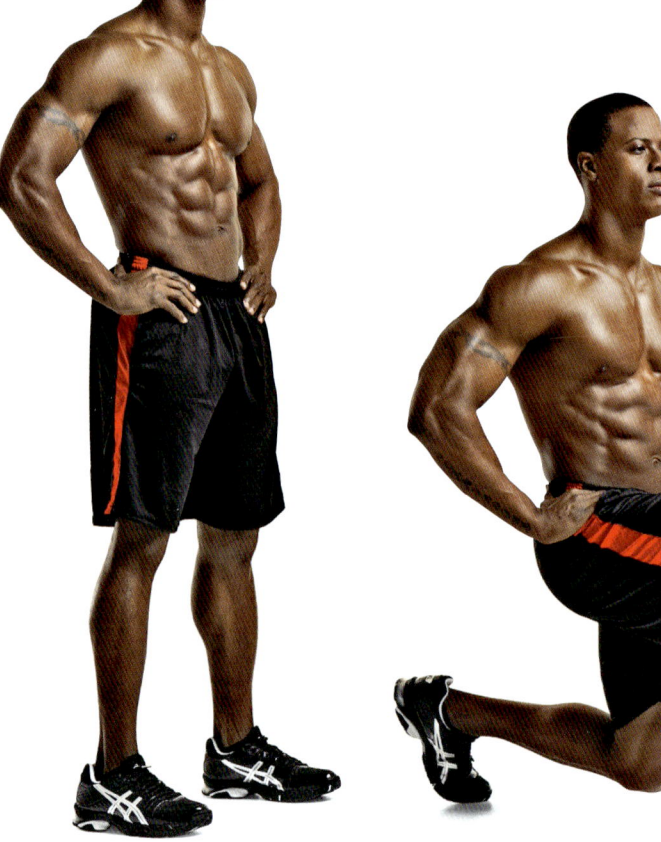

Sorgen Sie dafür, dass Sie sich mit dem vorderen Knie nicht über die Zehen hinaus vorbewegen.

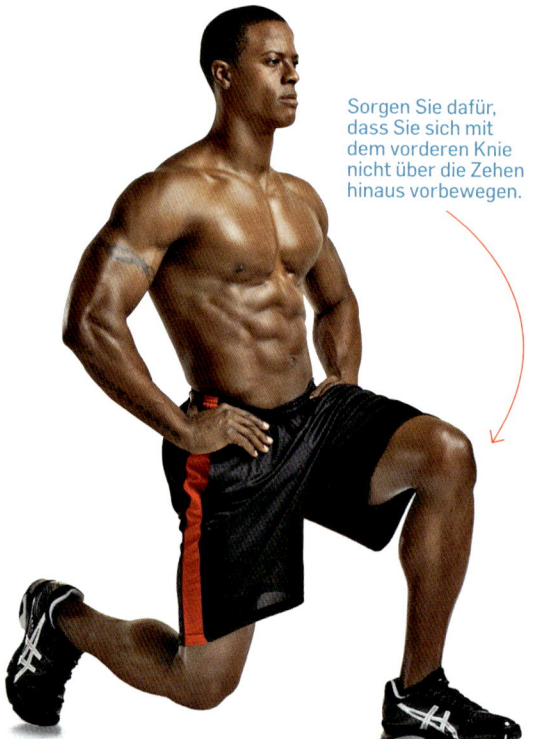

WIEDERHOLUNGEN: so viele, wie Sie in 30 Sekunden mit dem rechten Bein schaffen. Dann wiederholen Sie das Ganze für 30 Sekunden mit dem linken.

KAPITEL 4: 15-MINUTEN-GANZKÖRPER-WORKOUTS

Gleiten an der Wand

TRAINIERT Latissimus, Trapez- und Deltamuskel.

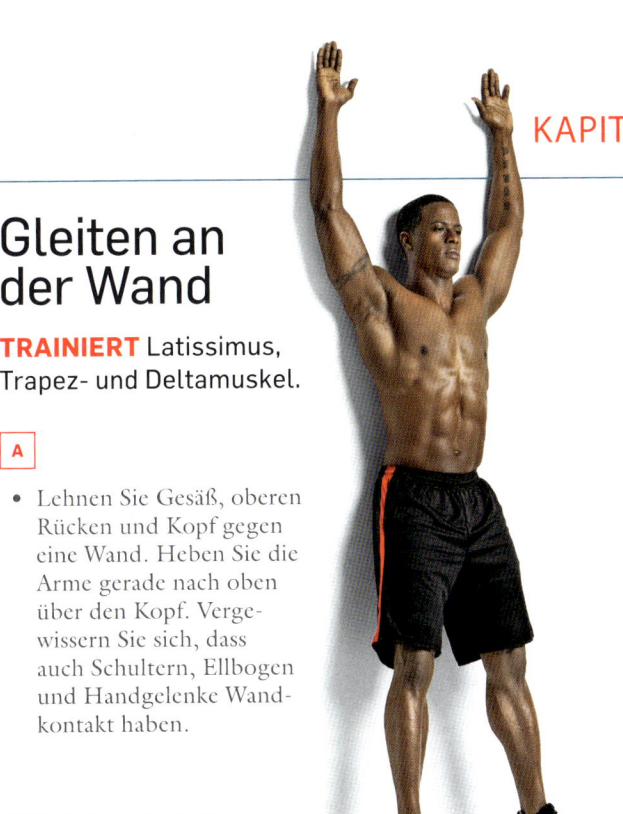

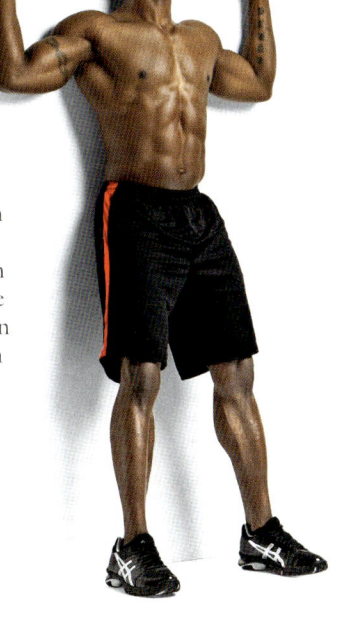

Auf halbem Weg: Versuchen Sie Ihre Arme zu beugen, bis die Ellbogen seitlich am Körper anliegen.

A
- Lehnen Sie Gesäß, oberen Rücken und Kopf gegen eine Wand. Heben Sie die Arme gerade nach oben über den Kopf. Vergewissern Sie sich, dass auch Schultern, Ellbogen und Handgelenke Wandkontakt haben.

B
- Halten Sie an diesen Stellen den Wandkontakt und beugen Sie Ihre Arme, bis die Ellbogen sich neben dem Körper befinden. Sie sollten dabei eine Kontraktion in den Schultern und den Muskeln zwischen den Schulterblättern spüren.
- Kehren Sie die Bewegung um.

WIEDERHOLUNGEN: so viele, wie Sie in 30 Sekunden schaffen – aber langsam.

Liegestütz mit Vorstrecken der Arme

TRAINIERT alle Bauchmuskeln, die die Wirbelsäule stützen.

TIPP DES TRAINERS: Diese Übung kann schwierig sein. Arbeiten Sie sich mit versetzten Liegestützen an die Sache heran: Setzen Sie eine Hand etwa 30 Zentimeter vor die andere.

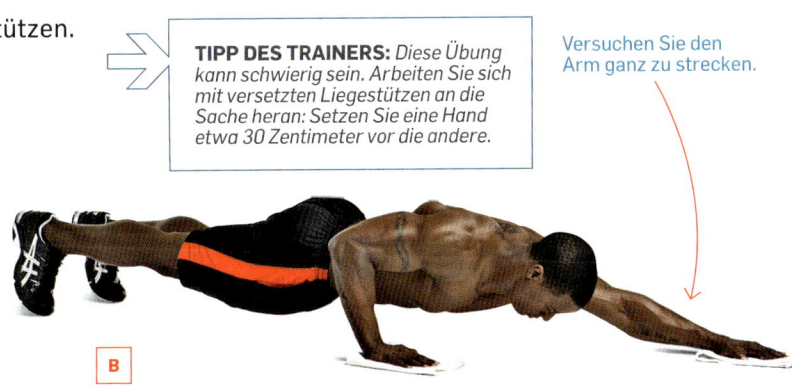

Versuchen Sie den Arm ganz zu strecken.

A
- Beginnen Sie auf einem glatten Boden in einer Liegestütz-Position. Platzieren Sie Ihre Hände direkt unter den Schultern auf kleinen Handtüchern, Valslides oder Papptellern.

WIEDERHOLUNGEN: so viele, wie Sie in 30 Sekunden schaffen. Wechseln Sie dabei die Arme.

B
- Gleiten Sie jetzt mit Ihrer linken Hand so weit nach vorn wie möglich, während Sie den rechten Ellbogen beugen, um den Körper so dicht zum Boden zu bringen, wie Sie können.
- Gleiten Sie mit der linken Hand zurück in die Startposition. Gleichzeitig drücken Sie sich mit dem rechten Arm wieder hoch.
- Wiederholen Sie die Übung, indem Sie jetzt mit der rechten Hand nach vorn gleiten und den linken Arm beugen.

Ihr Körper als Hantel (1)

Auch dieses Mal brauchen Sie weder Studio noch Ausrüstung. Die nächsten beiden Workouts sprechen eine Vielzahl von Muskeln an, um Ihre Herzfrequenz zu erhöhen, sodass Sie Fett verbrennen, während Sie Muskeln aufbauen. Obendrein kräftigen sie Ihren Rumpf und machen Sie bei großem Körpereinsatz weniger verletzungsanfällig. Wechseln Sie zwischen Workout 1 und 2 hin und her. Dazwischen legen Sie einen Tag Pause ein.

UND SO GEHT'S:
Absolvieren Sie abwechselnd je drei Sätze von Y-Kniebeuge und Spiderman-Liegestütz. Führen Sie die restlichen drei Übungen als Zirkel (ohne Pause) durch. Wenn Sie mit dem Spiderman-Ausfallschritt fertig sind, durchlaufen Sie den ganzen Zirkel noch zwei weitere Male.

Y-Kniebeuge

TRAINIERT
Quadrizeps, Gesäß und hintere Oberschenkel.

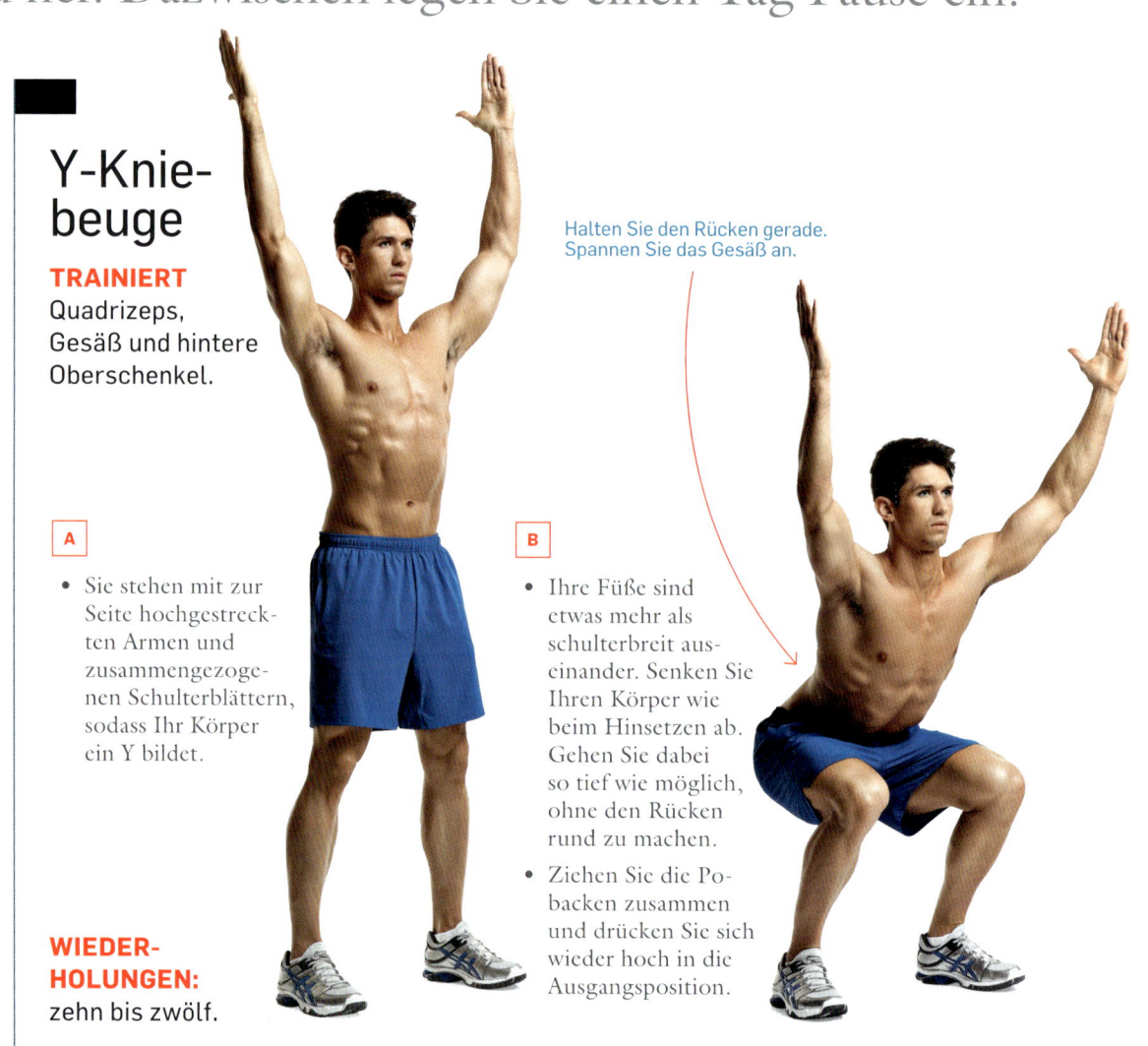

A
- Sie stehen mit zur Seite hochgestreckten Armen und zusammengezogenen Schulterblättern, sodass Ihr Körper ein Y bildet.

B
- Ihre Füße sind etwas mehr als schulterbreit auseinander. Senken Sie Ihren Körper wie beim Hinsetzen ab. Gehen Sie dabei so tief wie möglich, ohne den Rücken rund zu machen.
- Ziehen Sie die Pobacken zusammen und drücken Sie sich wieder hoch in die Ausgangsposition.

Halten Sie den Rücken gerade. Spannen Sie das Gesäß an.

WIEDERHOLUNGEN: zehn bis zwölf.

KAPITEL 4: 15-MINUTEN-GANZKÖRPER-WORKOUTS

Spiderman-Liegestütz

TRAINIERT Brust, Arme und Rumpf.

A

- Nehmen Sie die Standardliegestütz-Position ein. Die Beine sind gestreckt und die Bauchmuskeln angespannt.

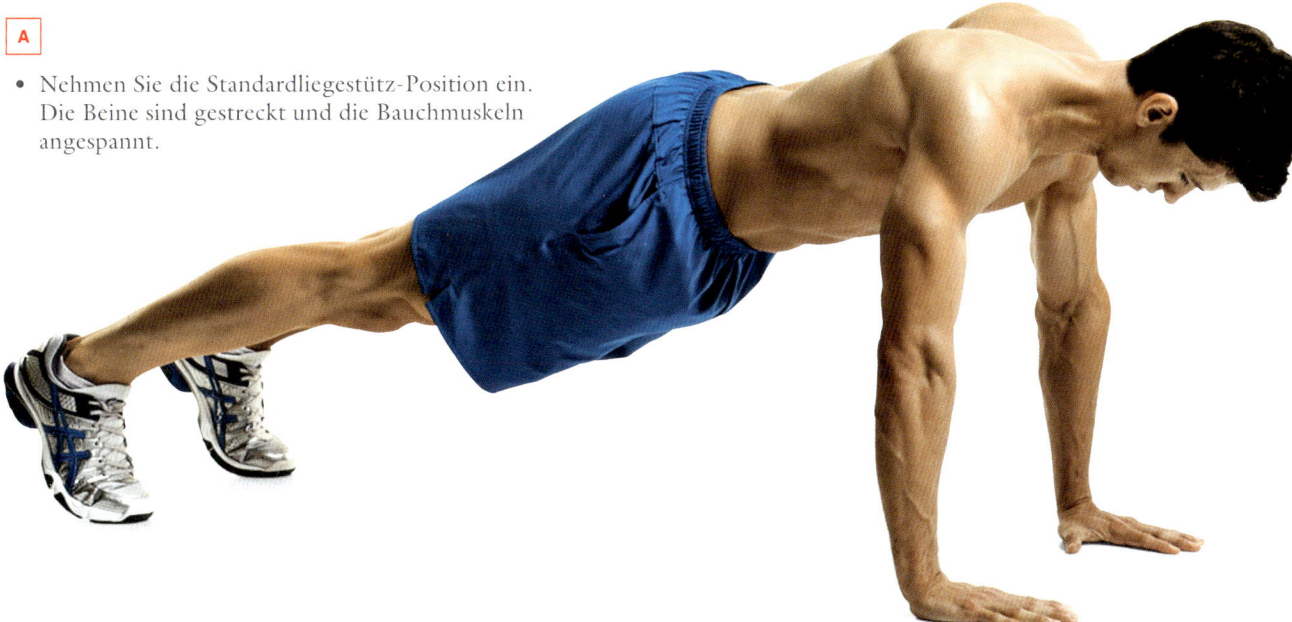

B

- Während Sie den Körper absenken, beugen Sie das rechte Bein und fahren das rechte Knie aus, bis es sich neben dem rechten Ellbogen befindet. Ziehen Sie den Fuß dabei nicht über den Boden und vermeiden Sie eine Körperrotation.
- Während Sie sich hochdrücken, bringen Sie das Bein zurück in die Ausgangsposition. Wiederholen Sie die Bewegung, indem Sie das linke Knie zum linken Ellbogen bringen. Das ist eine Wiederholung.

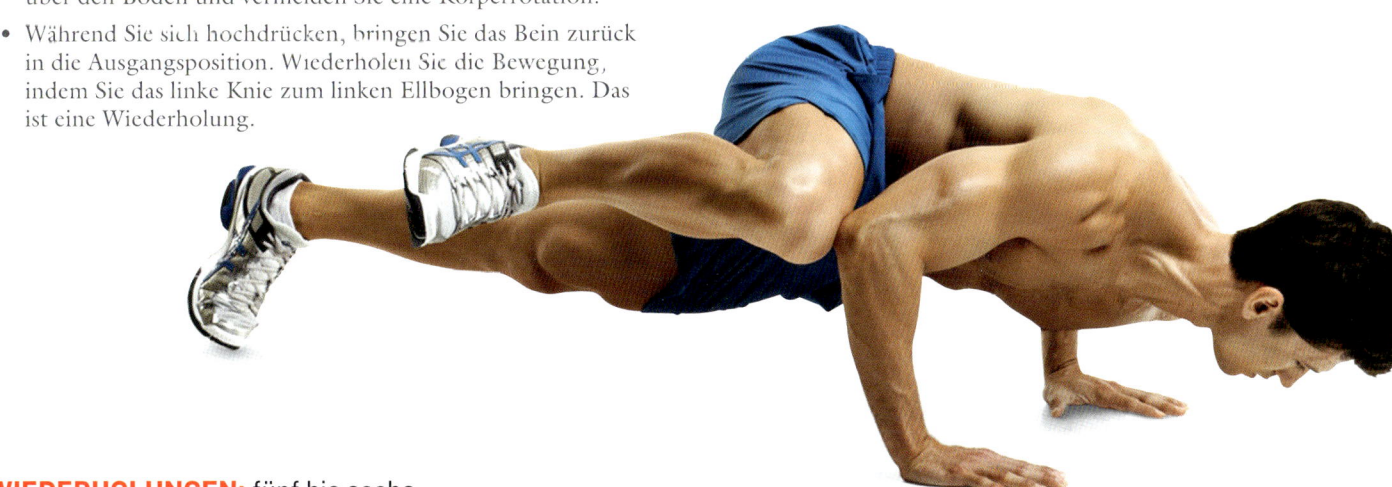

WIEDERHOLUNGEN: fünf bis sechs.

Ihr Körper als Hantel (1)

Sprung-Kniebeugen-Kombination

TRAINIERT die schnell kontrahierende Muskulatur der Beine.

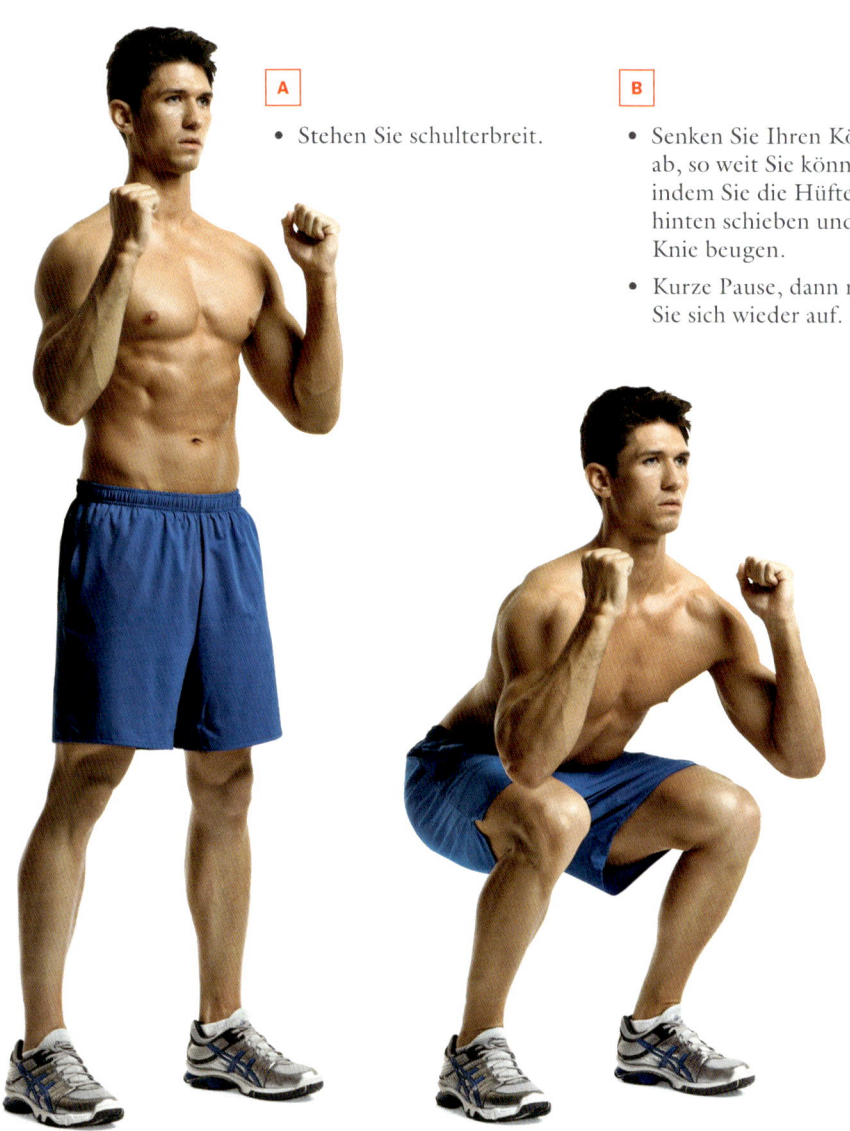

A
- Stehen Sie schulterbreit.

B
- Senken Sie Ihren Körper ab, so weit Sie können, indem Sie die Hüfte nach hinten schieben und die Knie beugen.
- Kurze Pause, dann richten Sie sich wieder auf.

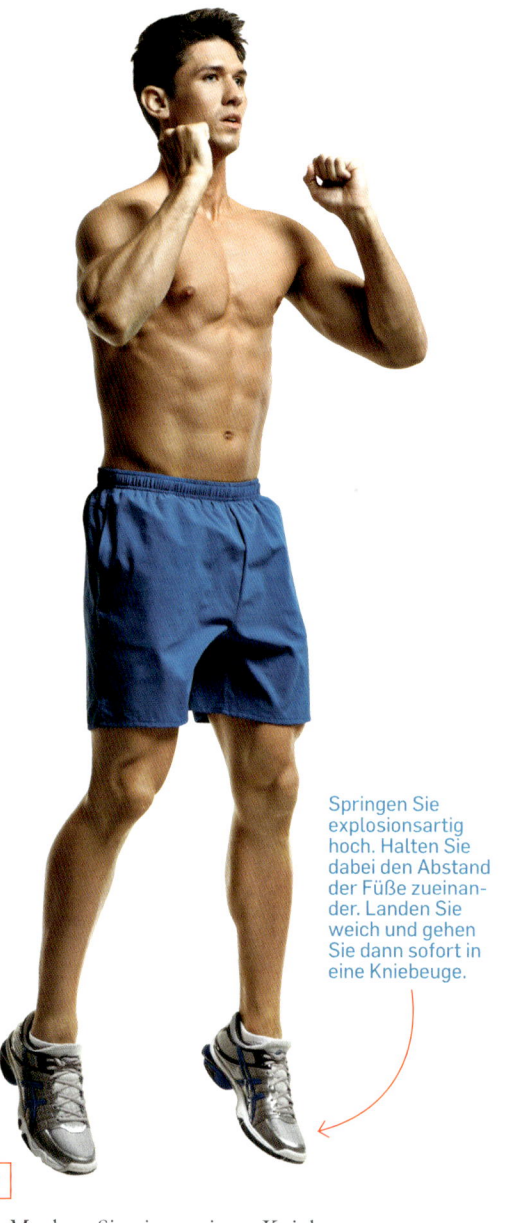

Springen Sie explosionsartig hoch. Halten Sie dabei den Abstand der Füße zueinander. Landen Sie weich und gehen Sie dann sofort in eine Kniebeuge.

C
- Machen Sie eine weitere Kniebeuge. Anschließend springen Sie jedoch so hoch Sie können. Das ist eine Wiederholung.
- Nach der Landung führen Sie eine normale Kniebeuge aus. Fahren Sie abwechselnd mit Kniebeugen und Sprüngen fort.

WIEDERHOLUNGEN: acht bis zehn.

KAPITEL 4: 15-MINUTEN-GANZKÖRPER-WORKOUTS

Einbeiniges rumänisches Kreuzheben

TRAINIERT unteren Rücken, Rumpf und Gesäß.

A

- Stellen Sie sich auf Ihr linkes Bein und heben Sie den rechten Fuß leicht nach hinten an. Die Arme hängen vor dem Körper.

B

- Mit geradem Rücken schieben Sie Ihre Hüfte zurück und senken Hände und Oberkörper zum Boden.
- Spannen Sie das Gesäß an und drücken Sie die Hacke in den Boden, um in eine aufrechte Position zurückzukehren.
- Absolvieren Sie alle Wiederholungen. Dann führen die Übung erneut aus, während Sie auf dem rechten Bein stehen.

WIEDERHOLUNGEN: mit jedem Bein acht bis zehn.

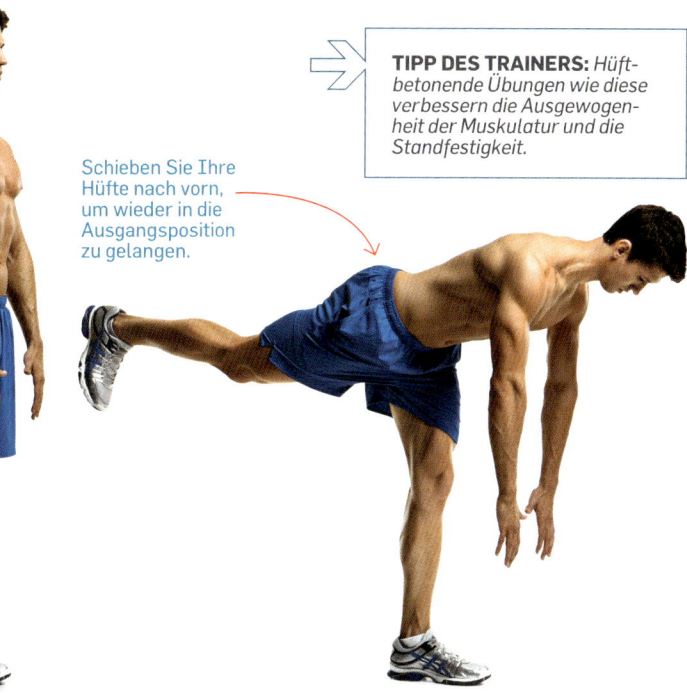

Schieben Sie Ihre Hüfte nach vorn, um wieder in die Ausgangsposition zu gelangen.

TIPP DES TRAINERS: *Hüftbetonende Übungen wie diese verbessern die Ausgewogenheit der Muskulatur und die Standfestigkeit.*

Spiderman-Ausfallschritt

TRAINIERT Brust, Rumpf und Beine.

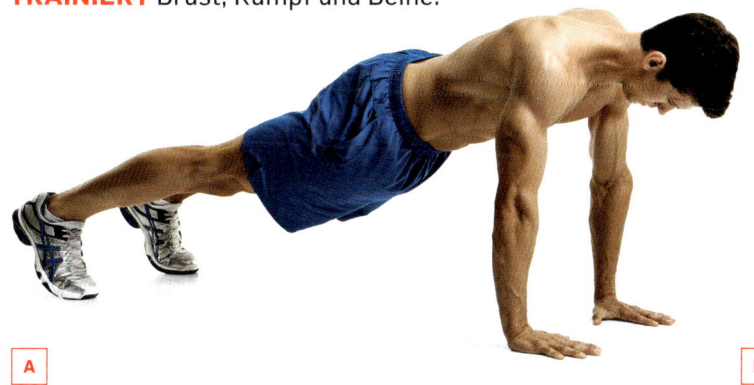

A

- Nehmen Sie die klassische Liegestütz-Position ein: Ihre Hände befinden sich direkt unter Ihren Schultern, die Beine sind gestreckt und die Bauchmuskeln angespannt.

WIEDERHOLUNGEN: acht bis zehn.

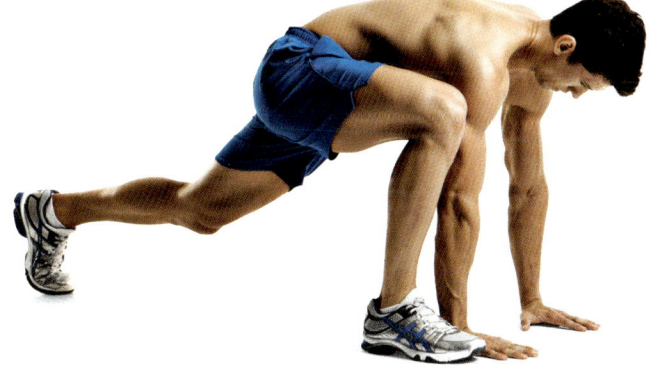

B

- Heben Sie den rechten Fuß vom Boden ab, beugen Sie das Knie und setzen Sie den Fuß außen neben Ihre rechte Hand.
- Kehren Sie zur Ausgangsposition zurück und machen Sie mit dem linken Bein einen Ausfallschritt zur linken Hand. Das ist eine Wiederholung.

Ihr Körper als Hantel (2)

UND SO GEHT'S: Absolvieren Sie abwechselnd je drei Sätze der Eigengewicht-Kniebeuge und des engen Liegestütz mit angelegten Ellbogen. Führen Sie dann die verbleibenden drei Übungen nacheinander als Zirkel aus (auch diesmal ohne Pause). Machen Sie drei vollständige Durchgänge dieser drei Übungen.

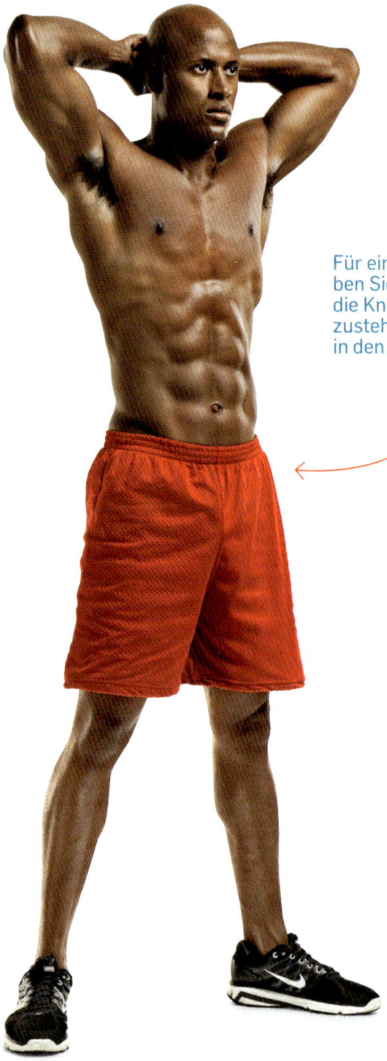

Für eine richtige Kniebeuge schieben Sie die Hüfte zurück, ehe Sie die Knie beugen. Um wieder aufzustehen, drücken Sie die Fersen in den Boden.

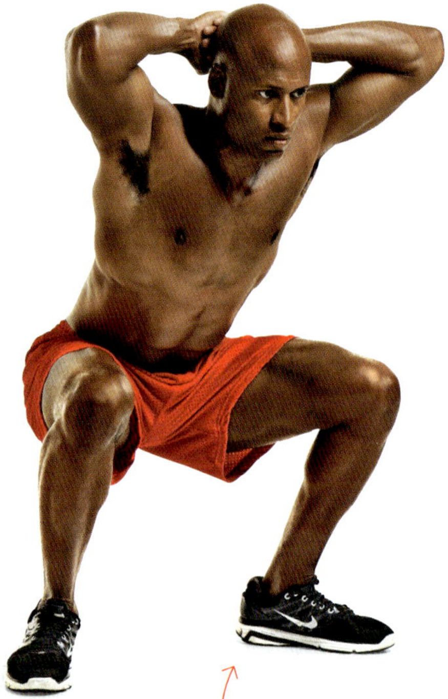

Ihre Zehen sollten leicht nach außen zeigen. Heben Sie die Fersen nicht an, wenn Sie in die Kniebeuge gehen.

Eigengewicht-Kniebeuge

TRAINIERT Quadrizeps und Waden.

A
- Sie stehen mit den Händen hinter dem Kopf, die Brust raus und die Ellbogen zurückgezogen.

WIEDERHOLUNGEN: zehn bis zwölf.

B
- Beugen Sie die Knie und senken Sie Ihren Körper wie beim Hinsetzen ab. Gehen Sie dabei so tief wie möglich, ohne den geraden Rücken aufzugeben.
- Spannen Sie das Gesäß an und drücken Sie sich zurück in die Ausgangsposition.

KAPITEL 4: 15-MINUTEN-GANZKÖRPER-WORKOUTS

Enger Liegestütz

TRAINIERT Bizeps, Trizeps und Brust.

A

- Nehmen Sie die Standardliegestütz-Position ein. Anstatt die Hände schulterbreit zu platzieren, setzen Sie sie etwas enger. Das erleichtert das Anlegen der Ellbogen. Ihre Arme sind gerade.

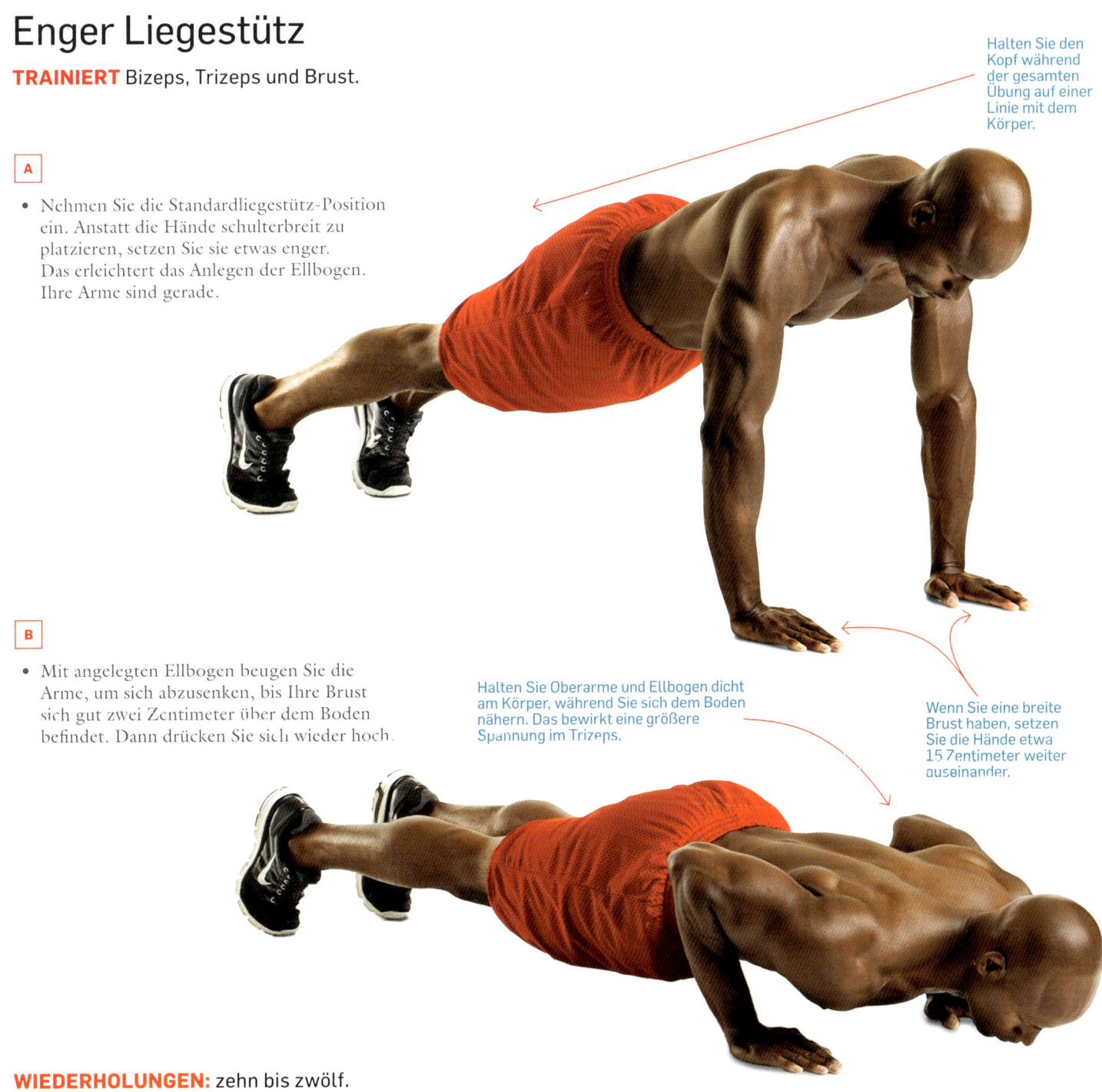

Halten Sie den Kopf während der gesamten Übung auf einer Linie mit dem Körper.

B

- Mit angelegten Ellbogen beugen Sie die Arme, um sich abzusenken, bis Ihre Brust sich gut zwei Zentimeter über dem Boden befindet. Dann drücken Sie sich wieder hoch.

Halten Sie Oberarme und Ellbogen dicht am Körper, während Sie sich dem Boden nähern. Das bewirkt eine größere Spannung im Trizeps.

Wenn Sie eine breite Brust haben, setzen Sie die Hände etwa 15 Zentimeter weiter auseinander.

WIEDERHOLUNGEN: zehn bis zwölf.

45

Ihr Körper als Hantel (2)

Fünf-Sekunden-Ausfallschritt

TRAINIERT Quadrizeps und Waden.

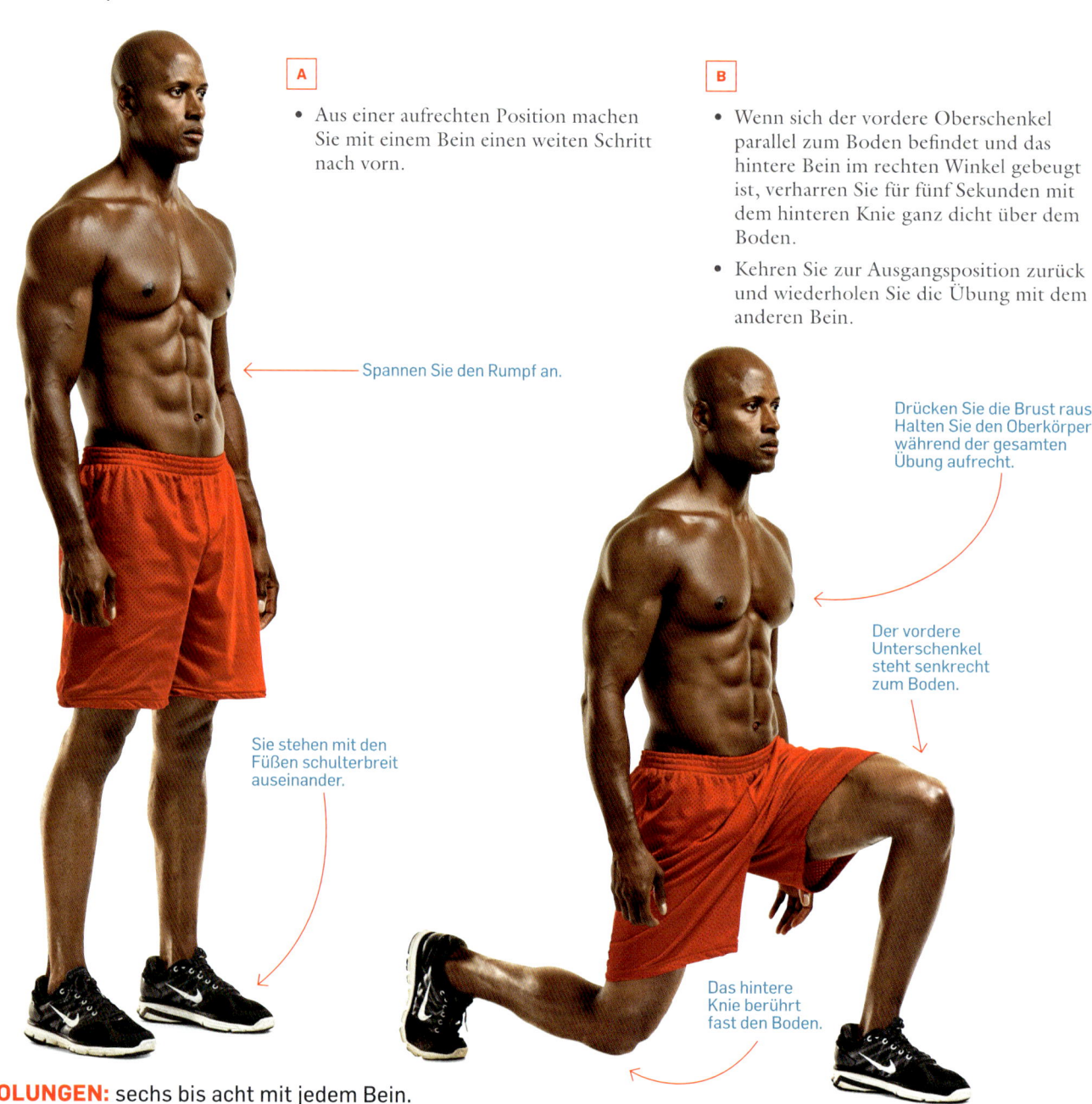

A
- Aus einer aufrechten Position machen Sie mit einem Bein einen weiten Schritt nach vorn.

B
- Wenn sich der vordere Oberschenkel parallel zum Boden befindet und das hintere Bein im rechten Winkel gebeugt ist, verharren Sie für fünf Sekunden mit dem hinteren Knie ganz dicht über dem Boden.
- Kehren Sie zur Ausgangsposition zurück und wiederholen Sie die Übung mit dem anderen Bein.

Spannen Sie den Rumpf an.

Sie stehen mit den Füßen schulterbreit auseinander.

Drücken Sie die Brust raus. Halten Sie den Oberkörper während der gesamten Übung aufrecht.

Der vordere Unterschenkel steht senkrecht zum Boden.

Das hintere Knie berührt fast den Boden.

WIEDERHOLUNGEN: sechs bis acht mit jedem Bein.

KAPITEL 4: 15-MINUTEN-GANZKÖRPER-WORKOUTS

Step-up

TRAINIERT Gesäß und hintere Oberschenkel.

TIPP DES TRAINERS: *Die Übung wird schwerer, wenn Sie die Arme dabei parallel zum Boden gerade nach vorn strecken.*

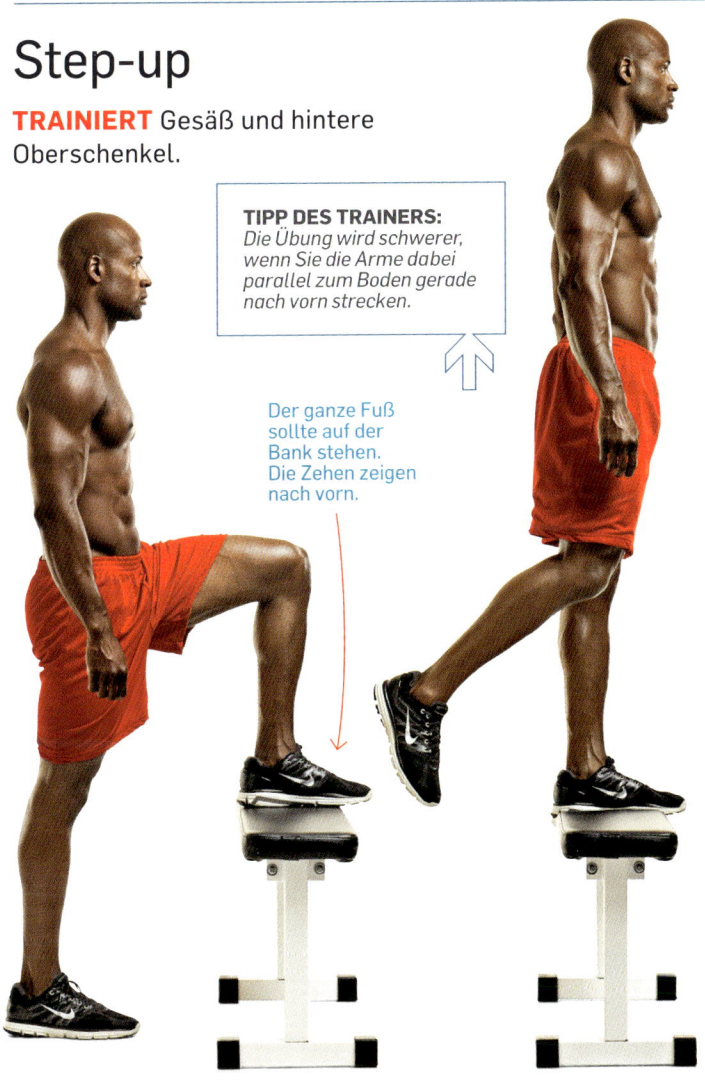

Der ganze Fuß sollte auf der Bank stehen. Die Zehen zeigen nach vorn.

A
- Lassen Sie die Arme seitlich hängen. Setzen Sie einen Fuß auf eine Stufe, die sich ungefähr 60 Zentimeter über dem Boden befindet.

B
- Drücken Sie die Ferse in die Bank, um das vordere Bein zu strecken und das hintere anzuheben.
- Kehren Sie zur Ausgangsposition zurück. Absolvieren Sie alle Wiederholungen mit einem Bein, ehe Sie das Bein wechseln und die Übung wiederholen.

WIEDERHOLUNGEN: acht bis zehn mit jedem Bein.

Sprung

TRAINIERT die schnell kontrahierenden Muskeln der Beine.

A
- Sie stehen mit den Füßen schulterbreit auseinander. Gehen Sie mit nach hinten gestrecktem Gesäß in die Knie.

B
- Springen Sie explosionsartig so hoch Sie können. Landen Sie weich, gehen Sie wieder in die Knie und wiederholen Sie die Übung.

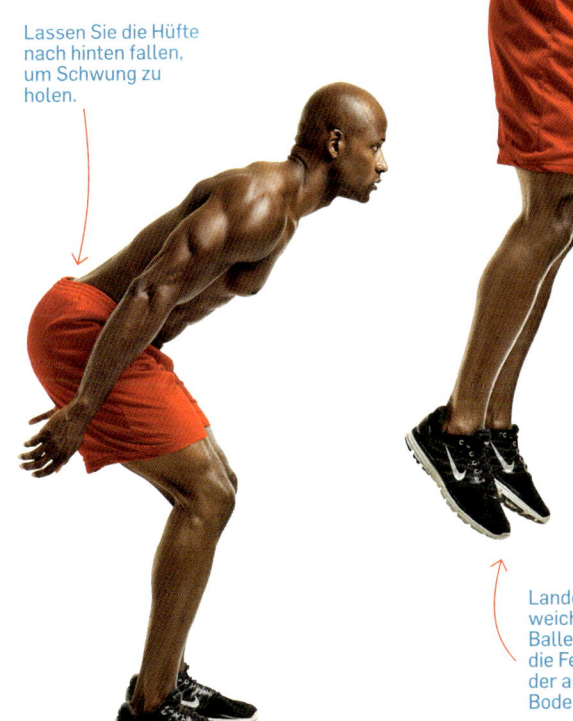

Lassen Sie die Hüfte nach hinten fallen, um Schwung zu holen.

Landen Sie weich auf den Ballen, ehe Sie die Fersen wieder auf den Boden setzen.

WIEDERHOLUNGEN: zehn.

Bauch weg! Der Klassiker ohne Studio (1)

Die Klassiker ohne Studio (1) und (2) kombinieren Krafttraining und Gymnastik zu einer hochwirksamen „Ganzkörper-Pumpe", die Sie zu Hause einsetzen können.

Machen Sie die Übungen abwechselnd und legen dazwischen einen Tag Pause ein. Später können Sie einen der Klassiker (oder auch beide) in Workouts mit freien Gewichten einbauen und so Ihr eigenes Trainingsprogramm kreieren.

UND SO GEHT'S:
Absolvieren Sie abwechselnd je drei Sätze des umgekehrten Schulterdrückens und des einbeinigen Aufstehens. Führen Sie dann die verbleibenden drei Übungen nacheinander als Zirkel aus (auch diesmal ohne Pause). Machen Sie drei Durchgänge mit diesen drei Übungen.

Umgekehrtes Schulterdrücken

TRAINIERT Deltamuskel, Brust und Trizeps.

A
- Platzieren Sie die Füße auf einer Bank und die Hände gut einen halben Meter vor der Bank und etwas mehr als schulterbreit auf dem Boden.
- Schieben Sie die Hüfte hoch in die Luft, sodass Ihr Oberkörper so senkrecht wie möglich steht.

B
- Beugen Sie langsam die Arme, um den Kopf zum Boden abzusenken.
- Kurze Pause, dann drücken Sie sich mit Schultern und Trizeps zurück in die Ausgangsposition.

WIEDERHOLUNGEN: zehn.

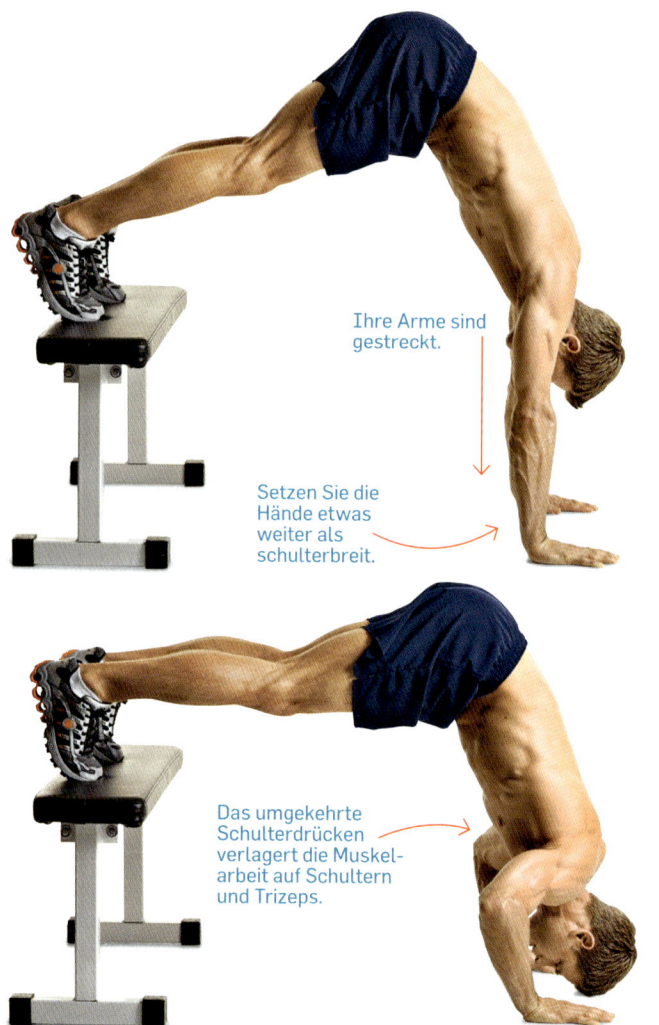

Ihre Arme sind gestreckt.

Setzen Sie die Hände etwas weiter als schulterbreit.

Das umgekehrte Schulterdrücken verlagert die Muskelarbeit auf Schultern und Trizeps.

KAPITEL 4: 15-MINUTEN-GANZKÖRPER-WORKOUTS

Einbeiniges Aufstehen

TRAINIERT Quadrizeps und Waden.

A
- Setzen Sie sich mit ganz geradem Rücken auf eine Bank. Halten Sie die Arme gerade vor sich ausgestreckt, auf Schulterhöhe und parallel zum Boden.
- Heben Sie den rechten Fuß an.

B
- Ohne sich vorzulehnen, drücken Sie Ihren Körper in den Stand. (Wenn Sie das nicht können, ziehen Sie zu Beginn der Bewegung den rechten Fuß wieder leicht zurück zum Körper.)
- Setzen Sie sich wieder hin und wiederholen Sie die Übung.

34

Prozent höher liegt Ihr Todesfallrisiko in einem Zeitraum von 14 Jahren, wenn Sie jeden Tag sechs Stunden Ihrer Freizeit sitzend verbringen.

Ihr unterer Rücken ist gerade.

Schieben Sie die Hüfte vor.

Halten Sie das rechte Bein gerade.

WIEDERHOLUNGEN: vier bis sechs mit jedem Bein.

49

Bauch weg! Der Klassiker ohne Studio (1)

Bergsteiger

TRAINIERT Beine und Lunge.

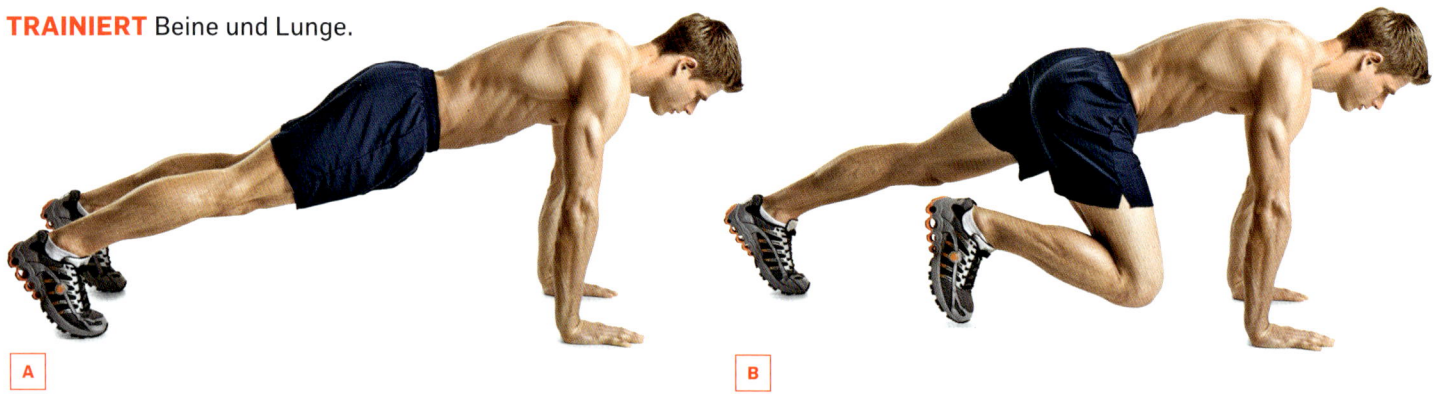

A

- Nehmen Sie die klassische Liegestütz-Position ein: die Hände direkt unter den Schultern und die Beine gerade nach hinten ausgestreckt.

WIEDERHOLUNGEN: zehn pro Bein.

B

- Heben Sie einen Fuß vom Boden ab und ziehen Sie das Knie zur Brust.
- Strecken Sie das Bein wieder. Bringen Sie das andere Knie zur Brust und strecken Sie das Bein dann wieder, zurück in die Ausgangsposition.
- Wechseln Sie links, rechts, links, rechts, so schnell Sie das bei sauberer Ausführung können.

Breiter Liegestütz

TRAINIERT Brust und Arme.

 TIPP DES TRAINERS: *Je weiter die Hände auseinander sind, desto größer wird die Spannung auf Brust und Schultern.*

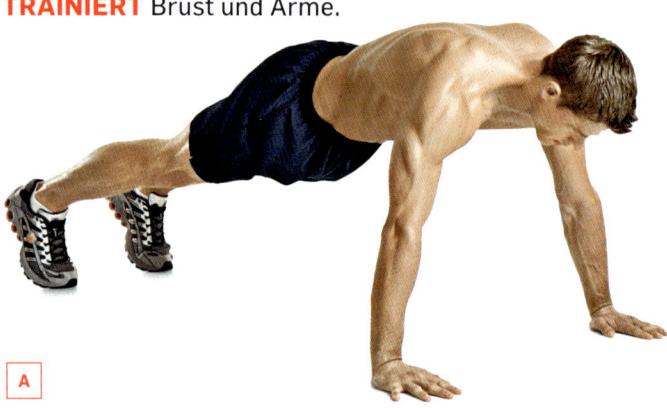
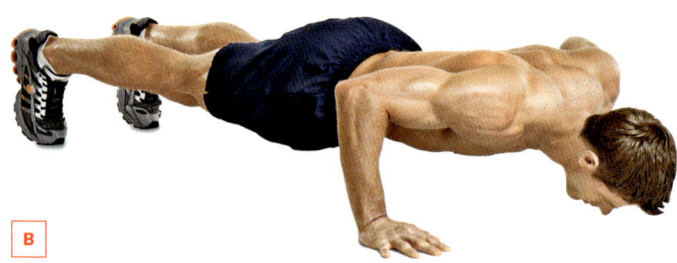

A

- Nehmen Sie die klassische Liegestütz-Position mit gestreckten Beinen und angespannter Bauchmuskulatur ein.
- Statt sie direkt unter den Schultern zu platzieren, setzen Sie die Hände weiter auseinander.

WIEDERHOLUNGEN: 20.

B

- Beugen Sie die Ellbogen und senken Sie die Brust ab, bis Ihre Oberarme parallel zum Boden stehen.
- Drücken Sie sich zurück in die Ausgangsposition.

KAPITEL 4: 15-MINUTEN-GANZKÖRPER-WORKOUTS

Umgekehrtes Rudern

TRAINIERT den Trapezmuskel, den hinteren Teil des Deltamuskels und die Rhomboidei.

A

- Befestigen Sie eine Klimmzugstange in Hüfthöhe.
- Legen Sie sich unter die Stange, die Fersen sind auf dem Boden. Fassen Sie die Stange im Obergriff. Ihre Hände sind etwas mehr als schulterbreit auseinander.

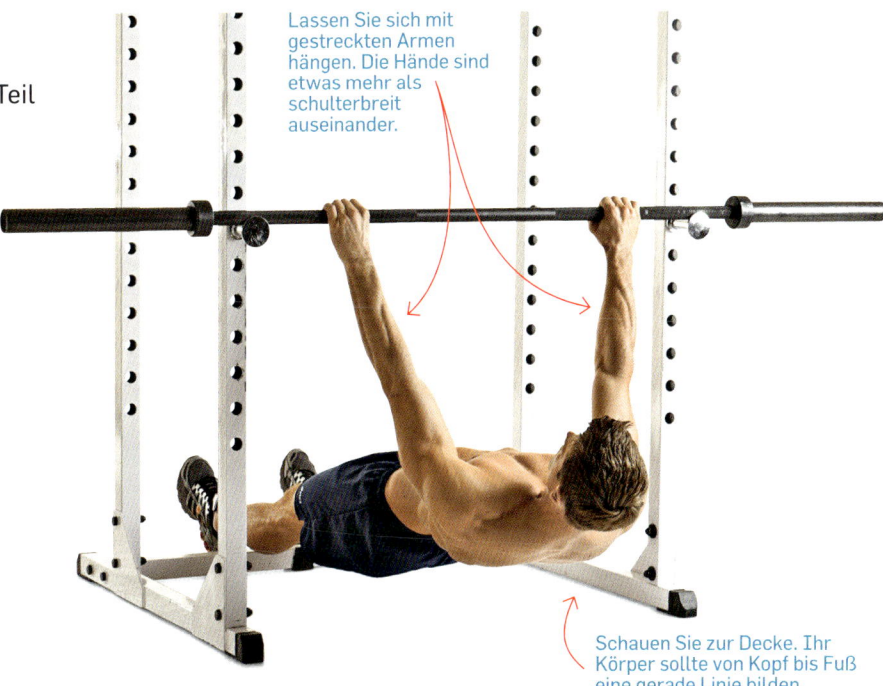

Lassen Sie sich mit gestreckten Armen hängen. Die Hände sind etwas mehr als schulterbreit auseinander.

Schauen Sie zur Decke. Ihr Körper sollte von Kopf bis Fuß eine gerade Linie bilden.

B

- Halten Sie Ihren Körper in einer geraden Linie und ziehen Sie Ihre Brust zur Stange, indem Sie die Rückenmuskeln anspannen.
- Senken Sie sich langsam ab, bis Ihre Arme gestreckt sind.

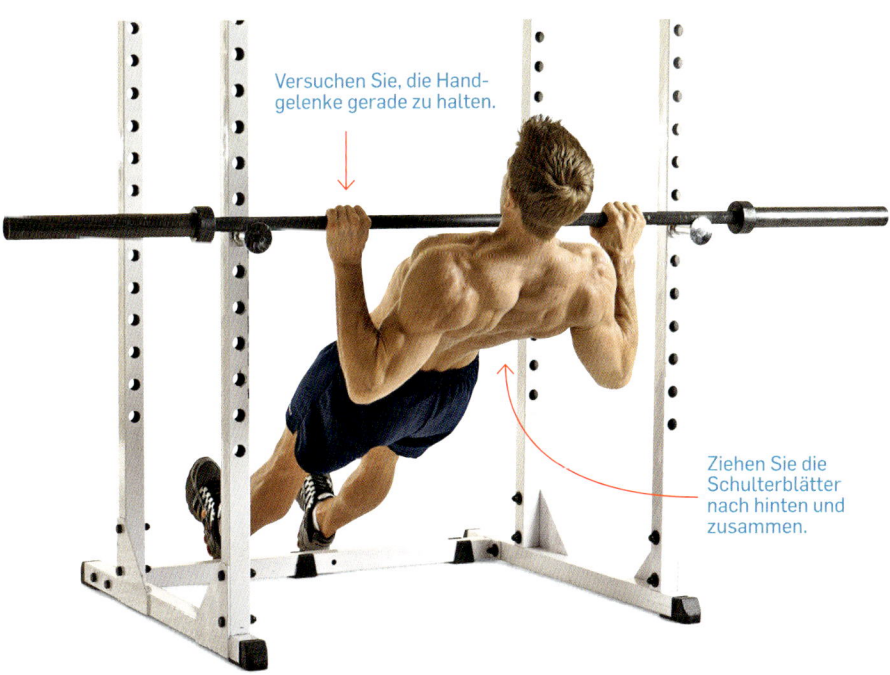

Versuchen Sie, die Handgelenke gerade zu halten.

Ziehen Sie die Schulterblätter nach hinten und zusammen.

WIEDERHOLUNGEN: zwölf.

Bauch weg! Der Klassiker ohne Studio (2)

UND SO GEHT'S:
Absolvieren Sie abwechselnd je drei Sätze der Split-Kniebeuge mit erhöhtem vorderem Fuß und des versetzten Liegestütz im Vorwärtsgang. Führen Sie dann die verbleibenden drei Übungen nacheinander als Zirkel aus (auch diesmal ohne Pause zwischen den Übungen). Machen Sie insgesamt drei Durchgänge mit diesen drei Übungen, mit einer kleinen Pause nach jeder Runde.

Split-Kniebeuge mit erhöhtem vorderem Fuß

TRAINIERT Quadrizeps und Waden.

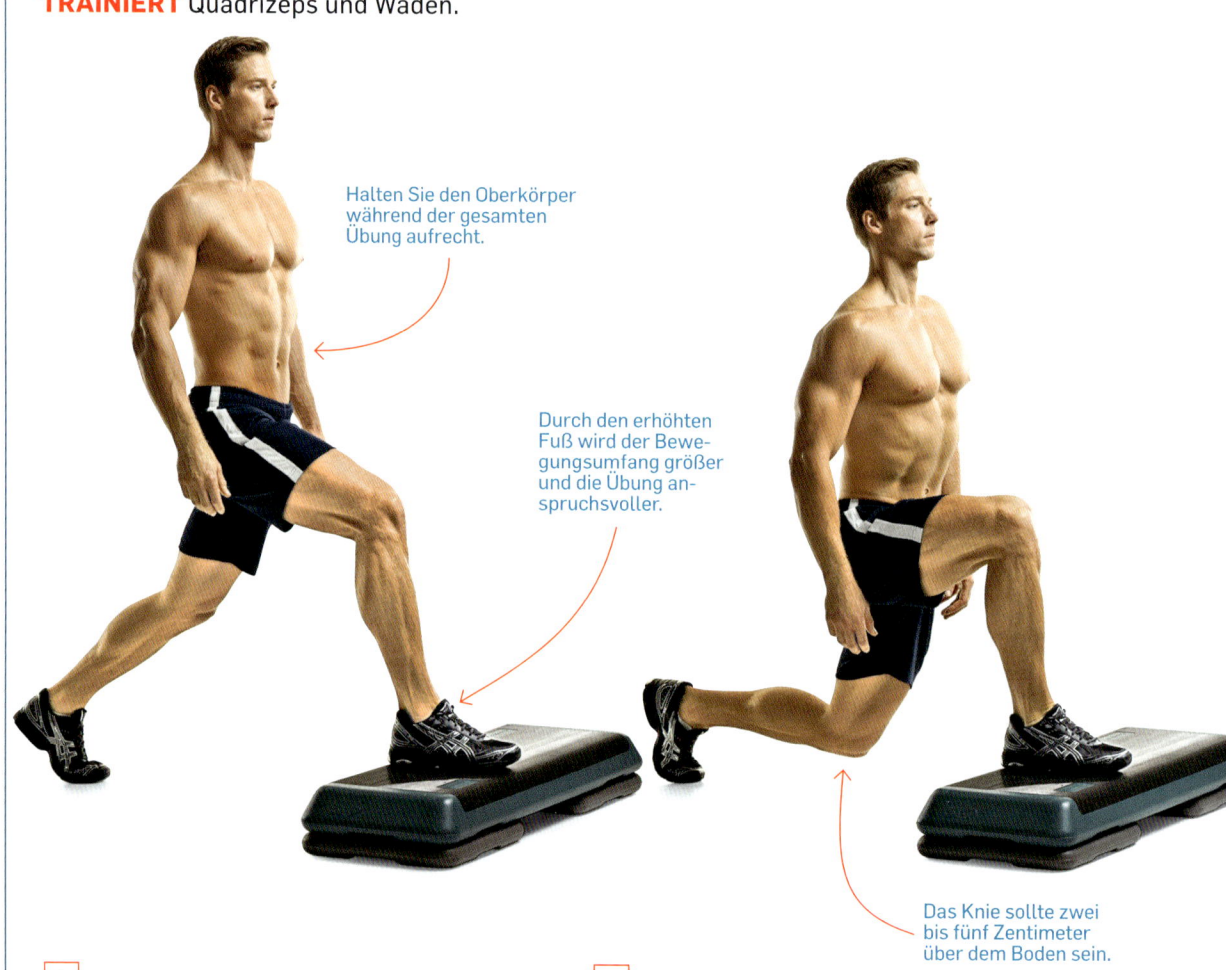

Halten Sie den Oberkörper während der gesamten Übung aufrecht.

Durch den erhöhten Fuß wird der Bewegungsumfang größer und die Übung anspruchsvoller.

Das Knie sollte zwei bis fünf Zentimeter über dem Boden sein.

A
- Stellen Sie einen Fuß etwa 60 bis 90 Zentimeter vor den anderen. Beide Füße befinden sich auf einer Linie mit der entsprechenden Gesäßhälfte. Setzen Sie den vorderen Fuß auf ein 15 Zentimeter hohes Steppbrett.

B
- Halten Sie den Oberkörper aufrecht, während Sie sich absenken, bis die Oberseite des vorderen Oberschenkels parallel zum Boden steht.
- Kleine Pause, dann drücken Sie sich zurück in die Ausgangsposition.

WIEDERHOLUNGEN: mit jeder Seite zwölf.

KAPITEL 4: 15-MINUTEN-GANZKÖRPER-WORKOUTS

Versetzter Liegestütz im Vorwärtsgang

TRAINIERT Brust und Körperzentrum.

A
- Platzieren Sie Ihre Hände etwas mehr als schulterbreit auf dem Boden.
- Setzen Sie eine Hand vor die entsprechende Schulter und die andere Hand ein Stück zurück.

B
- In dieser versetzten Handposition senken Sie sich langsam ab, bis Ihre Brust sich ungefähr drei Zentimeter über dem Boden befindet.
- Drücken Sie sich unter dem Einsatz von Brust, Schultern und Trizeps zurück in die Ausgangsposition.

C **D**
- Wechseln Sie nach zwei Wiederholungen die Position der Hände, indem Sie mit Händen und Füßen einen Schritt nach vorn machen.
- Wiederholen Sie die Übung.

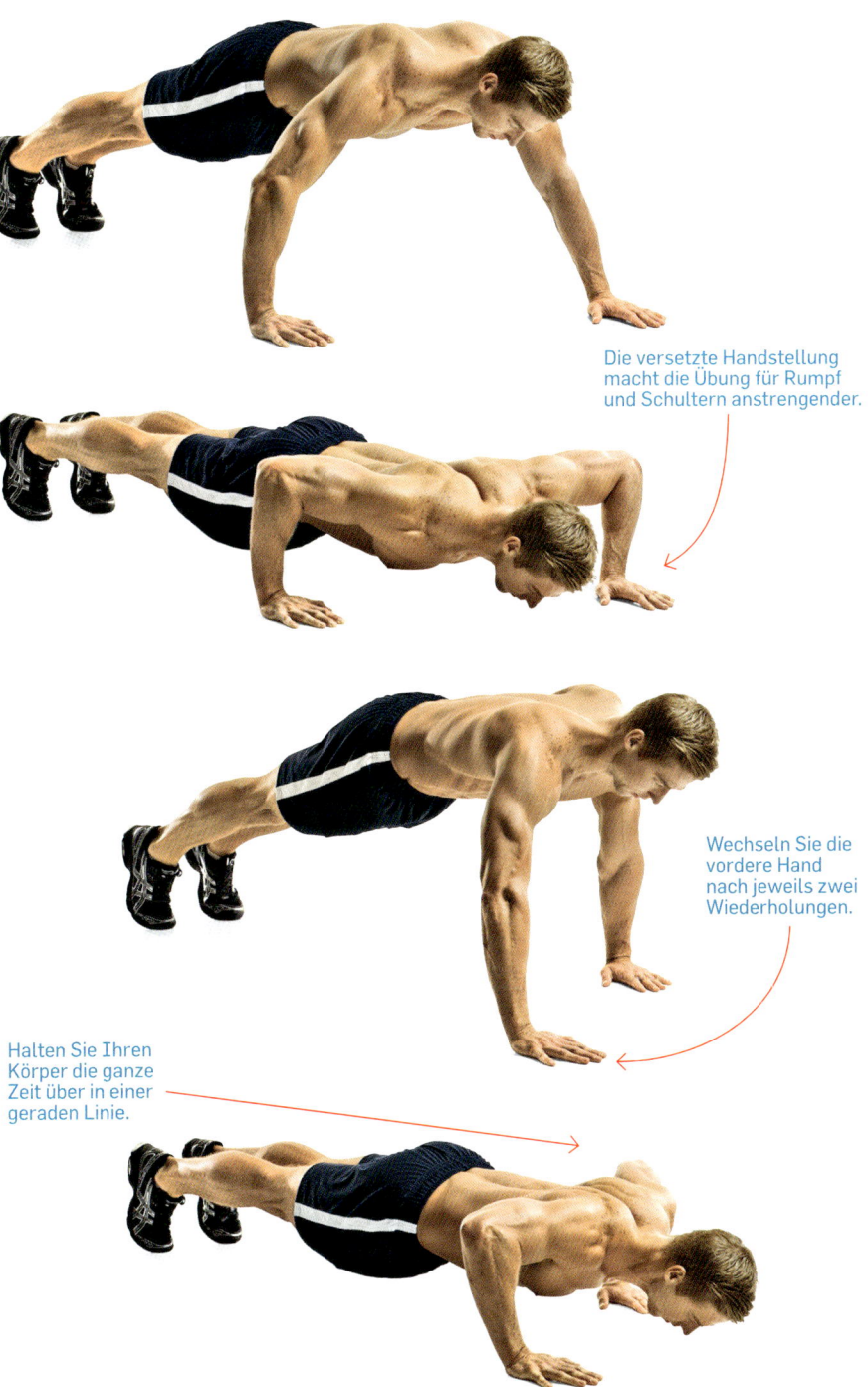

Die versetzte Handstellung macht die Übung für Rumpf und Schultern anstrengender.

Wechseln Sie die vordere Hand nach jeweils zwei Wiederholungen.

Halten Sie Ihren Körper die ganze Zeit über in einer geraden Linie.

WIEDERHOLUNGEN: auf jeder Seite acht.

Bauch weg! Der Klassiker ohne Studio (2)

Beckenheben und Bein-Curl

TRAINIERT Gesäß und hintere Oberschenkel.

A

- Sie liegen mit dem Gesicht nach oben auf dem Boden. Legen Sie die Waden auf einen Gymnastikball und die Arme mit den Handflächen nach unten neben den Körper.
- Spannen Sie das Gesäß an und heben Sie die Hüfte vom Boden ab, sodass Ihr Körper eine gerade Linie von den Schultern zu den Fersen bildet.

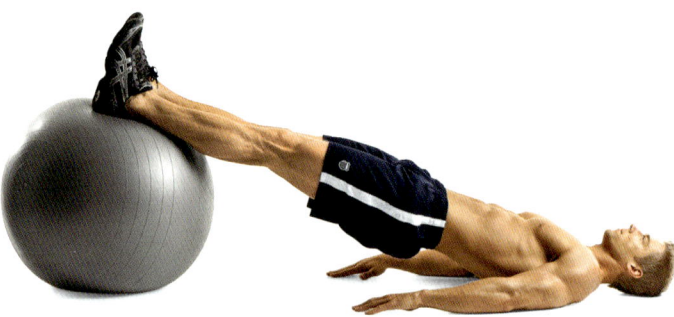

B

- Halten Sie die Position für eine Sekunde. Dann beugen Sie die Knie, um den Ball zum Gesäß zu rollen.
- Strecken Sie die Beine, um den Ball wieder von sich wegzurollen, dann senken Sie Ihren Körper wieder in die Ausgangsposition ab. Das ist eine Wiederholung.

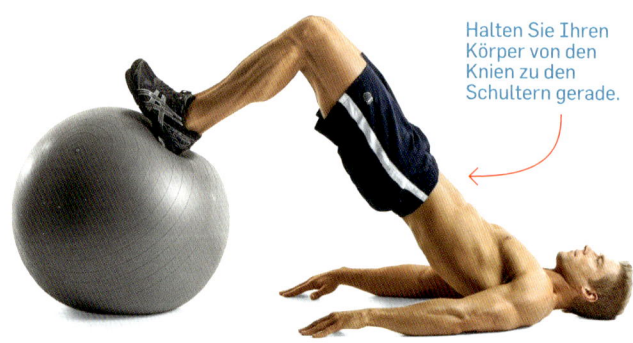

Halten Sie Ihren Körper von den Knien zu den Schultern gerade.

WIEDERHOLUNGEN: zwölf.

Einbeiniges Beckenheben

TRAINIERT Gesäß und hintere Oberschenkel.

A

- Legen Sie sich auf den Rücken. Die Knie sind gebeugt und die Füße stehen flach auf dem Boden.
- Spannen Sie die Bauchmuskeln an, während Sie das rechte Bein strecken und es so weit anheben, bis es in einer Linie mit dem linken Oberschenkel steht.

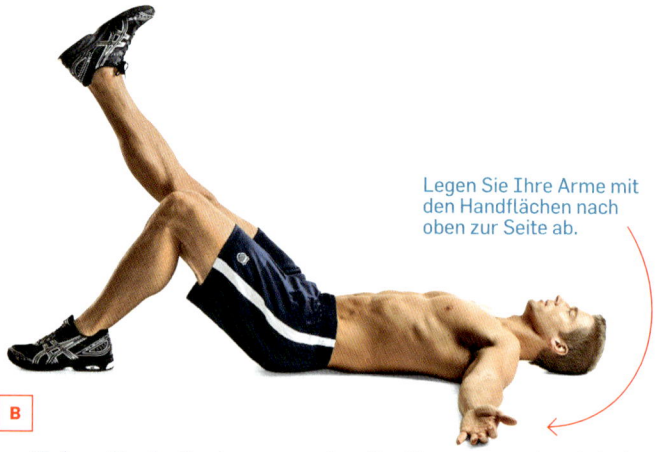

Legen Sie Ihre Arme mit den Handflächen nach oben zur Seite ab.

B

- Heben Sie das Becken an, sodass Ihr Körper von den Schultern zu den Knien eine gerade Linie bildet.
- Senken Sie das Becken bis knapp über den Boden langsam ab. Absolvieren Sie alle Wiederholungen mit dem einen Bein, dann wechseln Sie die Seite.

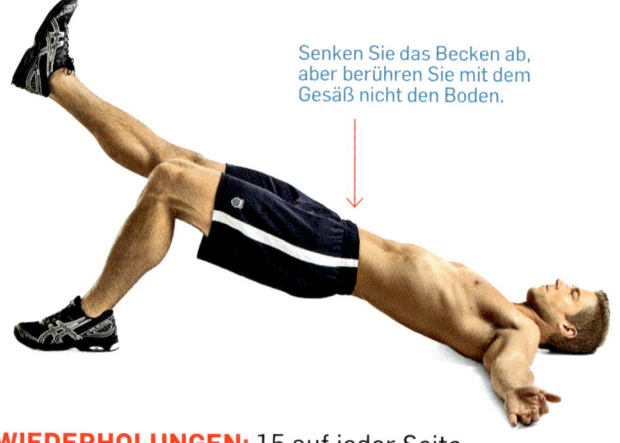

Senken Sie das Becken ab, aber berühren Sie mit dem Gesäß nicht den Boden.

WIEDERHOLUNGEN: 15 auf jeder Seite.

KAPITEL 4: 15-MINUTEN-GANZKÖRPER-WORKOUTS

Klimmzug im Untergriff

TRAINIERT Latissimus, Bizeps und Rumpf.

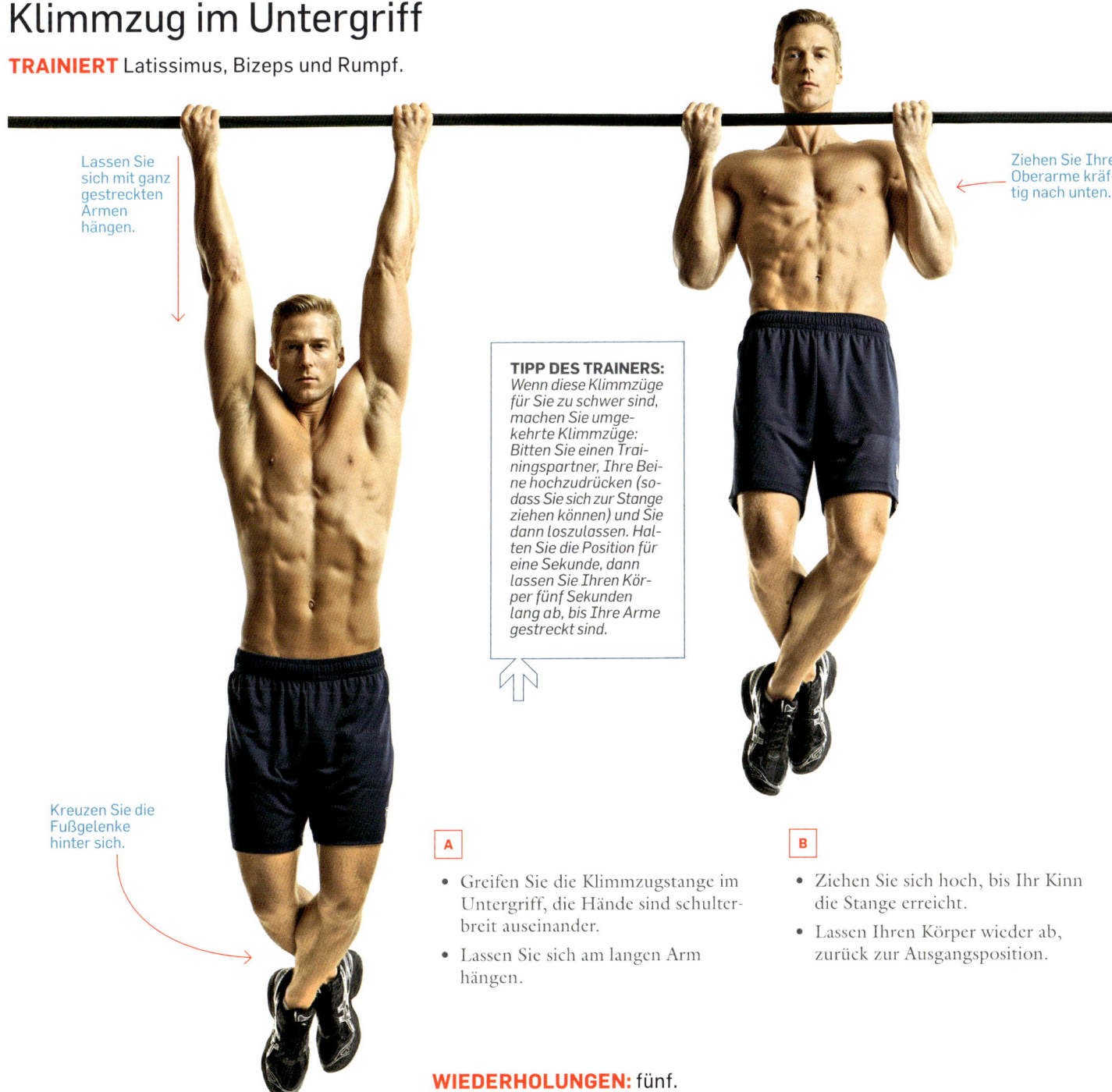

Lassen Sie sich mit ganz gestreckten Ärmen hängen.

Ziehen Sie Ihre Oberarme kräftig nach unten.

Kreuzen Sie die Fußgelenke hinter sich.

TIPP DES TRAINERS: *Wenn diese Klimmzüge für Sie zu schwer sind, machen Sie umgekehrte Klimmzüge: Bitten Sie einen Trainingspartner, Ihre Beine hochzudrücken (sodass Sie sich zur Stange ziehen können) und Sie dann loszulassen. Halten Sie die Position für eine Sekunde, dann lassen Sie Ihren Körper fünf Sekunden lang ab, bis Ihre Arme gestreckt sind.*

A
- Greifen Sie die Klimmzugstange im Untergriff, die Hände sind schulterbreit auseinander.
- Lassen Sie sich am langen Arm hängen.

B
- Ziehen Sie sich hoch, bis Ihr Kinn die Stange erreicht.
- Lassen Ihren Körper wieder ab, zurück zur Ausgangsposition.

WIEDERHOLUNGEN: fünf.

Das Kurzhantel-Kracher-Workout (1)

Kurzhanteln sind einfach genial. Kein anderes Workout-Gerät ist so simpel und doch so durchdacht gestaltet und so effektiv. Kurzhanteln sind die ultimativen freien Gewichte, da sie es Ihnen ermöglichen, Muskeln einzeln zu trainieren. Wenn Sie mit einer Langhantel trainieren, kann es leicht passieren, dass Sie Muskelunausgewogenheiten ausbilden, die wiederum zu Verletzungen führen können. Das liegt daran, dass Ihre dominante Seite (die zeigt sich etwa in einer Rechts- oder Linkshändigkeit) tendenziell kräftiger ist als die andere. Kurzhanteln schließen die Möglichkeit aus, die Minderleistung schwächerer Muskeln zu kompensieren. Jede Seite Ihres Körpers muss gleich hart arbeiten. So wird ein Kräftegleichgewicht und Muskelsymmetrie geschaffen. Auf den folgenden Seiten finden Sie drei ausgezeichnete 15-Minuten-Ganzkörper-Workouts mit Kurzhanteln, die jede einzelne Muskelfaser ansprechen. Bauen Sie sie in Ihre Trainingsroutine ein.

KAPITEL 4: 15-MINUTEN-GANZKÖRPER-WORKOUTS

UND SO GEHT'S:

Für diese Power-Übungen braucht man nur eine Kurzhantel. Absolvieren Sie dieses Workout als Zirkel: Widmen Sie sich jeder Übung 45 Sekunden lang, ehe Sie zur nächsten übergehen. Wenn Sie eine Runde abgeschlossen haben, gönnen Sie sich eine Minute Pause. Dann machen Sie ein oder zwei weitere Durchgänge. Fangen Sie mit einer 15-Pfund-Hantel an. Sobald Ihnen das Workout leichter fällt, erhöhen Sie das Gewicht.

Holzhacken

TRAINIERT Arme, Schultern und Rumpf.

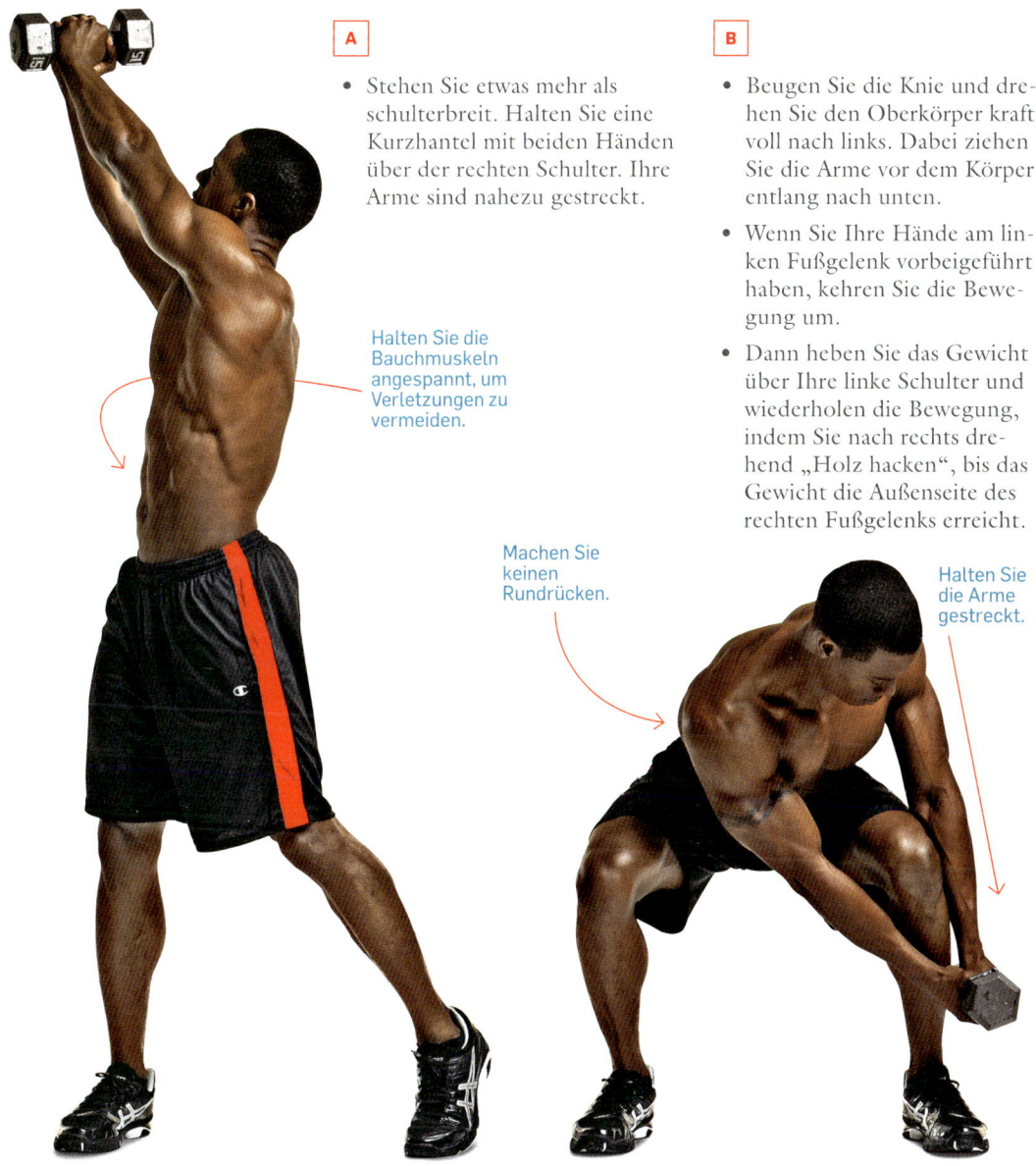

A
- Stehen Sie etwas mehr als schulterbreit. Halten Sie eine Kurzhantel mit beiden Händen über der rechten Schulter. Ihre Arme sind nahezu gestreckt.

Halten Sie die Bauchmuskeln angespannt, um Verletzungen zu vermeiden.

Machen Sie keinen Rundrücken.

B
- Beugen Sie die Knie und drehen Sie den Oberkörper kraftvoll nach links. Dabei ziehen Sie die Arme vor dem Körper entlang nach unten.
- Wenn Sie Ihre Hände am linken Fußgelenk vorbeigeführt haben, kehren Sie die Bewegung um.
- Dann heben Sie das Gewicht über Ihre linke Schulter und wiederholen die Bewegung, indem Sie nach rechts drehend „Holz hacken", bis das Gewicht die Außenseite des rechten Fußgelenks erreicht.

Halten Sie die Arme gestreckt.

WIEDERHOLUNGEN: wechselseitig so viele, wie Sie in 45 Sekunden schaffen.

Das Kurzhantel-Kracher-Workout (1)

Kniebeuge mit ausgestreckten Armen

TRAINIERT Quadrizeps, hintere Oberschenkel, Schultern und Rücken.

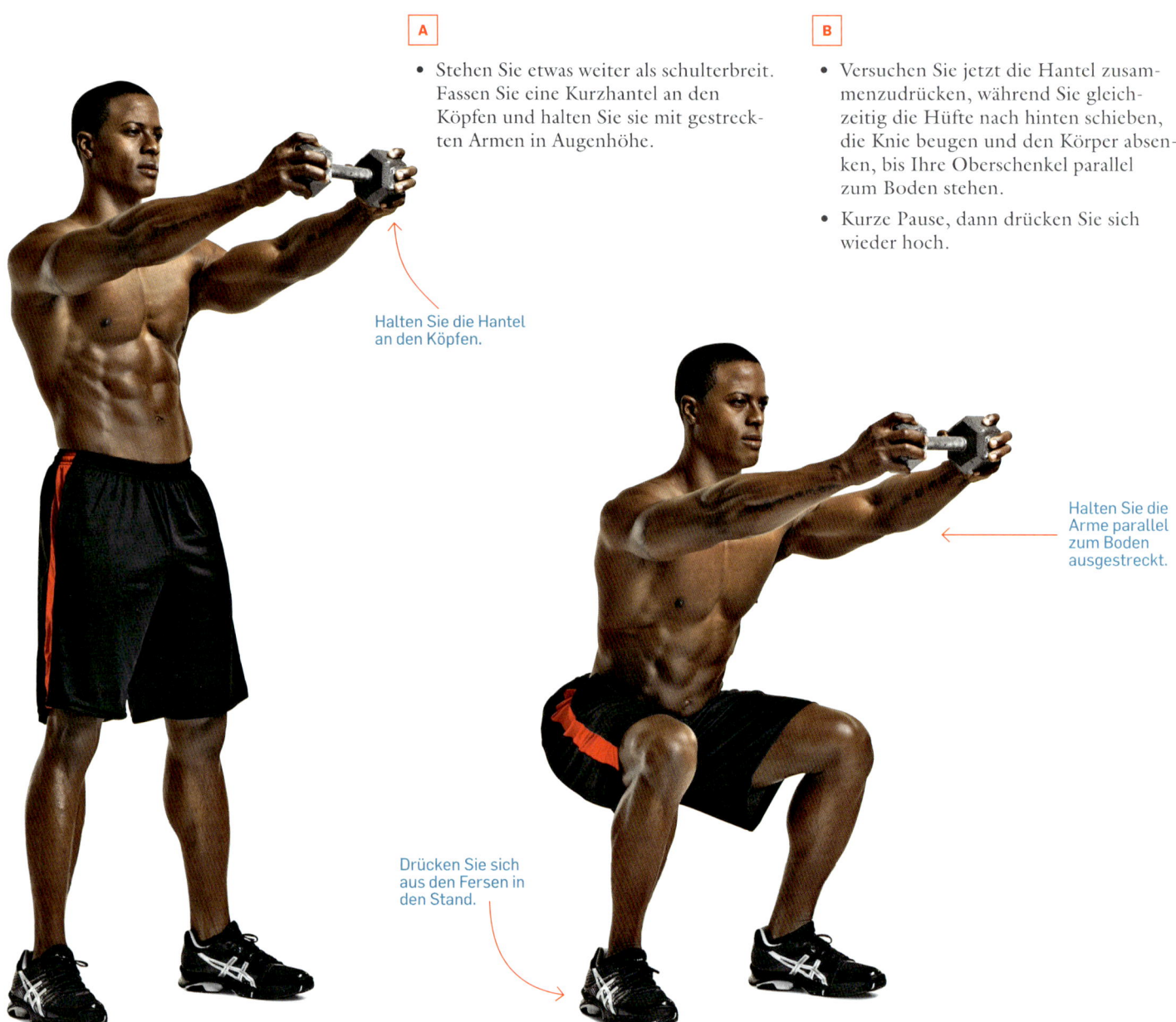

A
- Stehen Sie etwas weiter als schulterbreit. Fassen Sie eine Kurzhantel an den Köpfen und halten Sie sie mit gestreckten Armen in Augenhöhe.

Halten Sie die Hantel an den Köpfen.

B
- Versuchen Sie jetzt die Hantel zusammenzudrücken, während Sie gleichzeitig die Hüfte nach hinten schieben, die Knie beugen und den Körper absenken, bis Ihre Oberschenkel parallel zum Boden stehen.
- Kurze Pause, dann drücken Sie sich wieder hoch.

Halten Sie die Arme parallel zum Boden ausgestreckt.

Drücken Sie sich aus den Fersen in den Stand.

WIEDERHOLUNGEN: so viele, wie Sie in 45 Sekunden schaffen.

KAPITEL 4: 15-MINUTEN-GANZKÖRPER-WORKOUTS

Brustdrücken im Stehen

TRAINIERT Schultern und Rücken.

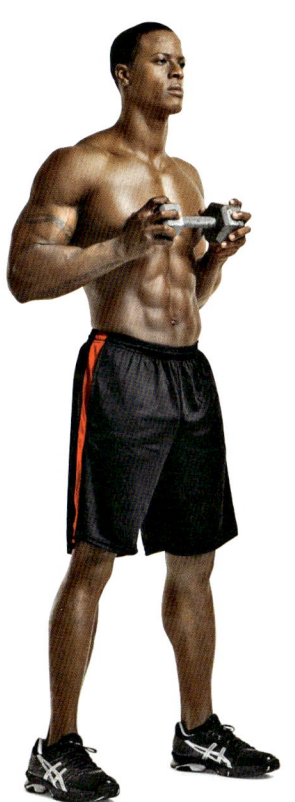

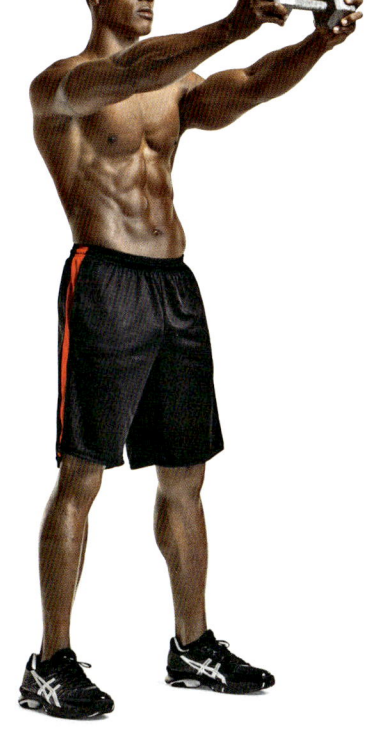

A
- Stellen Sie sich schulterbreit hin und halten Sie eine Kurzhantel an den Köpfen gegen Ihre Brust.

B
- Versuchen Sie die Hantel zusammenzupressen. Zugleich drücken Sie sie leicht nach oben (bis auf Augenhöhe) vom Körper weg, bis Ihre Arme gestreckt sind.
- Kleine Pause, dann ziehen Sie die Hantel wieder zu sich heran. Dabei ziehen Sie die Schulterblätter zusammen.

WIEDERHOLUNGEN: so viele, wie Sie in 45 Sekunden schaffen.

Handtuch-Rudern

TRAINIERT mittleren und oberen Rücken sowie die Schultern.

TIPP DES TRAINERS: *Das Handtuch erhöht bei dieser Rückenübung die Beanspruchung der Unterarmmuskeln.*

Halten Sie den unteren Rücken gerade.

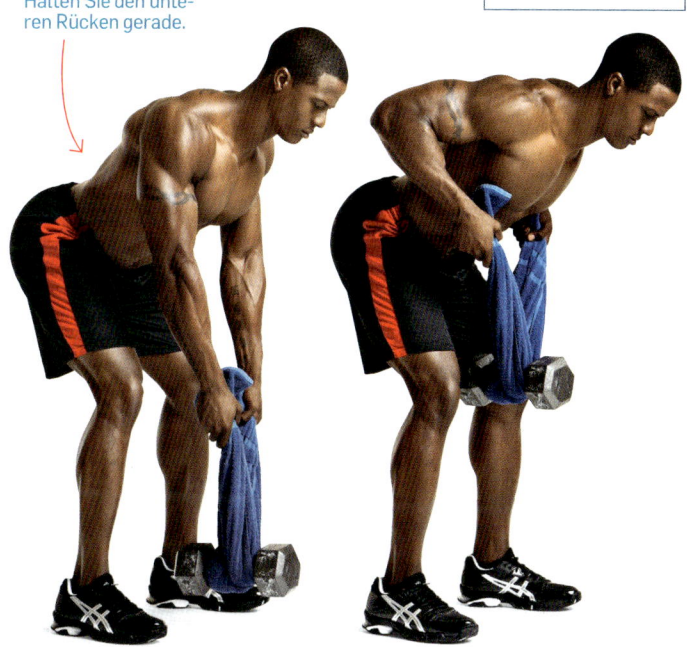

A
- Legen Sie ein Handtuch um den Griff einer Kurzhantel. Fassen Sie mit jeder Hand ein Ende des Handtuchs. Stellen Sie sich mit leicht gebeugten Knien schulterbreit hin.
- Beugen Sie sich in der Hüfte vor und neigen Sie den Oberkörper, bis er fast parallel zum Boden ist.

B
- Ziehen Sie die Handtuchenden zu beiden Seiten Ihres Bauchs.
- Kurze Pause, dann lassen Sie die Handtuchenden wieder ab. Wiederholen Sie die Übung, ohne sich aufzurichten.

WIEDERHOLUNGEN: so viele, wie Sie in 45 Sekunden schaffen.

Das Kurzhantel-Kracher-Workout (2)

UND SO GEHT'S: Absolvieren Sie drei Zirkel. Dabei heben Sie (wenn möglich) in jedem Durchgang ein etwas schwereres Gewicht. Machen Sie zunächst zwölf Wiederholungen, in den weiteren Runden dann jeweils zwei weniger. Pausieren Sie nur zwischen den Zirkeln. Anfänger: 10 bis 15 Kilo Gewicht, 60 bis 90 Sekunden Pause; fortgeschrittene Anfänger: 15 bis 20 Kilo, 45 bis 60 Sekunden Pause; erfahrene Gewichtheber: 20 bis 25 Kilo, 30 bis 45 Sekunden Pause.

Kreuzheben mit gestreckten Beinen

TRAINIERT Gesäß und hintere Oberschenkel.

TIPP DES TRAINERS: *Diese Übung enthält komplexe Bewegungen. Das bedeutet, dass große Muskelgruppen angesprochen werden. Auf diese Weise können mehr Muskelfasern aktiviert und der Fettabbau beschleunigt werden.*

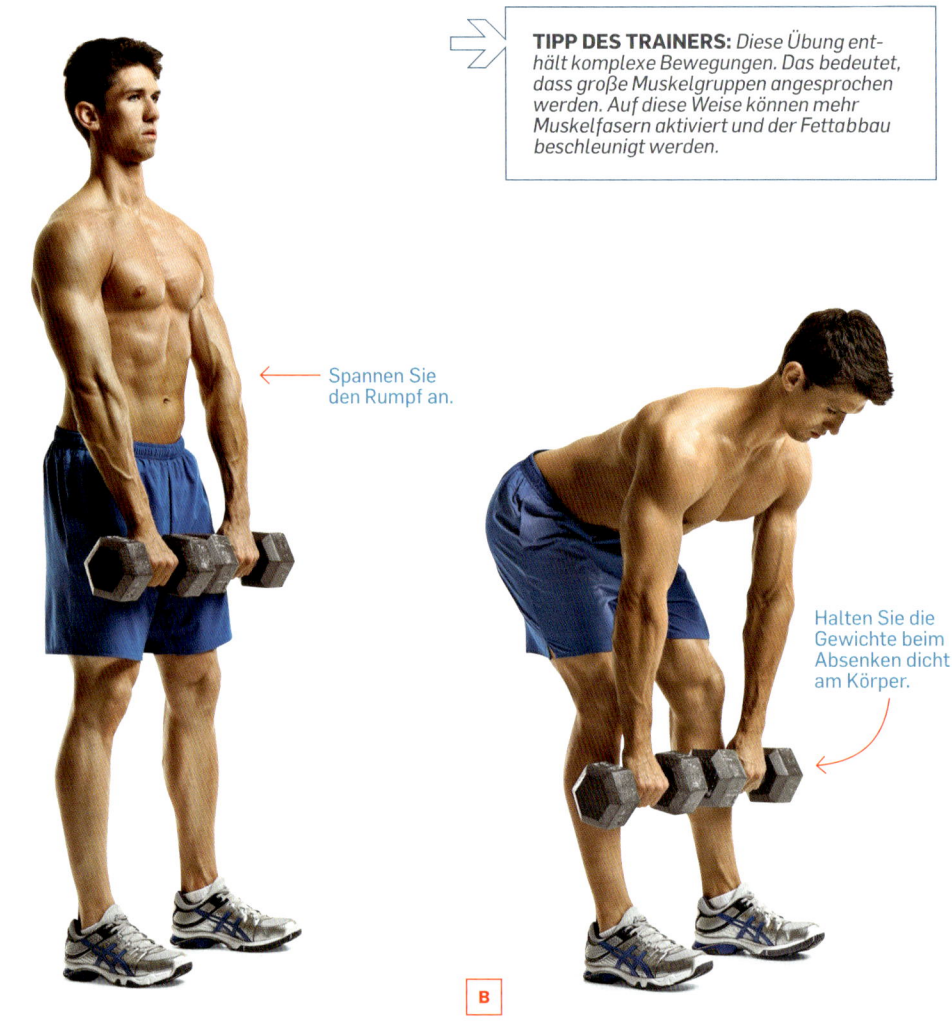

Spannen Sie den Rumpf an.

Halten Sie die Gewichte beim Absenken dicht am Körper.

A
- Halten Sie die Hanteln im Obergriff vor Ihren Oberschenkeln.
- Stellen Sie sich mit leicht gebeugten Knien hüftbreit hin.

B
- Beugen Sie sich in der Hüfte vor, um den Oberkörper abzusenken, bis er sich nahezu parallel zum Boden befindet.
- Kurze Pause, dann richten Sie sich wieder auf.

WIEDERHOLUNGEN: in den drei Durchgängen zwölf bzw. zehn und acht.

KAPITEL 4: 15-MINUTEN-GANZKÖRPER-WORKOUTS

Thruster

TRAINIERT Trainiert den ganzen Körper, vor allem Quadrizeps und Schultern.

A
- Stellen Sie sich schulterbreit hin. Halten Sie ein Paar Kurzhanteln neben Ihren Schultern.

B
- Senken Sie die Hüfte in eine Kniebeuge ab, bis Ihre Oberschenkel parallel zum Boden stehen.

C
- Beim Aufrichten drücken Sie die Hanteln über Ihren Kopf.
- Lassen Sie die Hanteln wieder bis zu den Schultern ab. Das ist eine Wiederholung.

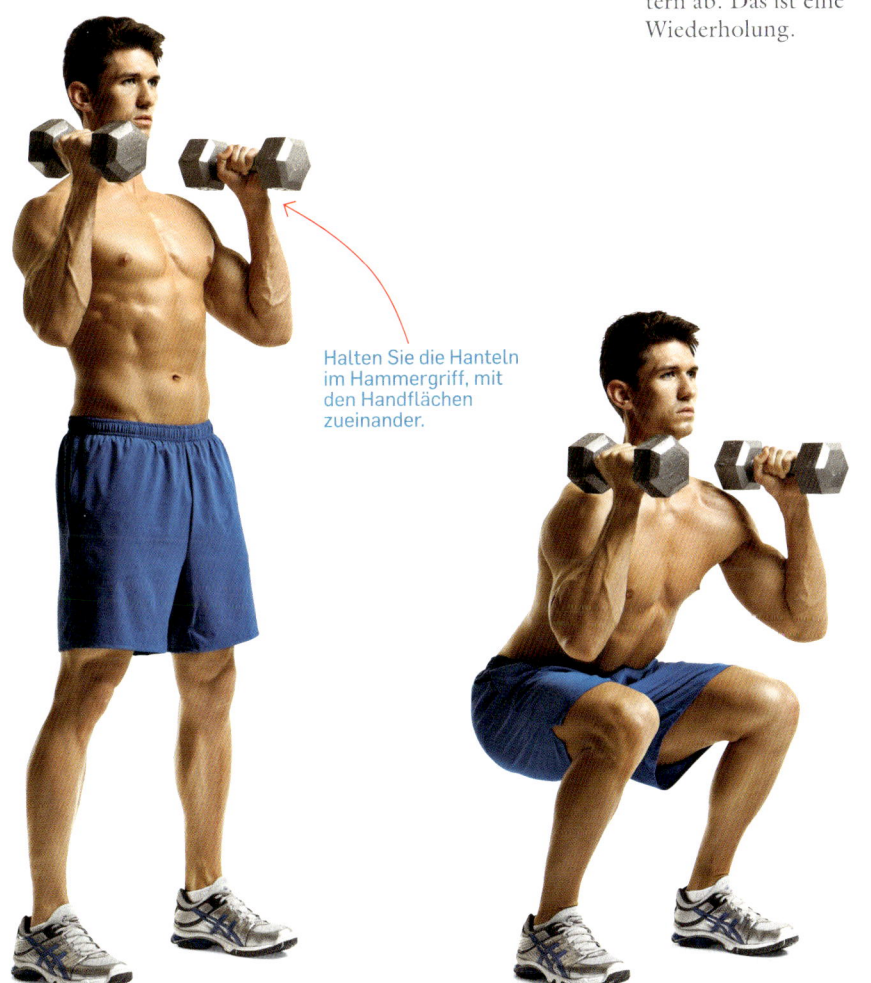
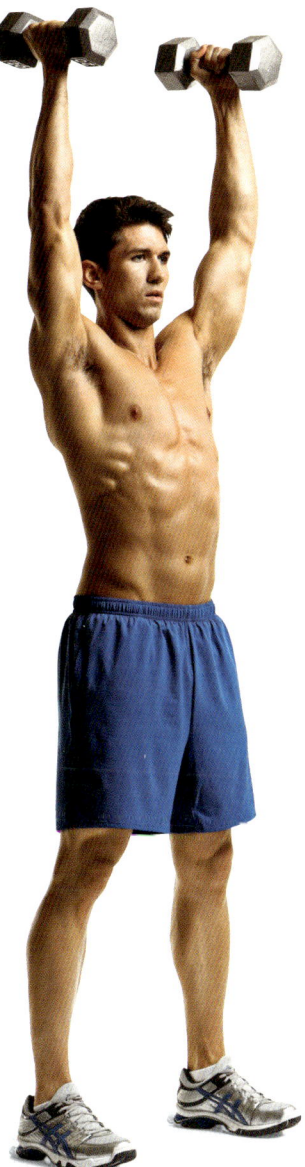

Halten Sie die Hanteln im Hammergriff, mit den Handflächen zueinander.

WIEDERHOLUNGEN: in den drei Durchgängen zwölf bzw. zehn und acht.

Das Kurzhantel-Kracher-Workout (2)

Kurzhantel-Rudern

TRAINIERT den oberen Rücken.

A

- Stellen Sie sich schulterbreit hin und halten Sie ein Paar Kurzhanteln vor Ihren Oberschenkeln. Beugen Sie Hüfte und Knie und senken Ihren Rumpf ab, bis er nahezu parallel zum Boden steht. Lassen Sie die Arme gerade herunterhängen. Die Handflächen zeigen zu Ihnen.

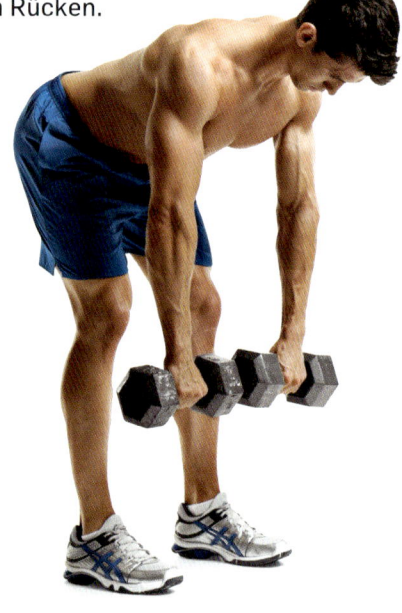

B

- Beugen Sie die Ellbogen und ziehen Sie die Hanteln zu den Rumpfseiten.
- Kurze Pause und dann lassen Sie die Hanteln langsam ab.

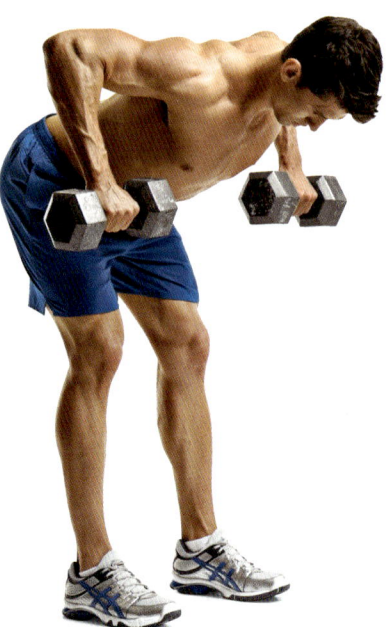

WIEDERHOLUNGEN: zwölf bzw. zehn und acht.

Beinstoß aus der Hocke mit Kurzhanteln

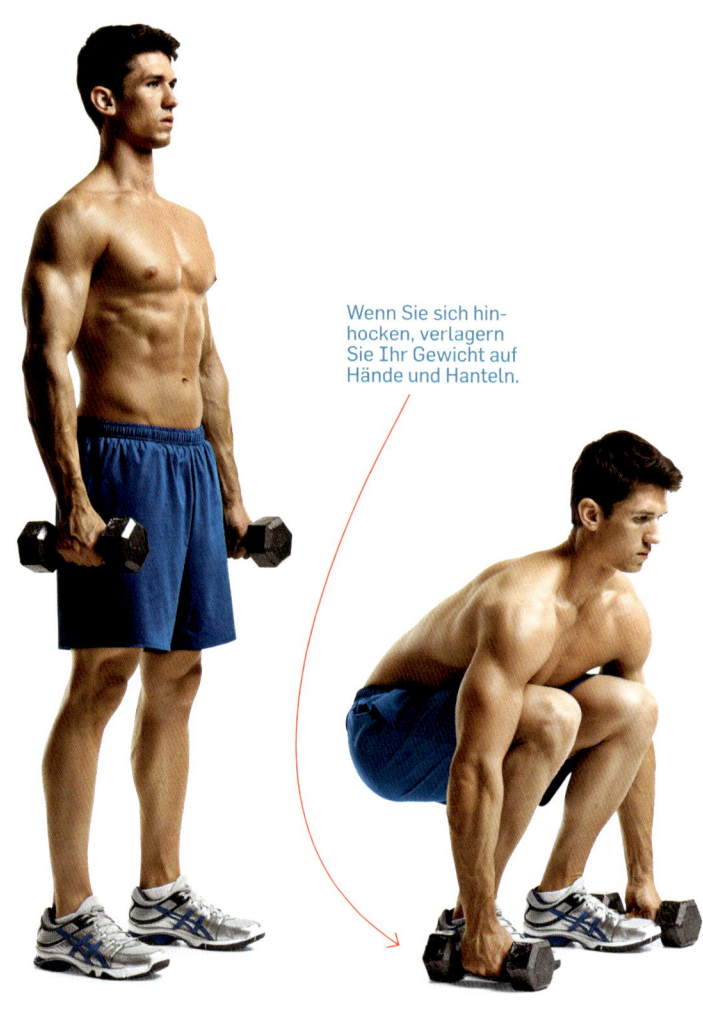

Wenn Sie sich hinhocken, verlagern Sie Ihr Gewicht auf Hände und Hanteln.

A

- Halten Sie im Stehen ein Paar Kurzhanteln an den Seiten.

B

- Gehen Sie in eine tiefe Hocke. Platzieren Sie die Hanteln außen neben Ihren Füßen auf dem Boden. Halten Sie die Arme gestreckt.

WIEDERHOLUNGEN: zwölf bzw. zehn und acht.

KAPITEL 4: 15-MINUTEN-GANZKÖRPER-WORKOUTS

TRAINIERT den ganzen Körper, vor allem aber Quadrizeps, Waden und Brust.

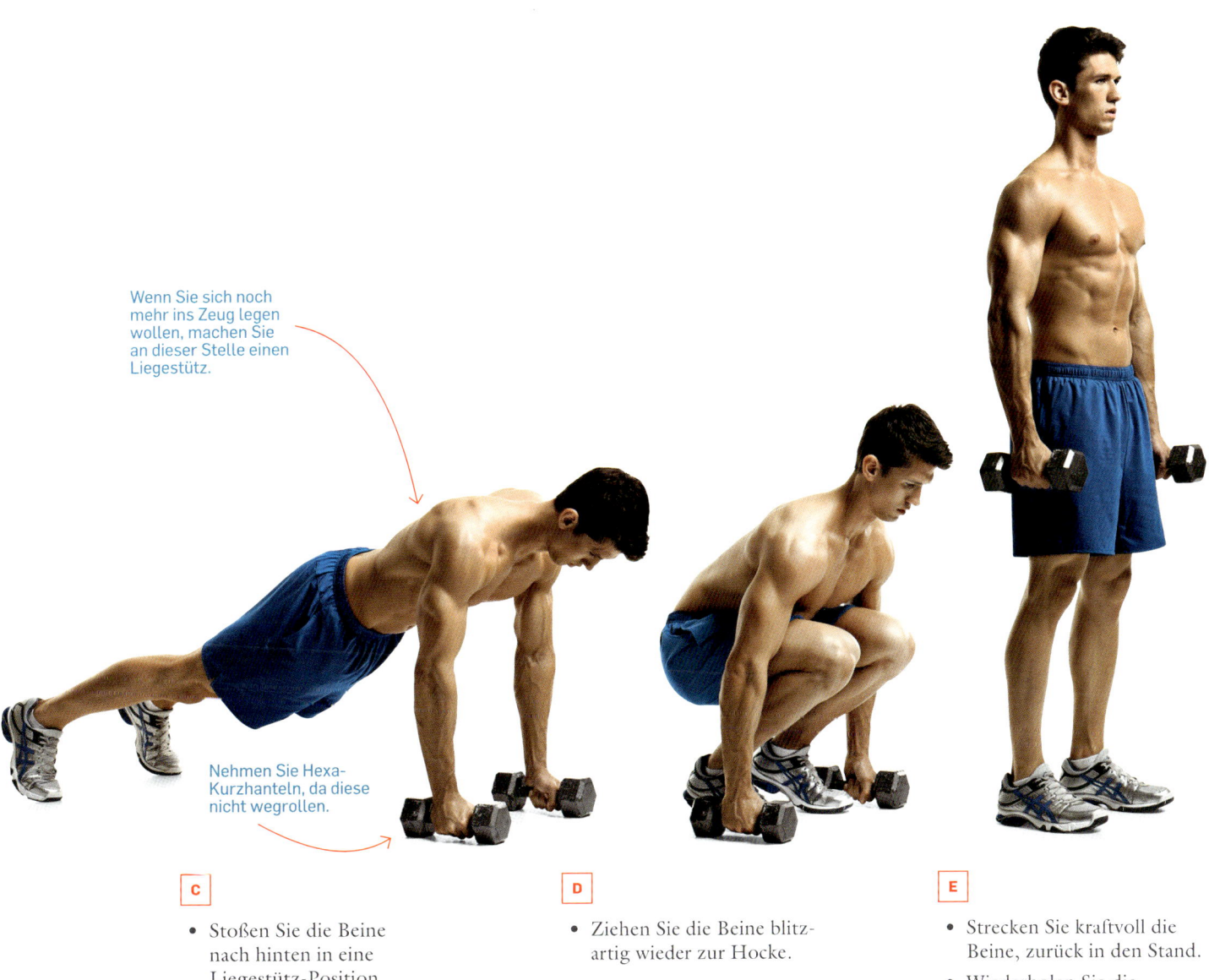

Wenn Sie sich noch mehr ins Zeug legen wollen, machen Sie an dieser Stelle einen Liegestütz.

Nehmen Sie Hexa-Kurzhanteln, da diese nicht wegrollen.

C
- Stoßen Sie die Beine nach hinten in eine Liegestütz-Position.

D
- Ziehen Sie die Beine blitzartig wieder zur Hocke.

E
- Strecken Sie kraftvoll die Beine, zurück in den Stand.
- Wiederholen Sie die Übung.

63

Das Kurzhantel-Kracher-Workout (3)

UND SO GEHT'S:

Diese Kurzhantel-Übung der alten Schule baut Muskeln auf und schmilzt unerwünschten Wabbelspeck auf altmodische Weise weg – mit harter Arbeit ohne Pause. Absolvieren Sie diesen Zirkel aus vier Übungen in einem Rutsch. Legen Sie nach Beendigung eines ganzen Durchgangs eine Pause von 90 Sekunden ein, ehe Sie wieder von vorn beginnen. Machen Sie drei vollständige Zirkel.

Drücken auf der Schrägbank

TRAINIERT die obere Brustpartie, Deltamuskel und Trizeps.

A

- Greifen Sie ein Paar Kurzhanteln und legen Sie sich mit dem Rücken auf eine Bank, die auf eine kleine Neigung eingestellt ist (etwa 15 bis 30 Grad).
- Drücken Sie die Hanteln bis zur Streckung der Arme nach oben, sodass sie sich über Ihrem Kinn befinden. Halten Sie sie mit den Handflächen nach vorn (die Daumen zeigen zueinander).

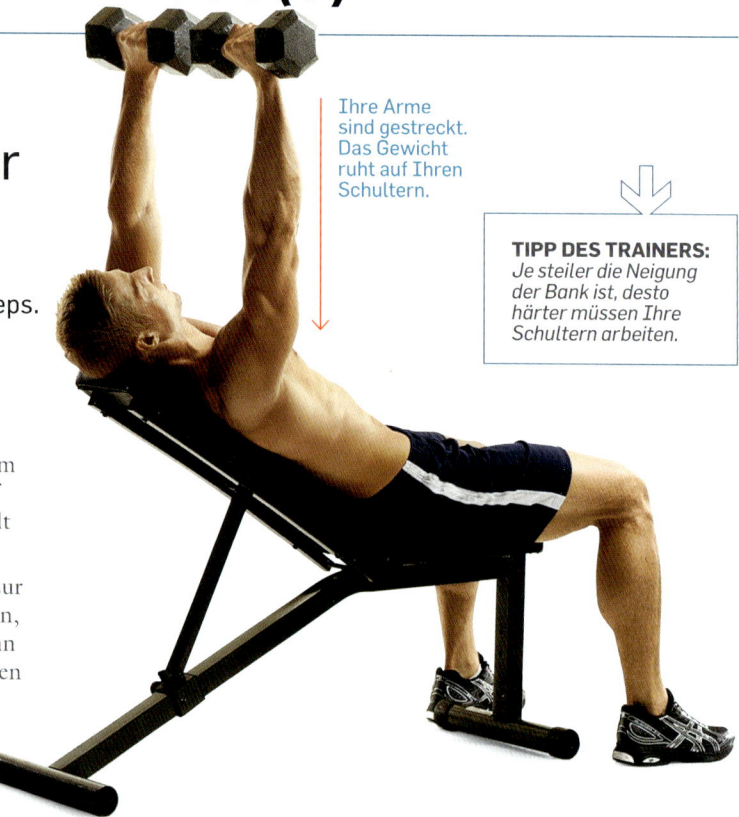

Ihre Arme sind gestreckt. Das Gewicht ruht auf Ihren Schultern.

TIPP DES TRAINERS: *Je steiler die Neigung der Bank ist, desto härter müssen Ihre Schultern arbeiten.*

B

- Senken Sie die Gewichte langsam neben Ihren Oberkörper. Kurze Pause, dann drücken Sie die Hanteln wieder nach oben über das Kinn.

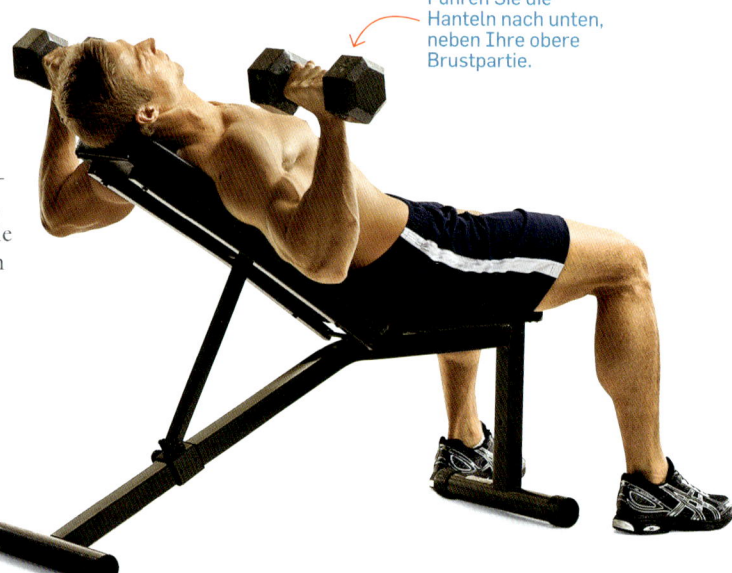

Führen Sie die Hanteln nach unten, neben Ihre obere Brustpartie.

WIEDERHOLUNGEN: zehn bis zwölf.

KAPITEL 4: 15-MINUTEN-GANZKÖRPER-WORKOUTS

Einarmiges Reißen

TRAINIERT den ganzen Körper, vor allem aber Beine, Hüften, Rücken und Schultern.

TIPP DES TRAINERS:
Wenn Sie eine schwere Hantel verwenden, bringen Sie sie mit beiden Händen zur Schulter und senken Sie sie dann zum Boden ab.

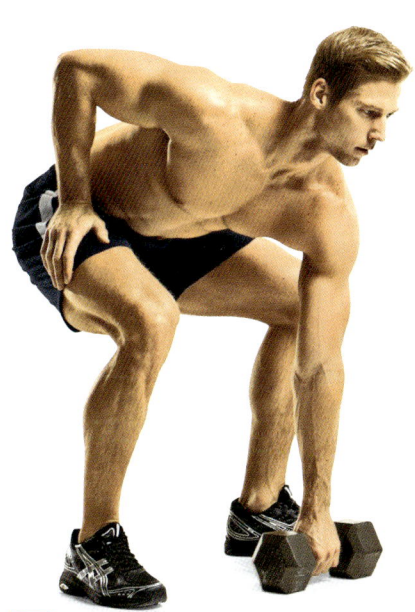

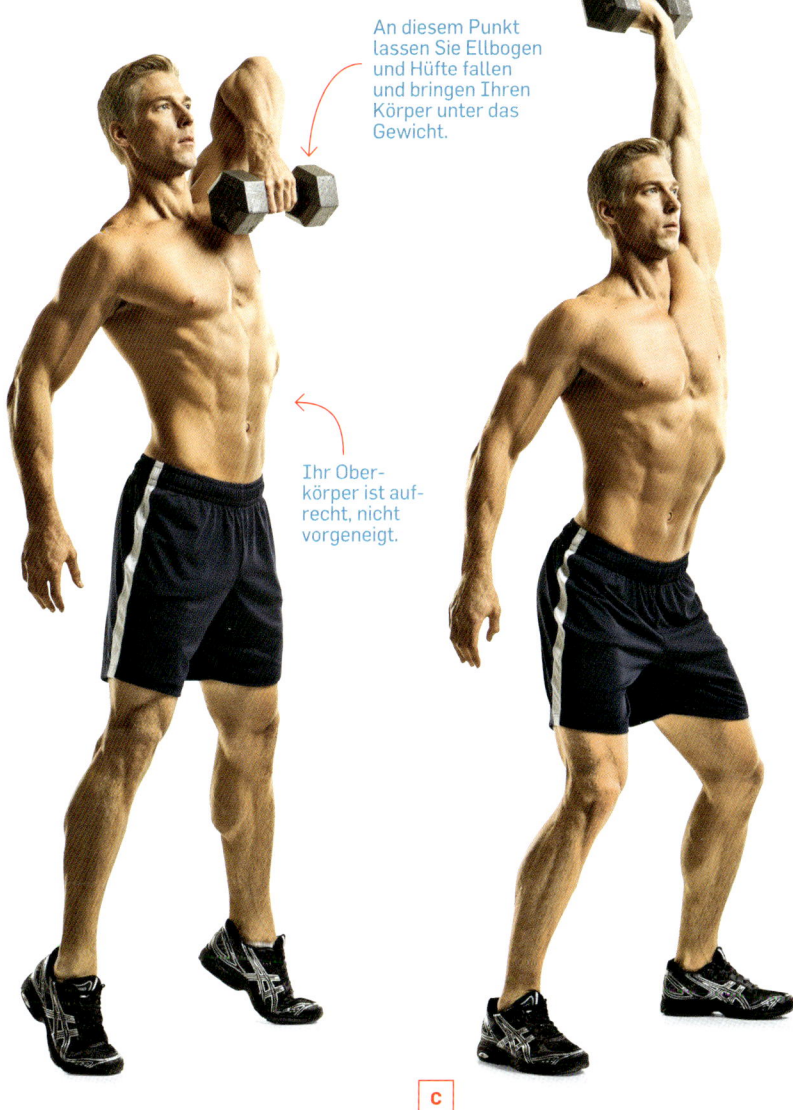

An diesem Punkt lassen Sie Ellbogen und Hüfte fallen und bringen Ihren Körper unter das Gewicht.

Ihr Oberkörper ist aufrecht, nicht vorgeneigt.

A
- Fassen Sie eine Kurzhantel mit der linken Hand im Obergriff.
- Setzen Sie die Füße schulterbreit auseinander. Beugen Sie die Knie und platzieren Sie die Hantel auf dem Boden.

WIEDERHOLUNGEN:
zehn mit jedem Arm.

B
- Führen Sie einen High Pull aus: In einer einzigen explosiven Bewegung strecken Sie Beine und Hüfte und beugen den Ellbogen, um die Hantel hochzuziehen.
- Wenn die Hantel ihren höchsten Punkt erreicht hat, gleiten Sie in die Auffangposition: Lassen Sie Hüfte fallen und bewegen Sie sich unter das Gewicht, indem Sie das Handgelenk drehen.

C
- Strecken Sie sofort den Arm, sodass sich die Hantel über Ihrer Schulter befindet. Kehren Sie zur Ausgangsposition zurück und wiederholen Sie die Übung.
- Nach Beendigung aller Wiederholungen absolvieren Sie die Übung mit der Hantel in der rechten Hand.

Das Kurzhantel-Kracher-Workout (3)

Wadenheben im Sitzen

TRAINIERT die Waden.

A

- Platzieren Sie ein Steppbrett vor einer Bank, greifen Sie ein Paar Kurzhanteln und setzen Sie sich.
- Stellen Sie beide Füße mit den Ballen auf das Steppbrett. Halten Sie eine Hantel senkrecht auf jedem Knie.
- Senken Sie beide Fersen ab, so weit Sie können, ohne den Boden zu berühren.

B

- Gehen Sie auf die Zehenspitzen und heben Sie die Fersen so hoch wie möglich.
- Kurze Pause, dann wiederholen Sie die Übung.

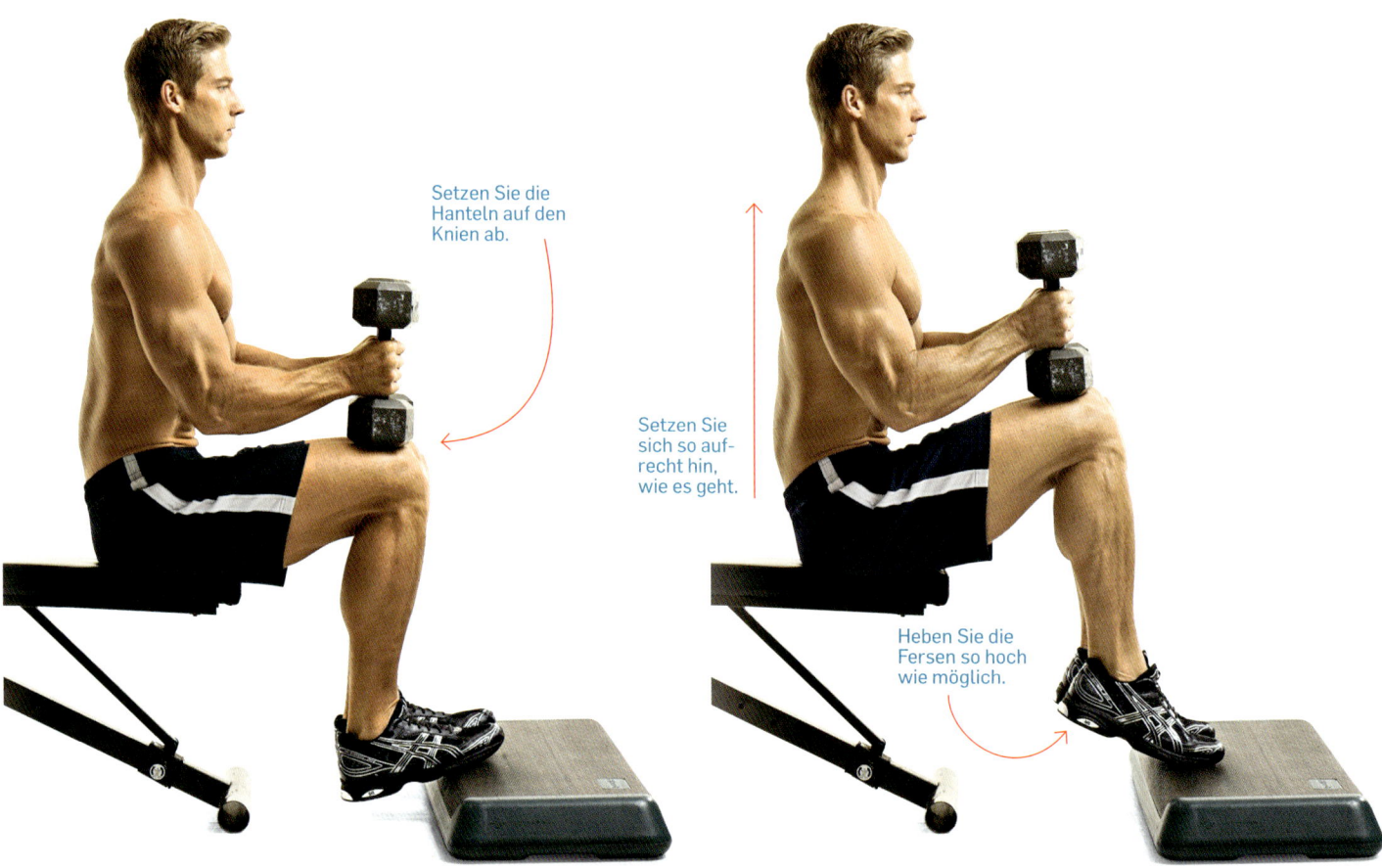

Setzen Sie die Hanteln auf den Knien ab.

Setzen Sie sich so aufrecht hin, wie es geht.

Heben Sie die Fersen so hoch wie möglich.

WIEDERHOLUNGEN: zehn bis zwölf.

KAPITEL 4: 15-MINUTEN-GANZKÖRPER-WORKOUTS

Rudern in Bauchlage auf der Schrägbank

TRAINIERT oberen Rücken und Schultern.

A

- Greifen Sie ein Paar Kurzhanteln und legen Sie sich bäuchlings auf eine verstellbare Schrägbank, die auf eine kleine Neigung eingestellt ist.
- Lassen Sie die Hanteln am langen Arm hängen, die Handflächen zeigen zueinander.

B

- Ohne den Oberkörper zu bewegen, ziehen Sie die Gewichte neben den Körper.
- Kurze Pause, Absenken und Wiederholung.

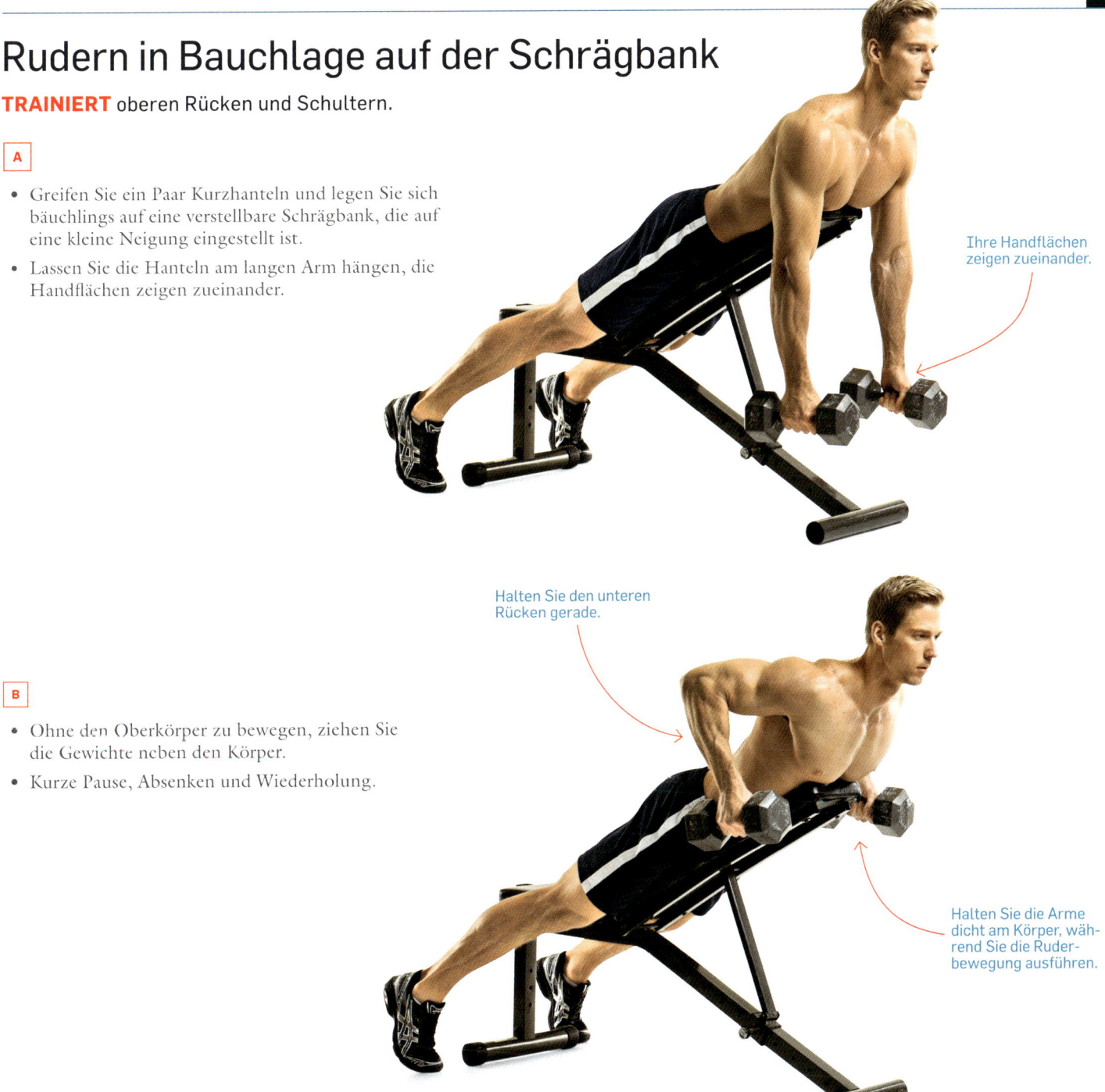

Ihre Handflächen zeigen zueinander.

Halten Sie den unteren Rücken gerade.

Halten Sie die Arme dicht am Körper, während Sie die Ruderbewegung ausführen.

WIEDERHOLUNGEN: zehn bis zwölf.

Das Workout zur Muskeldefinition (1)

Wenn Sie gut definierte Muskeln aufbauen wollen, die richtig Eindruck machen, ist es am besten, mit großer Intensität und schweren Gewichten zu arbeiten.

Die Kraftübungen der beiden folgenden Workouts bieten genau das: Sie zielen auf Ihre schnell kontrahierenden Muskelfasern, die im Hinblick auf Kraft- und Umfangszuwachs ein großes Potenzial in sich tragen.

UND SO GEHT'S:
Absolvieren Sie diesen Zirkel dreimal. Legen Sie jedes Mal etwas mehr Gewicht auf. Versuchen Sie jede Bewegung schnell auszuführen. Behalten Sie dabei aber die Kontrolle über die Gewichte. Pausieren Sie jeweils 60 Sekunden zwischen den Durchgängen.

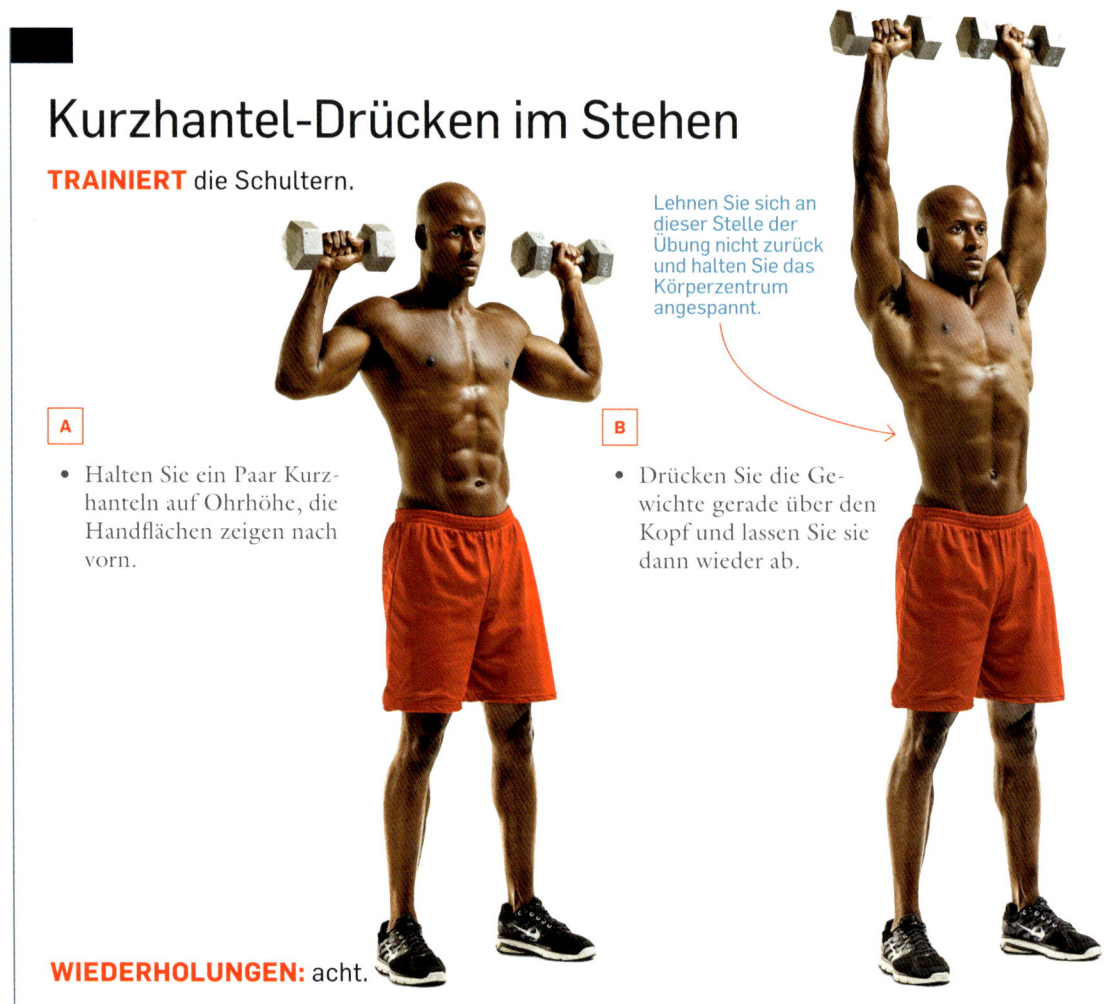

Kurzhantel-Drücken im Stehen

TRAINIERT die Schultern.

A
- Halten Sie ein Paar Kurzhanteln auf Ohrhöhe, die Handflächen zeigen nach vorn.

B
- Drücken Sie die Gewichte gerade über den Kopf und lassen Sie sie dann wieder ab.

Lehnen Sie sich an dieser Stelle der Übung nicht zurück und halten Sie das Körperzentrum angespannt.

WIEDERHOLUNGEN: acht.

KAPITEL 4: 15-MINUTEN-GANZKÖRPER-WORKOUTS

Rumänisches Kreuzheben, Rudern, Schulterheben

TRAINIERT Rücken, Trizeps, Schultern und Beine.

> **TIPP DES TRAINERS:** *Diese anspruchsvolle Gewichthebekombination verbrennt Kalorien und baut Muskeln auf. Weil Sie rudern und die Schultern heben, sollten Sie weniger Gewicht auflegen als beim normalen Kreuzheben.*

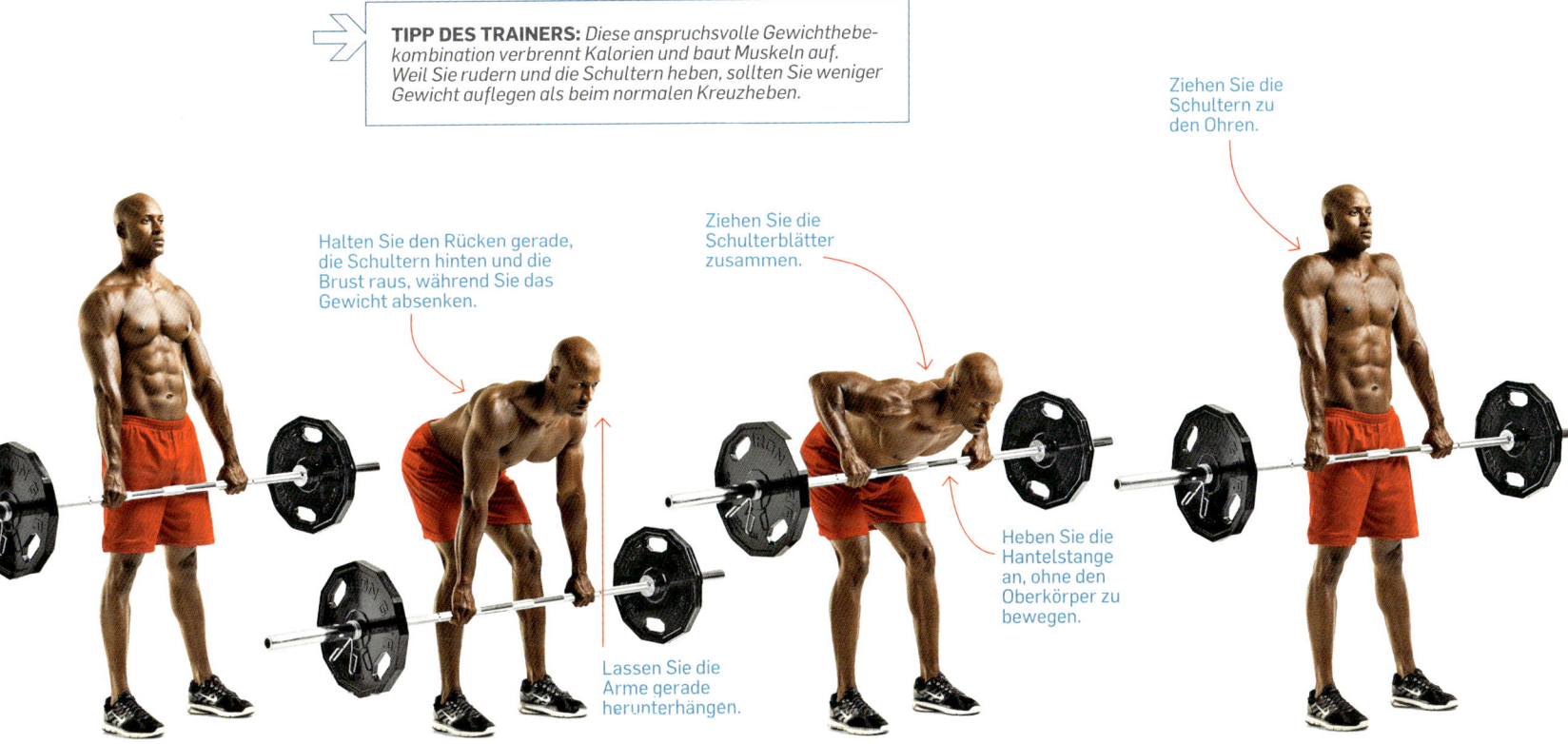

Halten Sie den Rücken gerade, die Schultern hinten und die Brust raus, während Sie das Gewicht absenken.

Lassen Sie die Arme gerade herunterhängen.

Ziehen Sie die Schulterblätter zusammen.

Heben Sie die Hantelstange an, ohne den Oberkörper zu bewegen.

Ziehen Sie die Schultern zu den Ohren.

A
- Stellen Sie sich schulterbreit hin.
- Halten Sie eine Langhantel im Obergriff (die Hände ungefähr schulterbreit auseinander) vor Ihren Oberschenkeln.

WIEDERHOLUNGEN: fünf.

B
- Schieben Sie die Hüfte nach hinten und senken Sie die Hantelstange bis unterhalb Ihrer Knie ab.
- Beugen Sie sich in der Hüfte nach vorn.

C
- Wenn Ihr gerader Rücken parallel zum Boden steht, ziehen Sie die Hantel hoch bis zum Brustbein und senken sie wieder ab.

D
- Richten Sie sich auf. Halten Sie dabei die Hantelstange so dicht am Körper wie möglich.
- Heben Sie die Schultern zu den Ohren. Das ist eine Wiederholung.

Das Workout zur Muskeldefinition (1)

Ausfallschritt mit Kurzhanteln

TRAINIERT Quadrizeps und Waden.

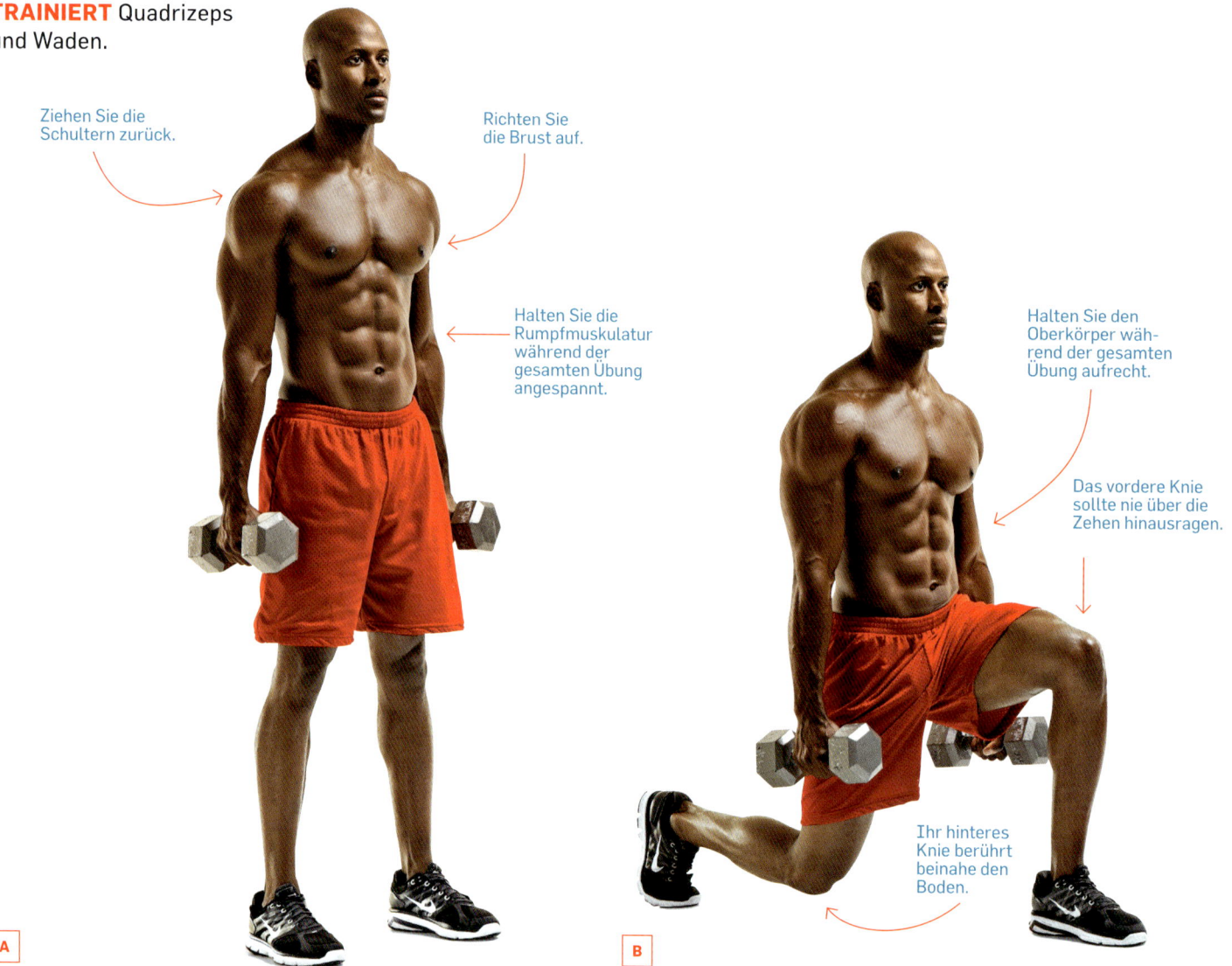

Ziehen Sie die Schultern zurück.

Richten Sie die Brust auf.

Halten Sie die Rumpfmuskulatur während der gesamten Übung angespannt.

Halten Sie den Oberkörper während der gesamten Übung aufrecht.

Das vordere Knie sollte nie über die Zehen hinausragen.

Ihr hinteres Knie berührt beinahe den Boden.

A
- Halten Sie im Stand ein Paar Kurzhanteln seitlich am Körper, die Handflächen zeigen nach innen.

WIEDERHOLUNGEN: zehn.

B
- Machen Sie mit dem linken Bein einen Schritt nach vorn. Senken Sie Ihren Körper ab, bis sowohl das vordere als auch das hintere Knie im rechten Winkel gebeugt ist. Ihr hinteres Knie befindet sich dann gut zwei Zentimeter über dem Boden.
- Drücken Sie sich wieder hoch und machen Sie die Übung mit dem anderen Bein.
- Das ist eine Wiederholung.

KAPITEL 4: 15-MINUTEN-GANZKÖRPER-WORKOUTS

Drehung mit Kurzhantel

TRAINIERT das Körperzentrum.

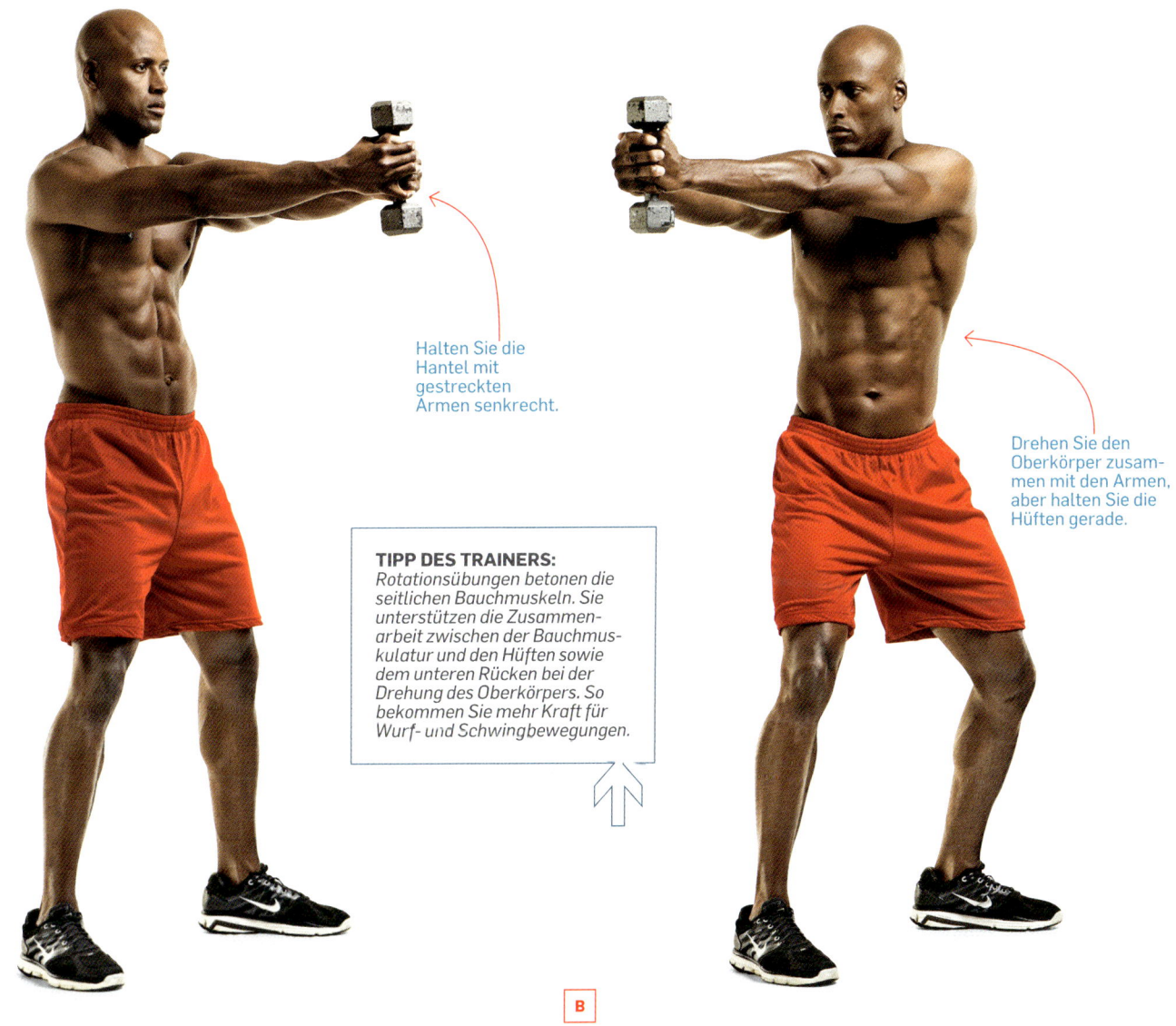

Halten Sie die Hantel mit gestreckten Armen senkrecht.

Drehen Sie den Oberkörper zusammen mit den Armen, aber halten Sie die Hüften gerade.

TIPP DES TRAINERS:
Rotationsübungen betonen die seitlichen Bauchmuskeln. Sie unterstützen die Zusammenarbeit zwischen der Bauchmuskulatur und den Hüften sowie dem unteren Rücken bei der Drehung des Oberkörpers. So bekommen Sie mehr Kraft für Wurf- und Schwingbewegungen.

A
- Halten Sie mit beiden Händen eine Kurzhantel senkrecht.
- Heben Sie die Hantel, bis Ihre Arme parallel zum Boden stehen.

B
- Drehen Sie die Hantel so eben über eine Schulter hinaus (ohne den unteren Teil des Körpers mitzubewegen). Kehren Sie zur Ausgangsposition zurück und wiederholen Sie die Übung.

WIEDERHOLUNGEN: auf jeder Seite 15.

Das Workout zur Muskeldefinition (2)

UND SO GEHT'S:
Absolvieren Sie diesen Zirkel dreimal. Legen Sie nach jedem Durchgang etwas mehr Gewicht auf. Pausieren Sie jeweils 60 Sekunden zwischen den Durchgängen.

Diagonales Heben und Drücken

TRAINIERT Quadrizeps, Schulter und Körpermitte.

- Halten Sie eine Gewichtsscheibe vor Ihren Oberschenkeln.
- Im schulterbreiten Stand gehen Sie in eine Kniebeuge und drehen den Oberkörper (mitsamt der Gewichtsscheibe) nach links.

- Drehen Sie sich nach rechts, während Sie die Gewichtsscheibe entlang der Brust nach oben heben, bis sie sich über Ihrer rechten Schulter befindet. Verriegeln Sie die Arme.
- Senken Sie das Gewicht ab.

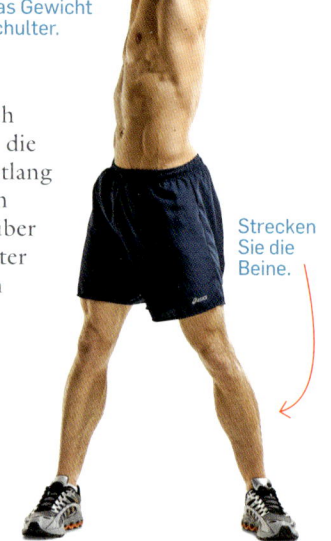

Heben Sie das Gewicht über Ihre Schulter.

Strecken Sie die Beine.

WIEDERHOLUNGEN: zehn, fünf auf jeder Seite.

Kniebeuge mit Pokal

TRAINIERT Quadrizeps und Waden.

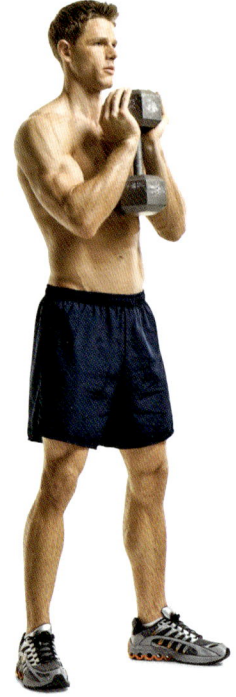

A
- Stehen Sie leicht überschulterbreit.
- Halten Sie mit beiden Händen eine Kurzhantel am oberen Kopf senkrecht vor Ihrer Brust.

B
- Mit geradem Rücken schieben Sie die Hüfte nach hinten, beugen die Knie und senken Ihren Körper ab, bis Ihre Oberschenkel mindestens parallel zum Boden stehen.
- Kurze Pause, dann drücken Sie sich wieder in den Stand. Wenn Ihnen diese Übung zu hart ist, machen Sie stattdessen eine Eigengewicht-Kniebeuge.

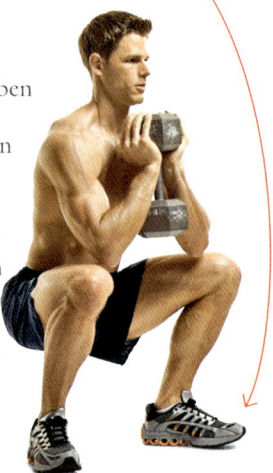

Drücken Sie sich über die Fersen hoch, übertragen Sie aber keinen Druck auf die Zehen.

WIEDERHOLUNGEN: acht bis zehn.

KAPITEL 4: 15-MINUTEN-GANZKÖRPER-WORKOUT

Kurzhantel-Prush-Press

TRAINIERT Quadrizeps und Schultern.

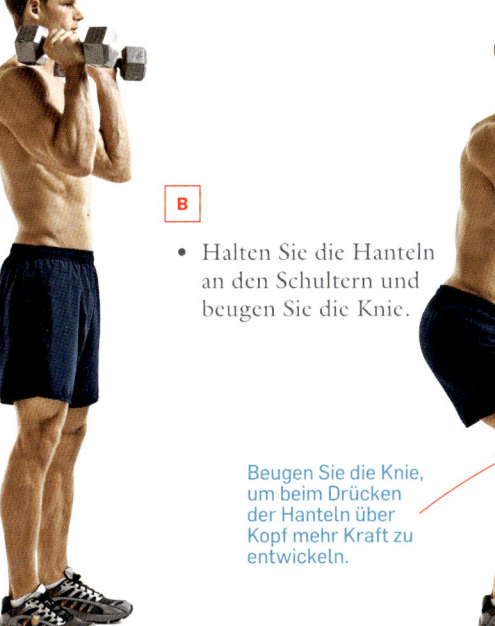
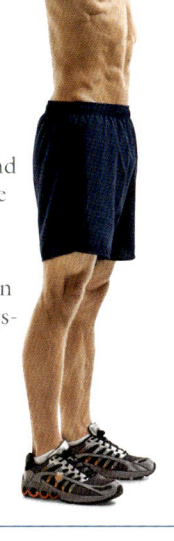

 A

- Halten Sie im Stehen ein Paar Kurzhanteln direkt neben Ihren Schultern. Ihre Handflächen zeigen zueinander.
- Setzen Sie die Füße schulterbreit auseinander und stehen Sie ganz gerade.

B

- Halten Sie die Hanteln an den Schultern und beugen Sie die Knie.

Beugen Sie die Knie, um beim Drücken der Hanteln über Kopf mehr Kraft zu entwickeln.

C

- Schieben Sie sich mit Ihren Beinen explosionsartig hoch, während Sie die Hanteln gerade über Ihre Schultern drücken.
- Senken Sie die Hanteln wieder in die Ausgangsposition und wiederholen Sie die Übung.

WIEDERHOLUNGEN: acht bis zehn.

Kreuzheben mit Kurzhanteln

TRAINIERT Gesäß, hintere Oberschenkel und Körperzentrum.

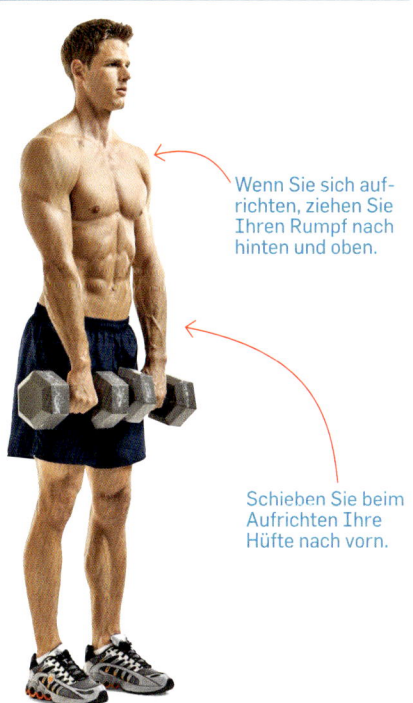

 A

- Legen Sie ein Paar schwere Kurzhanteln auf den Boden. Stellen Sie sich im schulterbreiten Stand dazwischen.
- Beugen Sie Hüfte und Knie und fassen Sie die Hanteln im Obergriff.

Ihre Arme sind gestreckt und Ihr unterer Rücken ist gerade, nicht rund.

 B

- Richten Sie sich mit den Hanteln auf, ohne den unteren Rücken rund zu machen.
- Senken Sie die Hanteln zum Boden ab.

Halten Sie die Brust aufrecht.

Wenn Sie sich aufrichten, ziehen Sie Ihren Rumpf nach hinten und oben.

Schieben Sie beim Aufrichten Ihre Hüfte nach vorn.

WIEDERHOLUNGEN: acht bis zehn.

Das Stressabbau-Workout

Jagen Sie den Stress mit diesem explosiven Workout zum Teufel. Eine ganze Reihe von energiegeladenen athletischen Bewegungen werden Ihren Fettverbrennungsofen schnell in den roten Bereich treiben. Und zusätzlich wird jeder einzelne Muskel vom Kopf bis zu den Füßen modelliert.

UND SO GEHT'S:
Absolvieren Sie in 60 Sekunden so viele Wiederholungen, wie Sie können, dann gehen Sie zur nächsten Übung über und so weiter. Wenn Sie alle sieben Übungen beendet haben, machen Sie 60 Sekunden Pause. Dann wiederholen Sie den Zirkel.

Kniestoß

A
- Gehen Sie wie beim Boxen in eine Schrittstellung mit dem linken Fuß vorn (oder dem rechten, wenn Sie Linkshänder sind). Die Knie sind leicht gebeugt, die Fäuste – mit den Handflächen nach innen – vor dem Kinn.

B
- Bringen Sie das rechte Knie mit einer schnellen Bewegung zur Brust und setzen es wieder ab. Ohne die Schrittstellung zu verändern, machen Sie das Gleiche mit dem linken Bein.
- Das ist eine Wiederholung.

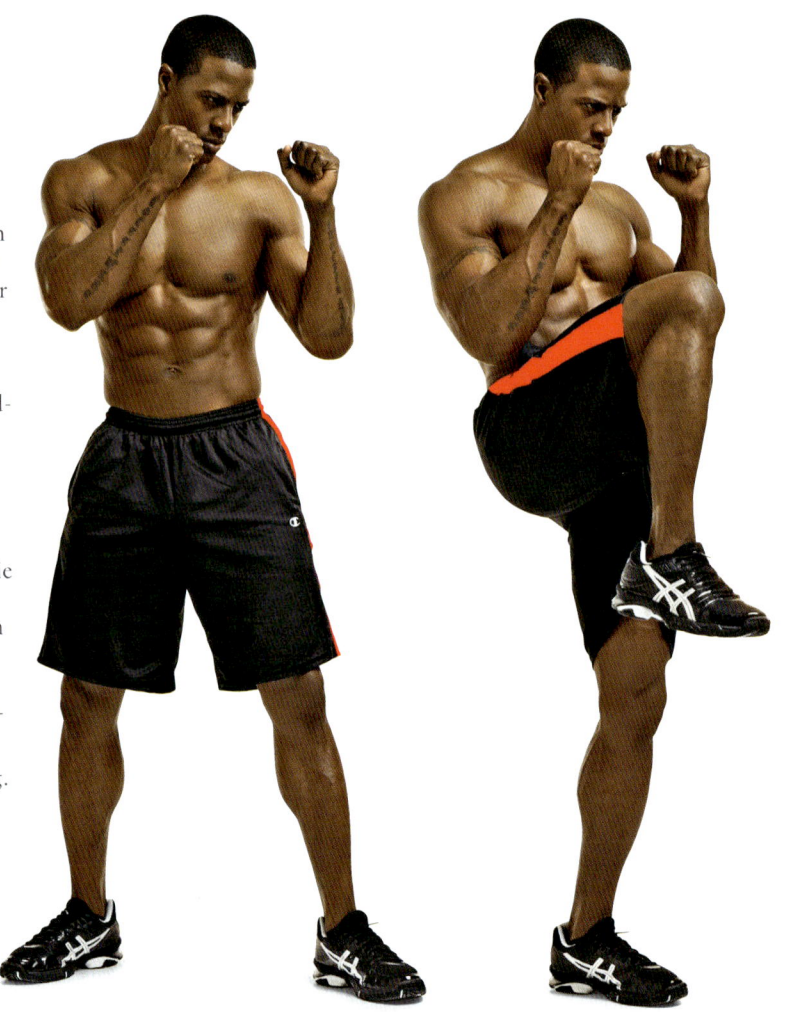

WIEDERHOLUNGEN: so viele, wie Sie in 60 Sekunden schaffen.

KAPITEL 4: 15-MINUTEN-GANZKÖRPER-WORKOUTS

Beinstoß aus der Hocke mit Kniestoß

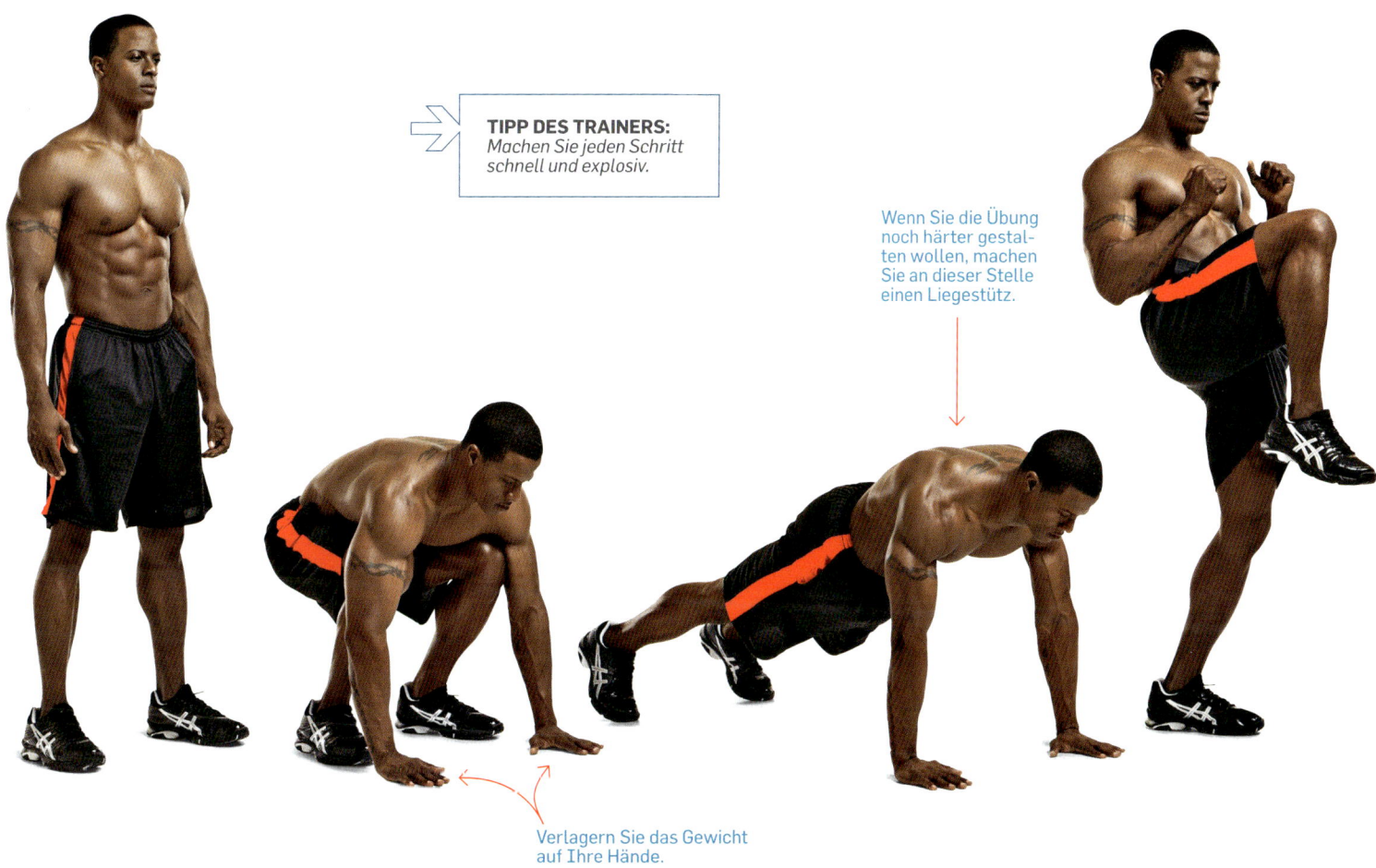

TIPP DES TRAINERS: *Machen Sie jeden Schritt schnell und explosiv.*

Wenn Sie die Übung noch härter gestalten wollen, machen Sie an dieser Stelle einen Liegestütz.

Verlagern Sie das Gewicht auf Ihre Hände.

A
- Stehen Sie schulterbreit und lassen Sie die Arme seitlich hängen.

B
- Beugen Sie die Knie und senken Sie die Hände zum Boden.

C
- Stoßen Sie mit beiden Beinen nach hinten, sodass Sie eine Liegestütz-Position einnehmen.
- Halten Sie den Rücken gerade und das Körperzentrum angespannt.

D
- Springen Sie mit den Füßen wieder vor zu den Händen und stehen Sie sofort auf. Dann ziehen Sie Ihr rechtes Knie zur Brust.
- Kehren Sie zum Ausgangspunkt zurück und wiederholen Sie die Sequenz mit dem linken Bein.
- Das ist eine Wiederholung.

WIEDERHOLUNGEN: so viele, wie Sie in 60 Sekunden schaffen.

Das Stressabbau-Workout

Tempo-Seilspringen

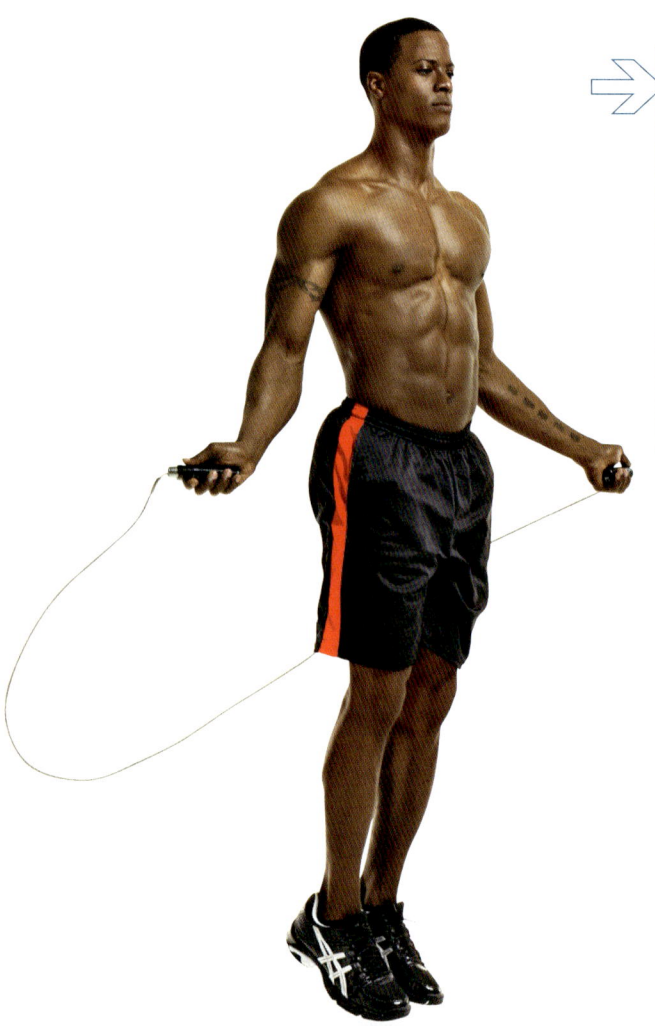

A

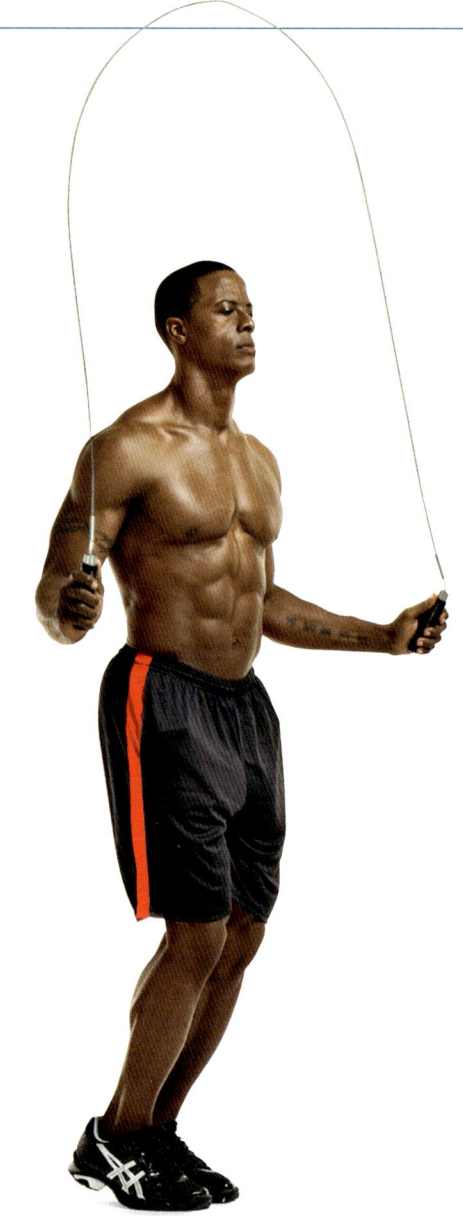

B

TIPP DES TRAINERS: *Um die Sache schwerer zu machen, bauen Sie einen doppelten Seilschlag ein, bei dem Sie das Seil während eines Sprungs zweimal unter den Füßen durchschlagen. Aber springen Sie nicht einfach nur höher, sondern halten Sie die Hände auf Höhe der Taille und drehen Sie schnell die Handgelenke, um das Seil auf die richtige Geschwindigkeit zu bringen.*

- Stehen Sie mit leicht gebeugten Knien hüftbreit und halten Sie die Enden eines Springseils.
- Springen Sie mit den Fußballen ab. Die Zehen zeigen dabei leicht nach unten. Machen Sie mit den Handgelenken kleine Kreise.

- Landen Sie sanft auf den Zehen und springen Sie sofort wieder hoch.
- Konzentrieren Sie sich darauf, so schnell wie möglich über das Seil zu springen.

WIEDERHOLUNGEN: so viele, wie Sie in 60 Sekunden schaffen.

KAPITEL 4: 15-MINUTEN-GANZKÖRPER-WORKOUTS

Tritt nach vorn

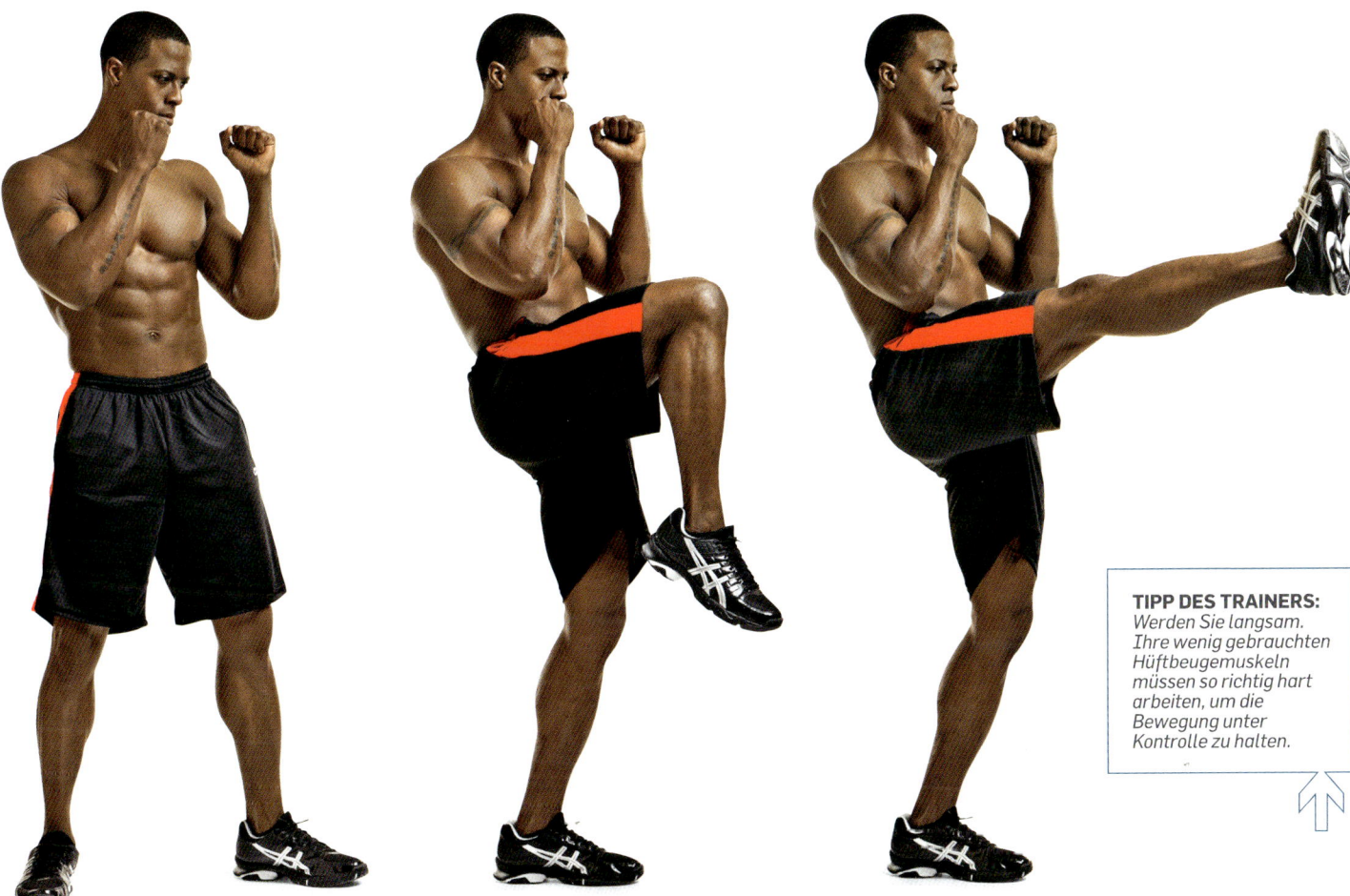

TIPP DES TRAINERS: *Werden Sie langsam. Ihre wenig gebrauchten Hüftbeugemuskeln müssen so richtig hart arbeiten, um die Bewegung unter Kontrolle zu halten.*

A
- Nehmen Sie eine Schrittstellung wie beim Boxen ein. Der linke Fuß steht vorn, die Fäuste befinden sich auf Kinnhöhe.

B
- Heben Sie das rechte Knie zur Brust.

C
- Treten Sie gerade nach vorn, als ob Sie mit der Ferse eine Tür zuknallen wollten.
- Ziehen Sie das Bein sofort wieder zurück und setzen Sie den Fuß in Schrittstellung hinter dem linken ab.
- Wiederholen Sie die Übung mit dem linken Bein (das ist eine Wiederholung). Fahren Sie dann wechselseitig fort.

WIEDERHOLUNGEN: so viele, wie Sie in 60 Sekunden schaffen.

Das Stressabbau-Workout

Sit-up mit Fauststoß

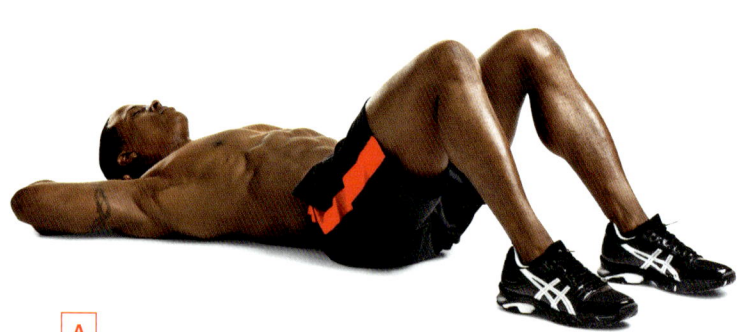

A

- Legen Sie sich mit gebeugten Knien auf den Rücken. Die Füße stehen flach auf dem Boden, die Hände halten Sie hinter dem Kopf.

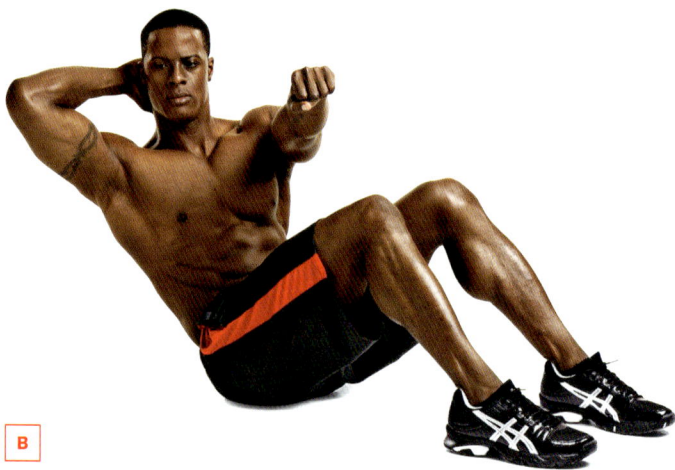

B

- Spannen Sie die Bauchmuskeln an, setzen Sie sich auf und schlagen mit der linken Faust sechsmal schräg nach vorn.
- Kehren Sie in die Ausgangsposition zurück, setzen Sie sich wieder auf und schlagen sechsmal mit der rechten Faust schräg nach vorn.
- Das ist eine Wiederholung.

WIEDERHOLUNGEN:
so viele, wie Sie in 60 Sekunden schaffen.

Gerader Fauststoß

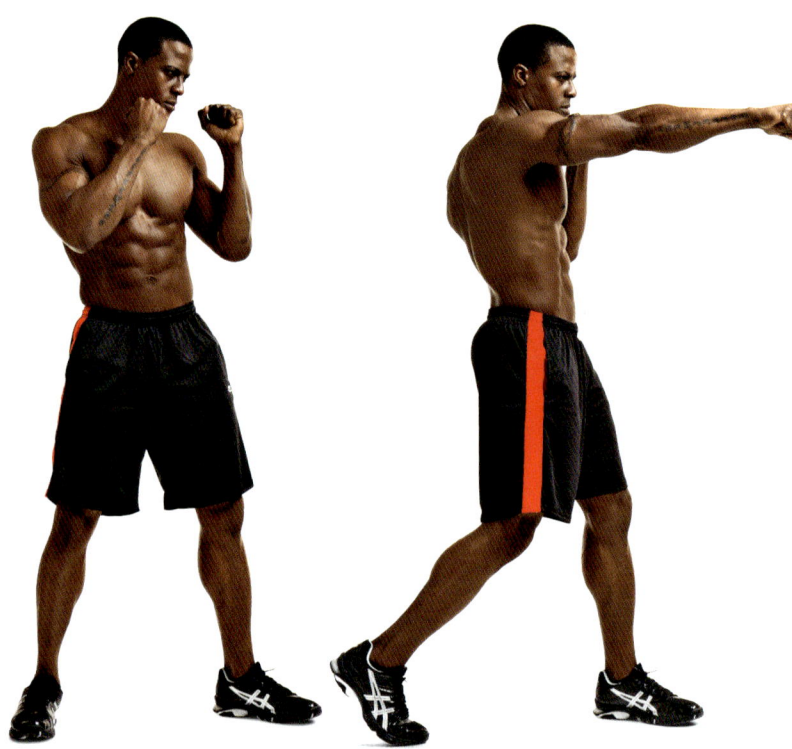

A

- Nehmen Sie eine Boxhaltung ein: linker Fuß vorn, die Fäuste hoch. Die Handflächen zeigen zueinander.

TIPP DES TRAINERS:
Stimmen Sie Ihre Atmung mit den Schlägen ab: Atmen Sie mit jedem Schlag aus, selbst wenn Ihre Atmung dadurch flach und schnell wird.

B

- Drehen Sie in der Hüfte nach links und strecken Sie den rechten Arm. Dabei drehen Sie den Unterarm, sodass die Fingernägel jetzt zum Boden zeigen. Ihr Arm bleibt auf einer Linie mit der Schulter.
- Kehren Sie in die Ausgangsposition zurück, dann wiederholen Sie die Übung mit der anderen Seite. Der rechte Fuß ist vorn, die linke Faust schlägt. Das ist eine Wiederholung.

WIEDERHOLUNGEN:
wechselseitig so viele, wie Sie in 60 Sekunden schaffen.

KAPITEL 4: 15-MINUTEN-GANZKÖRPER-WORKOUTS

Tritt zur Seite

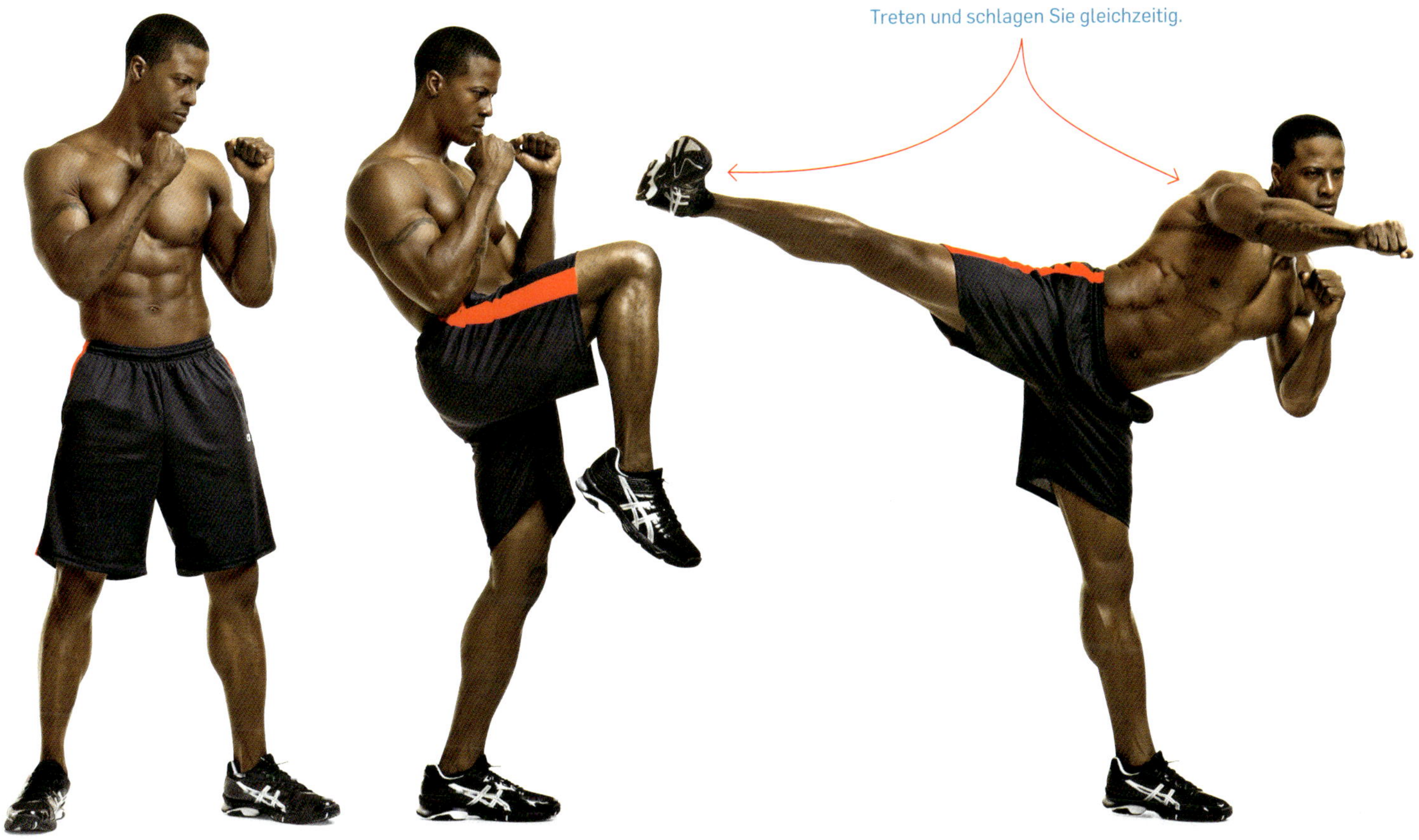

Treten und schlagen Sie gleichzeitig.

A
- Nehmen Sie eine Schrittstellung wie beim Boxen ein: linker Fuß vorn, die Fäuste hoch.

B
- Heben Sie das rechte Knie zur Brust.

C
- Drehen Sie Hüfte und linken Fuß und treten Sie mit dem rechten Bein zur Seite. Die Ferse ist die (gedachte) Trefferfläche. Gleichzeitig machen Sie mit rechts einen Fauststoß.
- Ziehen Sie das Bein sofort wieder zurück und setzen Sie den Fuß in Schrittstellung vor dem linken ab. Ziehen Sie die rechte Faust zurück.
- Wiederholen Sie die Übung mit dem linken Bein und dem linken Arm. Das ist eine Wiederholung.

WIEDERHOLUNGEN:
wechselseitig so viele, wie Sie in 60 Sekunden schaffen.

79

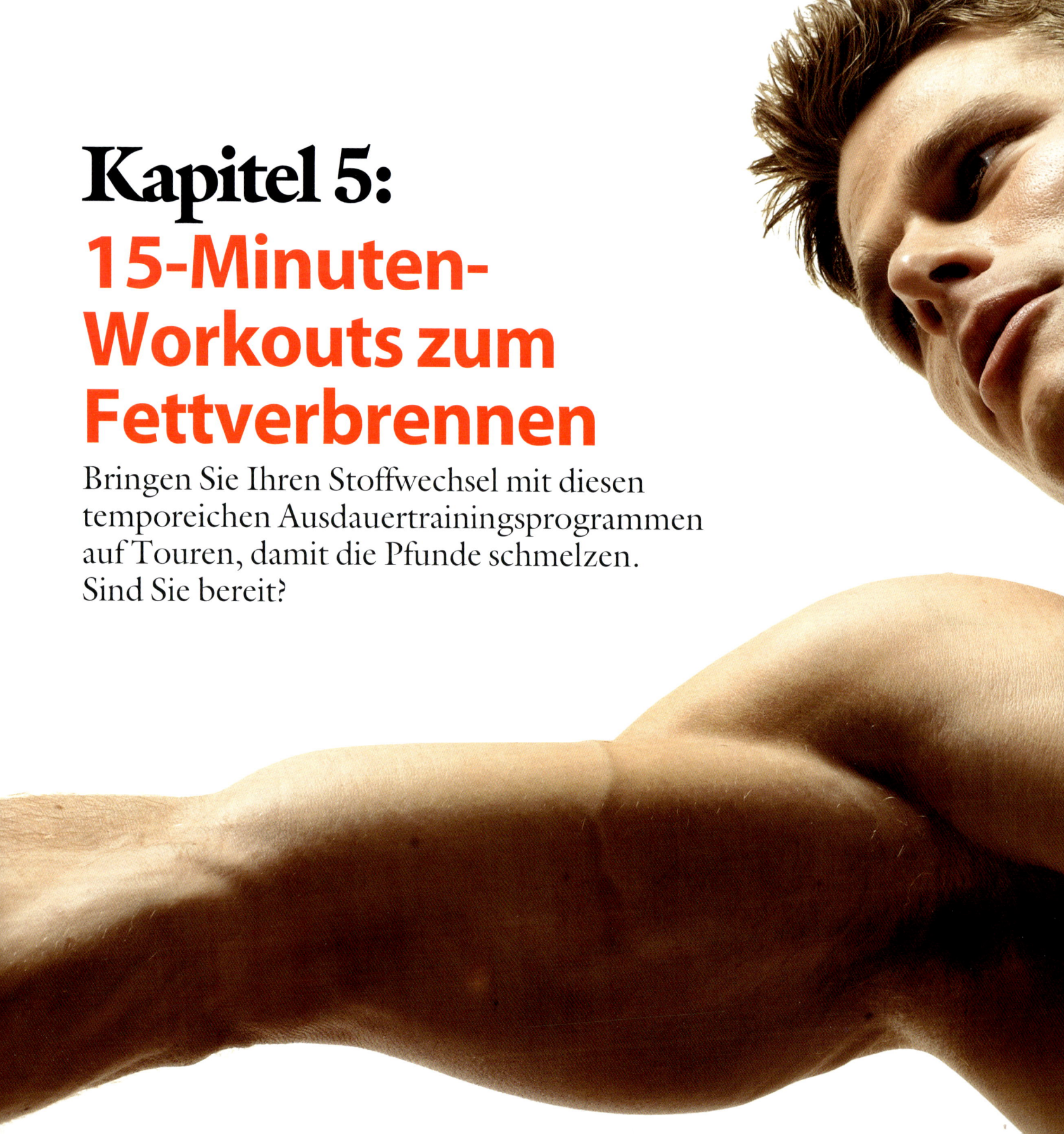

Kapitel 5:
15-Minuten-Workouts zum Fettverbrennen

Bringen Sie Ihren Stoffwechsel mit diesen temporeichen Ausdauertrainingsprogrammen auf Touren, damit die Pfunde schmelzen. Sind Sie bereit?

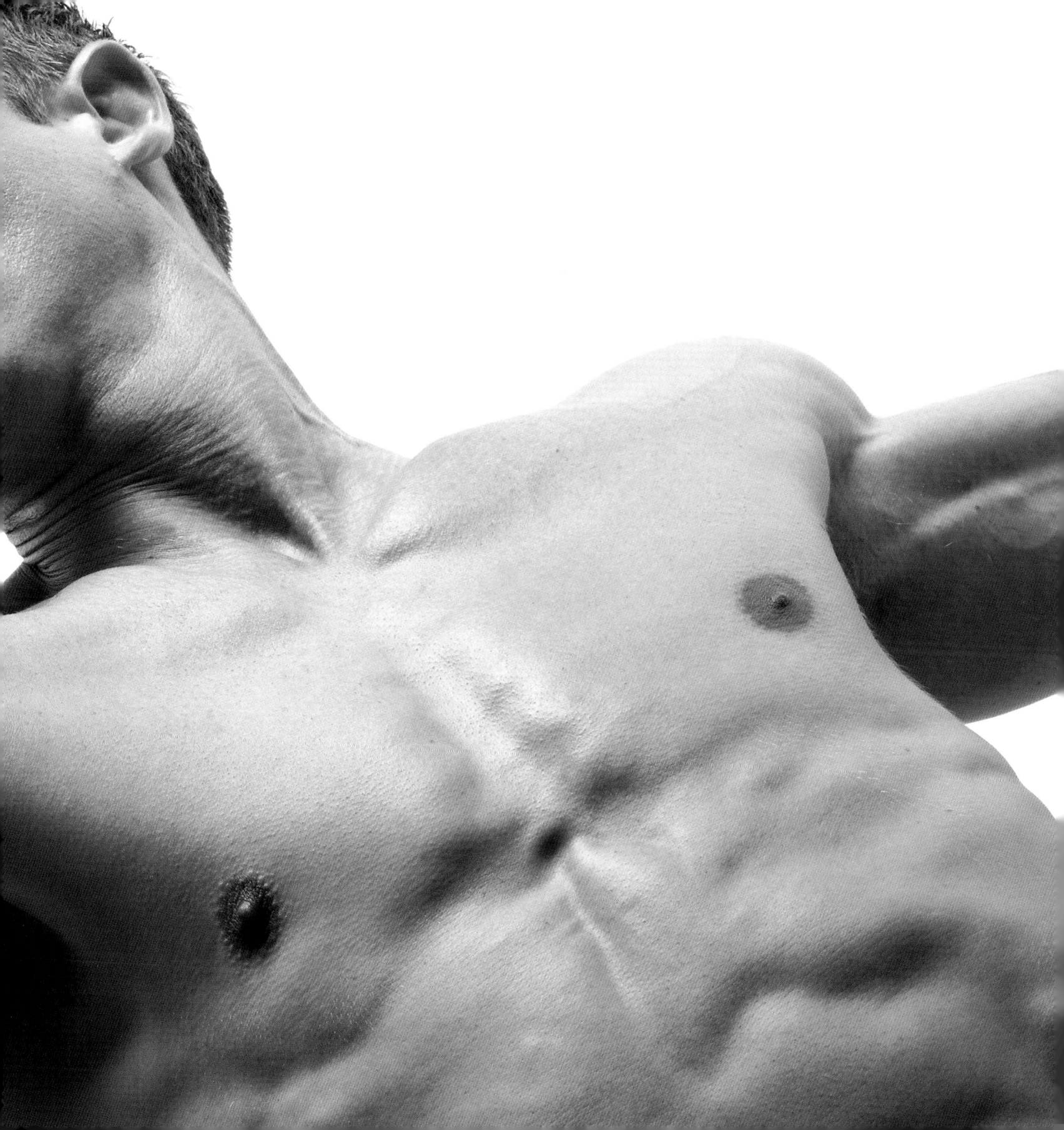

Superschnelle Stoffwechsel-Workouts

Dieses Kapitel ist auf all die Männer zugeschnitten, die eine Extralage Fett, die einfach nicht weichen will, ihr Eigen nennen. Diese Power-Krafttrainingsprogramme verbrennen hartnäckiges Übergewicht, indem Sie Ihre Herzfrequenz während des Trainings hochtreiben und Ihren Grundumsatz – also die Menge Kalorien, die Ihr Körper in einer Ruhephase verbrennt – für bis zu 48 Stunden erhöhen, nachdem Sie Ihre letzte Übung beendet haben. Beachten Sie: Diese Workouts sind intensiv – wenn Sie die letzte Wiederholung jeder einzelnen Übung ausgeführt haben, werden Sie sich wünschen, nicht nur durch die Nase, sondern auch durch die Ohren ausatmen zu können. Auf den folgenden Seiten finden Sie fünf fettschmelzende Stoffwechsel-Workouts. Sie sind zwar entwickelt worden, um den Kalorienverbrauch anzukurbeln, aber sie sind auch hervorragend geeignet, um Kraft und Ausdauer zu fördern.

Die besten Ergebnisse ...

Um das meiste aus diesen Stoffwechsel-Workouts herauszuholen, wählen Sie diejenigen aus, die am ehesten Ihren Zielen entsprechen. Oder machen Sie diese Workouts zusammen mit anderen Ihrer Wahl aus diesem Buch. Absolvieren Sie unbedingt die vorgegebene Anzahl von Sätzen und Wiederholungen für jede Übung, und zwar mit einem Gewicht, das so schwer ist, dass Sie die letzte Wiederholung des Abschlusssatzes gerade so eben noch in sauberer Form hinbekommen. In zwei Wochen werden Sie dann erste Resultate sehen. Dass es funktioniert, merken Sie sofort!

KAPITEL 5: 15-MINUTEN-WORKOUTS ZUM FETTVERBRENNEN

Im Überblick: Ihr 15-Minuten-Trainingsplan zum Fettverbrennen

ZWEI MINUTEN BAUCH-WEG-ÜBUNGEN

Seite 84
Die Fettschmelze beginnt: Workout A
Roll-out mit Langhantel
Crossover-Step-up mit Kurzhanteln
Umgekehrtes Rudern mit erhöhten Füßen
Frontkniebeuge mit Langhantel
Liegestütz

Seite 90
Die Fettschmelze beginnt: Workout B
Rumpfdrücken am Kabelzug
Umgekehrter Ausfallschritt
Klimmzug im Untergriff
Zercher-Good-Morning
Alternierendes Kurzhantel-Schulterdrücken mit Drehung

Seite 94
Kraft, Ausdauer, Geschwindigkeit und Schweiß
Hin-und-her-Springen
Pokal-Kniebeuge mit Armstoß
Spiderman-Liegestütz
Körpersäge

7 Uhr
Wachen Sie auf und machen Sie zwei Minuten lang Hampelmänner, kniehohe Hüpfer und Liegestütze.

Mittags
Trinken Sie etwa einen halben Liter Wasser und Sie sind für eine Stunde in der Lage, Kalorien um 24 Prozent schneller zu verbrennen.

Seite 98
Das Superhelden-Workout
Spiderman-Klimmzug im Obergriff
Der Hulk-Supersprung
Superman-Rückenstrecken
Thors Hammer

Seite 102
Die Superschweiß-Supersätze
SUPERSATZ 1
Plyometrischer Liegestütz
Bankdrücken mit Kurzhanteln
SUPERSATZ 2
Explosiver Step-up
Alternierender Step-up mit Kurzhanteln
SUPERSATZ 3
Klappmesser
Sit-up mit Gewicht auf dem Gymnastikball

15 Uhr
Gehen Sie einmal stramm im Büro herum. Eine neuere Untersuchung von Mayo Clinic zeigt, dass schlanke Menschen jeden Tag im Durchschnitt 5,5 Kilometer mehr gehen als übergewichtige. Außerdem sehen Sie dann beschäftigt aus.

Die Fettschmelze beginnt: Workouts A und B

Die folgenden beiden Ganzkörper-Fettverbrenner sind bestens geeignet, die letzten überzähligen Zentimeter Ihrer Körpermitte zu beseitigen. Die Workouts umfassen einfache Bewegungen, die zu anspruchsvollen Übungen zusammengestellt sind und so Ihren Stoffwechsel in Schwung bringen. Wechseln Sie zwischen Workout A und Workout B. Nach jedem Training gestatten Sie sich einen Tag Pause. (Als drittes wöchentliches Workout können Sie sich auch ein anderes 15-Minuten-Workout aussuchen.)

Überprüfen Sie Ihr Training

Es passiert ganz leicht, dass man beim Training nachlässig wird. Wenn Sie Ihre Trainingsherzfrequenz (THF) herausfinden und Ihre Belastungsintensität errechnen oder mit einem Herzfrequenz-Messgerät ermitteln, kann das dazu beitragen, dass Sie auch wirklich hart genug arbeiten. Verwenden Sie die unten stehenden Formeln. Genauere Ergebnisse bekommen Sie allerdings durch einen sportartspezifischen Leistungstest bei einem Sportmediziner.

Versuchen Sie bei den Workouts zwischen minimaler und maximaler Trainingsherzfrequenz zu bleiben und bringen Sie sich in den härtesten HIIT-Trainingsabschnitten an Ihre Leistungsgrenze.

Schritt 1. Errechnen Sie Ihre maximale Herzfrequenz (HFmax).	220 – ____ (Ihr Alter) = ____ (**HFmax**)
Schritt 2. Errechnen Sie Ihre Ruheherzfrequenz (RHF).	____ (**Herzschläge in 10 Sek.) x 6** = ____ (**RHF**)
Schritt 3. Errechnen Sie Ihre Herzfrequenzreserve (HFR).	____ (**HFmax**) – ____ (**RHF**) = ____ (**HFR**)
Schritt 4. Bestimmen Sie Ihre minimale Trainingsherzfrequenz (THFmin).	(____ [**HFR**] **x 0.65**) + ____ (**RHF**) = ____ (**THFmin**)
Schritt 5. Bestimmen Sie Ihre maximale Trainingsherzfrequenz (THFmax).	(____ [**HFR**] **x 0.85**) + ____ (**RHF**) = ____ (**THFmax**)

KAPITEL 5: 15-MINUTEN-WORKOUTS ZUM FETTVERBRENNEN

UND SO GEHT'S:

Absolvieren Sie zwei Sätze à zehn Wiederholungen von Übung 1. Nach jedem Satz machen Sie 60 Sekunden Pause. Dann führen Sie die Übungen 2a und 2b zusammen aus. Wieder machen Sie 60 Sekunden Pause nach jedem Satz. Absolvieren Sie zwei Sätze dieses Übungspakets. Führen Sie die Übungen 3a und 3b in derselben Abfolge von Wiederholungen, Sätzen und Pausen aus.

ÜBUNG 1
Roll-out mit Langhantel

TIPP DES TRAINERS:
Sie erreichen eine korrekte Ausrichtung des Körpers, indem Sie Nacken und Wirbelsäule stets auf einer Linie halten.

Halten Sie das Körperzentrum starr und ziehen Sie die Gesäßmuskeln zusammen, damit der untere Rücken nicht durchhängt.

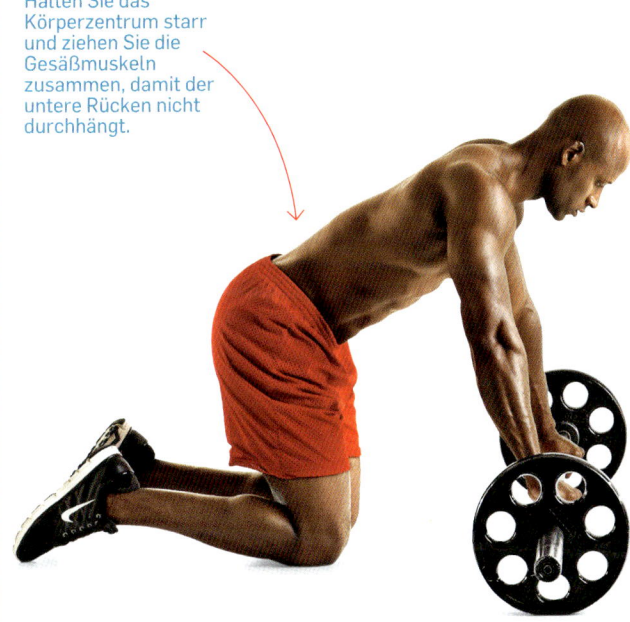

A
- Laden Sie Zehn-Kilo-Scheiben auf eine Langhantel und arretieren Sie sie.
- Knien Sie auf dem Boden und fassen Sie die Hantel in einem schulterbreiten Obergriff.
- Positionieren Sie Ihre Schultern direkt über der Hantel und halten Sie den unteren Rücken gerade.

B
- Rollen Sie die Hantel langsam vorwärts. Strecken Sie dabei Ihren Körper so weit Sie können, ohne in der Hüfte einzusacken.
- Halten Sie für zwei Sekunden inne. Kehren Sie dann die Bewegung um, zurück zur Ausgangsposition.

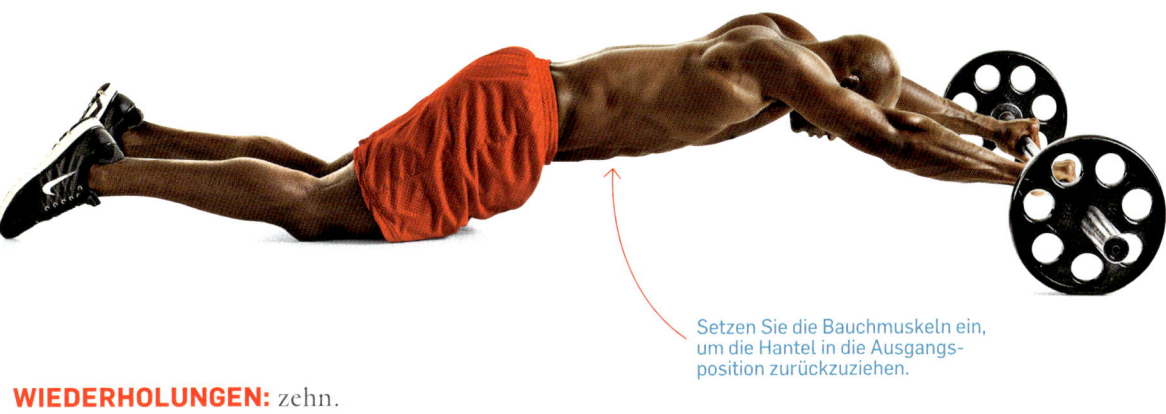

Setzen Sie die Bauchmuskeln ein, um die Hantel in die Ausgangsposition zurückzuziehen.

WIEDERHOLUNGEN: zehn.

Die Fettschmelze beginnt: Workout A

ÜBUNG 2a
Crossover-Step-up mit Kurzhanteln

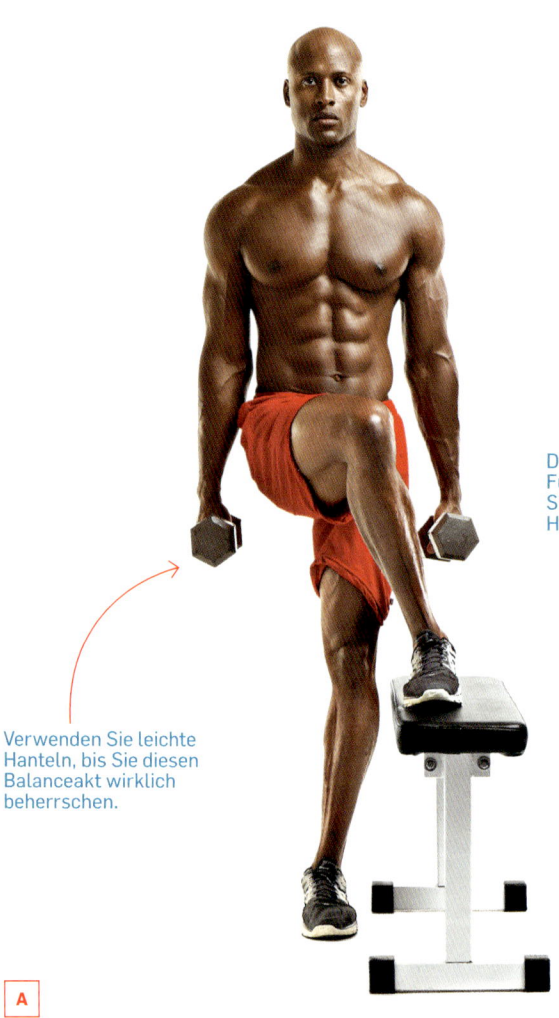

Drücken Sie Ihren Fuß in die Bank, wenn Sie hochsteigen. Hüpfen Sie nicht.

Verwenden Sie leichte Hanteln, bis Sie diesen Balanceakt wirklich beherrschen.

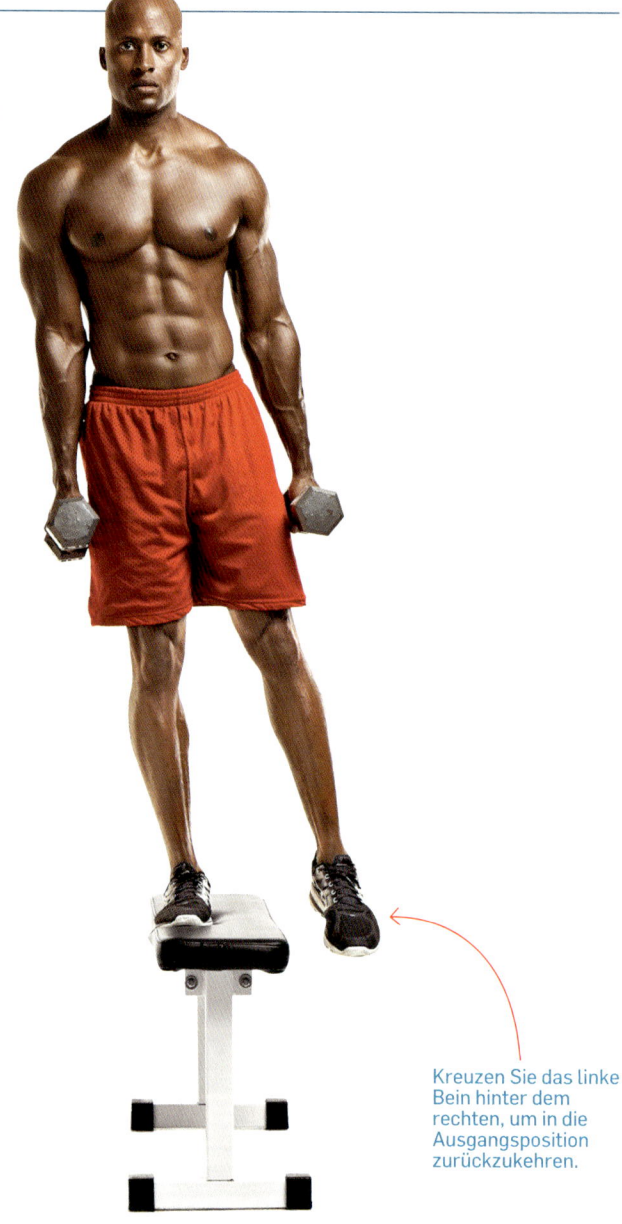

Kreuzen Sie das linke Bein hinter dem rechten, um in die Ausgangsposition zurückzukehren.

A
- Greifen Sie ein Paar Kurzhanteln und stellen Sie sich rechts neben eine Bank.
- Setzen Sie den rechten Fuß auf den Tritt, indem Sie ihn vor dem linken Bein vorbeiführen.

WIEDERHOLUNGEN: mit jedem Bein zwölf.

B
- Drücken Sie Ihren rechten Fuß in die Bank und schieben Sie Ihren Körper nach oben, bis beide Beine gestreckt sind. (Ihr linkes Bein bewegt sich dabei natürlich über die Bank hinaus.)
- Senken Sie sich wieder ab, indem Sie das linke Bein hinter dem rechten kreuzen und das rechte Bein beugen. Absolvieren Sie alle Wiederholungen, anschließend wiederholen Sie die Übung mit dem linken Bein.

KAPITEL 5: 15-MINUTEN-WORKOUTS ZUM FETTVERBRENNEN

ÜBUNG 2b
Umgekehrtes Rudern mit erhöhten Füßen

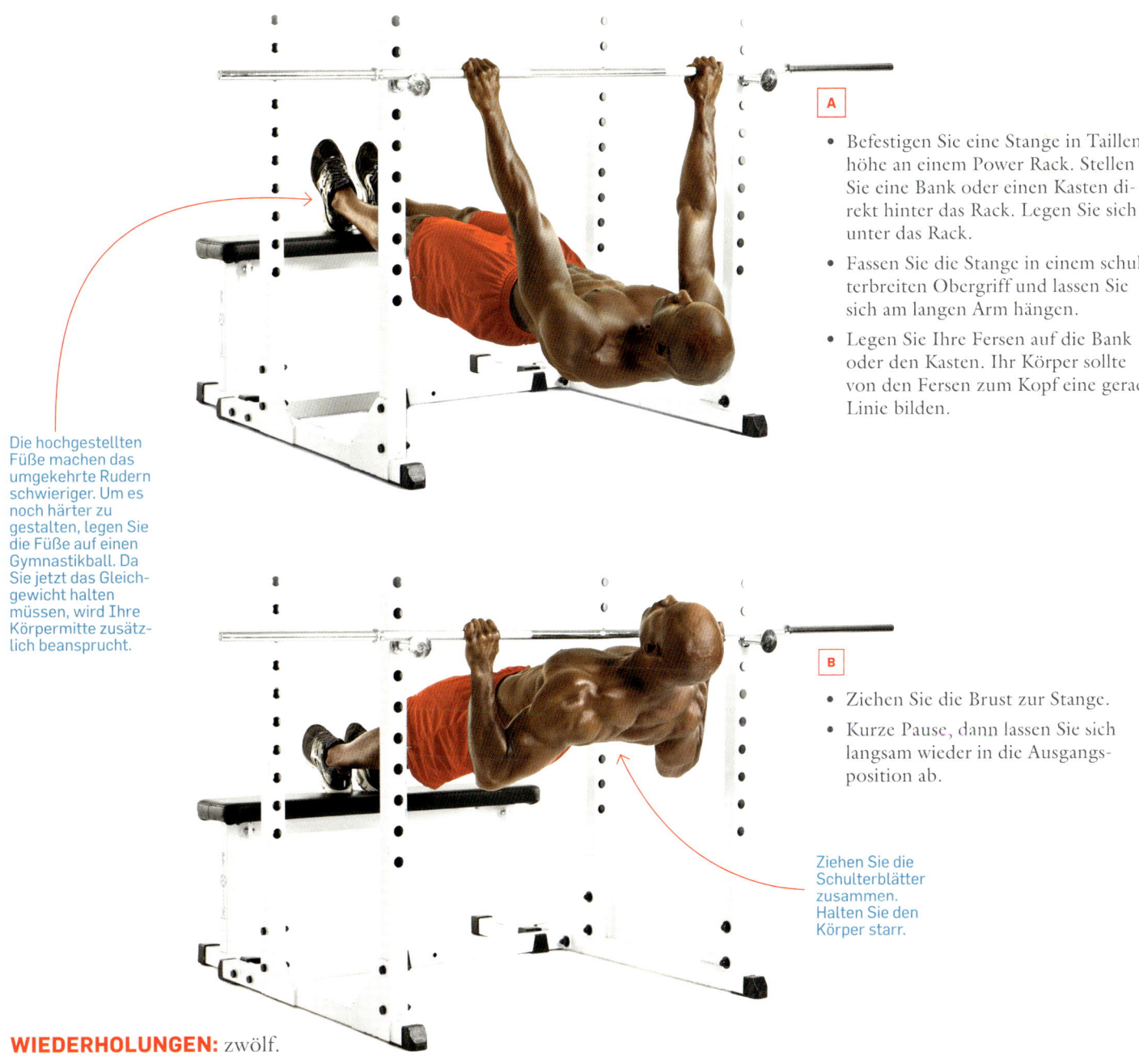

A
- Befestigen Sie eine Stange in Taillenhöhe an einem Power Rack. Stellen Sie eine Bank oder einen Kasten direkt hinter das Rack. Legen Sie sich unter das Rack.
- Fassen Sie die Stange in einem schulterbreiten Obergriff und lassen Sie sich am langen Arm hängen.
- Legen Sie Ihre Fersen auf die Bank oder den Kasten. Ihr Körper sollte von den Fersen zum Kopf eine gerade Linie bilden.

Die hochgestellten Füße machen das umgekehrte Rudern schwieriger. Um es noch härter zu gestalten, legen Sie die Füße auf einen Gymnastikball. Da Sie jetzt das Gleichgewicht halten müssen, wird Ihre Körpermitte zusätzlich beansprucht.

B
- Ziehen Sie die Brust zur Stange.
- Kurze Pause, dann lassen Sie sich langsam wieder in die Ausgangsposition ab.

Ziehen Sie die Schulterblätter zusammen. Halten Sie den Körper starr.

WIEDERHOLUNGEN: zwölf.

Die Fettschmelze beginnt: Workout A

ÜBUNG 3a
Frontkniebeuge mit Langhantel

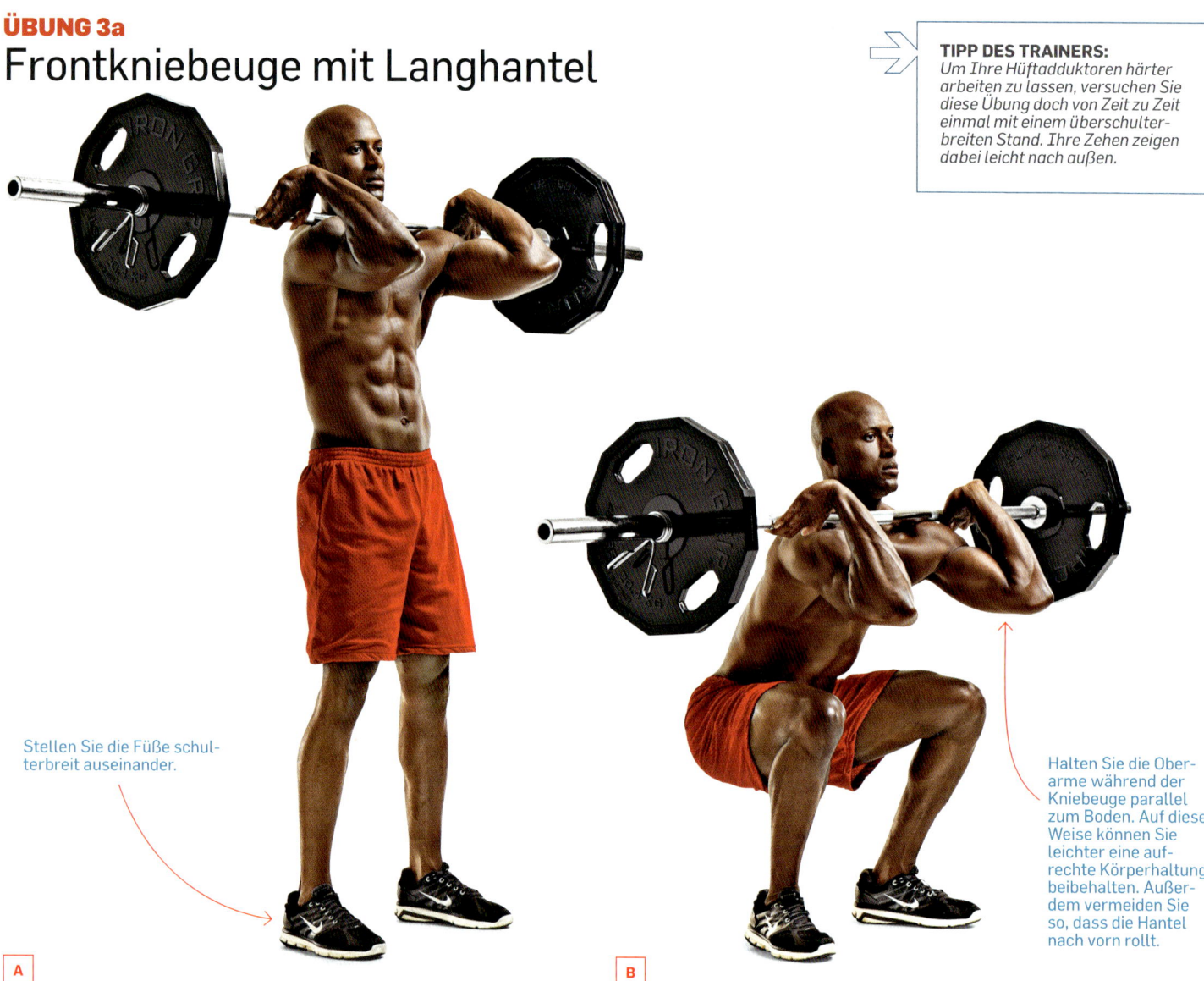

TIPP DES TRAINERS:
Um Ihre Hüftadduktoren härter arbeiten zu lassen, versuchen Sie diese Übung doch von Zeit zu Zeit einmal mit einem überschulterbreiten Stand. Ihre Zehen zeigen dabei leicht nach außen.

Stellen Sie die Füße schulterbreit auseinander.

Halten Sie die Oberarme während der Kniebeuge parallel zum Boden. Auf diese Weise können Sie leichter eine aufrechte Körperhaltung beibehalten. Außerdem vermeiden Sie so, dass die Hantel nach vorn rollt.

A
- Halten Sie die Hantelstange in einem schulterbreiten Obergriff.
- Heben Sie die Oberarme, bis sie sich parallel zum Boden befinden. Lassen Sie die Hantel zurückrollen, sodass sie vorn auf der Schulter ruht.
- Spannen Sie die Körpermitte an und halten Sie den Rücken gerade.

B
- Schieben Sie die Hüfte nach hinten, beugen Sie die Knie und senken Sie den Körper ab, bis die Oberseiten Ihrer Oberschenkel wenigstens parallel zum Boden stehen.
- Kurze Pause, dann drücken Sie die Fersen in den Boden, um sich wieder in die Ausgangsposition aufzurichten.

WIEDERHOLUNGEN: zwölf.

KAPITEL 5: 15-MINUTEN-WORKOUTS ZUM FETTVERBRENNEN

ÜBUNG 3b
Liegestütz

Spannen Sie die Bauchmuskeln während der gesamten Übung an, als ob Sie einen Faustschlag erwarten würden. Das hilft Ihnen, ein Durchsacken der Hüfte zu vermeiden und Ihren Körper starr zu halten.

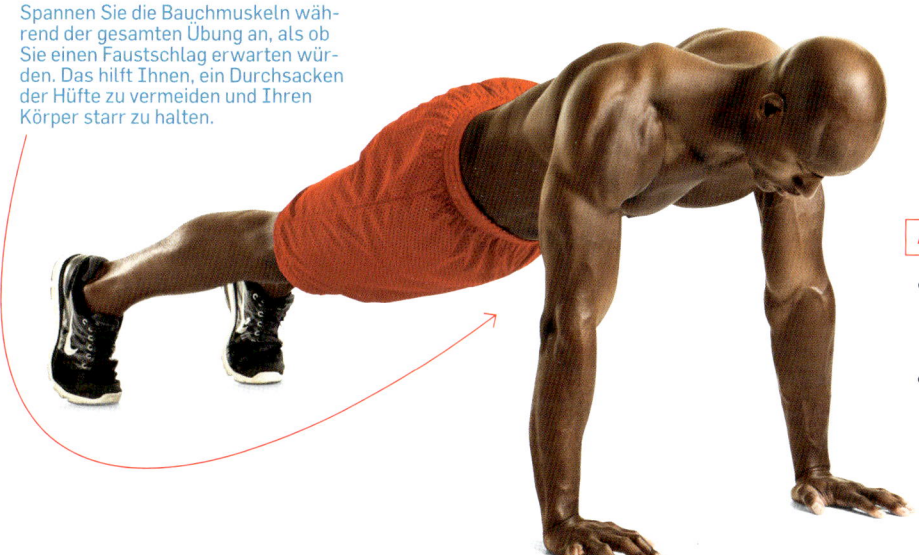

A

- Nehmen Sie eine Liegestütz-Position ein. Ihre Arme sind gestreckt und Ihre Hände etwas mehr als schulterbreit auseinander.
- Ihr Körper bildet eine gerade Linie vom Kopf bis zu den Fersen.

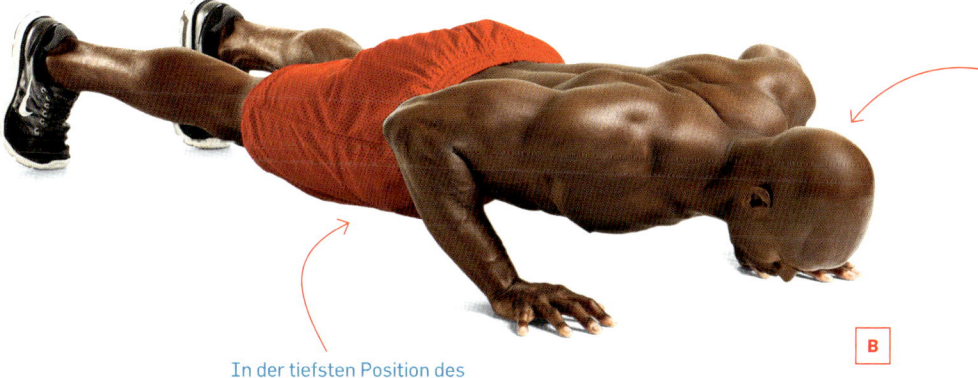

Ihr Kopf sollte von Anfang bis Ende die gleiche Position beibehalten.

In der tiefsten Position des Liegestütz stehen Ihre Oberarme in einem 45-Grad-Winkel zum Körper.

B

- Beugen Sie die Ellbogen und senken Sie Ihren Körper ab, bis Ihre Brust beinahe den Boden berührt.
- Kurze Pause, dann drücken Sie sich zurück in die Ausgangsposition und wiederholen die Übung.

WIEDERHOLUNGEN: zwölf.

Die Fettschmelze beginnt: Workout B

UND SO GEHT'S:

Absolvieren Sie zwei Sätze von Übung 1. Nach jedem Satz machen Sie 60 Sekunden Pause. Dann führen Sie die Übungen 2a und 2b zusammen aus. Wieder machen Sie 60 Sekunden Pause nach jedem Satz. Absolvieren Sie zwei Sätze von Übung 2a und 2b. Führen Sie die Übungen 3a und 3b danach in der gleichen Abfolge aus.

ÜBUNG 1

Rumpfdrücken am Kabelzug

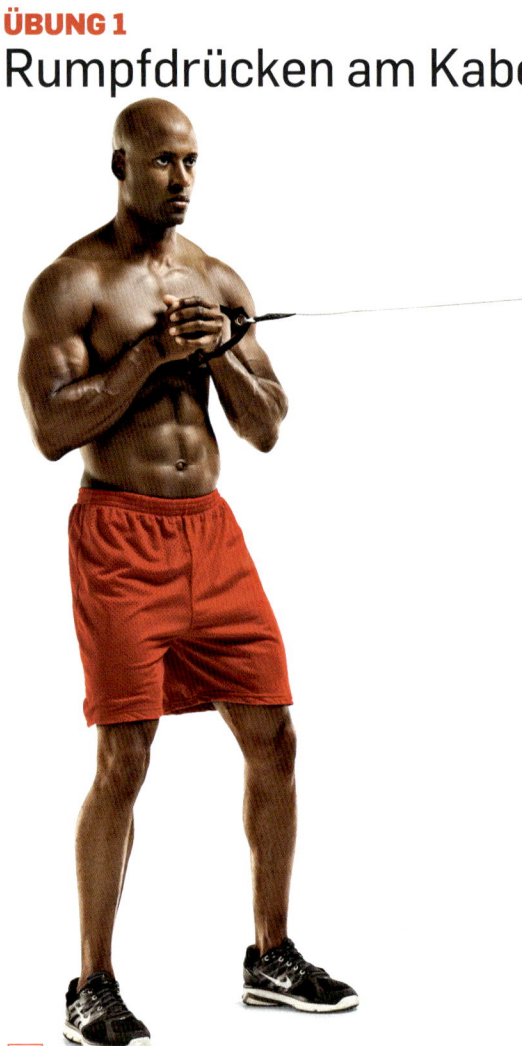

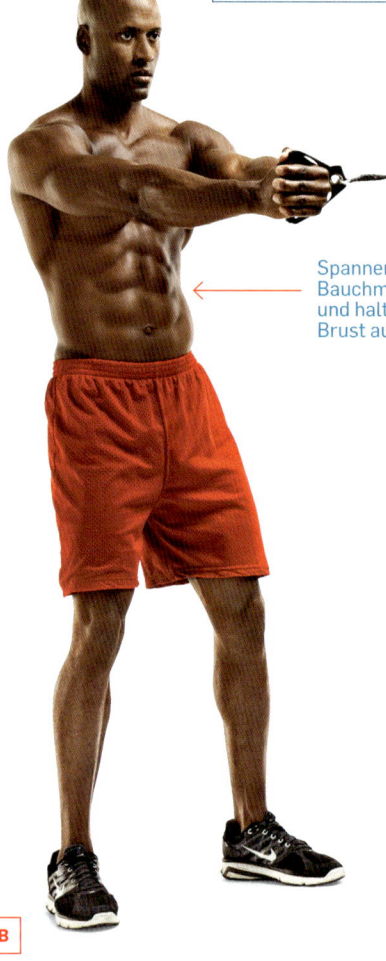

TIPP DES TRAINERS:
Es ist ganz wichtig, dass Sie es vermeiden, in der Hüfte oder der Schulter zu rotieren. Wenn das passiert, versuchen Sie es mit einem leichteren Gewicht.

Spannen Sie die Bauchmuskeln an und halten Sie die Brust aufrecht.

A
- Befestigen Sie einen Bügelgriff am mittleren Kabelzug einer Kabelstation.
- Stellen Sie sich mit Ihrer linken Schulter Richtung Gewichtsblock.
- Treten Sie soweit zurück, dass das Kabel straff ist. Halten Sie den Griff gegen Ihre Brust.

WIEDERHOLUNGEN: jeweils zehn.

B
- Drücken Sie Ihre Arme langsam nach vorn, bis sie ganz gestreckt sind. Halten Sie diese Position für fünf Sekunden und kehren Sie dann die Bewegung um.
- Absolvieren Sie langsam all Ihre Wiederholungen, dann drehen Sie sich um und trainieren die andere Seite.

KAPITEL 5: 15-MINUTEN-WORKOUTS ZUM FETTVERBRENNEN

ÜBUNG 2a
Umgekehrter Ausfallschritt

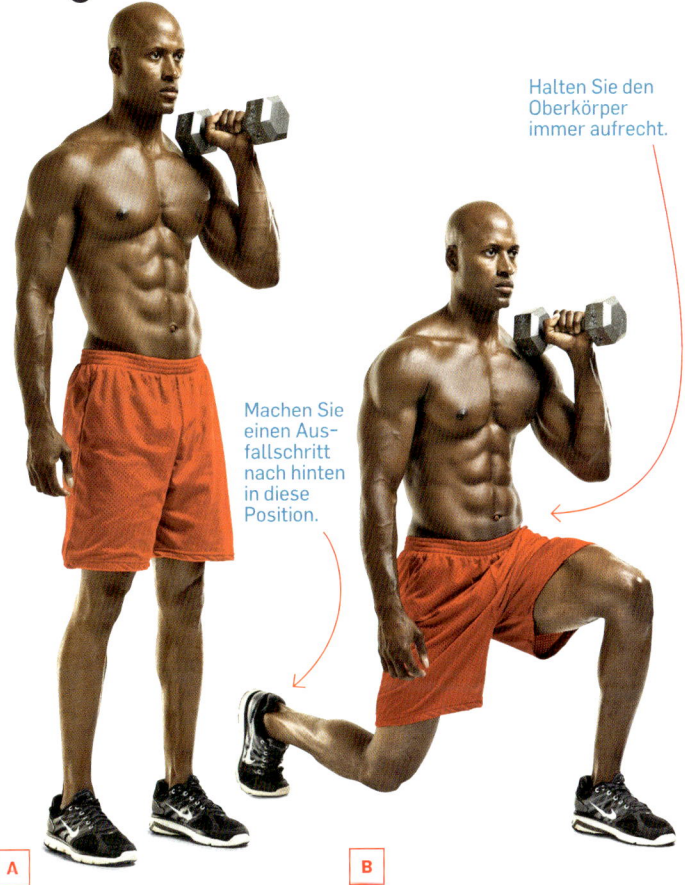

Halten Sie den Oberkörper immer aufrecht.

Machen Sie einen Ausfallschritt nach hinten in diese Position.

A
- Halten Sie im Stehen mit der linken Hand eine Kurzhantel an der Schulter.
- Lehnen Sie sich nicht vor, der Oberkörper bleibt gerade.

B
- Machen Sie mit dem rechten Fuß einen Ausfallschritt nach hinten und senken Sie den Körper ab, bis das hintere Knie fast den Boden berührt.
- Drücken Sie sich zurück in die Ausgangsposition und wiederholen Sie die Übung.
- Absolvieren Sie die vorgegebene Anzahl an Wiederholungen, dann wechseln Sie Hand und Bein.

WIEDERHOLUNGEN: zwölf mit jedem Bein.

ÜBUNG 2b
Klimmzug im Untergriff

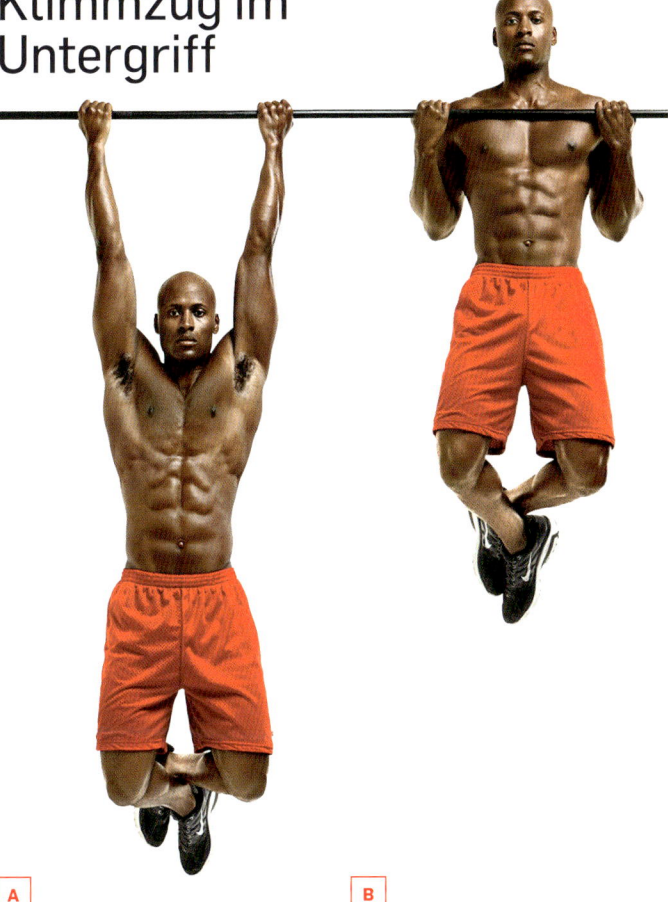

A
- Greifen Sie die Klimmzugstange in einem schulterbreiten Untergriff und lassen Sie sich am langen Arm hängen.

B
- Ziehen Sie Ihre Schulterblätter zusammen, beugen Sie die Ellbogen und ziehen Sie Ihre Brust zur Stange.
- Kurze Pause, dann lassen Ihren Körper langsam wieder ab in die Ausgangsposition. Wiederholen Sie die Übung.

WIEDERHOLUNGEN: so viele Sie schaffen, doch nicht mehr als zwölf.

Die Fettschmelze beginnt: Workout B

ÜBUNG 3a
Zercher-Good-Morning

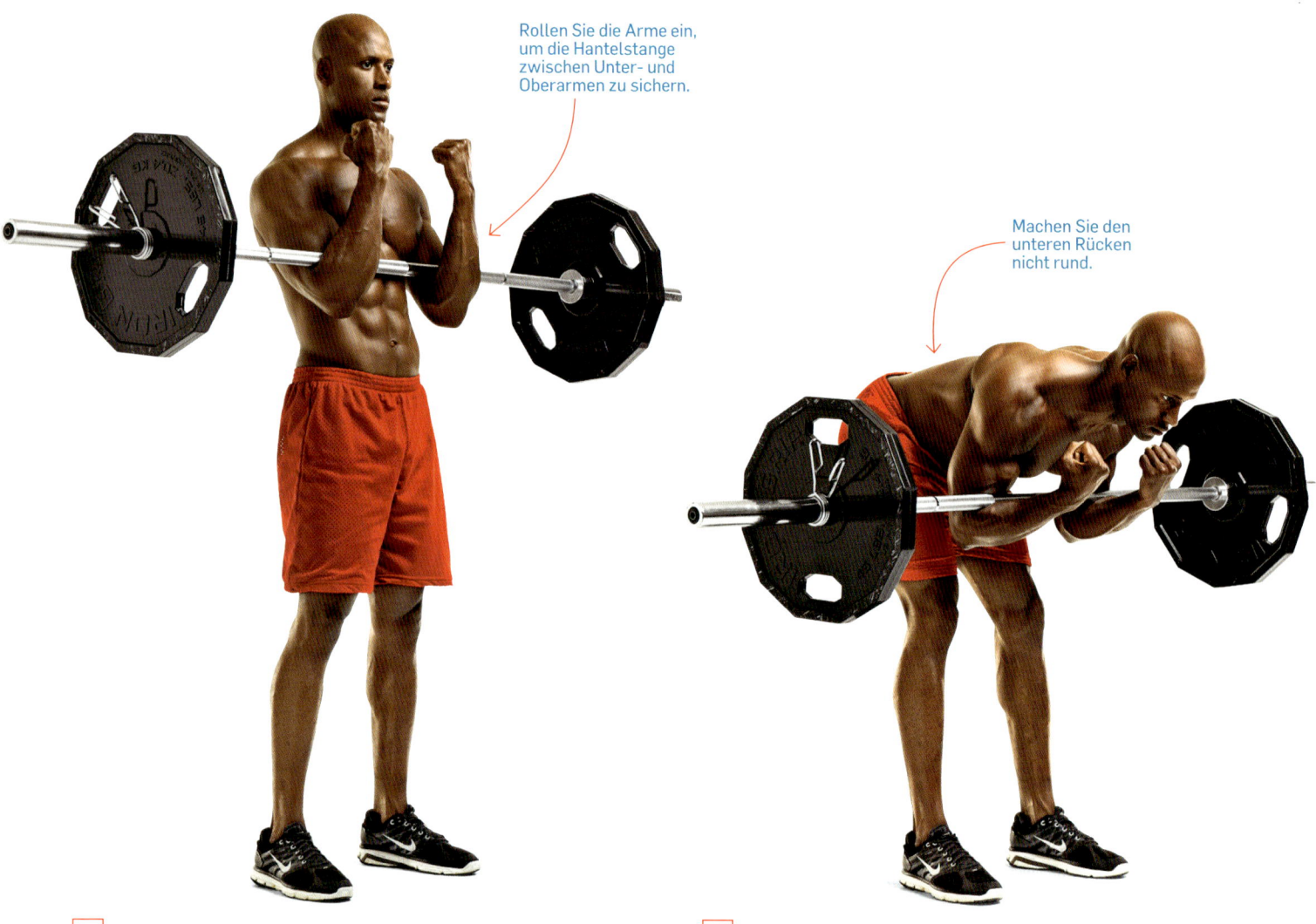

Rollen Sie die Arme ein, um die Hantelstange zwischen Unter- und Oberarmen zu sichern.

Machen Sie den unteren Rücken nicht rund.

A
- Stellen Sie sich gerade hin. Die Füße sind schulterbreit auseinander. Halten Sie eine Langhantel in Ihren Ellbogenbeugen. (Sie können zur Polsterung auch ein Bar-Pad oder ein um die Hantelstange gewickeltes Handtuch verwenden.)

B
- Halten Sie den unteren Rücken gerade und beugen Sie sich in der Hüfte so weit nach vorn, wie es Ihnen leichtfällt.
- Kurze Pause, dann heben Sie den Oberkörper wieder zurück in die Ausgangsposition.

WIEDERHOLUNGEN: zwölf.

KAPITEL 5: 15-MINUTEN-WORKOUTS ZUM FETTVERBRENNEN

ÜBUNG 3b
Alternierendes Kurzhantel-Schulterdrücken mit Drehung

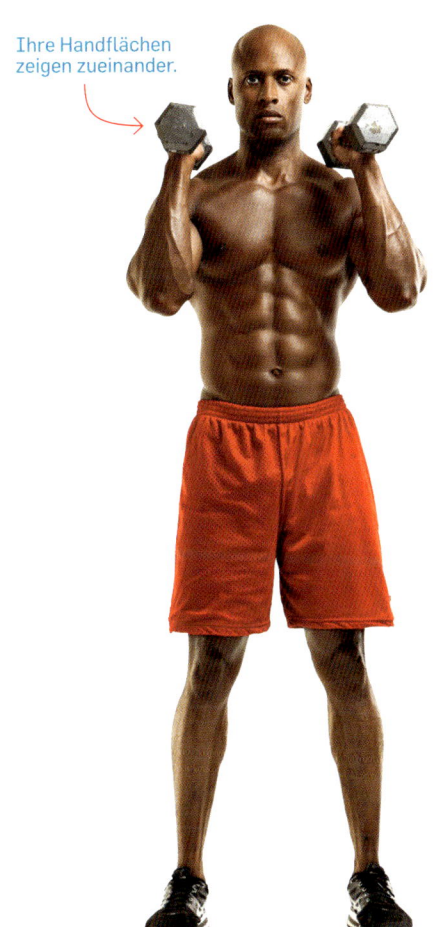

Ihre Handflächen zeigen zueinander.

 TIPP DES TRAINERS:
Halten Sie die Bauchmuskeln angespannt, während Sie den Rumpf drehen. Das begrenzt die Drehung der unteren Wirbelsäule und beugt so Verletzungen vor.

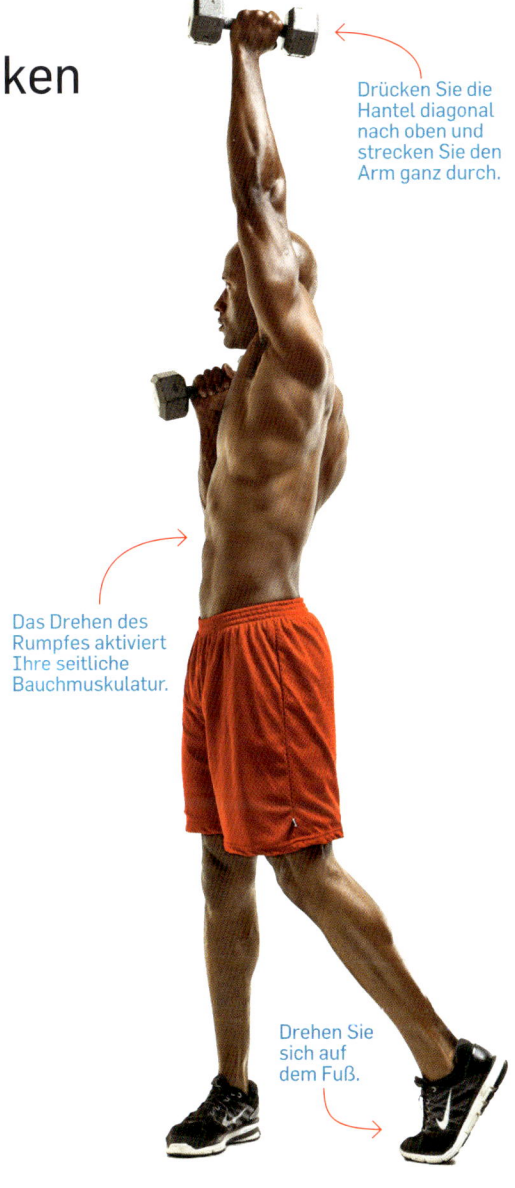

Drücken Sie die Hantel diagonal nach oben und strecken Sie den Arm ganz durch.

Das Drehen des Rumpfes aktiviert Ihre seitliche Bauchmuskulatur.

Drehen Sie sich auf dem Fuß.

A
- Halten Sie im Stehen ein Paar Kurzhanteln mit gebeugten Armen seitlich neben Ihren Schultern.
- Ihre Füße sind schulterbreit auseinander und die Knie leicht gebeugt.

WIEDERHOLUNGEN: zwölf.

B
- Drücken Sie die Hantel in Ihrer linken Hand in einer leichten Diagonale nach rechts über Ihre Schulter, während Sie gleichzeitig Ihren Rumpf auf dem Ballen des linken Fußes nach rechts drehen.
- Kehren Sie die Bewegung um, zurück zum Ausgangspunkt. Drehen Sie sich dann nach links und drücken Sie die Hantel in Ihrer rechten Hand nach oben. Das ist eine Wiederholung.

Kraft, Ausdauer, Geschwindigkeit und Schweiß

Sitzen Sie einen Großteil Ihres Arbeitstages? Warum sollten Sie es dann beim Training schon wieder tun? Stellen Sie sich also hin und verbrennen Sie Fett. Halten Sie sich von Bänken und Trainingsgeräten mit Sitzen fern. Bleiben Sie stattdessen mit diesem Workout in Bewegung.

UND SO GEHT'S:
Führen Sie die folgenden vier Übungen als Zirkel aus. Pausieren Sie jeweils 60 bis 90 Sekunden zwischen den Durchgängen. Und absolvieren Sie so viele Durchgänge, wie Sie in 15 Minuten schaffen.

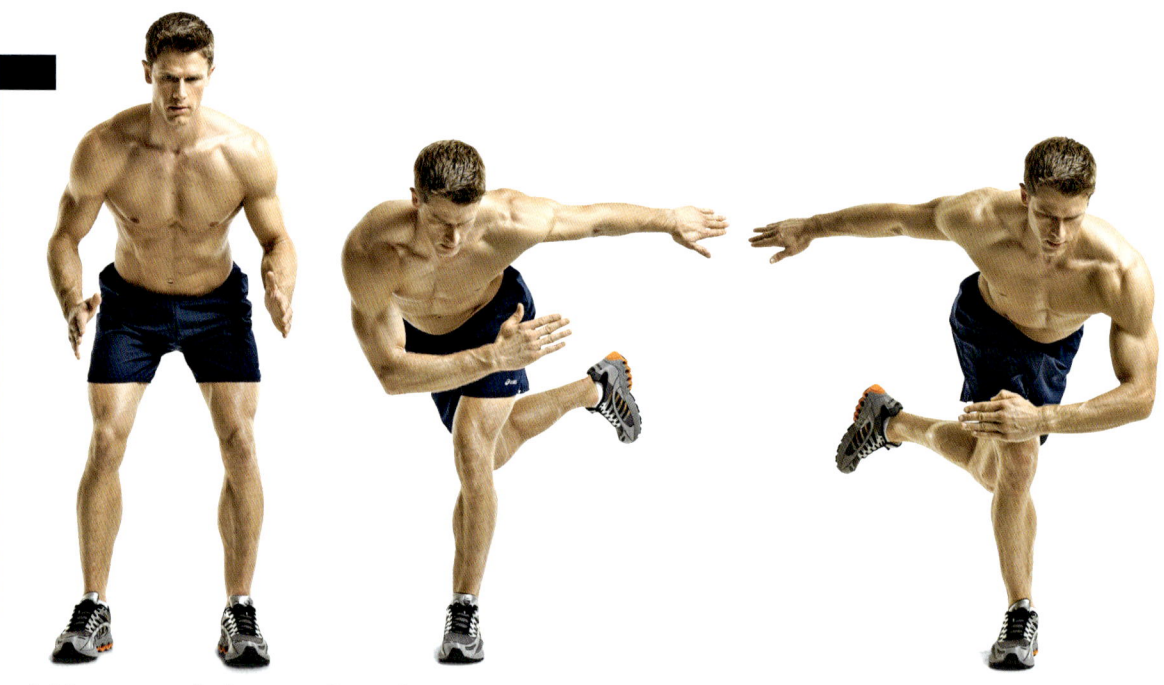

Hin-und-her-Springen

A
- Nehmen Sie eine Startposition mit zurückgeschobener Hüfte und leicht gebeugten Knien ein. Heben Sie den linken Fuß vom Boden ab.

B
- Springen Sie mit dem rechten Bein explosionsartig hoch. Bewegen Sie sich im Sprung leicht nach links und schwingen Sie mit den Armen mit.
- Landen Sie sauber auf dem linken Fuß.

C
- Jetzt stoßen Sie sich mit dem linken Fuß ab und schwingen nach rechts. Landen Sie auf dem rechten Fuß, ohne mit dem linken den Boden zu berühren. Springen Sie hin und her.

WIEDERHOLUNGEN: so viele wie in 30 Sekunden möglich.

KAPITEL 5: 15-MINUTEN-WORKOUTS ZUM FETTVERBRENNEN

Pokal-Kniebeuge mit Armstoß

Prozent der Erwachsenen in Deutschland trainieren im Fitnessstudio.

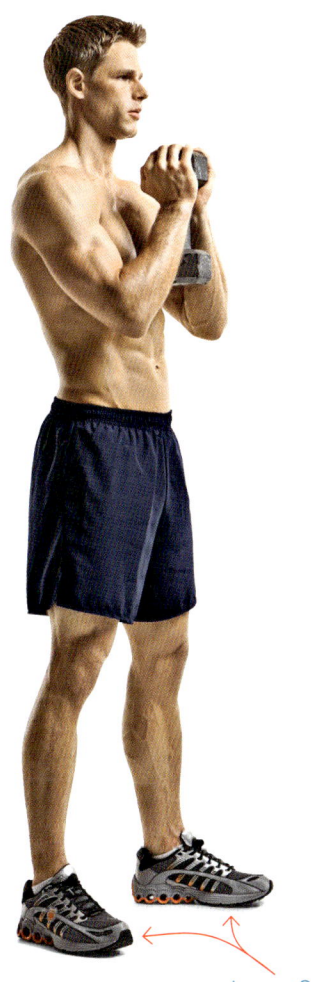

Lassen Sie die Füße leicht nach außen zeigen.

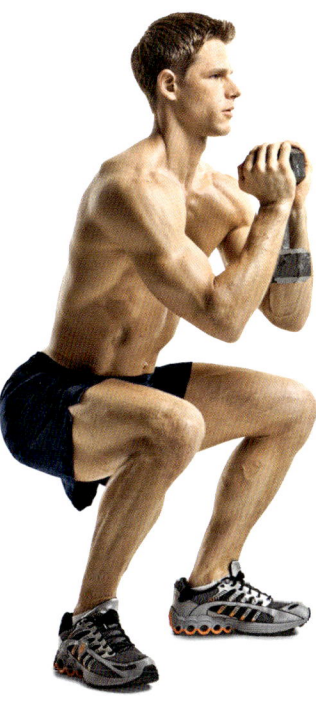

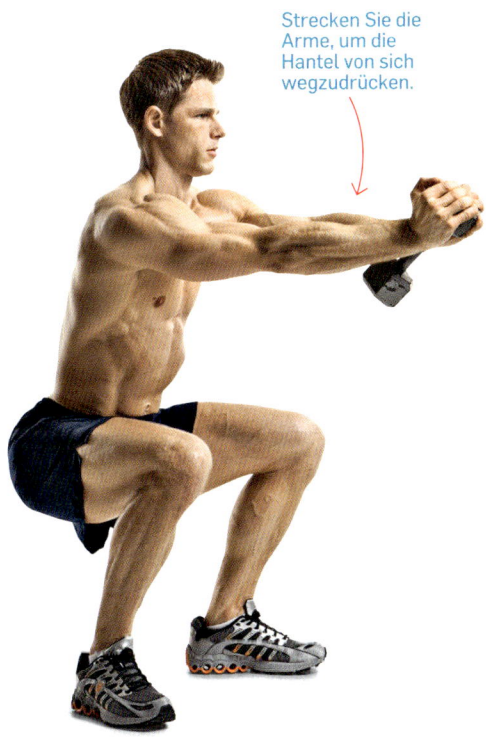

Strecken Sie die Arme, um die Hantel von sich wegzudrücken.

A
- Greifen Sie eine Kurzhantel mit beiden Händen an einem Kopf und halten Sie sie senkrecht auf Brusthöhe. Ihre Füße sind schulterbreit auseinander.

WIEDERHOLUNGEN: acht bis zehn.

B
- Spannen Sie die Bauchmuskeln an und senken Sie Ihren Körper ab, indem Sie die Hüfte nach hinten schieben, bis Ihre Oberschenkel parallel zum Boden stehen.

C
- Kurze Pause, dann drücken Sie das Gewicht von sich weg, bis Ihre Arme parallel zum Boden ganz gestreckt sind.
- Ziehen Sie das Gewicht wieder zur Brust und richten Sie sich auf. Das ist eine Wiederholung.

Kraft, Ausdauer, Geschwindigkeit und Schweiß

Spiderman-Liegestütz

A

- Nehmen Sie die Standardliegestütz-Position ein. Ihr Körper ist von Kopf bis Fuß gerade ausgerichtet.

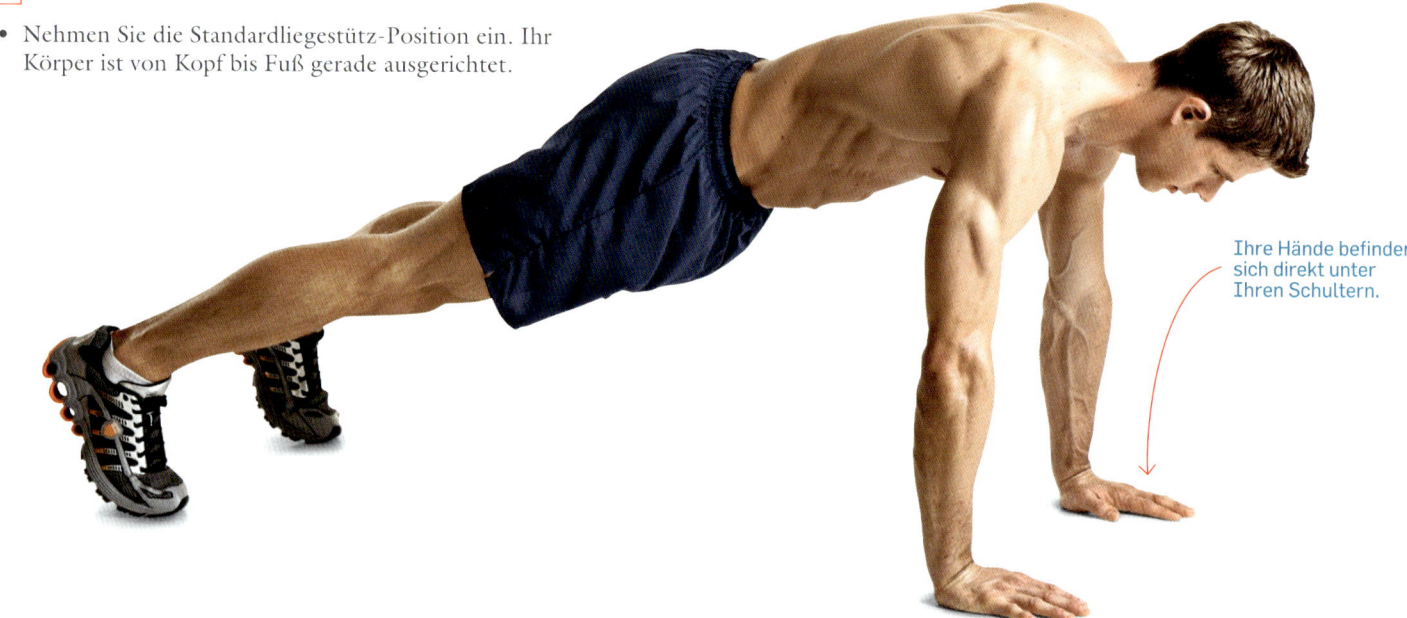

Ihre Hände befinden sich direkt unter Ihren Schultern.

B

- Während Sie den Körper zum Boden absenken, heben Sie den rechten Fuß an und fahren das rechte Bein zur Seite aus. Dabei versuchen Sie den Ellbogen mit dem Knie zu berühren.
- Kehren Sie in die Ausgangsposition zurück und wiederholen Sie die Übung mit dem linken Bein.

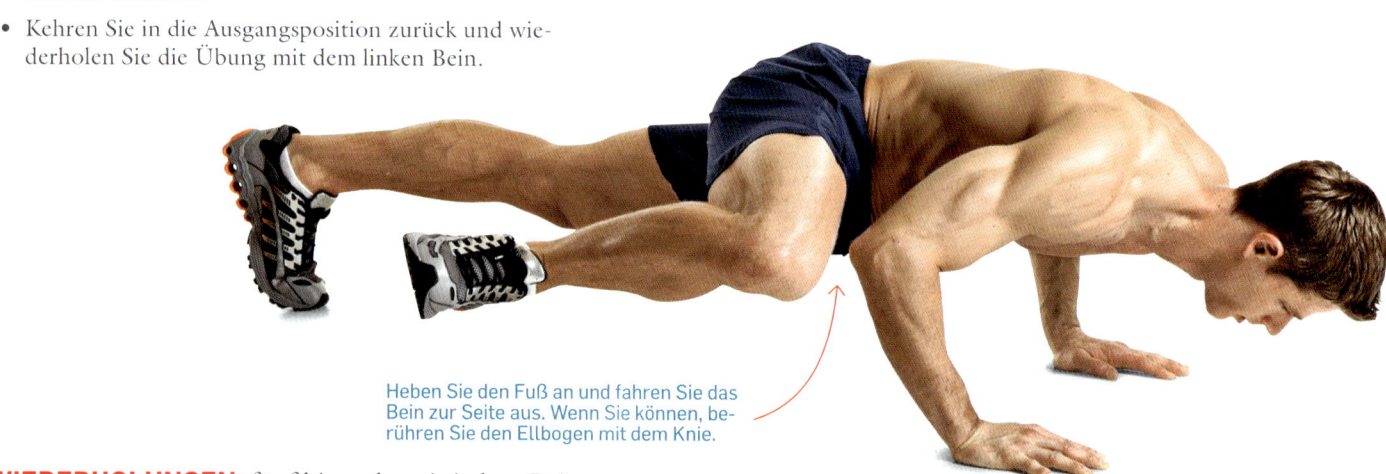

Heben Sie den Fuß an und fahren Sie das Bein zur Seite aus. Wenn Sie können, berühren Sie den Ellbogen mit dem Knie.

WIEDERHOLUNGEN: fünf bis sechs mit jedem Bein.

KAPITEL 5: 15-MINUTEN-WORKOUTS ZUM FETTVERBRENNEN

Körpersäge

A

- Platzieren Sie ein Handtuch auf dem Boden. Gehen Sie in den Unterarmstütz: Ihre Unterarme liegen auf dem Boden und Ihre Ellbogen befinden sich direkt unter den Schultern. Setzen Sie die Zehen auf das Handtuch.

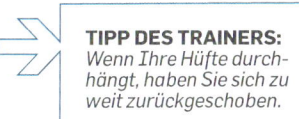

TIPP DES TRAINERS:
Wenn Ihre Hüfte durchhängt, haben Sie sich zu weit zurückgeschoben.

B

- Spannen Sie die Bauchmuskulatur an und ziehen Sie das Gesäß zusammen. Dann drücken Sie sich aus den Armen nach hinten, sodass die Füße auf dem Handtuch rückwärts gleiten. (Die Unterarme bewegen sich nicht.)
- Sie werden spüren, wie Ihre Körpermitte arbeitet. Jetzt kehren Sie in die Ausgangsposition zurück, indem Sie die Füße wieder vorziehen. Das ist eine Wiederholung.

WIEDERHOLUNGEN: acht bis zehn.

Das Superhelden-Workout

Sie werden wohl nie in der Lage sein, mit einem einzigen Satz hohe Gebäude zu überspringen, aber durchtrainierter als so mancher Fernseh-Superheld werden Sie allemal aussehen. Bauen Sie mit diesen von den Superhelden inspirierten Übungen stahlharte Muskeln auf. Sie werden schweißüberströmt sein – vergessen Sie also nicht, Ihr Cape abzulegen, ehe Sie anfangen.

UND SO GEHT'S:
Absolvieren Sie zwei bis drei direkt aufeinanderfolgende Sätze von jeder Übung in diesem Workout. Pausieren Sie zwischen den Sätzen 30 bis 60 Sekunden.

Spiderman-Klimmzug im Obergriff

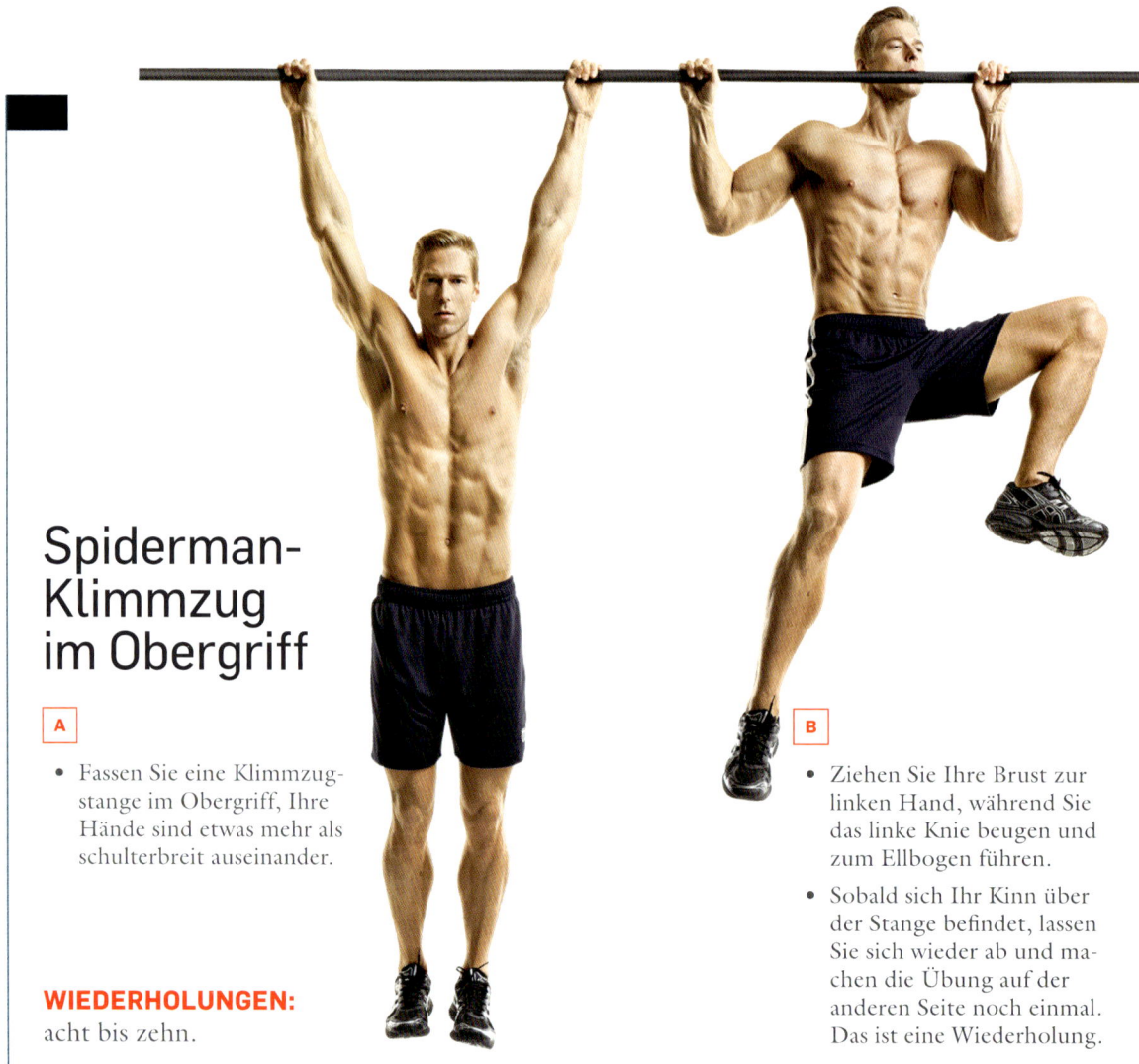

A
- Fassen Sie eine Klimmzugstange im Obergriff, Ihre Hände sind etwas mehr als schulterbreit auseinander.

WIEDERHOLUNGEN: acht bis zehn.

B
- Ziehen Sie Ihre Brust zur linken Hand, während Sie das linke Knie beugen und zum Ellbogen führen.
- Sobald sich Ihr Kinn über der Stange befindet, lassen Sie sich wieder ab und machen die Übung auf der anderen Seite noch einmal. Das ist eine Wiederholung.

KAPITEL 5: 15-MINUTEN-WORKOUTS ZUM FETTVERBRENNEN

Der Hulk-Supersprung

A
- Stellen Sie sich überschulterbreit auf eine dicke Übungsmatte.
- Beugen Sie Hüfte und Knie und senken Sie den Körper ungefähr halb so weit ab wie bei einer (tiefen) Kniebeuge.

B
- Springen Sie explosionsartig so hoch Sie können und reißen Sie dabei die Arme hoch.
- Landen Sie so weich wie möglich und gehen dann sofort wieder in eine halbe Kniebeuge. Wiederholen Sie die Übung.

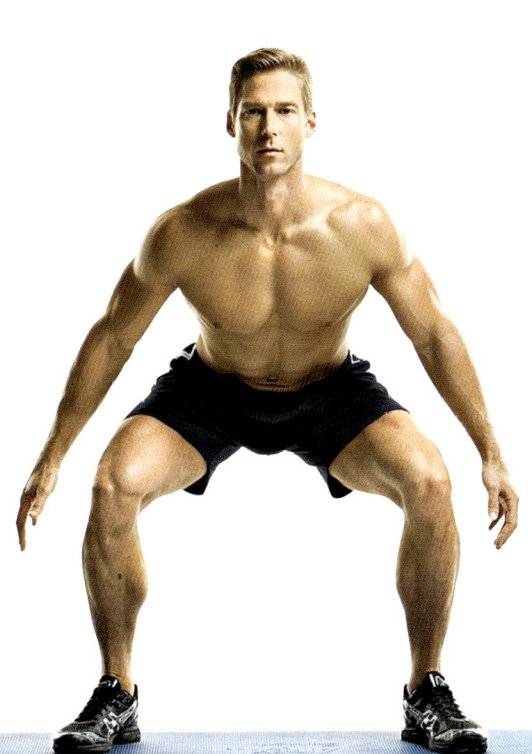
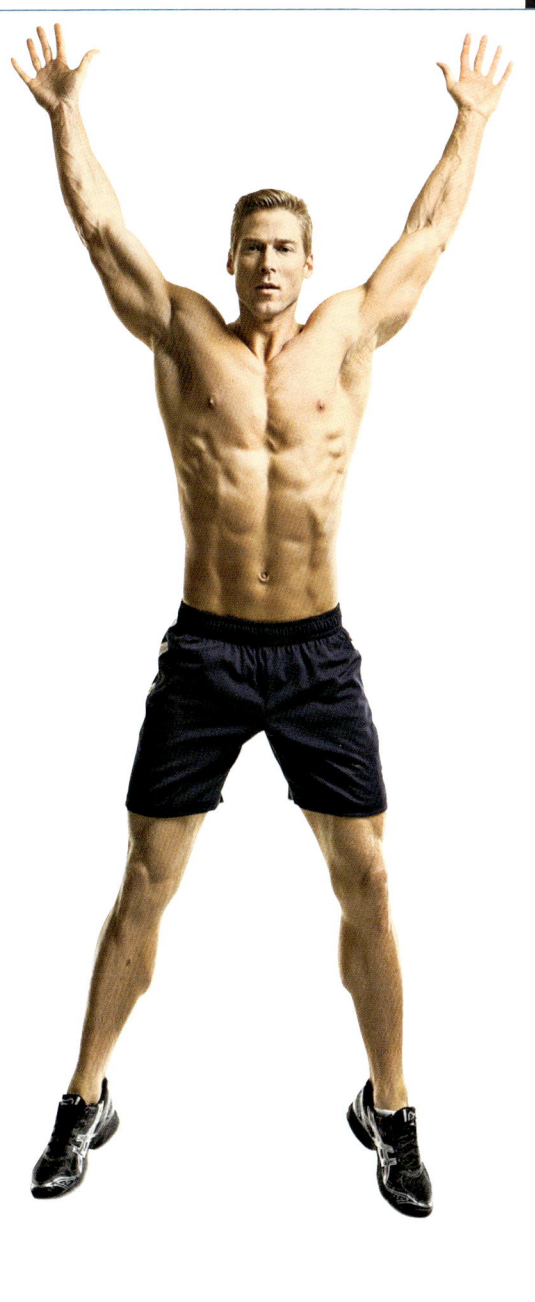

WIEDERHOLUNGEN: acht bis zehn.

Das Superhelden-Workout

Superman-Rückenstrecken

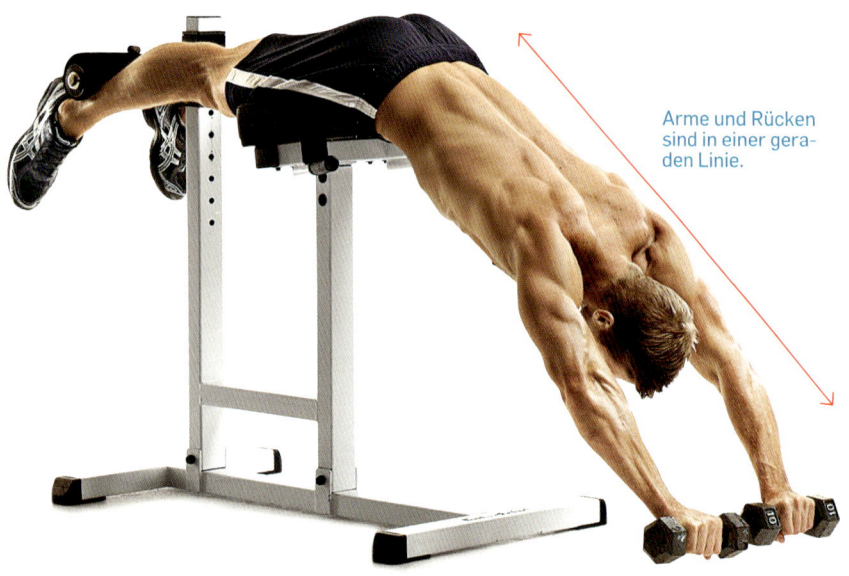

Arme und Rücken sind in einer geraden Linie.

A

- Legen Sie sich mit dem Gesicht nach unten auf eine Rückenstreckbank; fixieren Sie Ihre Füße.
- Halten Sie ein Paar Kurzhanteln. Lassen Sie die Arme hängen.
- Beugen Sie die Hüfte, um den Oberkörper Richtung Boden abzusenken.

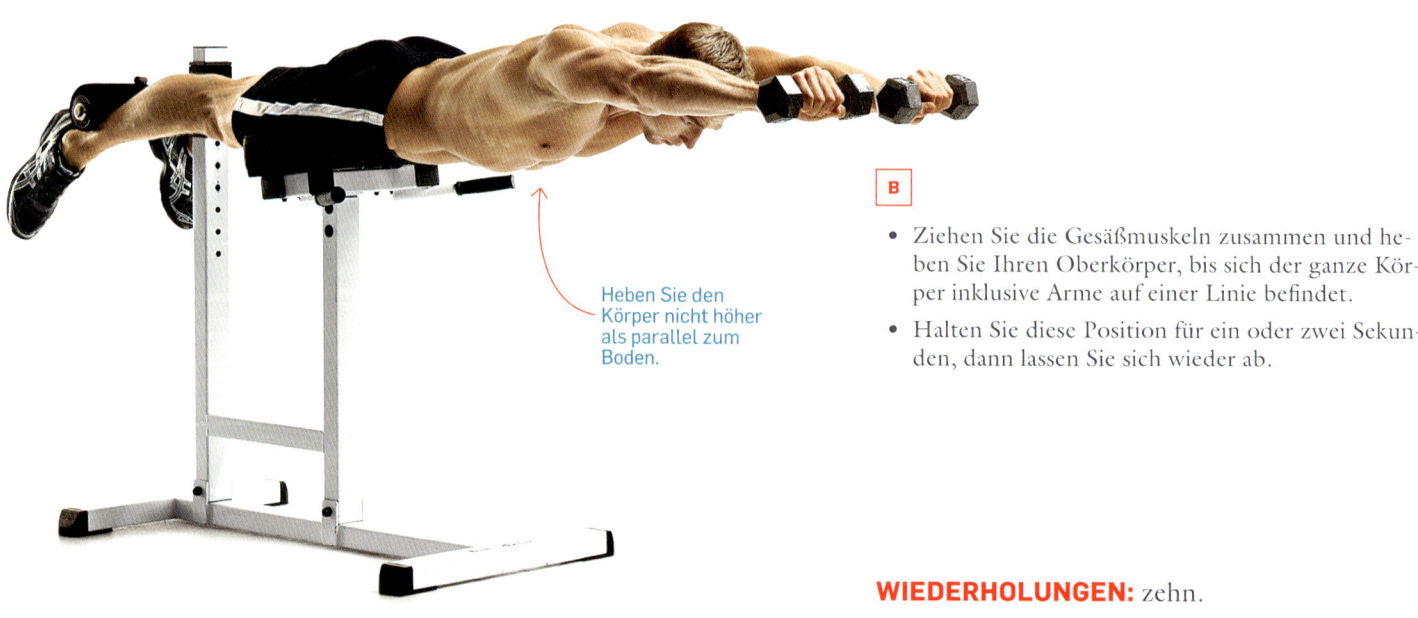

Heben Sie den Körper nicht höher als parallel zum Boden.

B

- Ziehen Sie die Gesäßmuskeln zusammen und heben Sie Ihren Oberkörper, bis sich der ganze Körper inklusive Arme auf einer Linie befindet.
- Halten Sie diese Position für ein oder zwei Sekunden, dann lassen Sie sich wieder ab.

WIEDERHOLUNGEN: zehn.

100

KAPITEL 5: 15-MINUTEN-WORKOUTS ZUM FETTVERBRENNEN

Thors Hammer

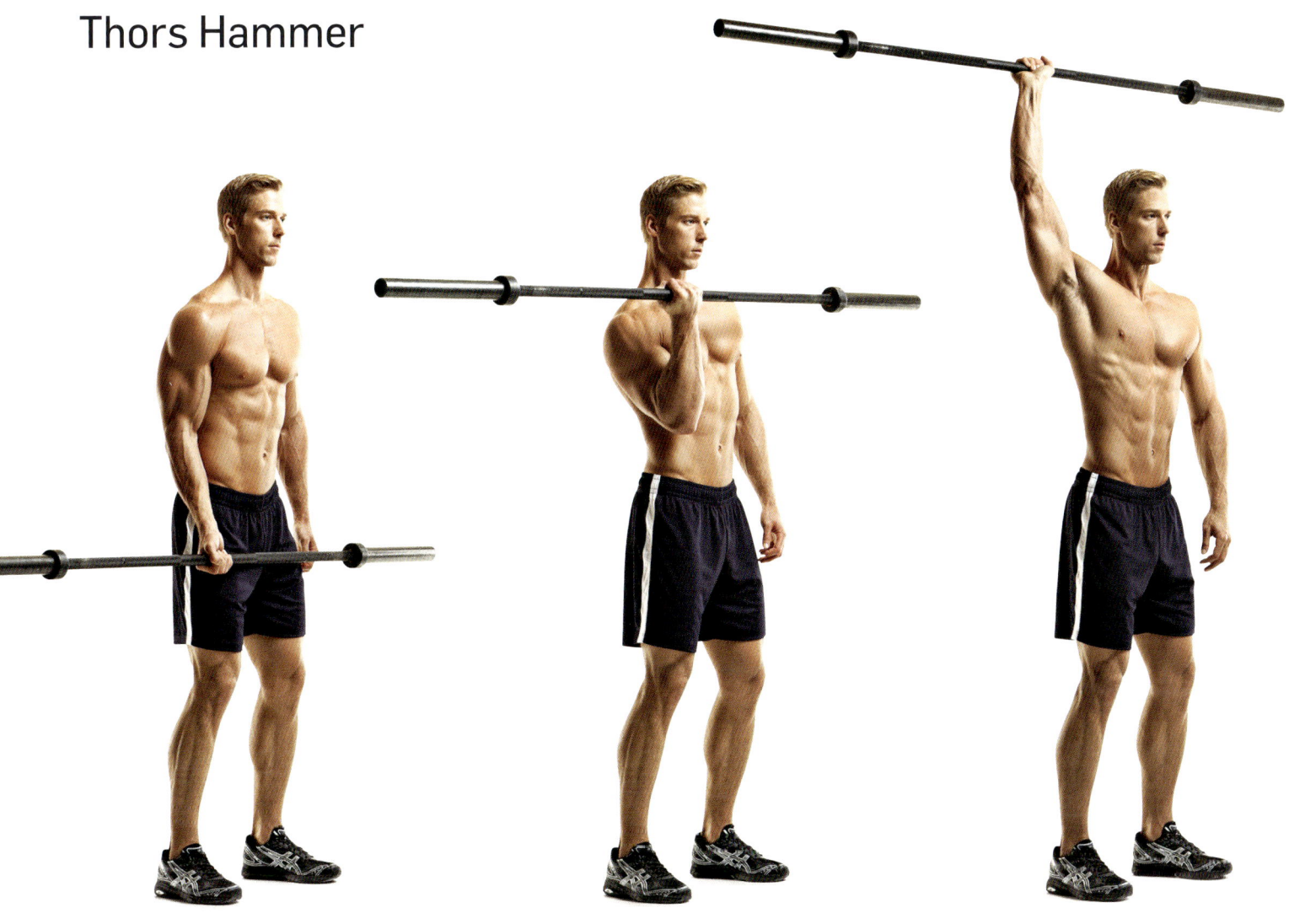

A
- Mit der rechten Hand fassen Sie mittig eine Langhantelstange und halten sie mit der Handfläche nach oben vor den Oberschenkeln.

WIEDERHOLUNGEN: acht bis zehn.

B
- Beugen Sie den rechten Arm in Richtung Schulter.

C
- Drücken Sie die Stange über Kopf. Drehen Sie dabei das Handgelenk, sodass die Handfläche in der Endposition nach vorn zeigt.
- Strecken Sie sich und drücken Sie das Gewicht so hoch Sie können.
- Senken Sie die Stange, wechseln Sie den Arm und wiederholen Sie die Übung.

Die Superschweiß-Supersätze

Um einen „Supersatz" handelt es sich dann, wenn Sie zwei Übungen hintereinander ohne Pause ausführen. Häufig werden dabei nacheinander entgegengesetzte Muskelgruppen trainiert, sodass immer ein Teil des Körpers ruhen kann, während der andere arbeitet. Hier haben wir jedoch Bewegungen zusammengestellt, die dieselben Muskeln auf unterschiedliche Weise beanspruchen. Das sorgt für einen extremen Kalorienverbrauch.

UND SO GEHT'S:
Machen Sie jeweils sechs Wiederholungen der beiden Übungen in jedem Supersatz, und zwar ohne Pause zwischen den einzelnen Übungen. Nach der Beendigung eines Supersatzes legen Sie zwei Minuten Pause ein, ehe Sie zum nächsten übergehen.

SUPERSATZ 1
Plyometrischer Liegestütz

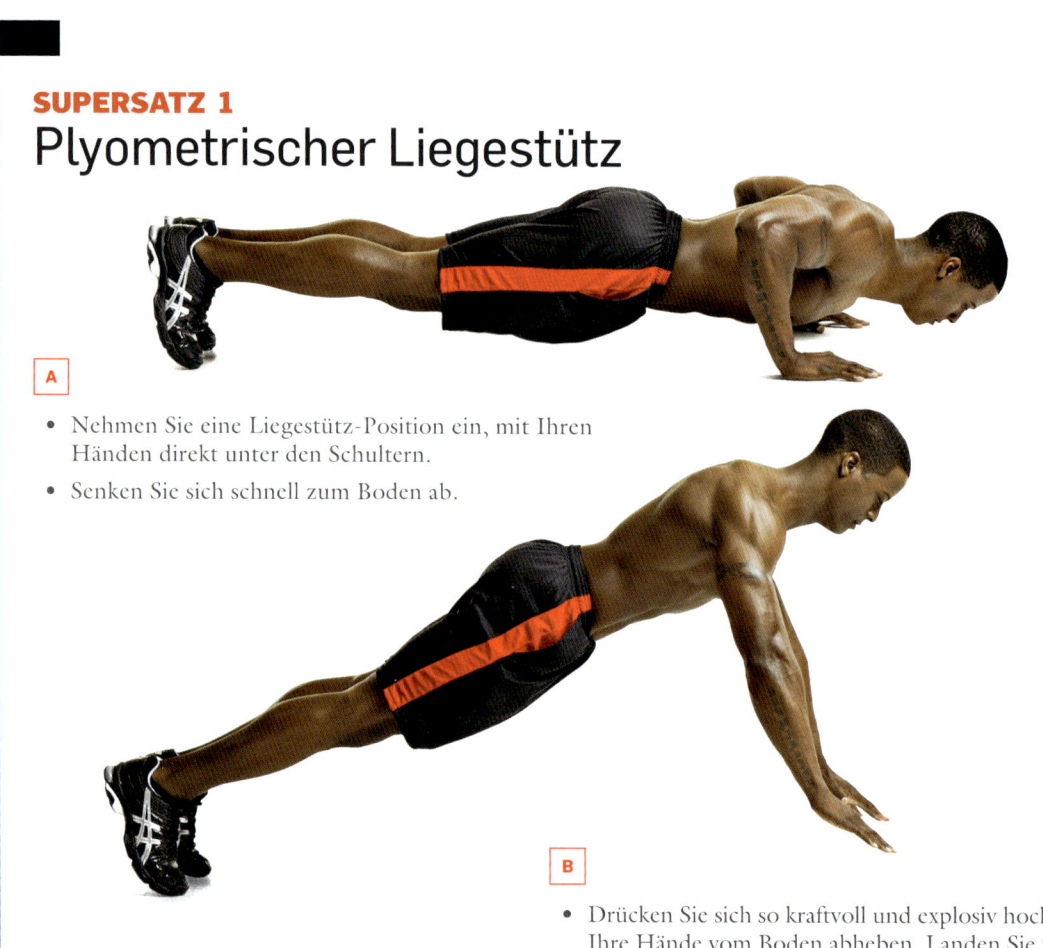

A
- Nehmen Sie eine Liegestütz-Position ein, mit Ihren Händen direkt unter den Schultern.
- Senken Sie sich schnell zum Boden ab.

B
- Drücken Sie sich so kraftvoll und explosiv hoch, dass Ihre Hände vom Boden abheben. Landen Sie und schließen Sie die nächste Wiederholung direkt an.

WIEDERHOLUNGEN: sechs.

KAPITEL 5: 15-MINUTEN-WORKOUTS ZUM FETTVERBRENNEN

Bankdrücken mit Kurzhanteln

A

- Legen Sie sich auf eine Bank und halten Sie ein Paar schwere Kurzhanteln mit gestreckten Armen so über Ihrer Brust, dass sie sich fast berühren. Ihre Handflächen zeigen in Richtung Füße.

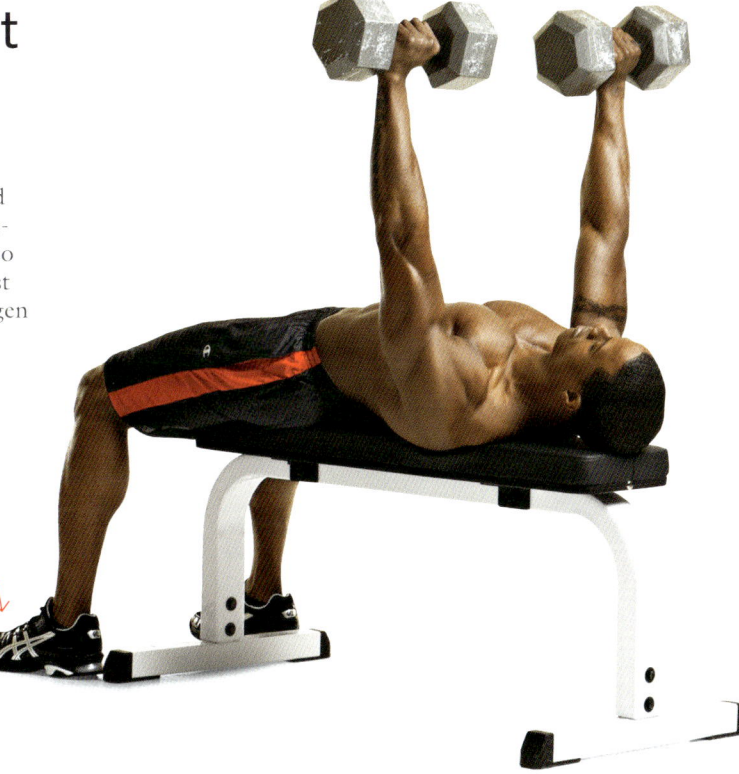

Lassen Sie die Füße auf dem Boden. Wenn Sie sie anheben, verlagert das das Gewicht weg von Ihrem Oberkörper und verringert Ihre Leistung im Drücken.

EINE BESSERE BANK

Ziehen Sie beim Bankdrücken – egal ob mit Langhantel oder mit Kurzhanteln – in der Absenkphase Ihre Schulterblätter zusammen. Das unterstützt den Oberkörper beim Aufbau von Energie, so dass Sie die Hantel(n) mit mehr Kraft drücken können. Wenn Sie das Gewicht wieder absenken, kommen Sie ihm mit der Brust entgegen. Das bewirkt, dass Sie Kraft sammeln und mit frischer Energie darangehen, das Gewicht erneut hochzudrücken.

B

- Senken Sie die Gewichte langsam neben Ihren Oberkörper.
- Kurze Pause und dann drücken Sie die Hanteln zurück in die Ausgangsposition.

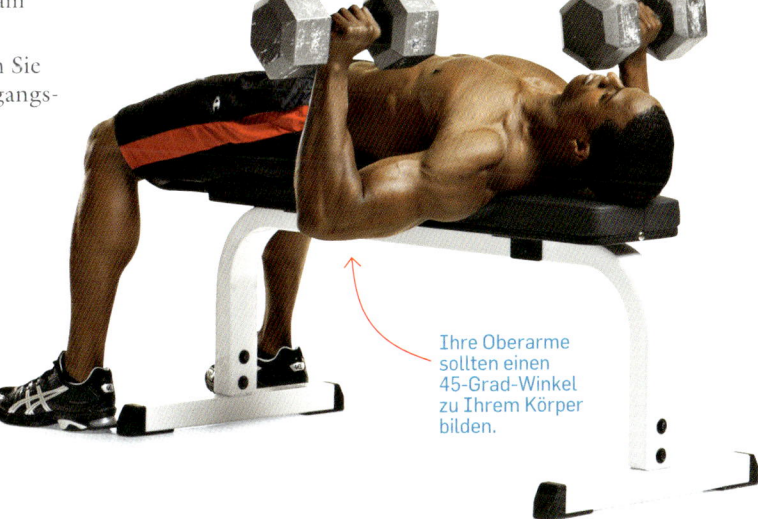

Ihre Oberarme sollten einen 45-Grad-Winkel zu Ihrem Körper bilden.

WIEDERHOLUNGEN: sechs.

103

Die Superschweiß-Supersätze

SUPERSATZ 2
Explosiver Step-up

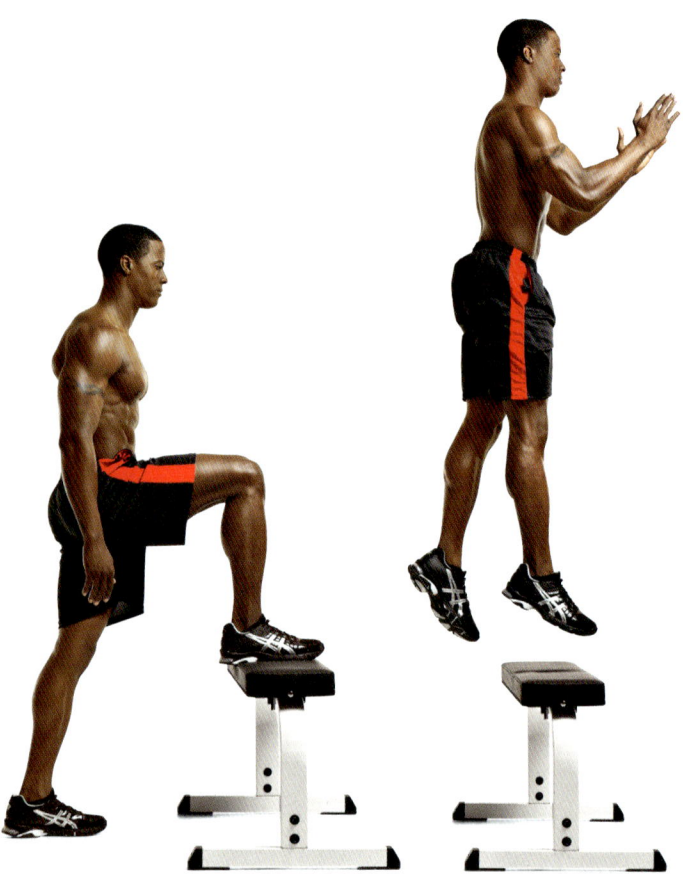

A
- Setzen Sie den rechten Fuß auf ein stabiles Steppbrett oder eine Bank. Ihr linker Fuß steht flach auf dem Boden.

B
- Halten Sie den Oberkörper aufrecht und stoßen Sie sich zu einem Luftsprung kräftig von der Bank ab.
- Wechseln Sie in der Luft die Beine, sodass der linke Fuß sanft auf der Bank landet und der rechte auf dem Boden.

WIEDERHOLUNGEN: sechs. Wechseln Sie dabei den Fuß.

Alternierender Step-up mit Kurzhanteln

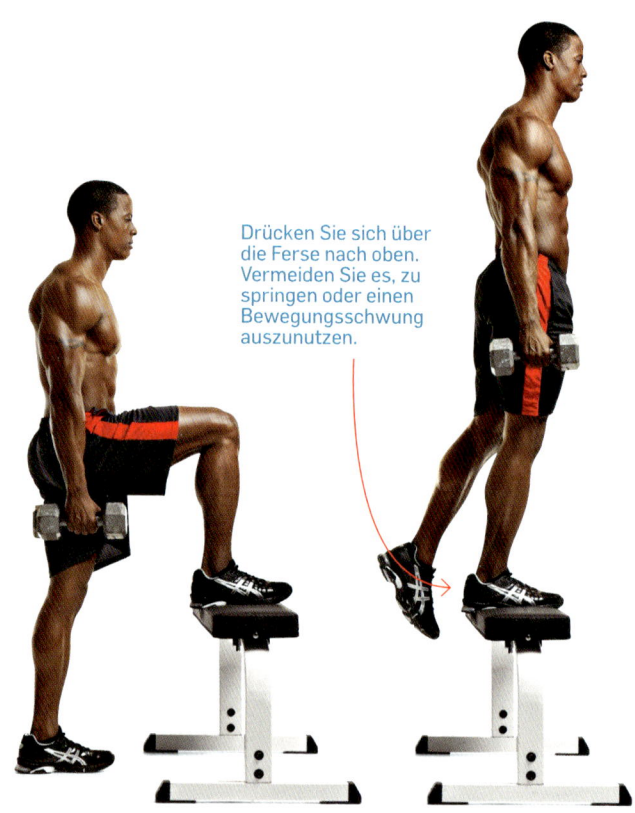

Drücken Sie sich über die Ferse nach oben. Vermeiden Sie es, zu springen oder einen Bewegungsschwung auszunutzen.

A
- Halten Sie ein Paar Kurzhanteln neben dem Körper, die Handflächen zeigen nach innen. Stellen Sie sich vor eine Bank.
- Setzen Sie den rechten Fuß auf die Bank.

B
- Steigen Sie auf die Bank, Ihr linker Fuß hängt in der Luft. Steigen Sie wieder ab.
- Wiederholen Sie die Übung. Steigen Sie dieses Mal mit dem linken Fuß hoch. Das ist eine Wiederholung.

WIEDERHOLUNGEN: sechs.

KAPITEL 5: 15-MINUTEN-WORKOUTS ZUM FETTVERBRENNEN

SUPERSATZ 3
Klappmesser

- Legen Sie sich mit geraden Beinen und über Kopf ausgestreckten Armen auf den Boden.

- Spannen Sie die Bauchmuskeln an und heben Sie Oberkörper und Arme vom Boden ab, während Sie gleichzeitig die gestreckten Beine zum Körper bringen.
- Berühren Sie in der höchsten Position der Bewegung Ihre Zehen mit den Händen, wenn Sie das schaffen. Dann kehren Sie in die Ausgangsposition zurück.

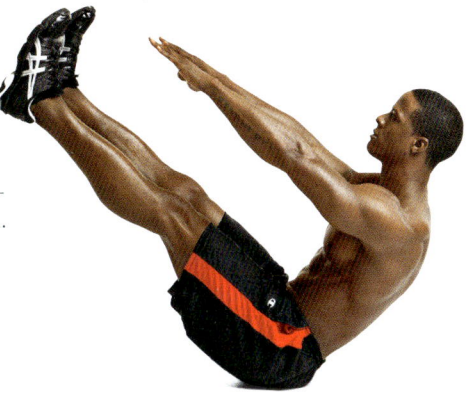

WIEDERHOLUNGEN: sechs.

Sit-up mit Gewicht auf dem Gymnastikball

A

- Legen Sie sich rücklings auf einen Gymnastikball. Halten Sie mit beiden Händen eine Kurzhantel gegen Ihre Brust.

Sie sollten von der Hüfte zu den Schulterblättern von dem Ball gestützt werden.

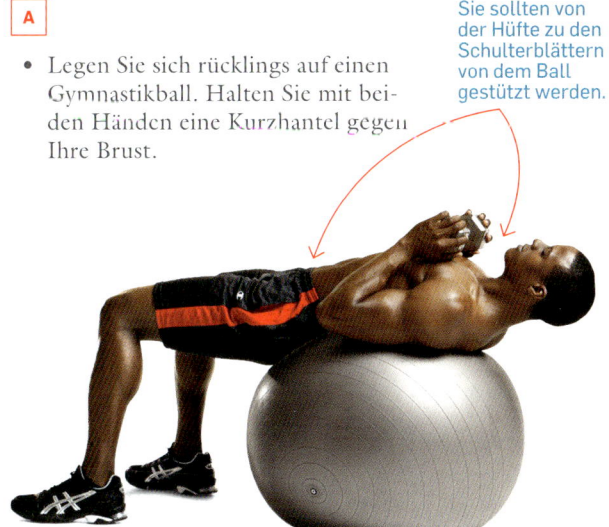

B

- Rollen Sie sich ein. Halten Sie inne, kurz bevor Sie aufrecht sitzen. Senken Sie sich langsam wieder in die Ausgangsposition ab.

Setzen Sie die Bauchmuskeln ein, um sich aufzurichten, aber vermeiden Sie es, Schwung zu holen.

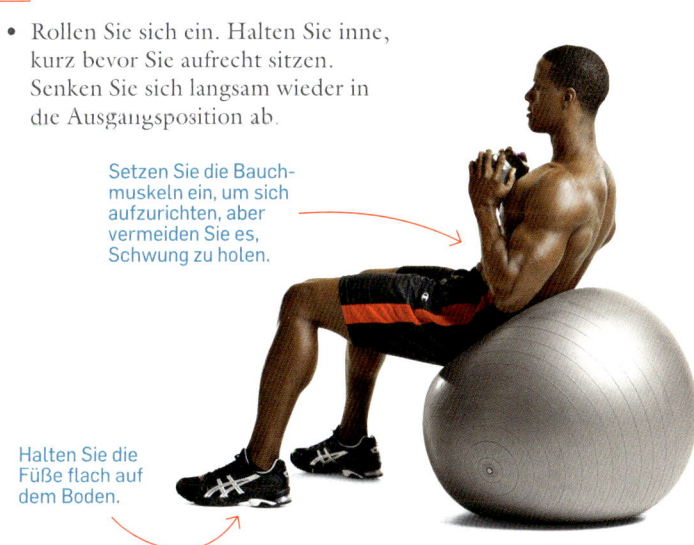

Halten Sie die Füße flach auf dem Boden.

WIEDERHOLUNGEN: sechs.

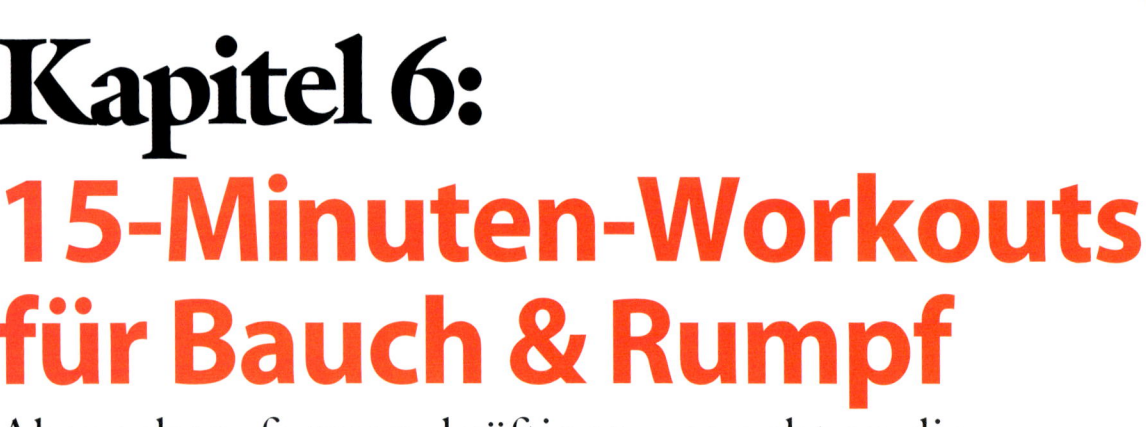

Kapitel 6:
15-Minuten-Workouts für Bauch & Rumpf

Abspecken, formen, kräftigen – es geht an die entscheidende Muskelgruppe, die nicht nur dazu da ist, dass Sie ohne Hemd gut aussehen.

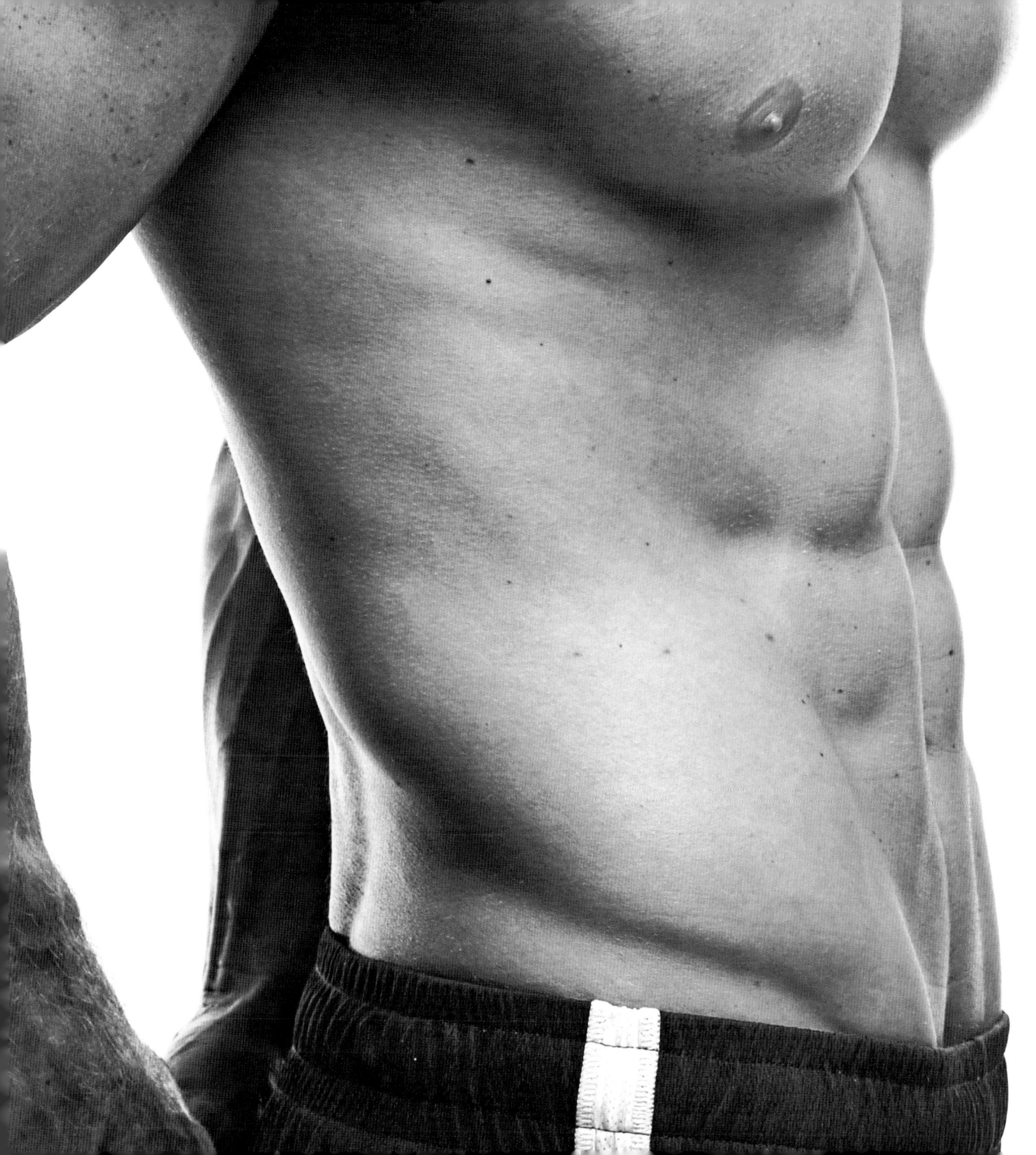

Superschnelle Übungen für Ihre Mitte

Jeder möchte einen flachen Bauch haben – einen, der nicht wackelt und nicht über dem Gürtel herausquillt. Ein schlanker, harter Bauch ist ein Erkennungszeichen dafür, dass Sie darauf achten, was Sie essen, und dass Sie sich fit halten. Sie sind diszipliniert, verantwortungsbewusst und gesund – drei Merkmale, auf die Frauen bei einem Mann zu achten pflegen. Aber jenseits von Eitelkeit und Anziehungskraft gibt es noch viele andere Gründe, Ihre Mitte auf Vordermann zu bringen. Ihr Körperzentrum ist von entscheidender Bedeutung für die Stärke und Stabilität Ihres ganzen Körpers. Wenn es schwach ist, dann sind Sie schwach.

Der renommierte Fitnesstrainer Mark Verstegen erklärt, die Kräftigung Ihrer Bauchmuskulatur und aller Rückenmuskeln, die Ihre Wirbelsäule stützen, wirke wie eine Ganzkörper-Kur:

- Je kräftiger Ihr Körperzentrum ist, desto größer und schlanker sehen Sie aus, weil dieses muskuläre Gerüst Ihren Bauch zusammenhält und das Skelett streckt.
- Das Training der tiefen Bauchmuskulatur und der Muskeln an der Wirbelsäule schafft einen korsettähnlichen Halt, der Rückenverletzungen verhindert.
- Eine durchtrainierte Körpermitte verbessert die Reaktionszeit und die geistige Beweglichkeit. Da die Wirbelsäule der Bote zwischen Körper und Gehirn ist, wird eine stabile und aufgerichtete Wirbelsäule dafür sorgen, dass das Gehirn Nachrichten noch rascher erhält.

Aus diesen und vielen weiteren Gründen ist dieses Kapitel vielleicht das wichtigste in diesem Buch. Ihr Körperzentrum verdient Ihre uneingeschränkte Aufmerksamkeit.

KAPITEL 6: 15-MINUTEN-WORKOUTS FÜR BAUCH & RUMPF

Im Überblick: Die 15-Minuten-Zirkel für Ihre Mitte

Seite 110
Das Körperzentrum-Workout ohne Crunches
Umgekehrtes Holzhacken
Einarmiger Ausfallschritt
Rückstütz mit Beinheben
Einarmiges Kurzhantel-Rudern
Beinkreisen auf dem Boden
Rock 'n' Roll
Hammerwerfen

Seite 116
Das Sixpack-Workout (1)
Crunch mit gestreckten Armen und Gewicht
Bauchmuskel-Crunch im Sitzen
Fallenlassen der Beine mit Medizinball
Einseitiger Crunch mit Gewicht
Kabel-Crunch im Knien
Crunch-Seitbeugen-Kombination

Seite 120
Das Sixpack-Workout (2)
Schranke mit Gymnastikball
Umgekehrter Crunch
Beckenheben und Bein-Curl
Kobra
Beinheben im Hang

Seite 124
Das Workout für die schrägen Bauchmuskeln
Schräges Klappmesser
Seitneigen mit Kurzhanteln
Tempo-Rotation
Rumpfdrehen mit Medizinball
Beidhändiges Holzhacken
Seitliches Klappmesser

Seite 128
Das 15-Minuten-Baukasten-Workout
Seitbrücke
Unterarmstütz mit diagonalem Armheben
Einseitiges Beinsenken
Pflug auf dem Gymnastikball
Beckenheben und Marschieren
Seitliches Rollen im Armstütz
Wandern im Armstütz mit Drehung
Kanute
Alternierendes Kurzhantel-Rudern
Seitstütz mit Drehung
Bauchmuskel-Chop
Matrix
T-Stabilisation
Beidseitiges Beinstrecken
Rückenstrecken mit Beinheben
Unterarmstütz-Schaukel auf dem Gymnastikball
Bergsteiger mit Gymnastikball
Crunch mit hochgestreckten Beinen und Überzug
Sprinter

LEKTIONEN IN BAUCH-MUSKEL-ANATOMIE

Der Muskelgürtel, der Ihre Wirbelsäule stabilisiert, auch Core genannt, besteht aus mehr als zwei Dutzend Muskeln. Lernen Sie die wichtigsten Spieler kennen:

Rectus abdominis:
Dies ist der Sixpack-Muskel an der Vorderseite des Bauches, der aktiviert wird, wenn Sie Crunches ausführen.

Transversus abdominis:
Das ist der tiefe Muskel unter dem Sixpack, der die Bauchdecke einzieht.

Obliqui abdominis:
Die Bauchmuskeln an den Seiten des Rumpfes unterstützen das seitliche Beugen und unterbinden eine Rotation des Rumpfes.

Hüftbeuger:
Die Muskeln, die es Ihnen ermöglichen, die Hüfte zu beugen und die Oberschenkel zum Gehen oder Laufen anzuheben, sind unabdingbar für die Kraft des Körperzentrums.

Unterer Rücken:
Die vielen Muskeln hier spielen eine entscheidende Rolle im Gefüge des Körperzentrums, da sie die Wirbelsäule stabil halten, wenn Sie sich zurücklehnen.

Das Körperzentrum-Workout ohne Crunches

Wer eine masochistische Ader hat, liebt Crunches. Die meisten Menschen tun es allerdings nicht und das ist in Ordnung, weil Sie sie nämlich nicht brauchen, um tolle Bauchmuskeln aufzubauen. Crunches trainieren nur einen kleinen Teil der Bauchmuskulatur. Dieses Workout hingegen nimmt Ihr gesamtes Körperzentrum plus den Rücken und das Gesäß in Anspruch, deren Muskeln ein Vorwölben des Bauches verhindern helfen.

UND SO GEHT'S:

Absolvieren Sie diese Übungen direkt nacheinander ohne Zwischenpause. Wenn Sie den ersten Durchgang beendet haben, verschnaufen Sie, und dann machen Sie eine weitere Runde.

Umgekehrtes Holzhacken

A
- Halten Sie einen Medizinball in beiden Händen neben Ihrer linken Hüfte und beugen Sie die Knie leicht.

B
- Halten Sie die Arme gestreckt und heben Sie den Ball vor dem Körper entlang nach oben, bis Sie ganz gerade stehen und der Ball sich über Ihrer rechten Schulter befindet. Senken Sie den Ball zur Ausgangsposition ab. Das ist eine Wiederholung.

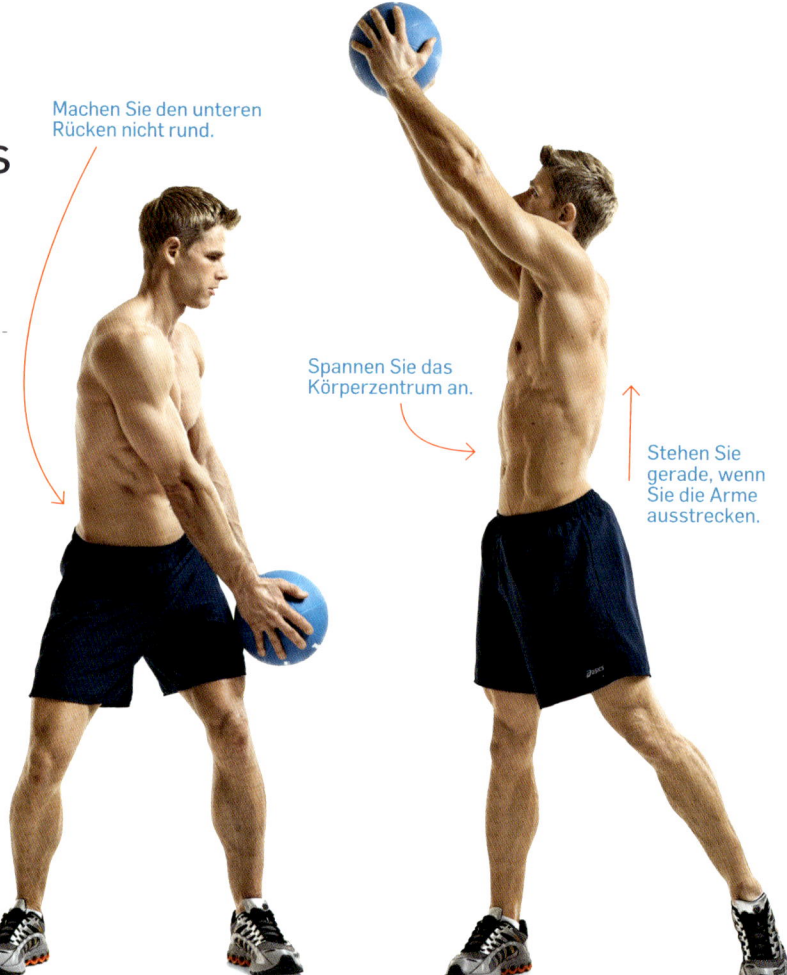

Machen Sie den unteren Rücken nicht rund.

Spannen Sie das Körperzentrum an.

Stehen Sie gerade, wenn Sie die Arme ausstrecken.

WIEDERHOLUNGEN:
zehn, dann das Ganze noch einmal mit dem Ball an der rechten Hüfte.

KAPITEL 6: 15-MINUTEN-WORKOUTS FÜR BAUCH & RUMPF

Einarmiger Ausfallschritt

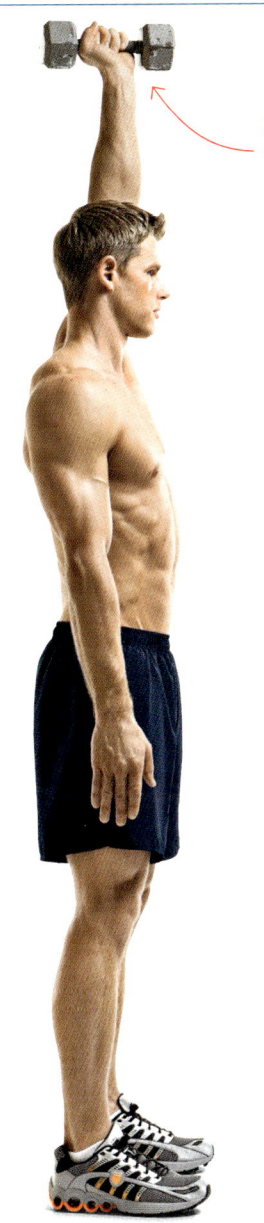

Ihre Handfläche zeigt nach innen.

Lassen Sie es nicht zu, dass das Gewicht Sie nach vorn zieht. Um das zu vermeiden, konzentrieren Sie sich darauf, die Hüfte gerade nach unten fallen zu lassen, während Sie den Schritt machen.

A
- Halten Sie eine Kurzhantel in der linken Hand und heben Sie den linken Arm über den Kopf. Lassen Sie den Ellbogen während der gesamten Übung dicht am Kopf.

B
- Machen Sie mit dem rechten Fuß einen Schritt nach vorn. Senken Sie sich dabei ab, bis die Oberseite Ihres Oberschenkels parallel zum Boden steht. Schieben Sie sich aus dem linken Fuß in den Stand. Das ist eine Wiederholung.

WIEDERHOLUNGEN: acht bis zehn, dann halten Sie die Hantel in der rechten Hand und machen den Ausfallschritt mit dem linken Bein.

Das Körperzentrum-Workout ohne Crunches

Rückstütz mit Beinheben

A

- Setzen Sie sich mit gestreckten Beinen auf den Boden. Die Hände befinden sich hinter dem Gesäß, die Finger zeigen nach vorn. Stützen Sie sich auf die Hände und heben Sie die Hüfte an, sodass Ihr Körper von der Ferse zum Kopf eine gerade Linie bildet.

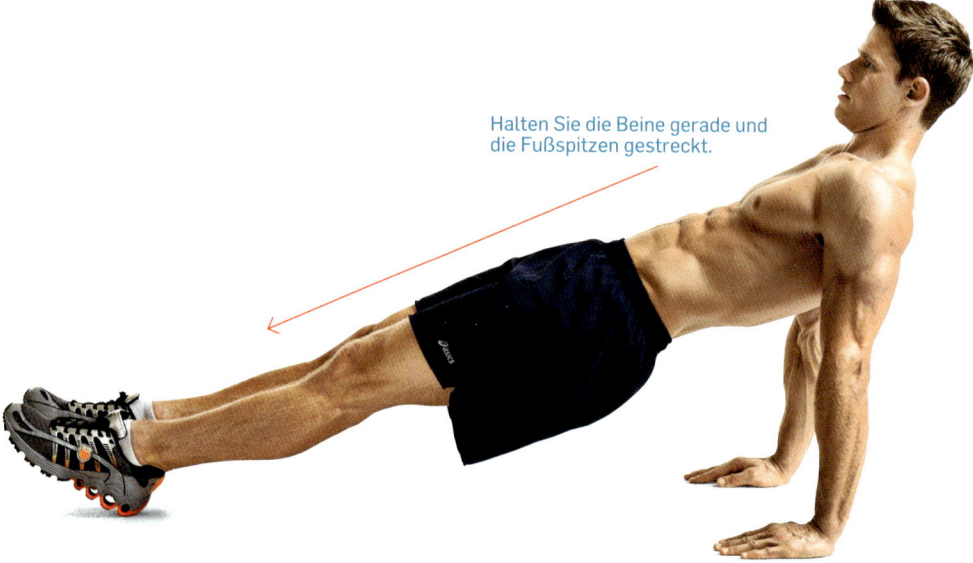

Halten Sie die Beine gerade und die Fußspitzen gestreckt.

B

- Ohne die Hüfte abzusenken, heben Sie das rechte Bein wenigstens um 45 Grad an. Halten Sie die Position für drei Sekunden, dann senken Sie das Bein und wiederholen die Übung.

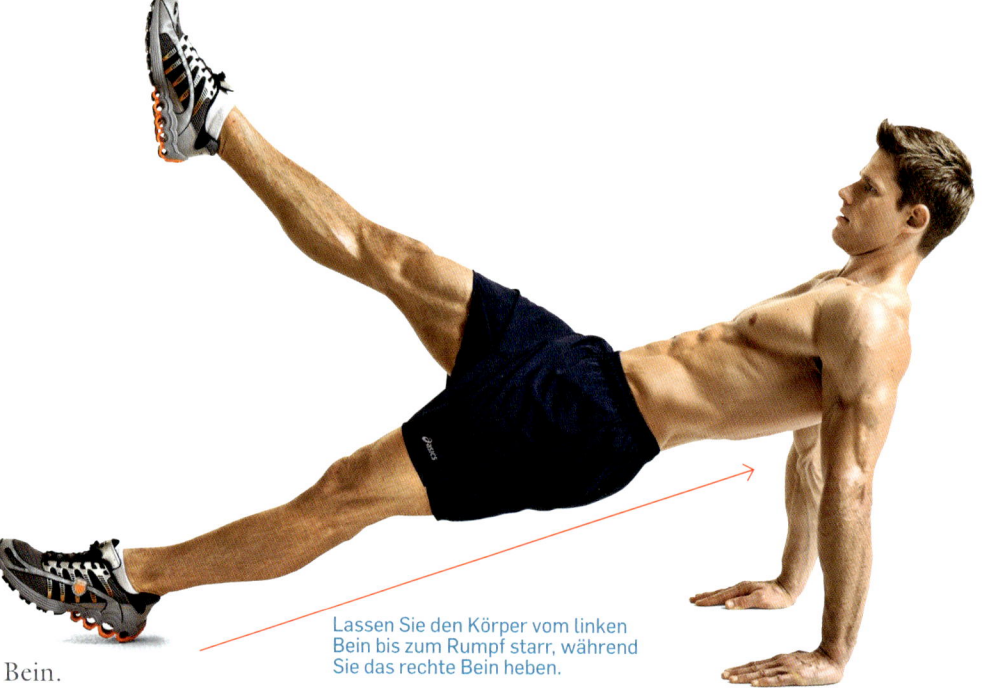

Lassen Sie den Körper vom linken Bein bis zum Rumpf starr, während Sie das rechte Bein heben.

WIEDERHOLUNGEN: zehn mit jedem Bein.

KAPITEL 6: 15-MINUTEN-WORKOUTS FÜR BAUCH & RUMPF

Einarmiges Kurzhantel-Rudern

A
- Fassen Sie eine Kurzhantel mit der rechten Hand, beugen Sie die Knie und lehnen Sie sich in der Hüfte nach vorn. Lassen Sie den Arm mit der Hantel locker hängen. Verwenden Sie den Hammergriff, die Handfläche zeigt nach innen. Legen Sie die linke Hand mit der Handfläche nach oben auf den unteren Rücken.

Beugen Sie die Knie leicht.

B
- Spannen Sie die Bauchmuskeln an und ziehen Sie das Gewicht bis auf Brusthöhe, ohne im Oberkörper zu drehen. Kehren Sie zurück in die Ausgangsposition. Das ist eine Wiederholung.

Drehen Sie beim Rudern nicht Ihren Rumpf.

WIEDERHOLUNGEN: zehn bis zwölf, dann noch einmal mit der Hantel in der linken Hand.

Beinkreisen auf dem Boden

A
- Setzen Sie sich mit ganz ausgestreckten Beinen auf den Boden. Heben Sie Ihre Füße ein paar Zentimeter an.
- Lehnen Sie sich zurück auf die Ellbogen. Die Hände befinden sich auf Taillenhöhe neben dem Körper.

B
- Halten Sie den unteren Rücken in den Boden gedrückt und heben Sie die Beine unter Einsatz der Core-Muskulatur auf etwa 45 Grad. Strecken Sie die Füße, pressen Sie die Oberschenkel zusammen und zeichnen Sie im Uhrzeigersinn mit den Beinen große Kreise in die Luft. Dann machen Sie die Kreise gegen den Uhrzeigersinn.

Malen Sie mit den Beinen Kreise in die Luft, zuerst im Uhrzeigersinn, dann gegen den Uhrzeigersinn.

WIEDERHOLUNGEN: zwölf in jede Richtung.

Das Körperzentrum-Workout ohne Crunches

Rock 'n' Roll

A

- Nehmen Sie eine Unterarmstütz-Position ein: Stellen Sie die Zehen auf und legen Sie die Unterarme flach auf den Boden. Der übrige Körper hat keinen Bodenkontakt.

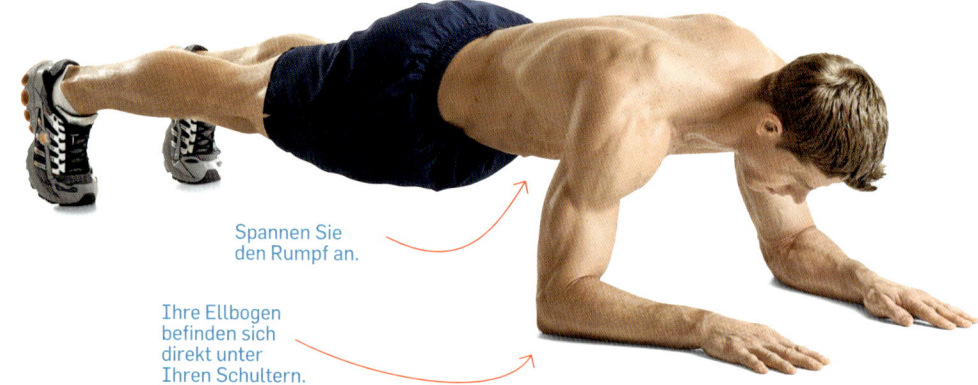

Spannen Sie den Rumpf an.

Ihre Ellbogen befinden sich direkt unter Ihren Schultern.

B

- Bewegen Sie die Hände nicht. Drehen Sie Ihren Körper – mit den Zehen als Drehpunkt – so weit nach links wie möglich, ohne dass Sie die Balance verlieren.

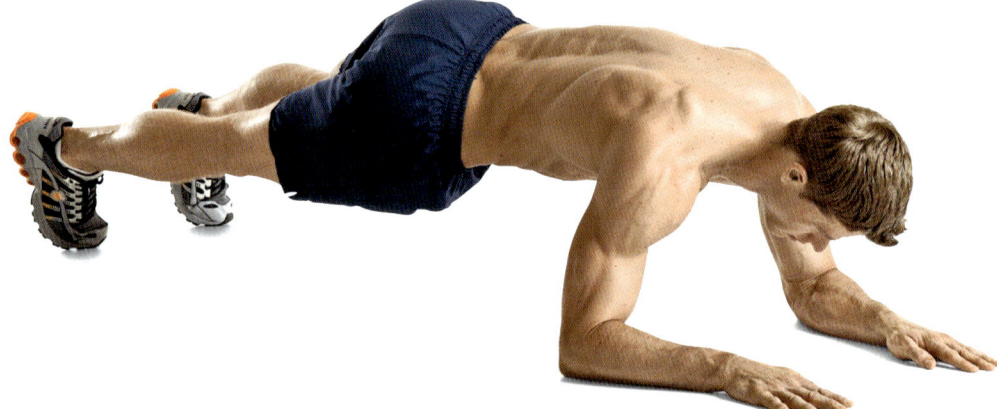

C

- Drehen Sie Ihren Körper nach rechts. Je eine Drehung in beiden Richtungen entspricht einer Wiederholung.

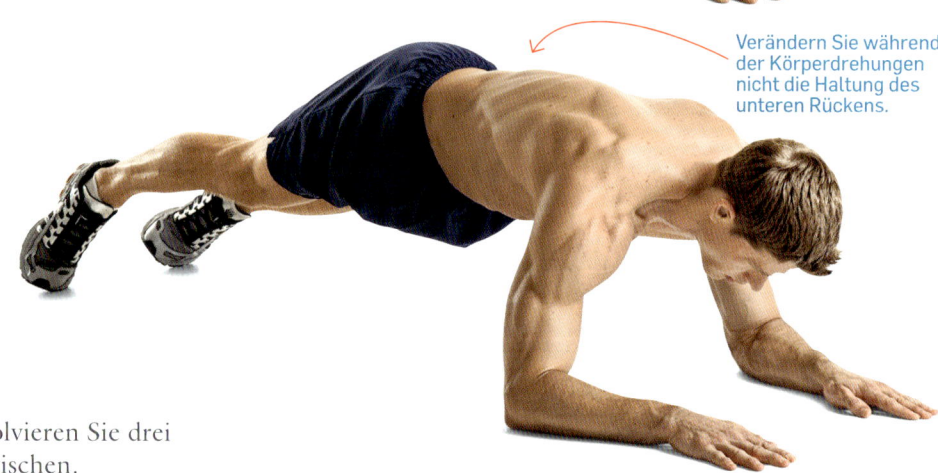

Verändern Sie während der Körperdrehungen nicht die Haltung des unteren Rückens.

WIEDERHOLUNGEN: acht bis zehn. Absolvieren Sie drei Sätze mit jeweils 30 Sekunden Pause dazwischen.

KAPITEL 6: 15-MINUTEN-WORKOUTS FÜR BAUCH & RUMPF

Hammerwerfen

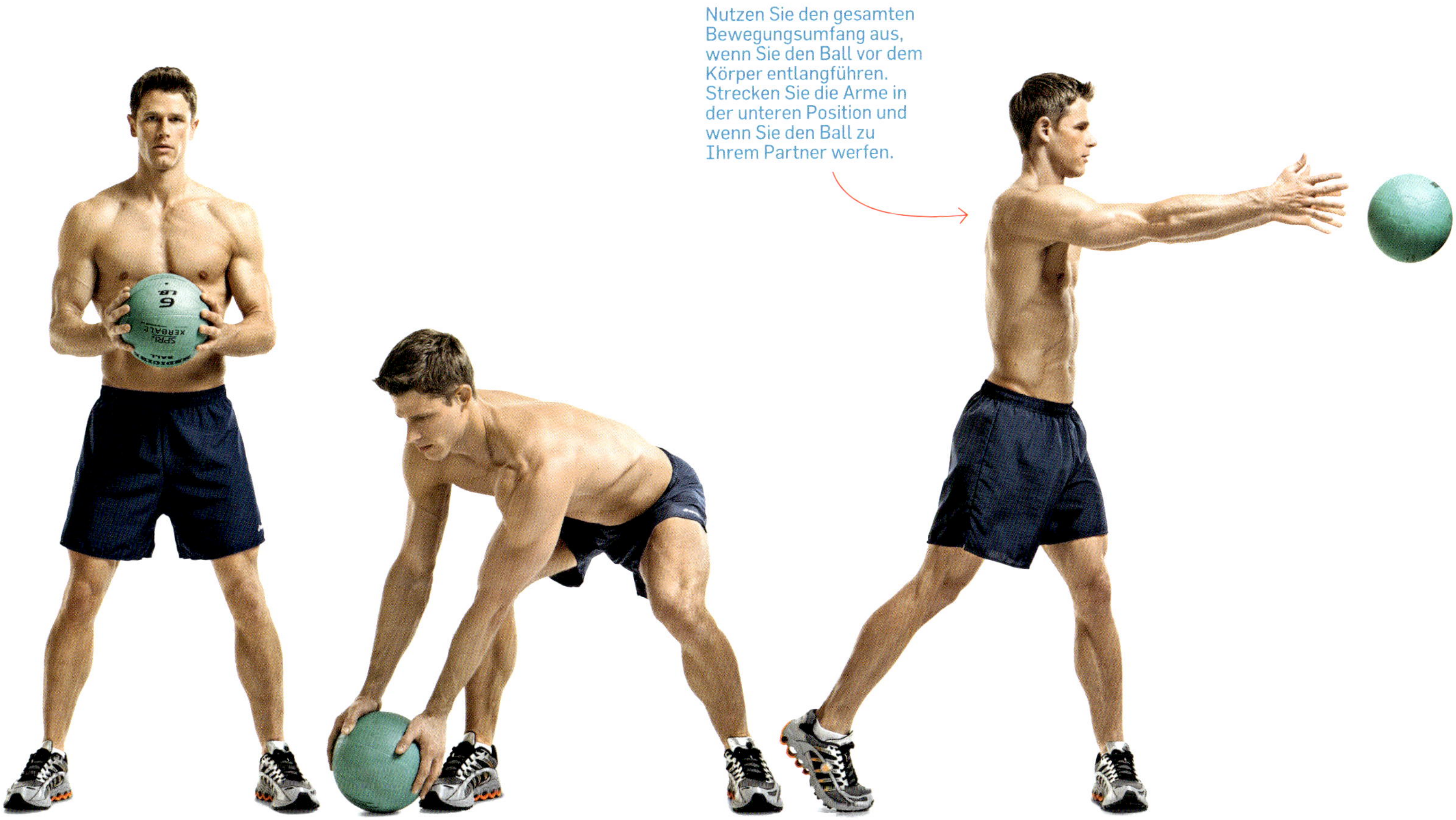

Nutzen Sie den gesamten Bewegungsumfang aus, wenn Sie den Ball vor dem Körper entlangführen. Strecken Sie die Arme in der unteren Position und wenn Sie den Ball zu Ihrem Partner werfen.

A
- Greifen Sie einen Fünf-Pfund-Medizinball. Stellen Sie sich mit leicht gebeugten Knien schulterbreit hin.
- Halten Sie den Ball mit beiden Händen vor der Brust.

B
- Senken Sie die Hüfte und tippen Sie mit dem Ball außen neben dem rechten Fuß auf den Boden.

C
- Kommen Sie schnell wieder hoch. Führen Sie dabei den Ball vor dem Körper entlang und werfen Sie ihn nach links zu einem Partner. Lassen Sie den Ball ungefähr auf Schulterhöhe los.
- Ihr Partner wirft den Ball zurück. Das ist eine Wiederholung.

WIEDERHOLUNGEN: zehn, dann führen Sie die Übung zur anderen Seite aus.

115

Das Sixpack-Workout (1)

Diese Übungen werden jene Masochisten ansprechen, die das Gefühl brennender Bauchmuskeln lieben. Die beiden Sixpack-Workouts bestehen aus vielen 1a-Rumpfbeugeübungen, die sowohl die geraden wie die inneren und äußeren schrägen Bauchmuskeln im Visier haben. Dieses Pärchen ist für Leute gedacht, die ihr Waschbrett schnell haben wollen und gewillt sind, dafür Schmerzen in Kauf zu nehmen. Viel Spaß!

UND SO GEHT'S:
Absolvieren Sie die folgenden sechs Übungen als Zirkel ohne Zwischenpause. Nach Beendigung eines Durchgangs machen Sie eine Minute lang Pause und dann einen weiteren Durchgang.

Crunch mit gestreckten Armen und Gewicht

- Legen Sie sich mit angewinkelten Beinen auf den Rücken. Die Füße stehen flach auf dem Boden.
- Halten Sie in jeder Hand eine leichte Kurzhantel und strecken Sie die Arme gerade nach hinten über den Kopf hinaus.

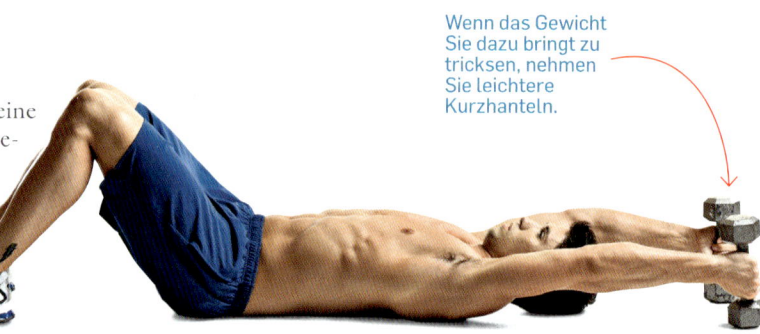

Wenn das Gewicht Sie dazu bringt zu tricksen, nehmen Sie leichtere Kurzhanteln.

- Machen Sie mit dem Brustkasten einen Crunch zum Becken. Halten Sie dabei die Schultern ruhig und die Arme gestreckt.
- Holen Sie keinen Schwung mit den Armen.

Ihre Arme sind ganz gerade.

WIEDERHOLUNGEN: 12 bis 15.

KAPITEL 6: 15-MINUTEN-WORKOUTS FÜR BAUCH & RUMPF

Bauchmuskel-Crunch im Sitzen

A
- Setzen Sie sich an den Rand einer Bank. Greifen Sie die Kante der Sitzfläche und lehnen Sie sich leicht zurück. Dabei strecken Sie die Beine nach unten. Halten Sie die Fersen aber weg vom Boden.

B
- Beugen Sie die Knie und heben Sie die Beine langsam zur Brust. Gleichzeitig lehnen Sie sich mit dem Oberkörper vor, sodass Ihre Brust sich den Oberschenkeln nähert.
- Kehren Sie zur Ausgangsposition zurück.

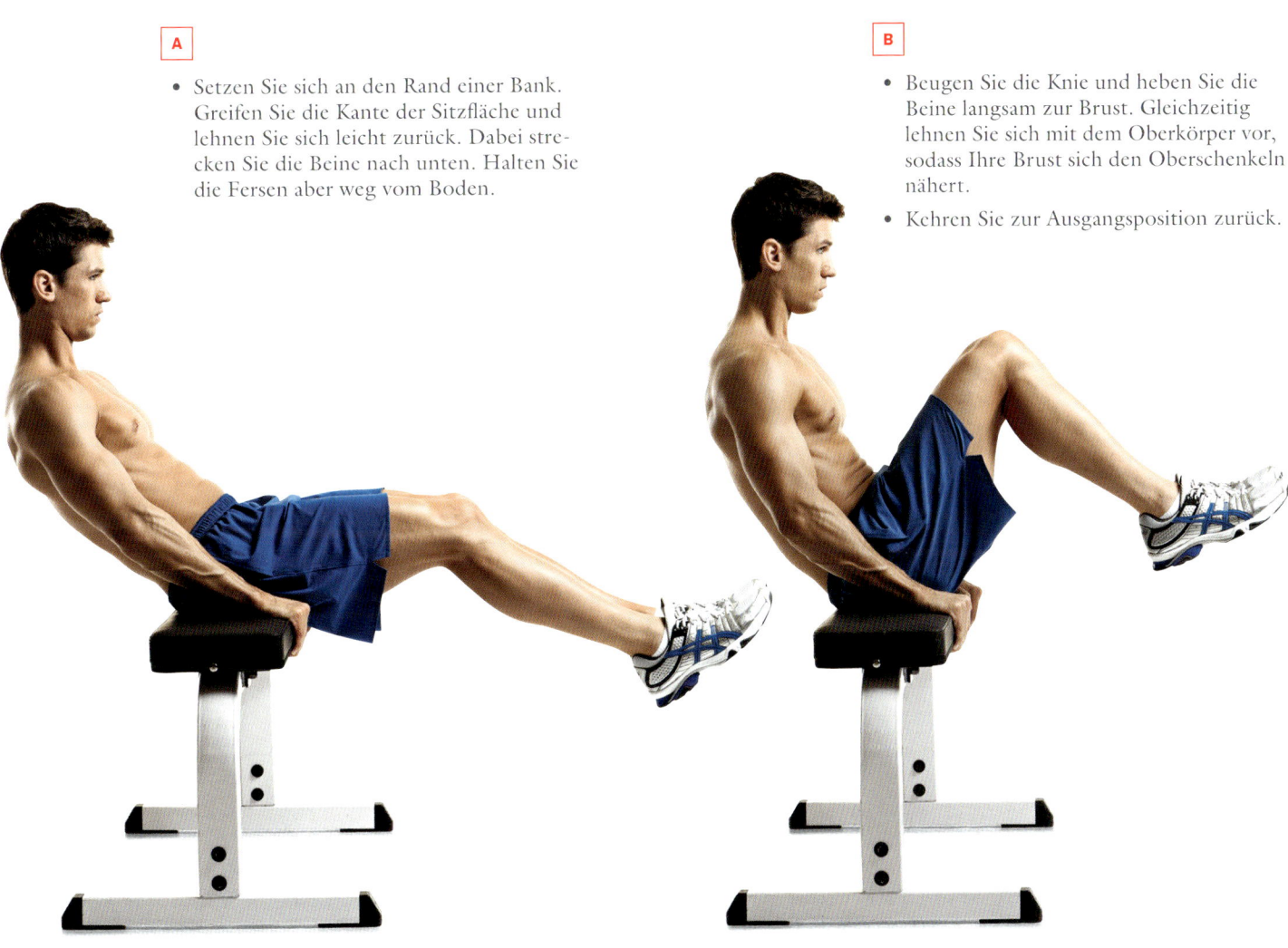

WIEDERHOLUNGEN: 12 bis 15.

Das Sixpack-Workout (1)

Fallenlassen der Beine mit Medizinball

A

- Legen Sie sich mit dem Gesicht nach oben auf den Boden und klemmen Sie einen leichten Medizinball zwischen Ihre Fußgelenke.
- Halten Sie Ihre Beine fast gestreckt und direkt über der Hüfte.

Sie können auch einen Basketball nehmen, wenn der Medizinball zu schwer ist.

Halten Sie von Anfang bis Ende dieselbe Beugung in den Knien.

Spannen Sie die Core-Muskulatur an.

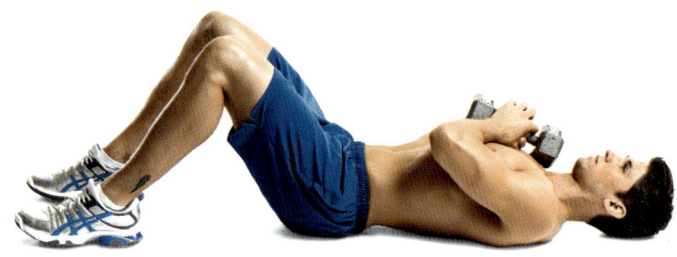

B

- Lassen Sie die Beine direkt nach unten fallen, ohne aber den Boden zu berühren.
- Bringen Sie die Beine in derselben Bewegung so schnell wie möglich wieder in die Ausgangsposition. Das ist eine Wiederholung.

In dieser Position sollten Sie sich so fühlen, als würden Sie im Auto auf die Bremse steigen.

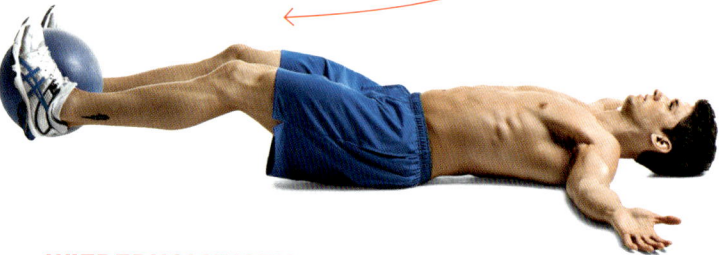

WIEDERHOLUNGEN: zehn bis zwölf.

Einseitiger Crunch mit Gewicht

A

- Legen Sie sich mit gebeugten Knien auf den Rücken. Die Füße stehen flach auf dem Boden. Halten Sie mit beiden Händen eine Kurzhantel an der rechten Schulter.

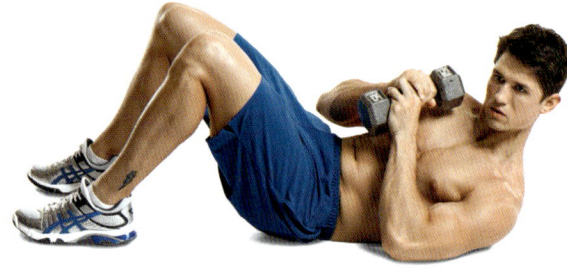

B

- Machen Sie einen Crunch und drehen Sie sich nach links.
- Senken Sie sich wieder ab. Nach Beendigung des Satzes auf dieser Seite wechseln Sie die Richtung und wiederholen die Übung mit der Hantel an der linken Schulter.

WIEDERHOLUNGEN: acht bis zehn auf jeder Seite.

KAPITEL 6: 15-MINUTEN-WORKOUTS FÜR BAUCH & RUMPF

Kabel-Crunch im Knien

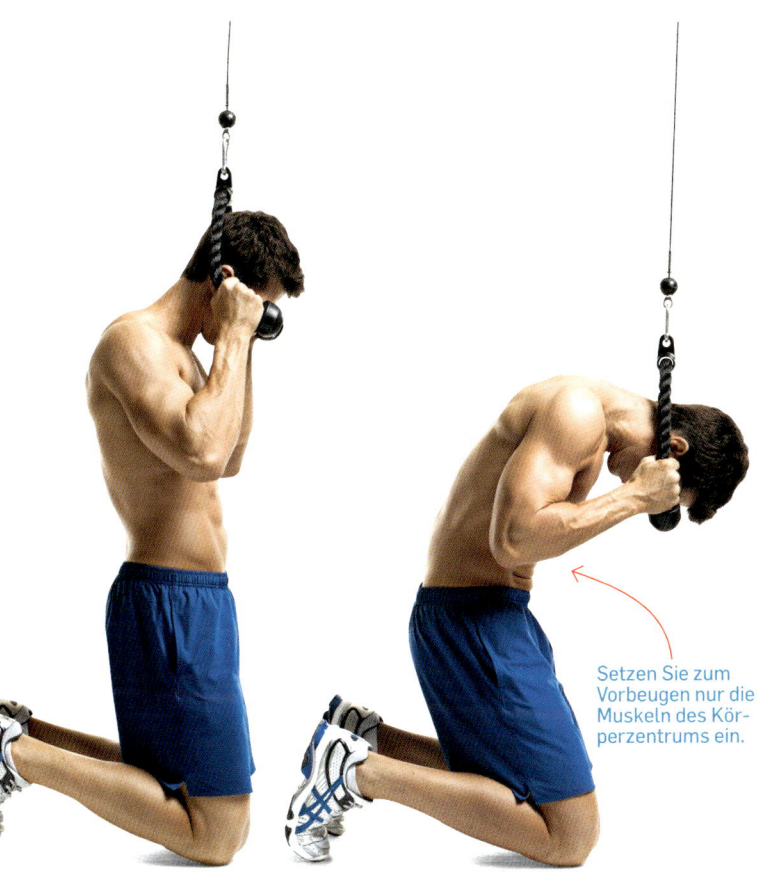

Setzen Sie zum Vorbeugen nur die Muskeln des Körperzentrums ein.

A
- Knien Sie mit dem Gesicht zu einer Kabelstation. Am oberen Kabelzug ist ein Seil befestigt.
- Halten Sie die Seilenden neben dem Gesicht.

B
- Machen Sie einen Crunch nach vorn. Ihre Brust bewegt sich zum Becken.
- Kehren Sie in die Ausgangsposition zurück. Dann wiederholen Sie die Übung, aber dieses Mal zielt Ihre Brust auf Ihr linkes Knie.
- Zurück, dann machen Sie die Bewegung zum rechten Knie. Das ist eine Wiederholung.

WIEDERHOLUNGEN: acht bis zehn.

Crunch-Seitbeugen-Kombination

A
- Legen Sie sich mit gebeugten Knien auf den Rücken. Die Füße stehen auf dem Boden, die Hände liegen hinter den Ohren am Kopf.
- Rollen Sie sich ein, sodass die Schulterblätter vom Boden abheben.

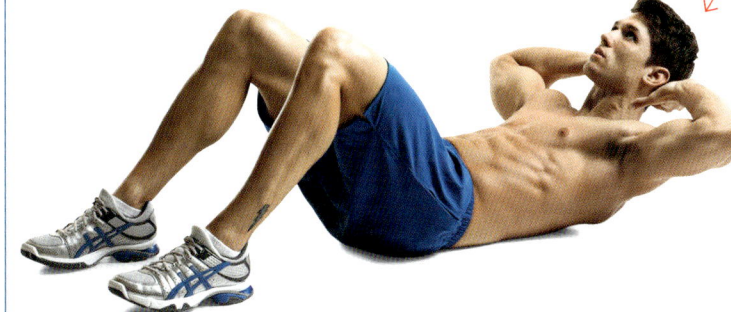

Ziehen Sie nicht am Kopf, halten Sie ihn auf einer Linie mit Nacken und oberem Rücken.

B
- Beugen Sie sich in der Taille nach links. Zielen Sie mit der linken Achsel auf die linke Hüfte.
- Strecken Sie sich, dann beugen Sie sich nach rechts. Das ist eine Wiederholung.
- Lassen Sie sich zur Ausgangsposition ab und wiederholen Sie die Übung.

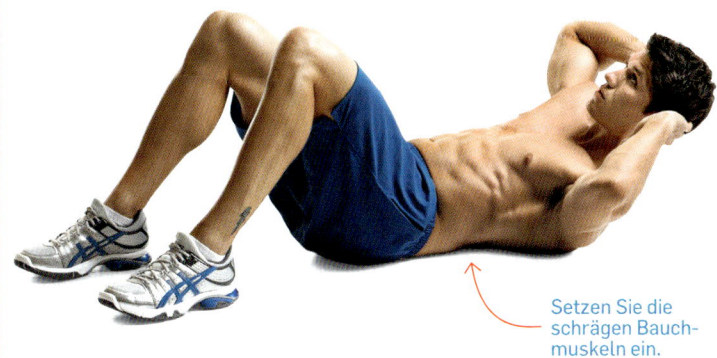

Setzen Sie die schrägen Bauchmuskeln ein.

WIEDERHOLUNGEN: acht bis zehn.

Das Sixpack-Workout (2)

UND SO GEHT'S:
Absolvieren Sie die folgenden fünf Übungen als Zirkel ohne Zwischenpause. Nach Beendigung eines Durchgangs machen Sie eine Minute Pause und dann eine weitere Runde.

Schranke mit Gymnastikball

A
- Nehmen Sie eine Liegestütz-Position mit vollständig gestreckten Armen ein.
- Legen Sie die Unterschenkel auf einen Gymnastikball, sodass Ihr Körper von den Schultern zu den Fersen eine gerade Linie bildet.

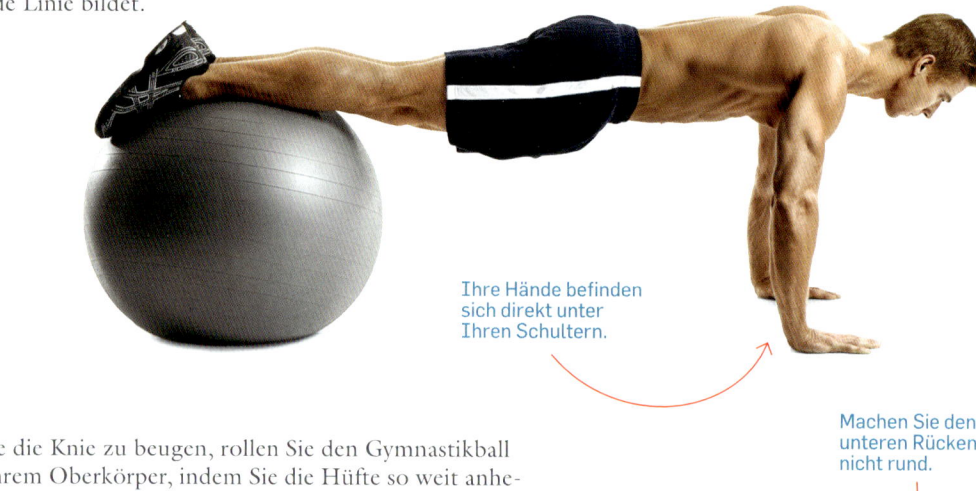

Ihre Hände befinden sich direkt unter Ihren Schultern.

Machen Sie den unteren Rücken nicht rund.

B
- Ohne die Knie zu beugen, rollen Sie den Gymnastikball zu Ihrem Oberkörper, indem Sie die Hüfte so weit anheben, wie Sie können.
- Kurze Pause, dann kehren Sie zur Ausgangsposition zurück, indem Sie die Hüfte wieder absenken und den Ball nach hinten rollen.

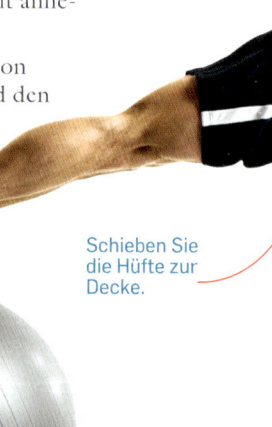

Schieben Sie die Hüfte zur Decke.

WIEDERHOLUNGEN: acht bis zehn.

KAPITEL 6: 15-MINUTEN-WORKOUTS FÜR BAUCH & RUMPF

Umgekehrter Crunch

A

- Legen Sie sich mit dem Gesicht nach oben auf eine Sit-up-Bank.
- Klemmen Sie eine Schaumstoffrolle zwischen Waden und Oberschenkel, damit Ihre Beine in der richtigen Position bleiben.
- Fassen Sie für eine bessere Hebelwirkung die Bank hinter Ihrem Kopf.

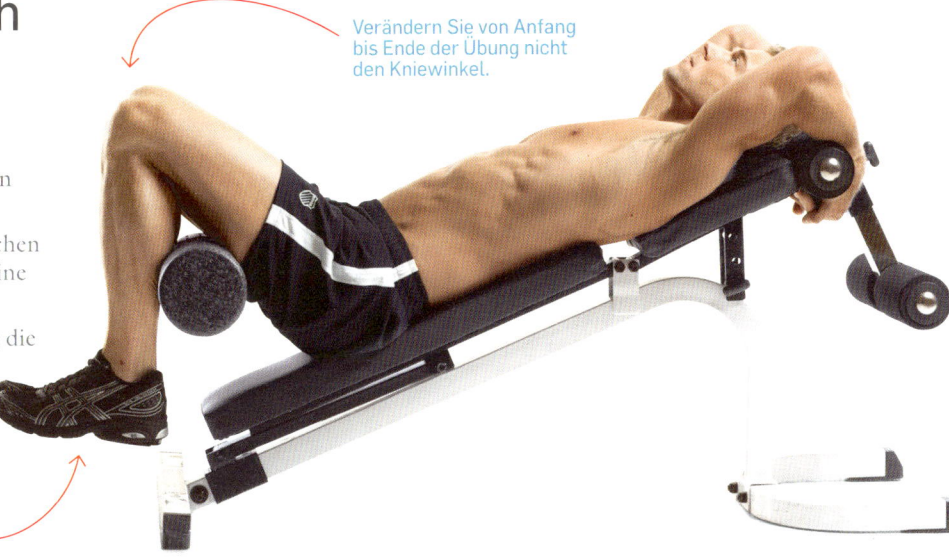

Verändern Sie von Anfang bis Ende der Übung nicht den Kniewinkel.

Ihre Füße sollten den Boden nicht berühren.

B

- Heben Sie die Hüfte von der Bank ab und rollen Sie sie Richtung Brust ein. Halten Sie eine Sekunde lang inne.
- Senken Sie die Beine langsam ab, bis die Fersen fast den Boden berühren.

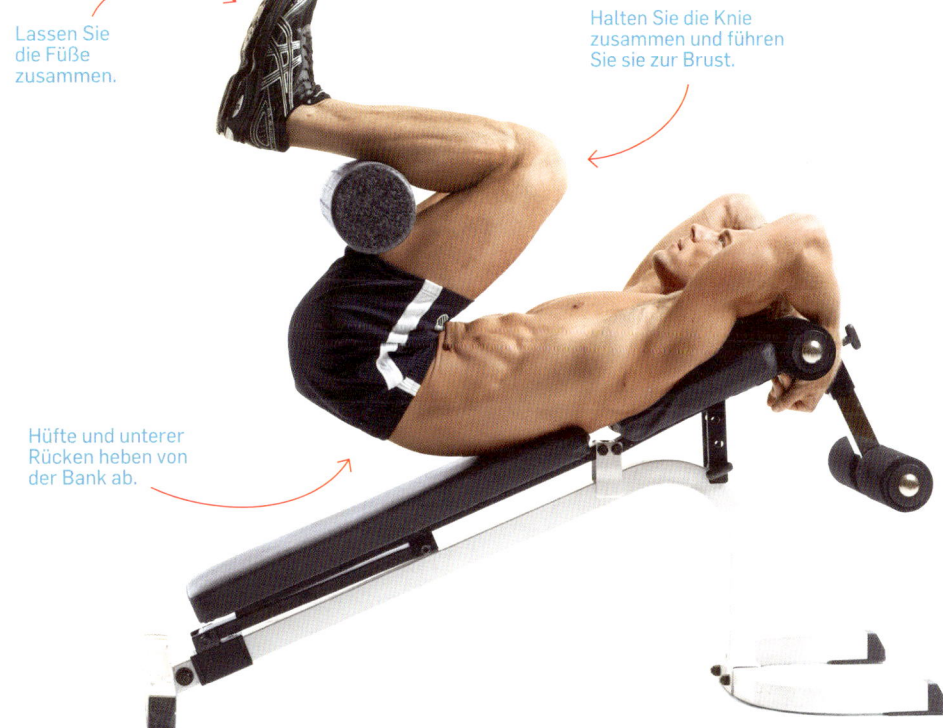

Lassen Sie die Füße zusammen.

Halten Sie die Knie zusammen und führen Sie sie zur Brust.

Hüfte und unterer Rücken heben von der Bank ab.

WIEDERHOLUNGEN: 12 bis 15.

Das Sixpack-Workout (2)

Beckenheben und Bein-Curl

A

- Sie liegen mit dem Rücken auf dem Boden. Ihre Waden ruhen auf einem Gymnastikball, die Arme seitlich neben dem Körper.
- Spannen Sie das Gesäß an, um das Becken hochzuschieben, sodass Ihr Körper eine gerade Linie von den Schultern zu den Fersen bildet.

B

- Kurze Pause, dann beugen Sie die Beine und rollen den Ball zum Gesäß.
- Strecken Sie die Beine, um den Ball wieder von sich wegzurollen. Dann senken Sie Ihren Körper zum Boden ab. Das ist eine Wiederholung.

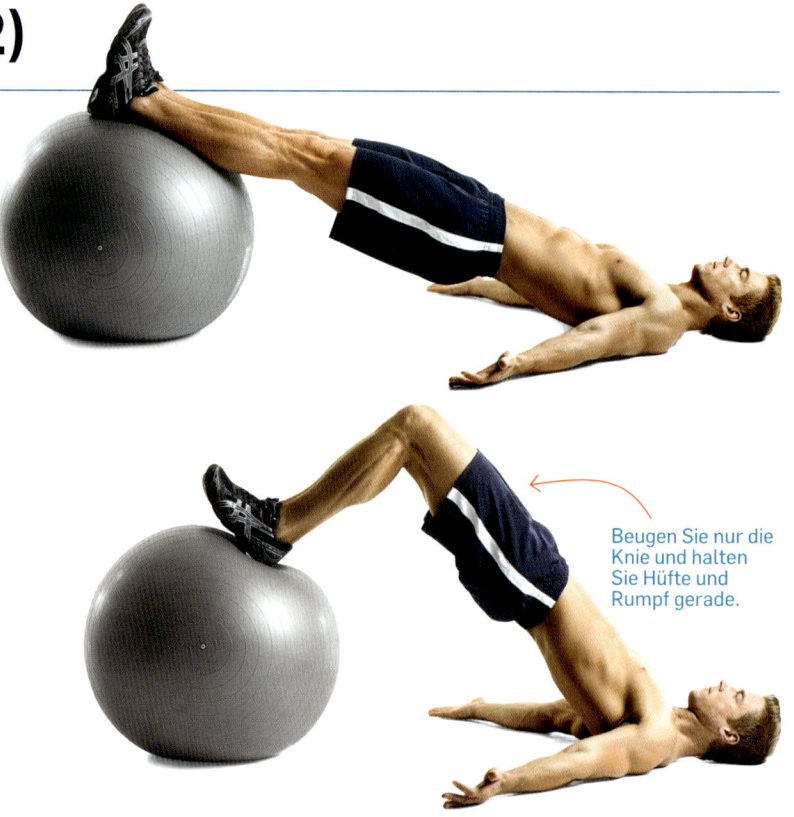

Beugen Sie nur die Knie und halten Sie Hüfte und Rumpf gerade.

WIEDERHOLUNGEN: zehn bis zwölf.

Kobra

A

- Sie liegen mit gestreckten Beinen bäuchlings auf dem Boden. Die Arme legen Sie mit den Handflächen nach unten neben den Körper.
- Spannen Sie die Muskeln von Gesäß und unterem Rücken an und heben Sie Kopf, Brust, Arme und Beine vom Boden ab.
- Gleichzeitig drehen Sie Ihre Arme, sodass Ihre Daumen zur Decke zeigen.
- In dieser Position sollten die Hüften die einzigen Körperteile sein, die noch den Boden berühren.

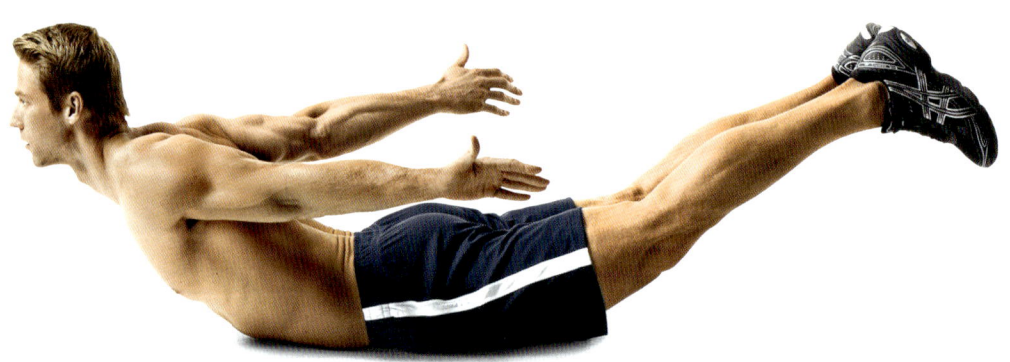

WIEDERHOLUNGEN: eine, und das 60 Sekunden lang.

KAPITEL 6: 15-MINUTEN-WORKOUTS FÜR BAUCH & RUMPF

Beinheben im Hang

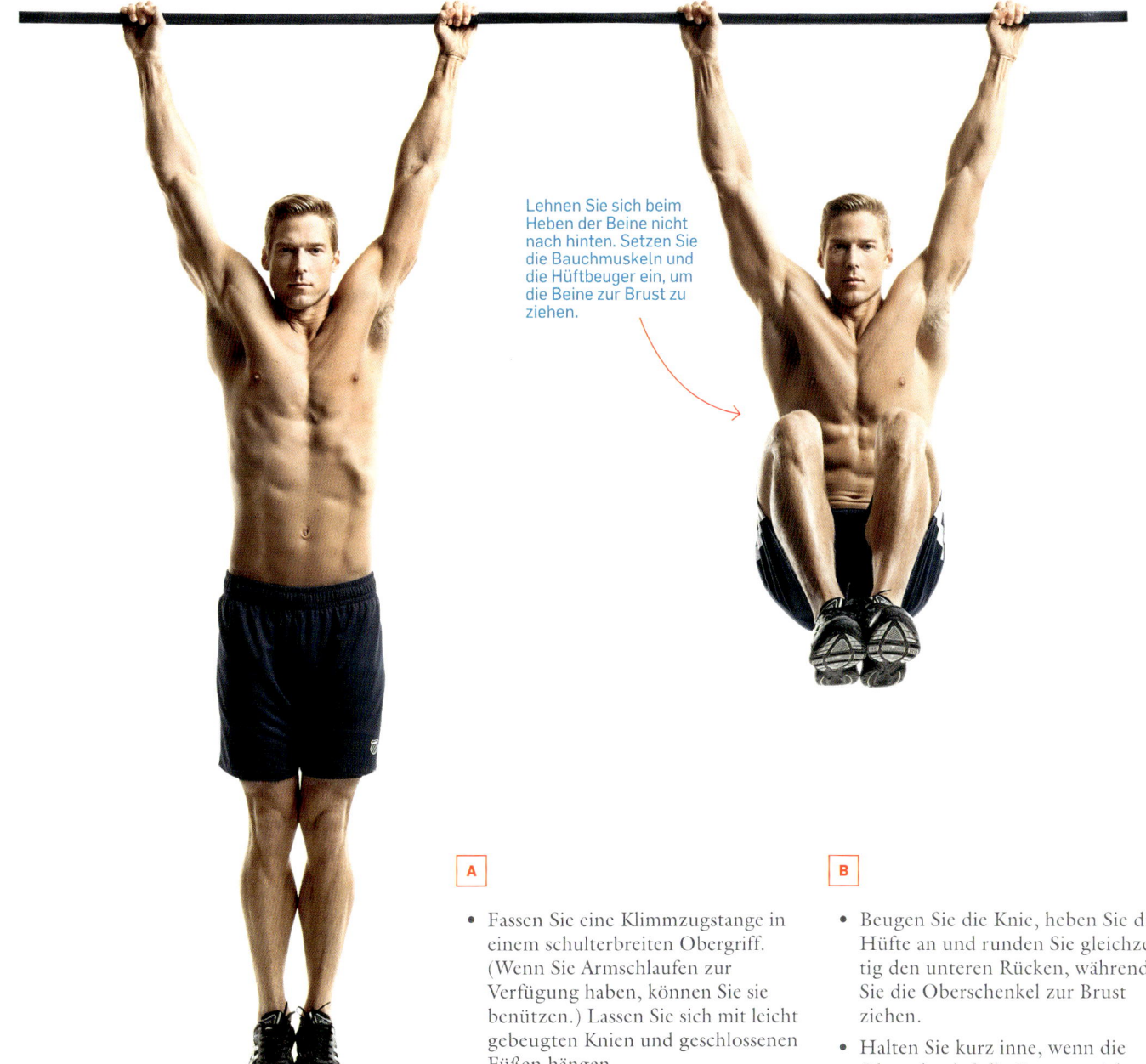

Lehnen Sie sich beim Heben der Beine nicht nach hinten. Setzen Sie die Bauchmuskeln und die Hüftbeuger ein, um die Beine zur Brust zu ziehen.

A
- Fassen Sie eine Klimmzugstange in einem schulterbreiten Obergriff. (Wenn Sie Armschlaufen zur Verfügung haben, können Sie sie benützen.) Lassen Sie sich mit leicht gebeugten Knien und geschlossenen Füßen hängen.

B
- Beugen Sie die Knie, heben Sie die Hüfte an und runden Sie gleichzeitig den unteren Rücken, während Sie die Oberschenkel zur Brust ziehen.
- Halten Sie kurz inne, wenn die Oberschenkel die Brust erreichen. Dann senken Sie die Beine langsam zur Ausgangsposition ab.

WIEDERHOLUNGEN: acht bis zehn.

Das Workout für die schrägen Bauchmuskeln

Trotz seines niedlichen Namens ist das Hüftgold ein teigiger seitlicher Überhang, der das knackige Aussehen auch der Männer ruinieren kann, die einen ansonsten bewundernswert flachen Bauch haben. Dieses Workout soll Ihre schrägen Bauchmuskeln formen und kräftigen, also die Muskeln an der Seite Ihres Rumpfes, die Sie zum Beugen und Drehen brauchen – für eine rundum straffe Körpermitte.

UND SO GEHT'S:
Absolvieren Sie die folgenden Übungen als Zirkel ohne Zwischenpause. Nach Beendigung eines Durchgangs machen Sie eine Minute Pause und dann einen weiteren Durchgang.

Schräges Klappmesser

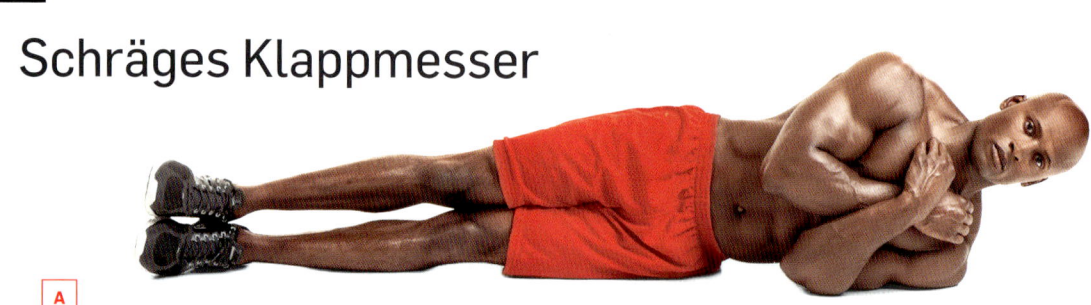

A
- Legen Sie sich auf die Seite. Ihr Körper bildet eine gerade Linie.
- Kreuzen Sie die Arme vor der Brust.

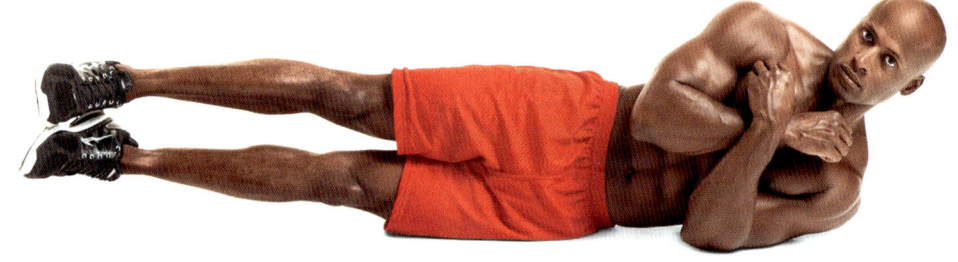

B
- Halten Sie die Beine zusammen und heben Sie sie vom Boden ab, während Sie den oberen Ellbogen zur Hüfte ziehen.
- Auch wenn der Bewegungsumfang recht klein ist, sollten Sie eine deutliche Kontraktion in den schrägen Bauchmuskeln spüren.

WIEDERHOLUNGEN: auf jeder Körperseite zehn.

KAPITEL 6: 15-MINUTEN-WORKOUTS FÜR BAUCH & RUMPF

Seitneigen mit Kurzhanteln

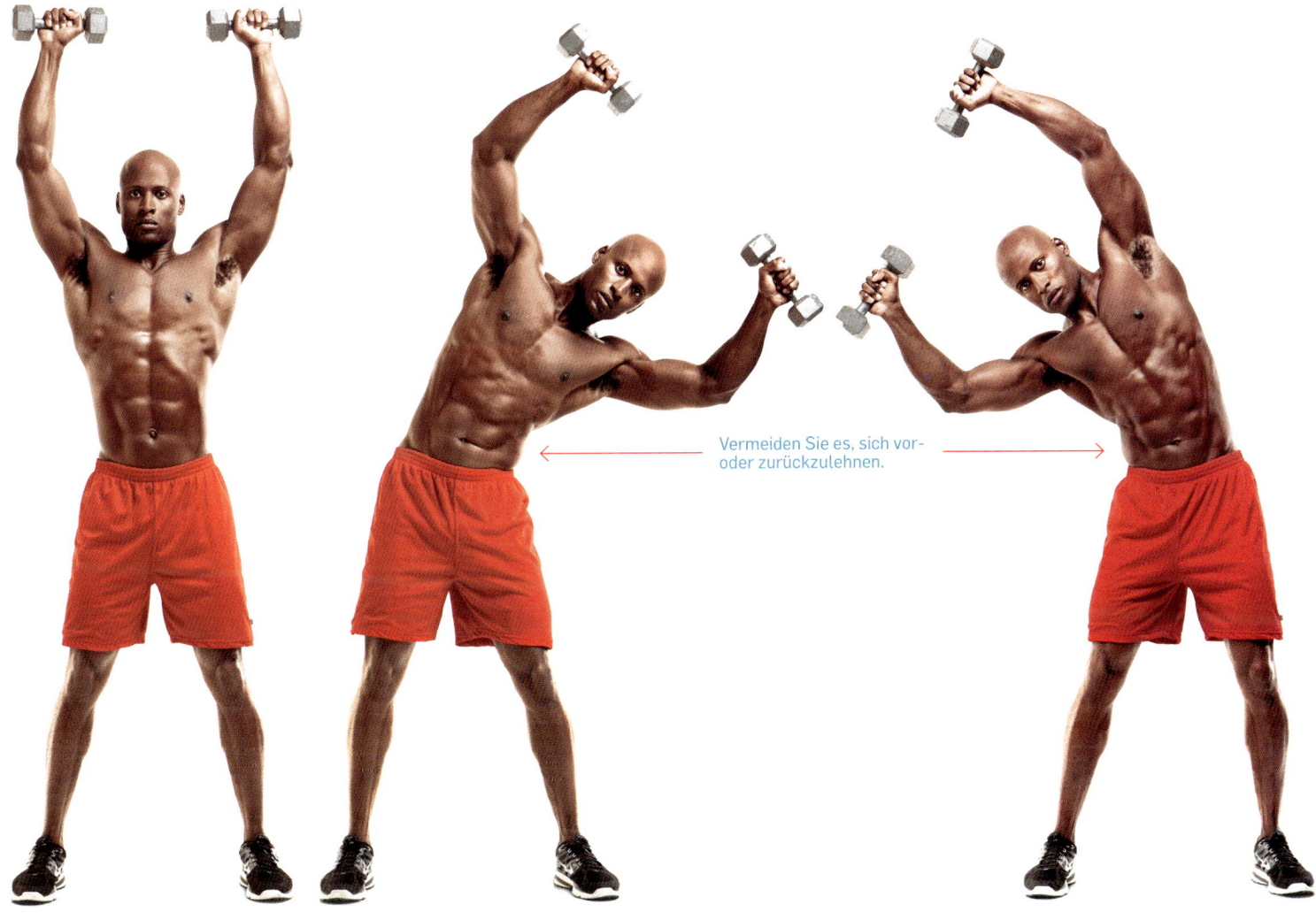

Vermeiden Sie es, sich vor- oder zurückzulehnen.

A
- Halten Sie ein Paar leichte Kurzhanteln über Kopf, und zwar in gerader Linie mit Ihren Schultern. Die Ellbogen sind leicht gebeugt.

B
- Halten Sie den Rücken gerade und beugen Sie sich so weit wie möglich nach links, ohne den Oberkörper zu drehen.

C
- Kurze Pause, dann richten Sie sich wieder auf. Beugen Sie sich jetzt so weit es geht zur rechten Seite.

WIEDERHOLUNGEN: auf jeder Seite zehn.

Das Workout für die schrägen Bauchmuskeln

Tempo-Rotation

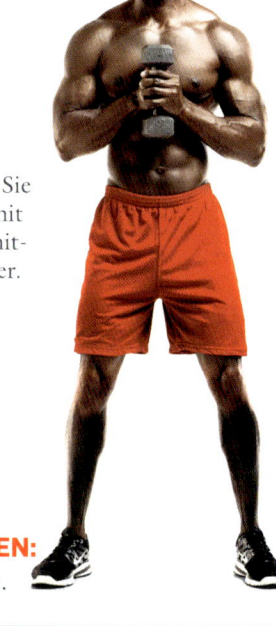
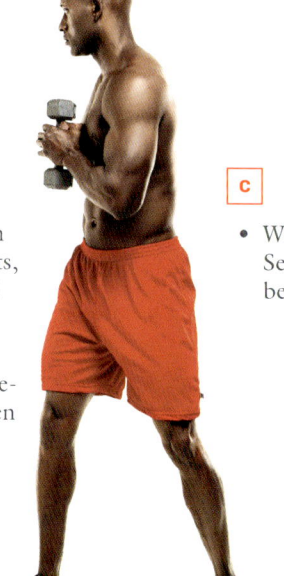
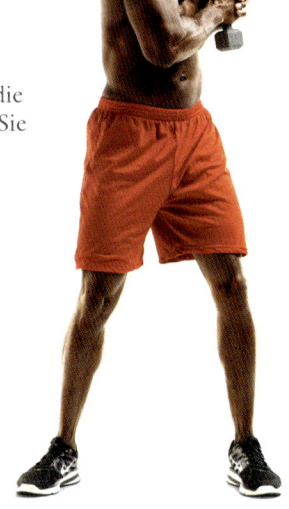

A
- Im Stehen halten Sie eine Kurzhantel mit beiden Händen mittig vor dem Körper.

B
- Drehen Sie sich um 90 Grad nach rechts, dann um 180 Grad nach links.
- Halten Sie die Bauchmuskeln angespannt und bewegen Sie sich schnell.

C
- Wechseln Sie die Seite, mit der Sie beginnen.

WIEDERHOLUNGEN: zehn pro Startseite.

Rumpfdrehen mit Medizinball

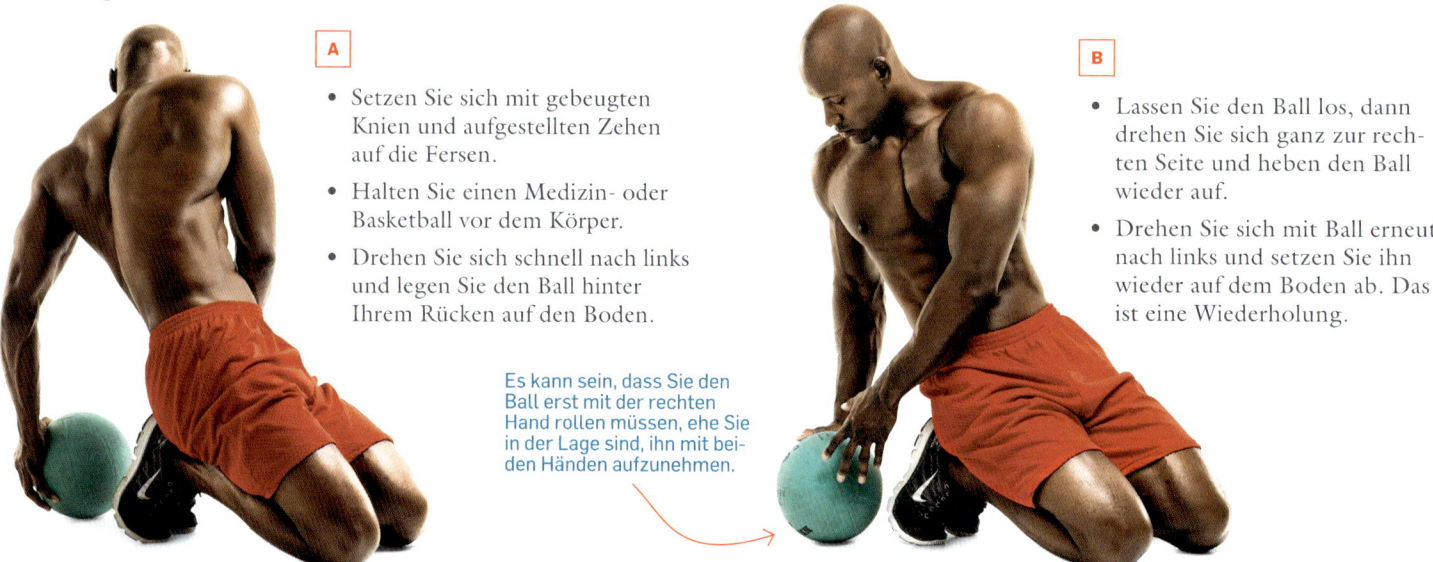

A
- Setzen Sie sich mit gebeugten Knien und aufgestellten Zehen auf die Fersen.
- Halten Sie einen Medizin- oder Basketball vor dem Körper.
- Drehen Sie sich schnell nach links und legen Sie den Ball hinter Ihrem Rücken auf den Boden.

B
- Lassen Sie den Ball los, dann drehen Sie sich ganz zur rechten Seite und heben den Ball wieder auf.
- Drehen Sie sich mit Ball erneut nach links und setzen Sie ihn wieder auf dem Boden ab. Das ist eine Wiederholung.

Es kann sein, dass Sie den Ball erst mit der rechten Hand rollen müssen, ehe Sie in der Lage sind, ihn mit beiden Händen aufzunehmen.

WIEDERHOLUNGEN: zehn zu jeder Seite.

KAPITEL 6: 15-MINUTEN-WORKOUTS FÜR BAUCH & RUMPF

Beidhändiges Holzhacken

A
- Greifen Sie eine Kurzhantel und halten Sie sie mit beiden Händen über der rechten Schulter.
- Drehen Sie Ihren Rumpf nach rechts. Sie können den linken Fuß eindrehen, wenn Sie möchten.

B
- Beugen Sie sich in der Hüfte vor und schwingen Sie die Hantel nach unten, zur Außenseite Ihres linken Oberschenkels.
- Kehren Sie die Bewegung um, zurück zum Ausgangspunkt. Beenden Sie den Satz und wiederholen Sie dann die Übung auf der anderen Seite.

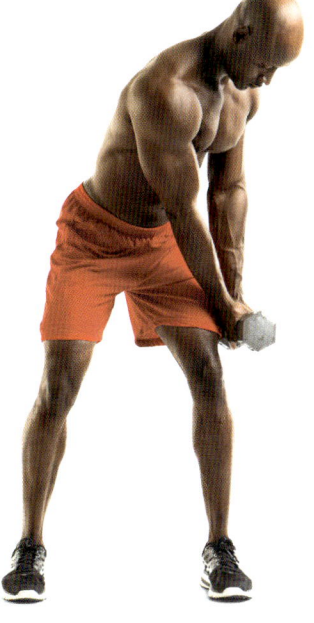

WIEDERHOLUNGEN: auf jeder Seite zehn.

Seitliches Klappmesser

A
- Legen Sie sich mit den Füßen aufeinander auf die linke Seite. Platzieren Sie die rechte Hand auf dem Hinterkopf.
- Richten Sie den Rumpf auf. Stützen Sie sich genau unter der Schulter auf den linken Ellbogen.

B
- Heben Sie die Beine Richtung Rumpf, der sich dabei nicht bewegt.
- Halten Sie inne, um die Muskelkontraktion an der rechten Seite zu spüren.
- Dann senken Sie die Beine langsam und wiederholen die Übung.

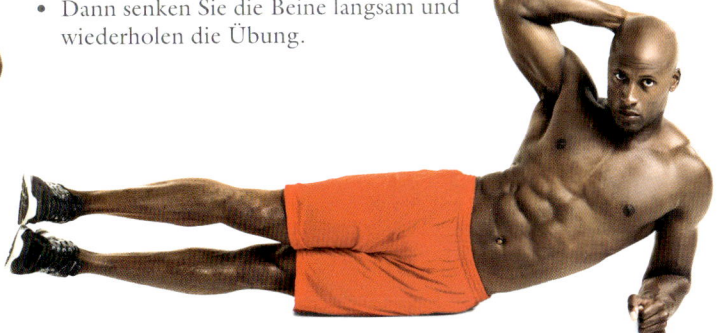

WIEDERHOLUNGEN: zehn pro Seite.

Das 15-Minuten-Baukasten-Workout

Wir wissen doch, wie es ist. Manchmal will man einfach ein Workout, ohne nachdenken zu müssen – den Anweisungen folgen und fertig. Zu anderen Zeiten möchte man selbst das Sagen haben und sein eigenes Ding durchziehen. Aus diesem Grund bieten wir dieses Baukasten-Workout an. Sie finden hier 19 weitere Übungen. Stellen Sie sie nach Gutdünken zusammen und schaffen Sie sich so Ihren ganz eigenen Zirkel für Ihre Körpermitte.

UND SO GEHT'S:
Wählen Sie auf den folgenden Seiten fünf der Übungen für das Körperzentrum. Absolvieren Sie sie als Zirkel und gehen Sie dabei ohne Pause von einer Übung zur nächsten. Erholen Sie sich eine Minute lang, dann machen Sie den Zirkel noch zweimal.

Seitbrücke

A
- Legen Sie sich auf die Seite. Stützen Sie sich mit dem Unterarm auf dem Boden ab.
- Die Füße legen Sie aufeinander.

B
- Spannen Sie den Rumpf an und pressen Sie den Unterarm gegen den Boden, um die Hüfte anzuheben, bis Ihr Körper von den Schultern zu den Fersen gerade ist.

Spannen Sie Bauch- und Gesäßmuskeln stark an, um Ihren Körper gerade zu halten.

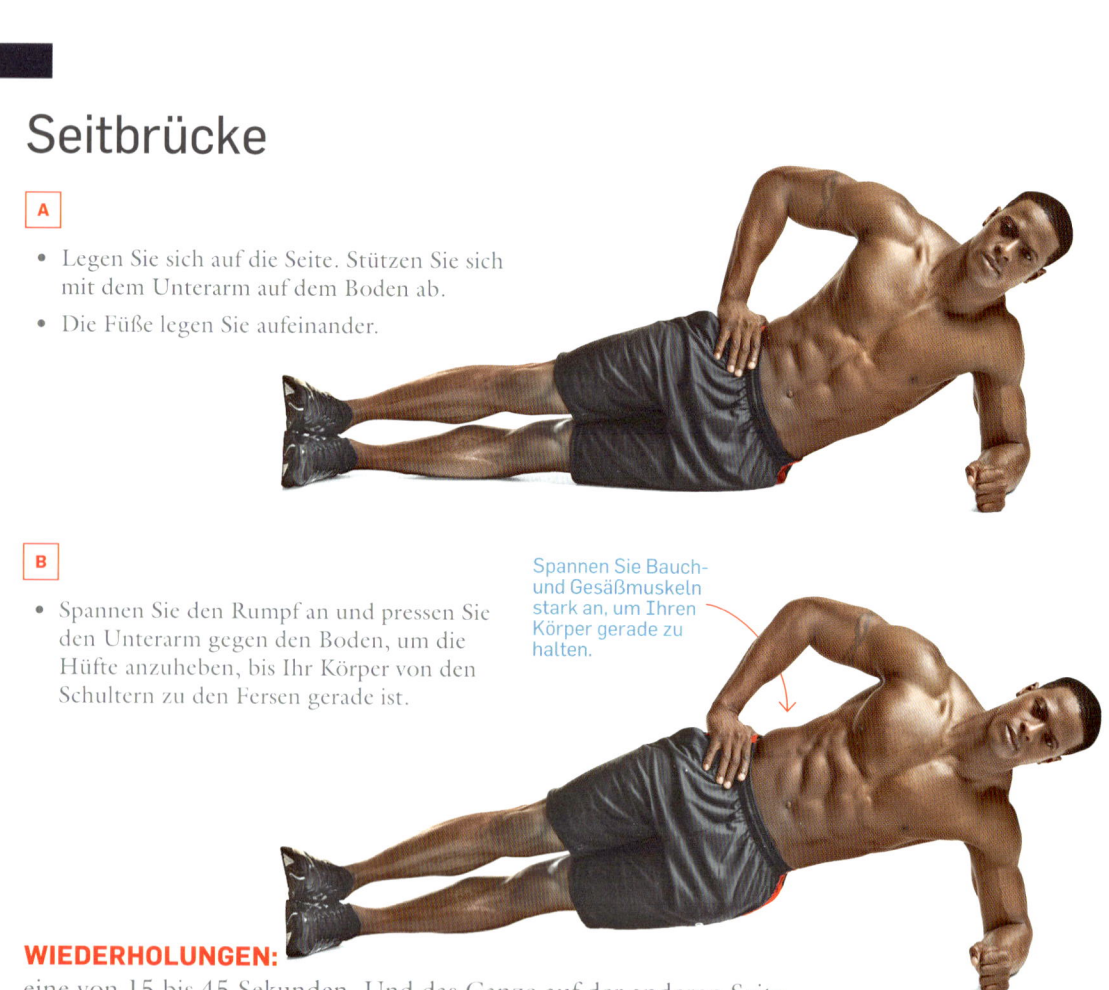

WIEDERHOLUNGEN:
eine von 15 bis 45 Sekunden. Und das Ganze auf der anderen Seite.

KAPITEL 6: 15-MINUTEN-WORKOUTS FÜR BAUCH & RUMPF

Unterarmstütz mit diagonalem Armheben

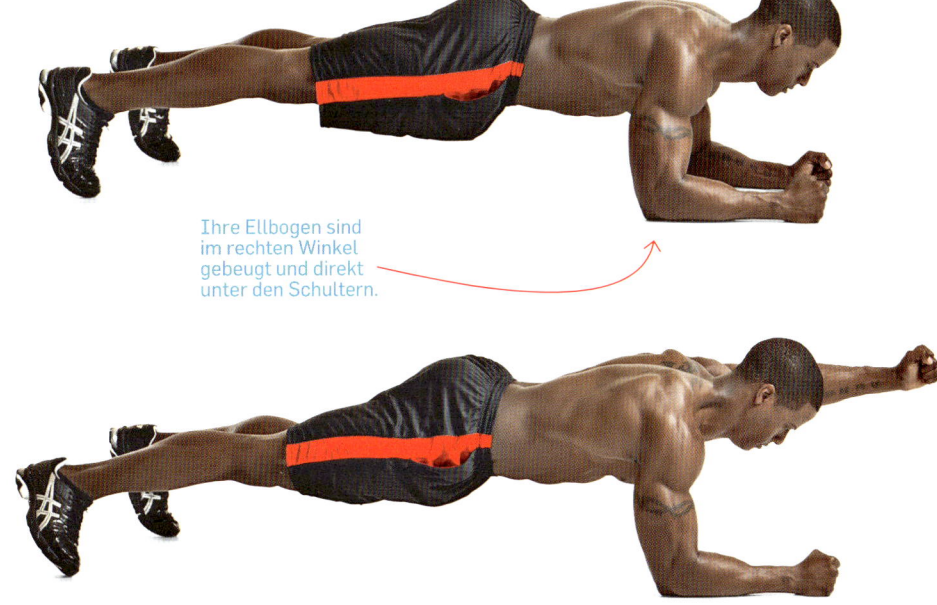

A
- Gehen Sie in den Unterarmstütz. Ihre Füße sind schulterbreit auseinander.

B
- Halten Sie den Rumpf stabil. Heben Sie den linken Arm und zeigen Sie nach links auf zehn Uhr.
- Halten Sie diese Position für zwei Sekunden, dann senken Sie den Arm und wiederholen die Übung mit dem rechten Arm, mit dem Sie auf zwei Uhr zeigen. Das ist eine Wiederholung.

Ihre Ellbogen sind im rechten Winkel gebeugt und direkt unter den Schultern.

WIEDERHOLUNGEN: sechs bis acht.

Einseitiges Beinsenken

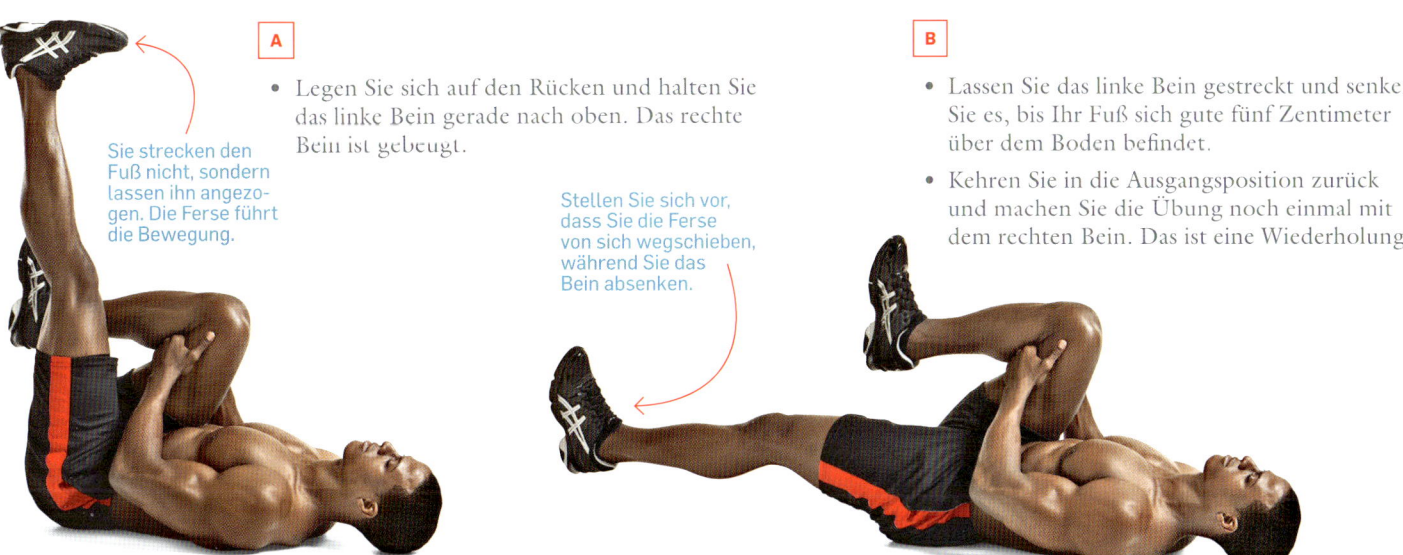

A
- Legen Sie sich auf den Rücken und halten Sie das linke Bein gerade nach oben. Das rechte Bein ist gebeugt.

B
- Lassen Sie das linke Bein gestreckt und senken Sie es, bis Ihr Fuß sich gute fünf Zentimeter über dem Boden befindet.
- Kehren Sie in die Ausgangsposition zurück und machen Sie die Übung noch einmal mit dem rechten Bein. Das ist eine Wiederholung.

Sie strecken den Fuß nicht, sondern lassen ihn angezogen. Die Ferse führt die Bewegung.

Stellen Sie sich vor, dass Sie die Ferse von sich wegschieben, während Sie das Bein absenken.

WIEDERHOLUNGEN: acht bis zwölf.

Das 15-Minuten-Baukasten-Workout

Pflug auf dem Gymnastikball

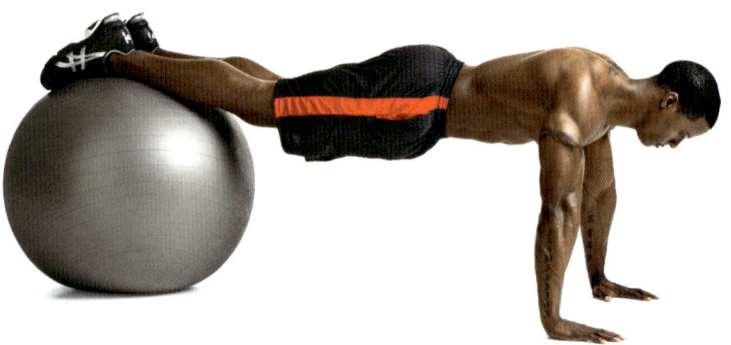

A
- Nehmen Sie eine Liegestütz-Position ein. Ihre Schienbeine liegen auf einem Gymnastikball, die Hände sind etwas mehr als schulterbreit auseinander.

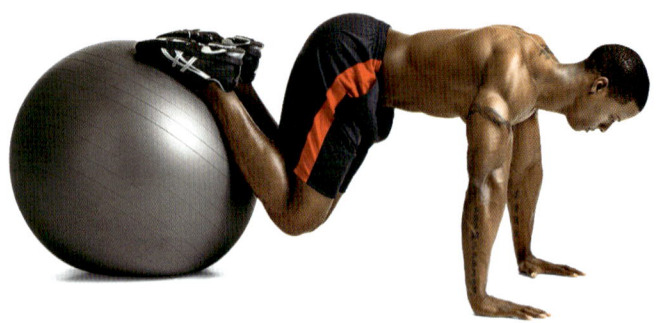

B
- Halten Sie die Bauchmuskeln angespannt und ziehen Sie die Knie zur Brust, bis sich Ihre Zehen ganz oben auf dem Ball befinden.
- Strecken Sie langsam die Beine, sodass der Ball wieder zum Ausgangspunkt zurückrollt.

WIEDERHOLUNGEN: acht bis zwölf.

Beckenheben und Marschieren

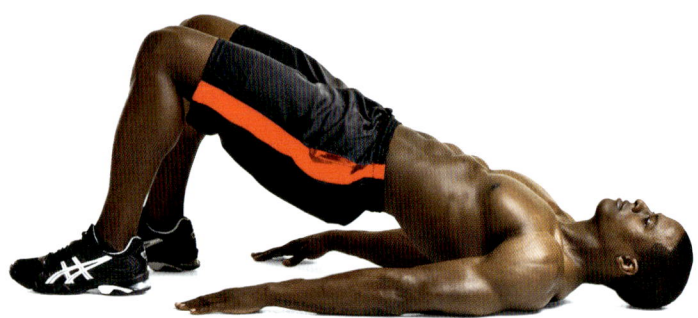

A
- Legen Sie sich mit aufgestellten Füßen auf den Boden. Die Arme liegen seitlich neben dem Körper.
- Pressen Sie die Fersen in den Boden und ziehen Sie das Gesäß zusammen, um den Körper zu einer geraden Linie von den Knien zu den Schultern anzuheben.

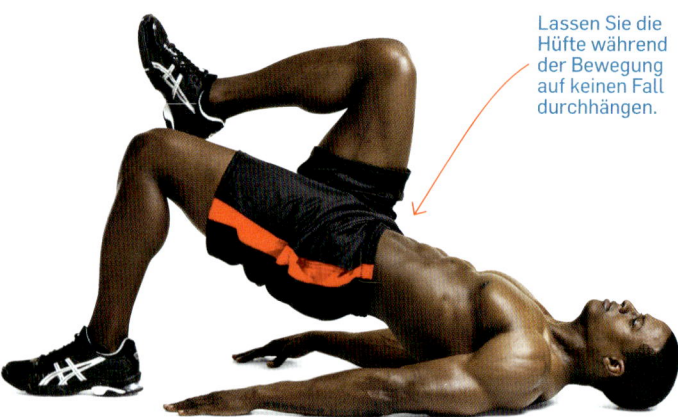

Lassen Sie die Hüfte während der Bewegung auf keinen Fall durchhängen.

B
- Ziehen Sie jetzt ein Knie zur Brust.
- Kehren Sie die Bewegung um und wiederholen Sie sie dann mit dem linken Bein. Das ist eine Wiederholung.

WIEDERHOLUNGEN: acht bis zehn.

KAPITEL 6: 15-MINUTEN-WORKOUTS FÜR BAUCH & RUMPF

Seitliches Rollen im Armstütz

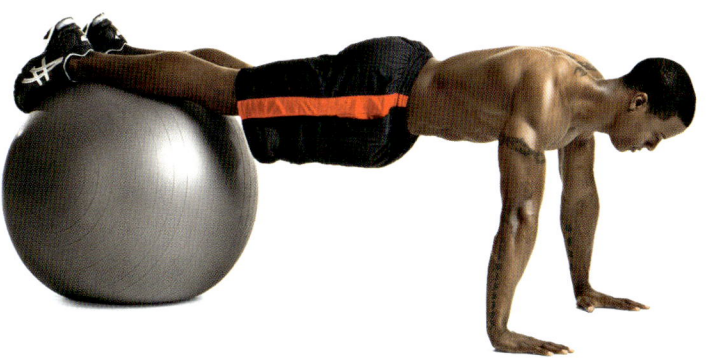

A

- Gehen Sie in einen Armstütz. Legen Sie Ihre Schienbeine in hüftbreitem Abstand auf einen Gymnastikball und setzen Sie die Hände schulterbreit auf den Boden.

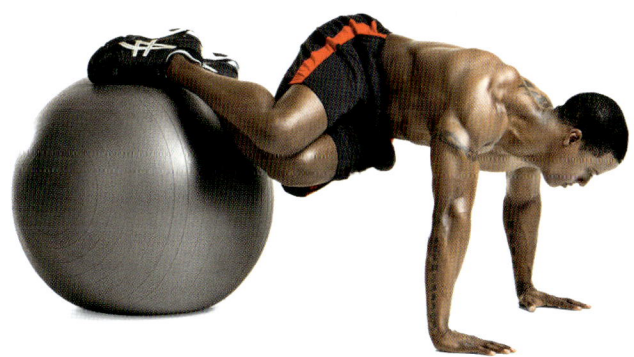

B

- Halten Sie die Füße auf dem Ball und ziehen Sie das rechte Knie zur rechten Schulter (das linke macht die Bewegung einfach mit).
- Zurück in die Mitte. Dann ziehen Sie das linke Knie zur linken Schulter. Das ist eine Wiederholung.

WIEDERHOLUNGEN: 12 bis 15.

Wandern im Armstütz mit Drehung

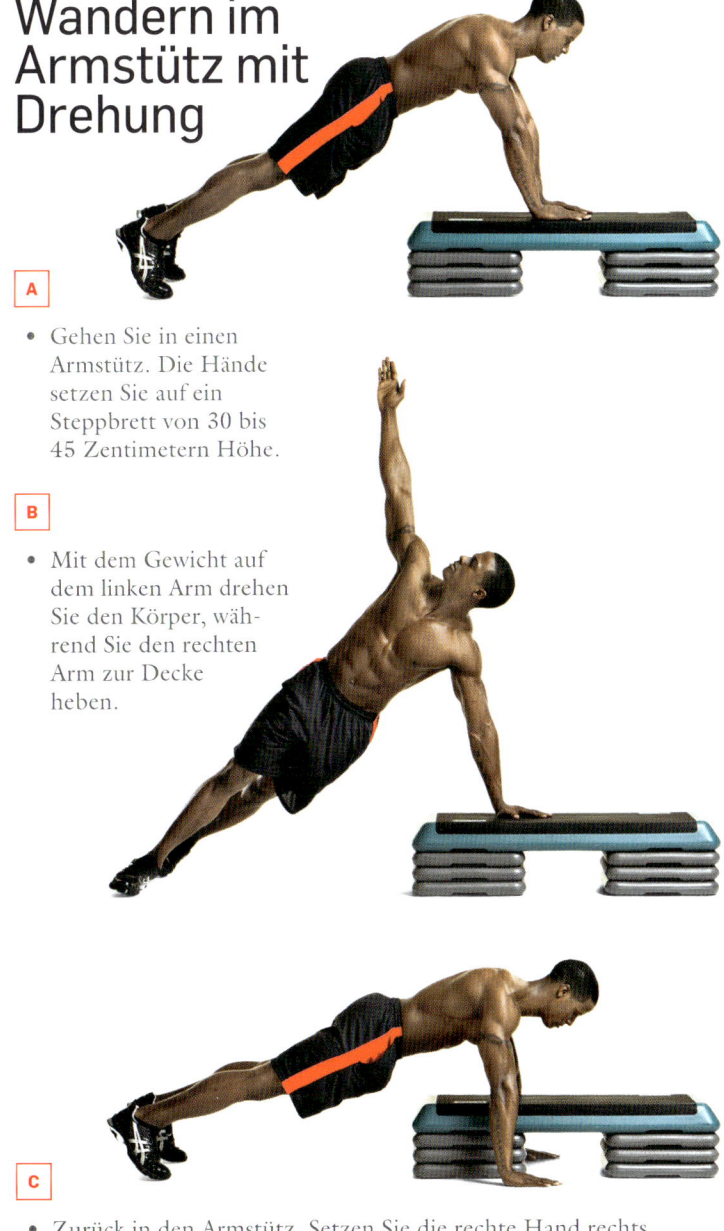

A

- Gehen Sie in einen Armstütz. Die Hände setzen Sie auf ein Steppbrett von 30 bis 45 Zentimetern Höhe.

B

- Mit dem Gewicht auf dem linken Arm drehen Sie den Körper, während Sie den rechten Arm zur Decke heben.

C

- Zurück in den Armstütz. Setzen Sie die rechte Hand rechts neben dem Steppbrett ab, dann die linke links.
- Gehen Sie – mit der linken Hand zuerst – zurück auf das Brett. Das ist eine Wiederholung.

WIEDERHOLUNGEN: jeweils acht bis zehn.

Das 15-Minuten-Baukasten-Workout

Kanute

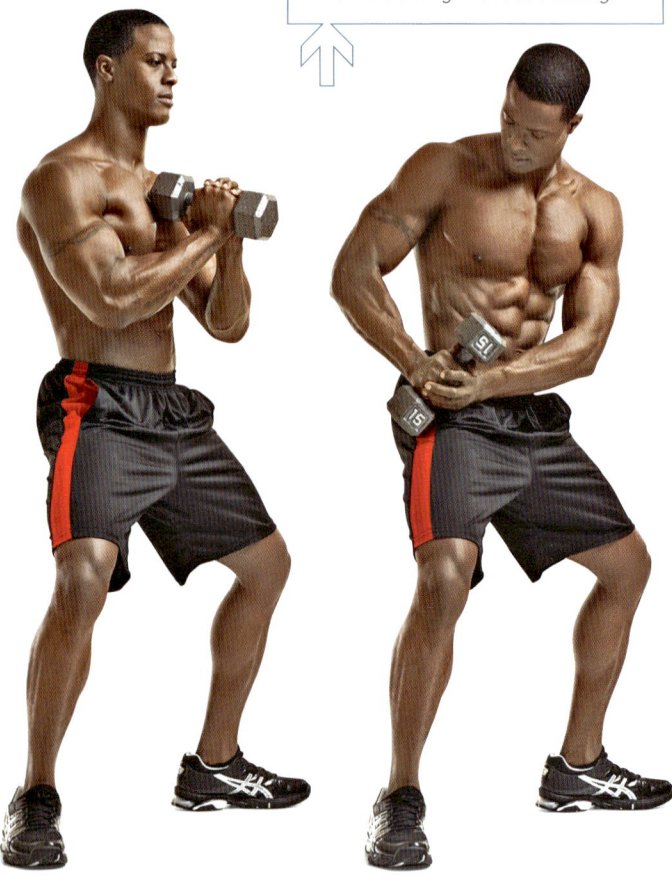

TIPP DES TRAINERS: *Fassen Sie den Griff der Hantel mit einer Hand über der anderen. „Paddeln" Sie langsam, als ob Sie gegen den Widerstand des Wassers arbeiten müssten. So erreicht die Übung ihre volle Wirkung.*

A
- Gehen Sie in einen breiten Stand. Ihre Knie sind leicht gebeugt.
- Halten Sie eine Kurzhantel vor der Brust.

B
- Halten Sie die Hüften ruhig. Führen Sie die Hantel zur rechten Hüfte. Ziehen Sie sie dabei nach hinten wie das Paddel eines Kanus.
- Kehren Sie in die Ausgangsposition zurück. „Paddeln" Sie dann zur linken Hüfte. Das ist eine Wiederholung.

WIEDERHOLUNGEN: zehn.

Alternierendes Kurzhantel-Rudern

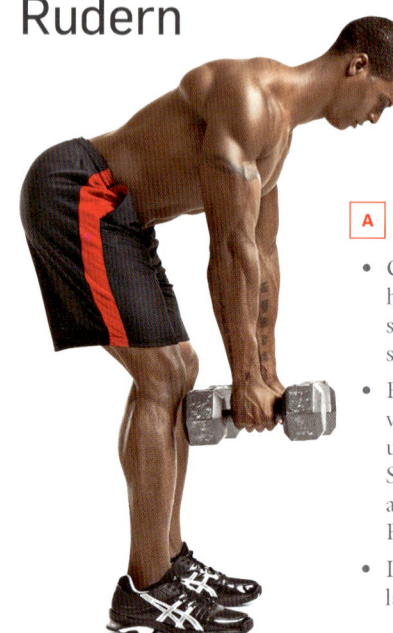

A
- Greifen Sie ein Paar Kurzhanteln und stellen Sie sich schulterbreit hin. Die Knie sind leicht gebeugt.
- Beugen Sie sich in der Hüfte vor. Halten Sie dabei den unteren Rücken gerade. Senken Sie den Oberkörper ab, bis er nahezu parallel zum Boden steht.
- Lassen Sie die Hanteln am langen Arm hängen.

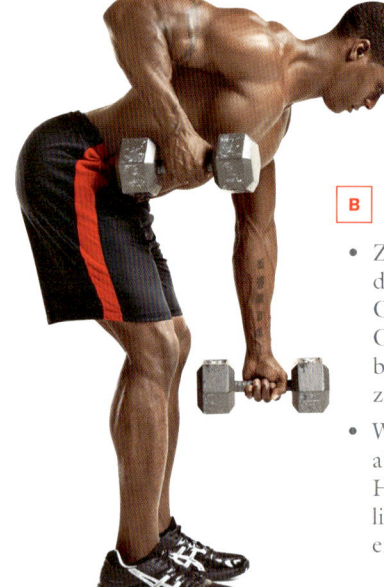

B
- Ziehen Sie jetzt die Hantel in der rechten Hand neben Ihren Oberkörper, indem Sie den Oberarm heben, den Ellbogen beugen und das Schulterblatt zur Wirbelsäule ziehen.
- Während Sie diese Hantel absenken, rudern Sie mit der Hantel in der linken Hand zur linken Körperseite. Das ist eine Wiederholung.

WIEDERHOLUNGEN: acht bis zehn.

KAPITEL 6: 15-MINUTEN-WORKOUTS FÜR BAUCH & RUMPF

Seitstütz mit Drehung

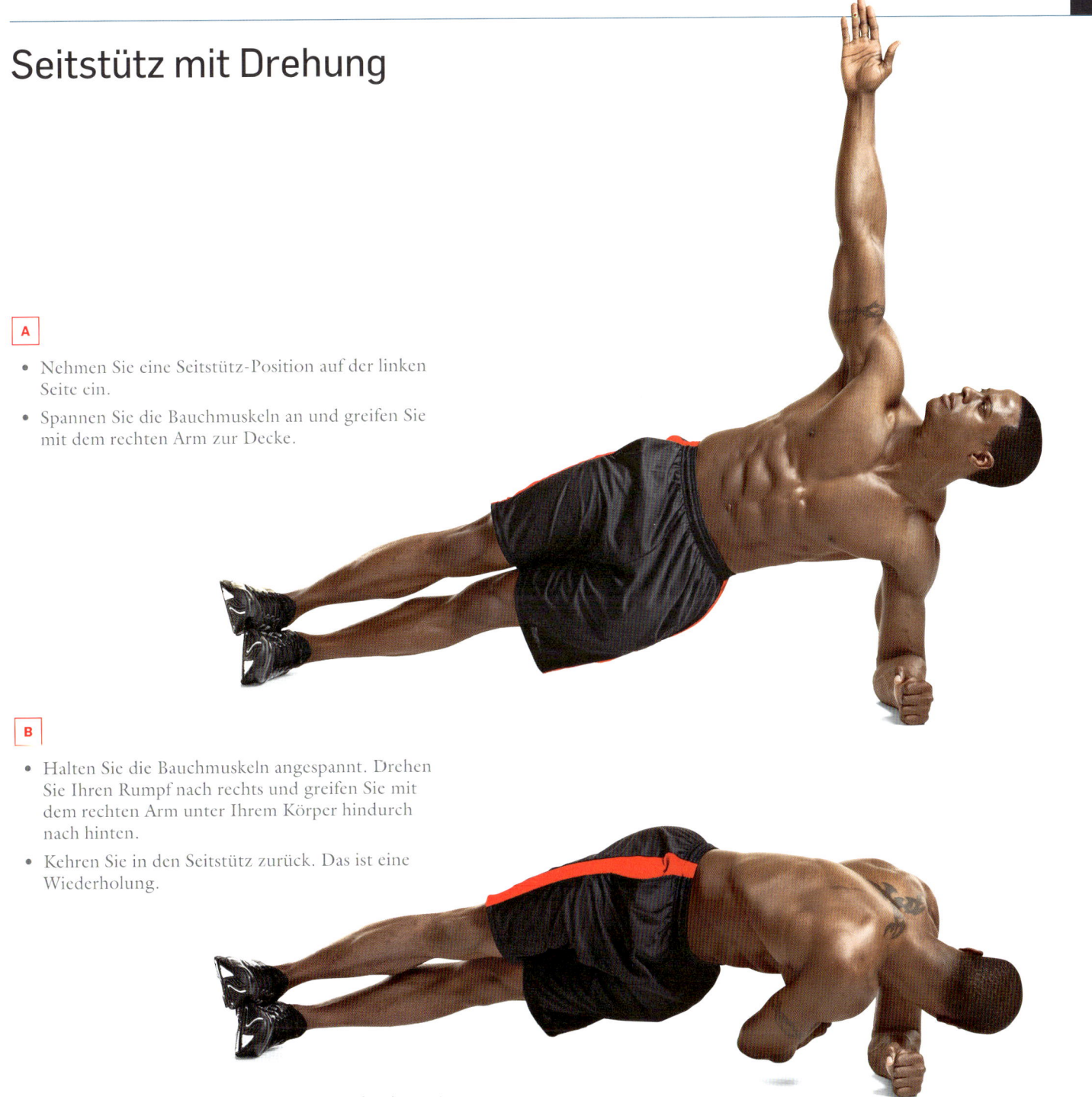

A
- Nehmen Sie eine Seitstütz-Position auf der linken Seite ein.
- Spannen Sie die Bauchmuskeln an und greifen Sie mit dem rechten Arm zur Decke.

B
- Halten Sie die Bauchmuskeln angespannt. Drehen Sie Ihren Rumpf nach rechts und greifen Sie mit dem rechten Arm unter Ihrem Körper hindurch nach hinten.
- Kehren Sie in den Seitstütz zurück. Das ist eine Wiederholung.

WIEDERHOLUNGEN: fünf bis zehn auf jeder Seite.

Das 15-Minuten-Baukasten-Workout

Bauchmuskel-Chop

A
- Legen Sie sich auf den Rücken. Falten Sie die Hände über dem Kopf.

B
- Spannen Sie die Bauchmuskeln an und machen Sie einen Crunch. Dabei führen Sie die Hände zur Außenseite des rechten Oberschenkels.
- Senken Sie sich zur Ausgangsposition ab und wiederholen Sie die Übung zur linken Seite. Machen Sie wechselseitig weiter.

TIPP DES TRAINERS: *Wenn Sie kräftiger geworden sind, nehmen Sie eine 1,5 bis 2,5 Kilo schwere Kurzhantel. Absolvieren Sie zwölf Wiederholungen pro Satz mit Gewicht.*

WIEDERHOLUNGEN: 30.

Matrix

A
- Fassen Sie einen fünf bis zehn Pfund schweren Medizinball. Knien Sie sich auf den Boden. Ihre Knie sind hüftbreit auseinander.
- Richten Sie die Wirbelsäule auf und pressen Sie den Ball gegen Ihre Brust.

B
- Lehnen Sie sich langsam so weit nach hinten wie möglich. Die Knie bleiben dabei fest am Boden verwurzelt.
- Halten Sie die zurückgelehnte Position drei Sekunden lang, dann drücken Sie sich wieder in die Ausgangsstellung hoch.

WIEDERHOLUNGEN: 12 bis 15.

KAPITEL 6: 15-MINUTEN-WORKOUTS FÜR BAUCH & RUMPF

T-Stabilisation

A
- Nehmen Sie eine Liegestütz-Position ein.

B
- Verlagern Sie Ihr Gewicht auf die linke Hand und drehen Sie Ihren Körper. Heben Sie dabei den rechten Arm in die Luft, sodass Arme und Rumpf ein T bilden.
- Halten Sie diese Position ein oder zwei Sekunden lang, dann kehren Sie zurück in die Ausgangsposition. Das ist eine Wiederholung.

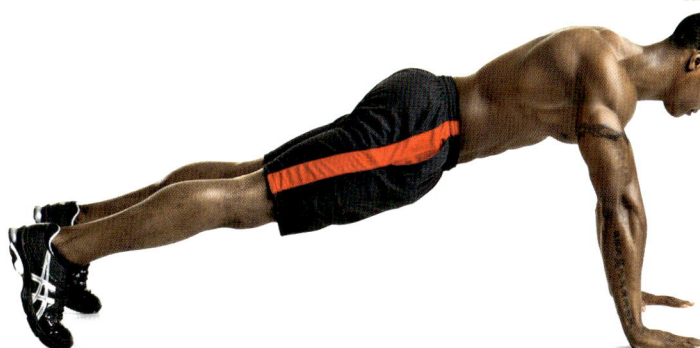

WIEDERHOLUNGEN: acht bis zehn.

Beidseitiges Beinstrecken

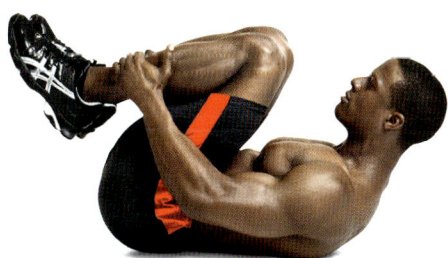 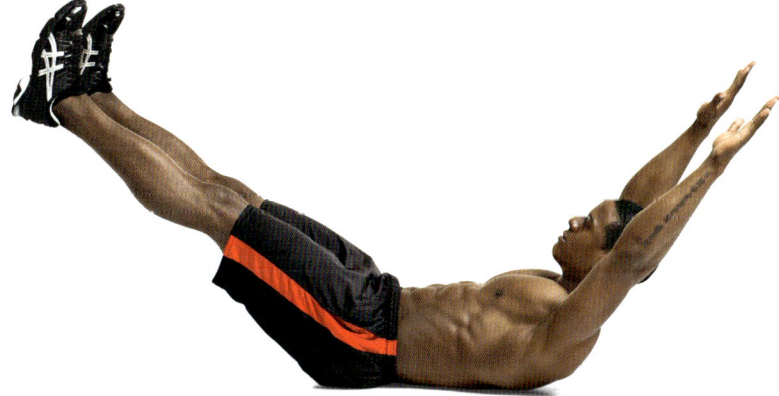

A
- Legen Sie sich auf den Boden, beugen Sie die Knie und halten Sie die Schienbeine fest. Dann rollen Sie die Schultern vom Boden ab.

B
- Halten Sie die Hüften unten und den unteren Rücken in den Boden gepresst. Strecken Sie die Beine in einem 45-Grad-Winkel zum Boden aus, während Sie die Arme hochheben (mit den Bizepsen dicht an den Ohren). Jetzt bilden Sie mit Ihrem Körper ein breites U.
- Halten Sie diese Position und drücken Sie die Rippen zum Boden.
- Setzen Sie die Bauchmuskeln ein, um Arme und Beine wieder in die Ausgangsposition zu bringen.

WIEDERHOLUNGEN: fünf bis zehn.

Das 15-Minuten-Baukasten-Workout

Rückenstrecken mit Beinheben

A

- Legen Sie sich mit Hüfte und Bauch auf einen Gymnastikball.
- Strecken Sie die Beine aus und setzen Sie die Zehen in hüftbreitem Abstand auf den Boden.
- Strecken Sie die Arme auf eine Linie mit den Schultern.

B

- Heben Sie das rechte Bein ungefähr 15 Zentimeter vom Boden ab, während Sie mit den Armen so weit wie möglich nach vorn reichen. Das ist eine Wiederholung.

WIEDERHOLUNGEN: 10 bis 15.

KAPITEL 6: 15-MINUTEN-WORKOUTS FÜR BAUCH & RUMPF

Unterarmstütz-Schaukel auf dem Gymnastikball

A

- Gehen Sie in einen Unterarmstütz. Die Unterarme legen Sie auf einen Gymnastikball.
- Ihr Körper bildet von Kopf bis Fuß eine gerade Linie.

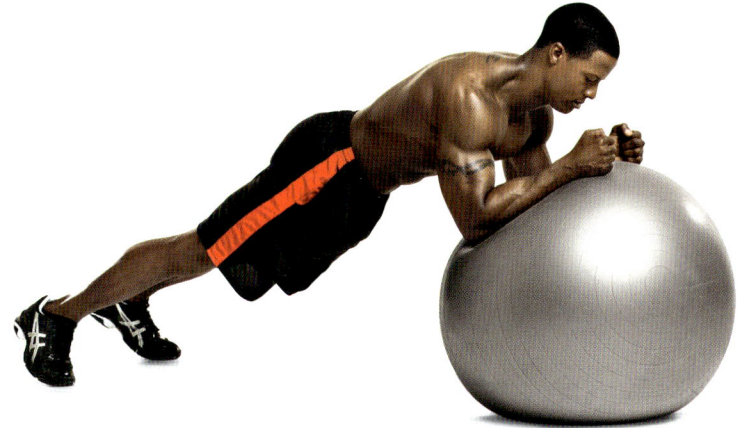

B

- Spannen Sie die Muskeln des Körperzentrums an und schieben Sie die Arme nach vorn. Rollen Sie dabei den Ball mit Ihren Unterarmen vor. Ziehen Sie die Arme wieder zurück. Wiederholen Sie diese Bewegung fünfmal.

> **TIPP DES TRAINERS:** *Eine Variante dieser Übung für das Körperzentrum ist das Umrühren. Statt die Arme nach vorn, nach hinten und diagonal zu bewegen, machen Sie eine Kreisbewegung, als ob Sie mit beiden Händen in einem großen Kessel rührten. Führen Sie fünf Kreise im Uhrzeigersinn aus, dann fünf Kreise gegen den Uhrzeigersinn.*

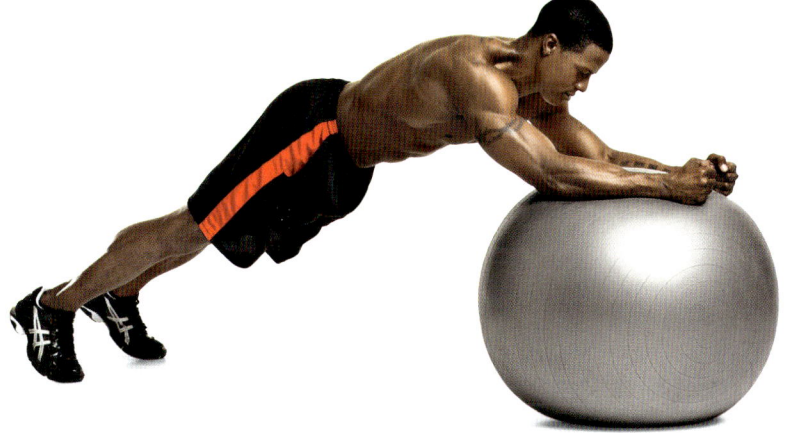

C

- Jetzt schieben und ziehen Sie die Arme erst diagonal nach rechts und zurück, dann nach links. Rollen Sie dabei den Ball mit den Unterarmen. Das ist eine Wiederholung, die Sie fünfmal ausführen.

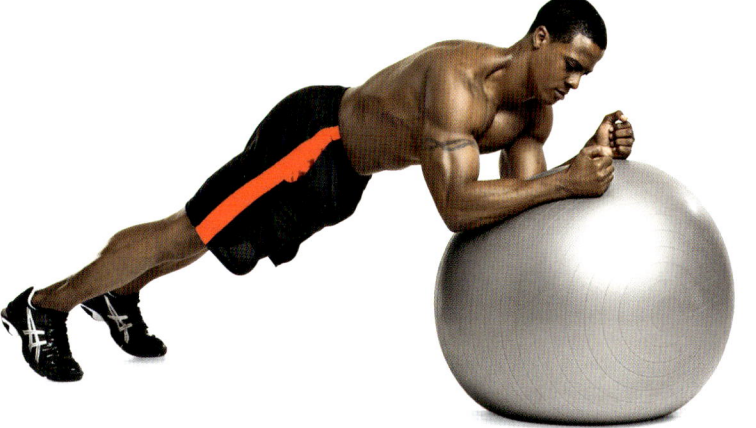

WIEDERHOLUNGEN: in jede Richtung fünf.

Das 15-Minuten-Baukasten-Workout

Bergsteiger mit Gymnastikball

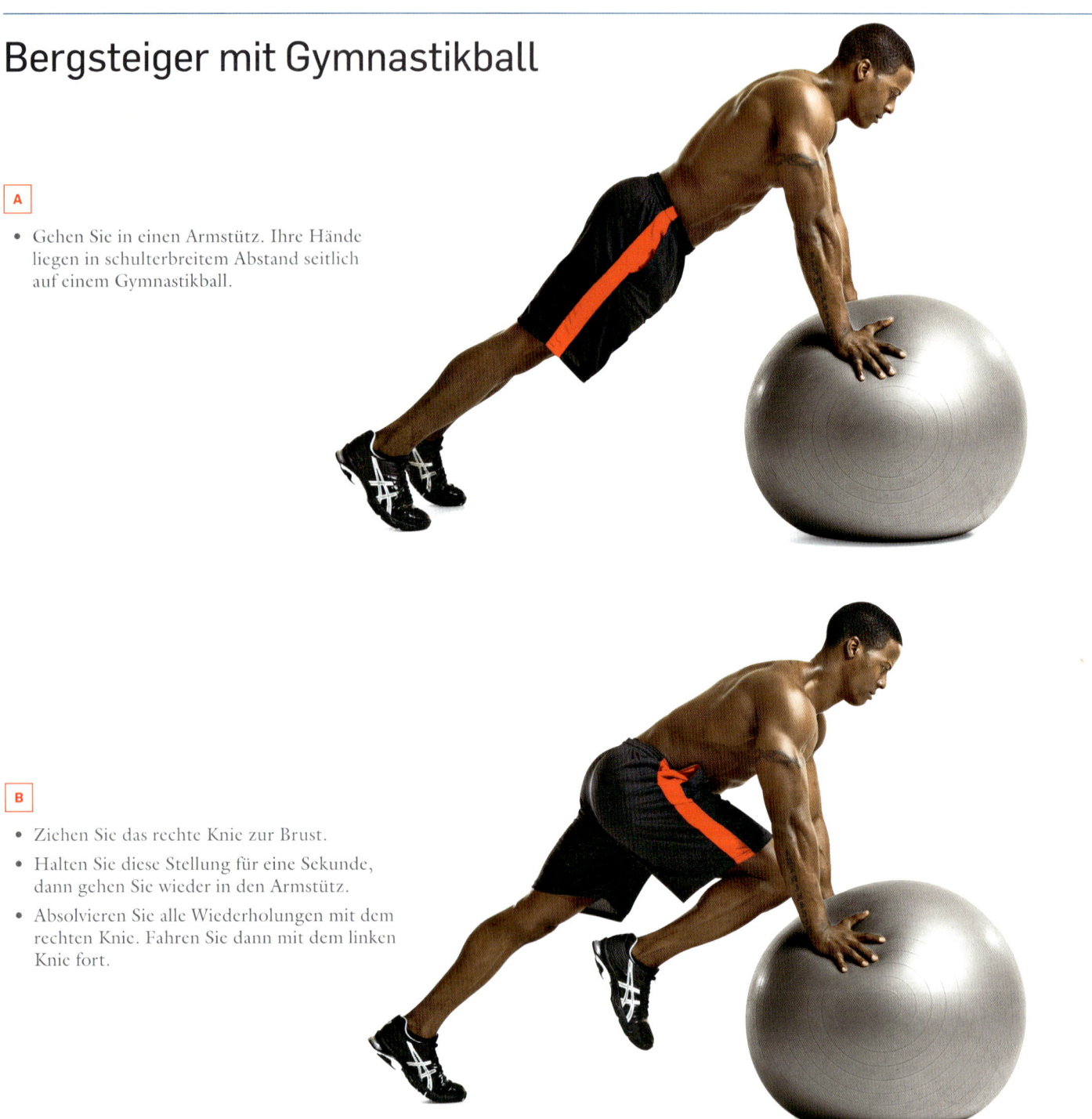

A
- Gehen Sie in einen Armstütz. Ihre Hände liegen in schulterbreitem Abstand seitlich auf einem Gymnastikball.

B
- Ziehen Sie das rechte Knie zur Brust.
- Halten Sie diese Stellung für eine Sekunde, dann gehen Sie wieder in den Armstütz.
- Absolvieren Sie alle Wiederholungen mit dem rechten Knie. Fahren Sie dann mit dem linken Knie fort.

WIEDERHOLUNGEN: mit jedem Bein 12 bis 15.

KAPITEL 6: 15-MINUTEN-WORKOUTS FÜR BAUCH & RUMPF

Crunch mit hochgestreckten Beinen und Überzug

A
- Greifen Sie ein Paar Kurzhanteln von etwa fünf Kilo und legen Sie sich mit nach hinten ausgestreckten Armen auf den Boden.
- Heben Sie die Beine in einen 45-Grad-Winkel.

B
- Führen Sie die Arme nach oben über Ihre Brust und heben Sie die Schultern vom Boden ab. Gleichzeitig heben Sie die Beine an, bis sie senkrecht zum Boden stehen.
- Kehren Sie in die Ausgangsposition zurück (ohne mit den Beinen den Boden zu berühren).

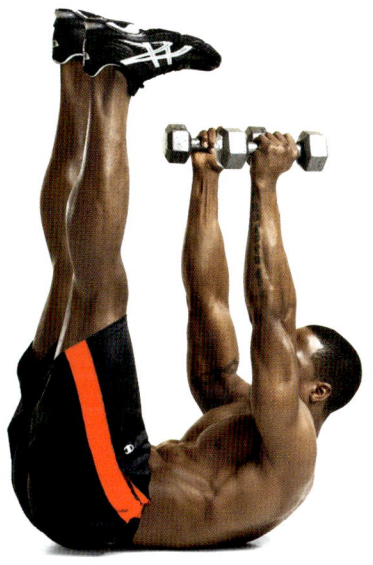
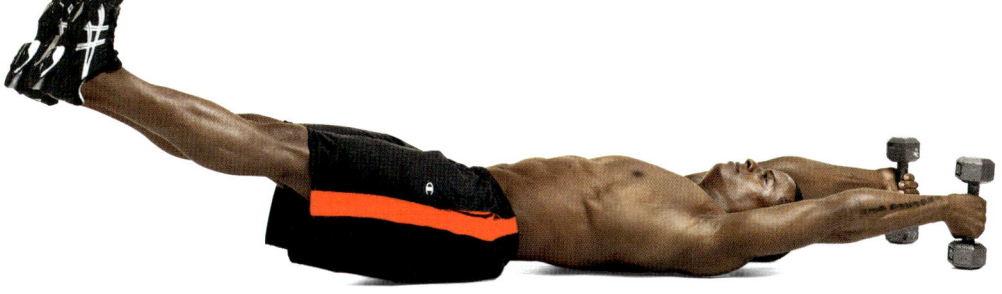

WIEDERHOLUNGEN: 12 bis 15.

Sprinter

A
- Legen Sie sich mit den Armen neben dem Körper auf den Rücken. Die Beine sind gestreckt, die Fersen mindestens 15 Zentimeter vom Boden abgehoben.

B
- Beginnen Sie, indem Sie sich aufsetzen. Heben Sie den rechten Arm mit gebeugtem Ellbogen an – das sieht aus wie die pumpende Armbewegung eines Sprinters.
- Bringen Sie am höchsten Punkt des Sit-ups Ihr linkes Knie zur Brust.
- Kehren Sie zur Ausgangsposition zurück. Halten Sie dabei die Beine angehoben. Wiederholen Sie die Übung mit dem anderen Arm und dem anderen Bein. Das ist eine Wiederholung.

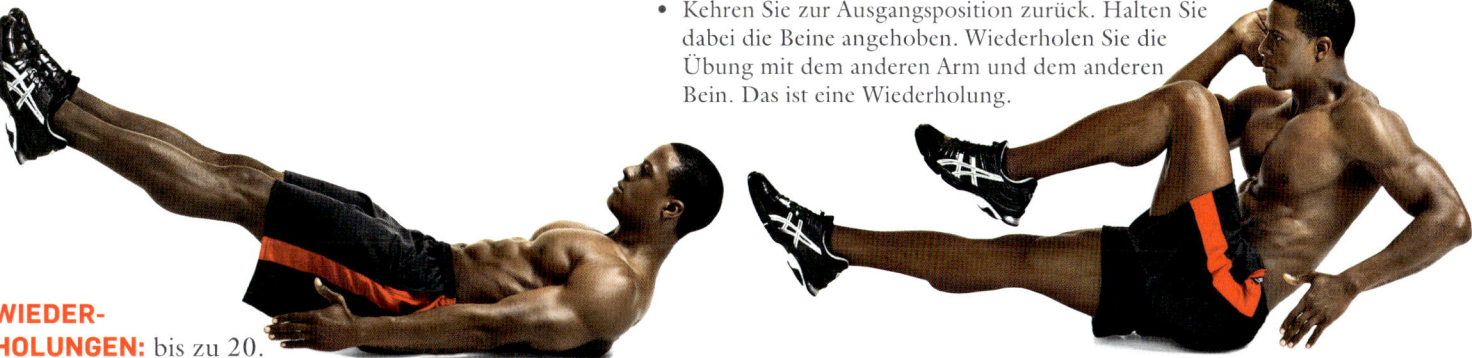

WIEDERHOLUNGEN: bis zu 20.

Kapitel 7:
15-Minuten-Workouts für Schultern & Arme

Ob im T-Shirt oder unterm Hemd: Ein starker Bizeps, ein toller Trizeps und alles, was rundum dazugehört, machen immer viel her. So bringen Sie Ihre Arme und Schultern ruck, zuck in Topform.

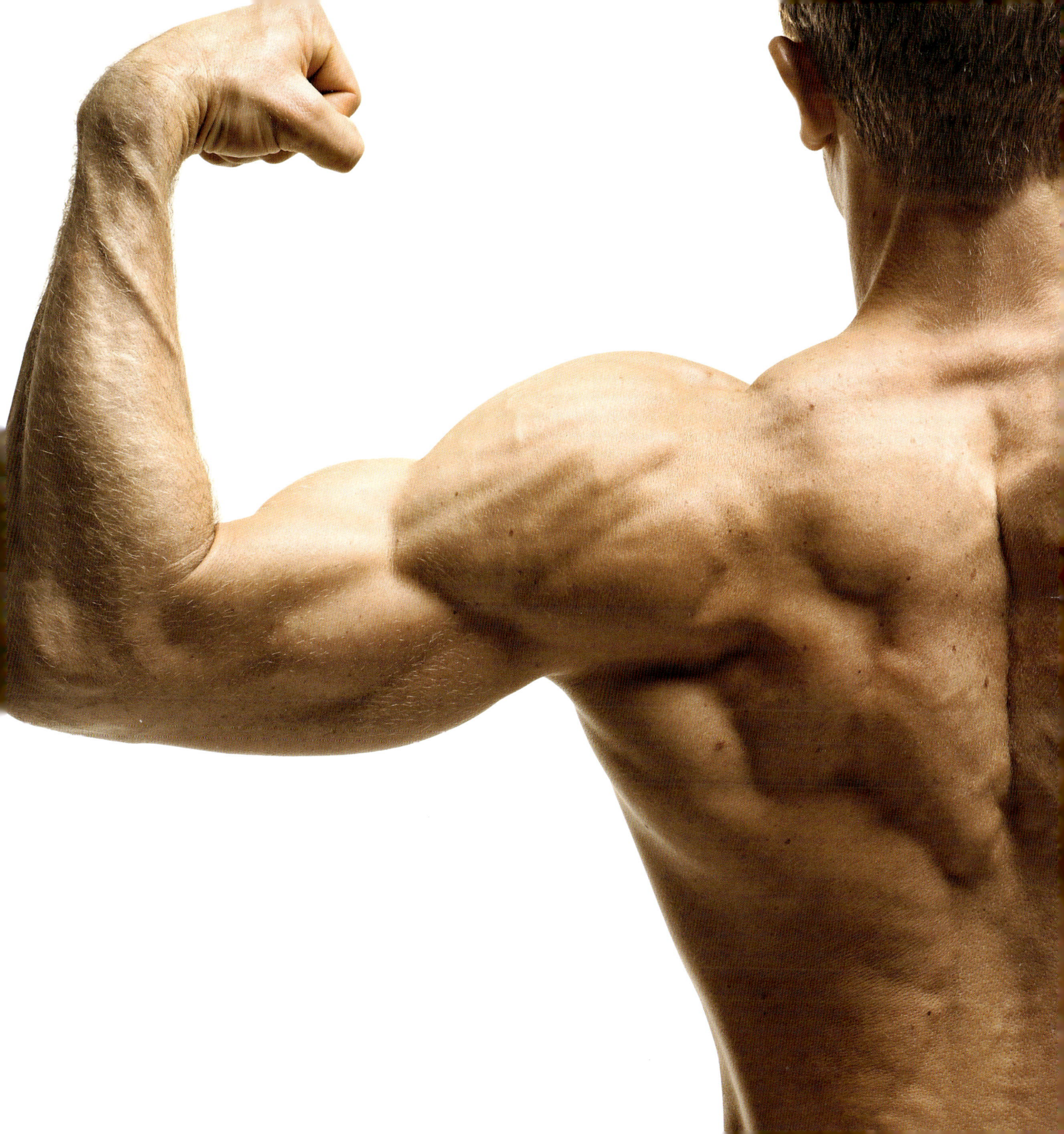

Superschnelle Übungen für obenrum

Ihre Arme und Schultern machen den entscheidenden ersten Eindruck. Ein gut definierter Oberkörper sieht nicht nur gut aus, sondern er vermittelt auch eine Aura von Stärke und Selbstvertrauen und kann Sie möglicherweise sogar etwas größer machen. Die Muskeln des oberen Rückens tragen nämlich dazu bei, dass Sie gerade stehen. Hinzu kommt, dass Ihre Brustmuskeln besser zur Geltung gebracht werden, wenn Ihre Schulter natürlich zurückgezogen sind. Auf diese Weise sehen Sie großartig aus und fühlen sich fantastisch, ob Sie sich nun mit einem dreiteiligen Anzug in Schale geworfen haben oder in Ihrem Lieblings-T-Shirt abhängen.

Die Grundlagen ...

In diesem Kapitel finden Sie Workouts für Trizeps, Bizeps, Schultern, oberen Rücken und Brust. Ein optimales Ergebnis erzielen Sie, wenn Sie eins (oder mehrere) der Oberkörper-Workouts an zwei Tagen in der Woche absolvieren. Konzentrieren Sie sich dabei auf die Körperzonen, die es am nötigsten haben. Sie können natürlich mehr trainieren, aber lassen Sie zwischen den Workouts auf jeden Fall einen Tag Erholungspause. (Sie können jederzeit irgendeines dieser Trainingsprogramme auf ein anderes 15-Minuten-Workout draufpacken, wenn Sie einmal mehr Zeit haben.) Führen Sie die vorgegebene Anzahl an Sätzen und Wiederholungen durch. Verwenden Sie dabei ein Gewicht, mit dem Sie die letzte Wiederholung des letzten Satzes so gerade noch in einer korrekten Form beenden können.

KAPITEL 7: 15-MINUTEN-WORKOUTS FÜR SCHULTERN & ARME

Im Überblick: Ihre 15-Minuten-Workouts für Schultern & Arme

Seite 144
Das vollständige Arm-Workout mit Kurzhanteln
Konzentrations-Curl
Rückenstrecken im Sitzen
Handgelenk-Curl
Hammer-Curl mit alternierendem Griff
Schulterstrecken überkreuz
45-Grad-Heben im Stehen

Seite 150
Das Starke-Arme-Workout
Bankdrücken im engen Griff
Langhantel-Curl
Trizepsstrecken am Kabel auf der Schrägbank
Einarmiger Kabel-Curl
Seilziehen mit Handdrehung
Umgekehrter Curl mit Zwischenstopp
Trizepsstrecken über Kopf am Kabel

Seite 154
Das Deltamuskel-Definitions-Workout
Umgekehrtes Langhantel-Schulterdrücken
Langhantel-Frontheben
Seitheben im Sitzen
Vorgebeugtes Heben am Kabelzug

Seite 158
Die Kombination für Schultern und Arme (1)
Kurzhantel-Drücken im V-Sitz
Military Press
Einbeiniges Seitheben

Seite 160
Die Kombination für Schultern und Arme (2)
Schulterziehen im Sitzen
L-Heben auf der Schrägbank
Der Javorek-Komplex

KURZHANTELN ALS MEDIZIN

Wenn Sie Ihren Körper mit mehr Muskeln ausstatten, kann das dazu beitragen, dass er den Blutzucker besser regulieren kann. Bei einer Untersuchung haben Wissenschaftler der University of California in Los Angeles herausgefunden, dass Menschen, die eine geringere Muskelmasse hatten, mit einer um 67 Prozent größeren Wahrscheinlichkeit insulinresistent waren als ihre muskulöseren Mitteilnehmer. Insulinresistenz ist ein Warnsignal im Hinblick auf einen Typ-II-Diabetes.

Das vollständige Arm-Workout mit Kurzhanteln

Kurzhanteln sind geradezu ideal für Arm- und Schulter-Workouts, weil sie es Ihnen ermöglichen, Übungen mit einem großen Bewegungsumfang auszuführen. Jeder Mann sollte wenigstens zwei Paar dieser vielseitigen Geräte besitzen: ein leichtes Paar für das Training von Handgelenk und Rotatorenmanschette und ein schweres zum Curlen und Drücken. Wir bevorzugen Hexa-Kurzhanteln, weil sie nicht auf dem Boden herumrollen (und im Notfall auch als Vorschlaghammer einsetzbar sind).

Die Übungen auf diesen Seiten konzentrieren sich auf das Wesentliche und fordern Ihre Arme von den Händen bis zu den Schultern, und das in jeder denkbaren Position – für die Tiefendefinition. Den besten Nutzen werden Sie aus diesen Übungen ziehen, wenn Sie sich auf eine korrekte Ausführung konzentrieren.

UND SO GEHT'S: Absolvieren Sie die Übungen dieses Workouts als Zirkel. Beenden Sie erst alle Wiederholungen einer Übung, ehe Sie zur nächsten übergehen. Machen Sie, sofern Sie das schaffen, zwischen den Übungen keine Pause. Nach Beendigung der letzten Übung erholen Sie sich nicht länger als eine Minute, dann gehen Sie eine weitere Runde an.

KAPITEL 7: 15-MINUTEN-WORKOUTS FÜR SCHULTERN & ARME

Konzentrations-Curl

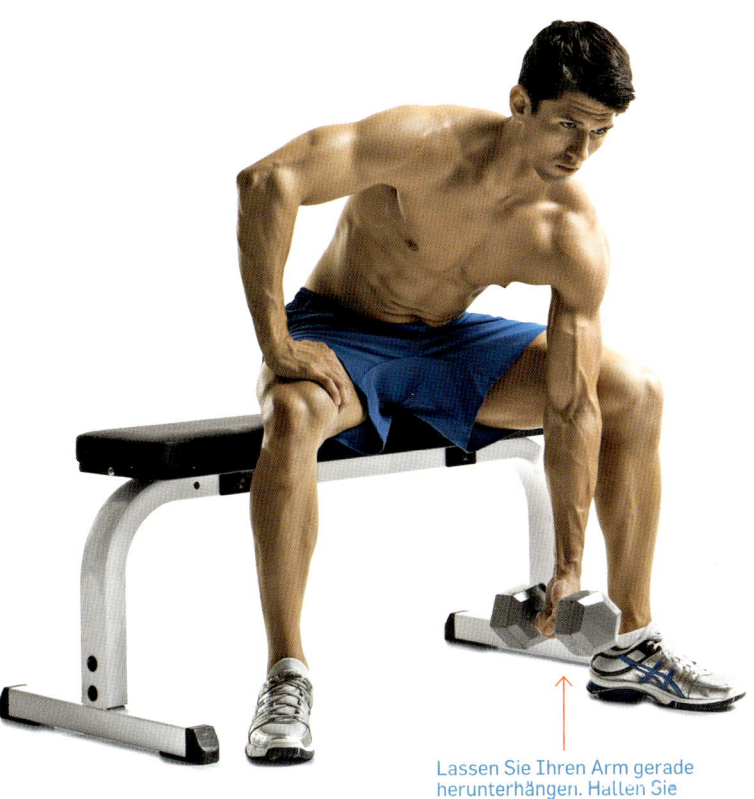

A

Lassen Sie Ihren Arm gerade herunterhängen. Halten Sie Ihren Körper ganz still, wenn Sie mit dem Curl beginnen.

- Setzen Sie sich auf eine Trainingsbank oder einen Stuhl. Ihre Knie sind überschulterbreit auseinander und Ihre Füße stehen flach auf dem Boden.
- Fassen Sie eine Kurzhantel mit der linken Hand, die Handfläche zeigt nach innen. Beugen Sie sich leicht vor und legen Sie die Rückseite Ihres linken Oberarms an die Innenseite des linken Oberschenkels.
- Setzen Sie die rechte Hand zur Unterstützung auf den rechten Oberschenkel oder das rechte Knie.

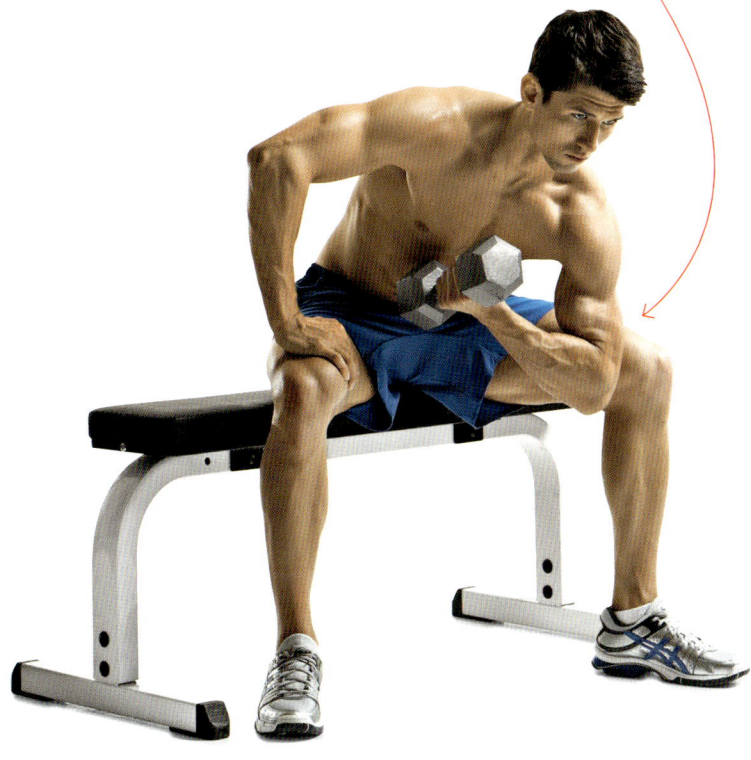

Stützen Sie den Oberarm gegen den Oberschenkel, während Sie das Gewicht langsam zur Schulter bewegen.

B

- Heben Sie die Hantel zur Schulter. Dabei bleiben linker Oberarm und Ellbogen die ganze Zeit über an den linken Oberschenkel gedrückt.
- Senken Sie das Gewicht ab und wiederholen Sie die Übung.

WIEDERHOLUNGEN: acht bis zwölf, dann wechseln Sie zur anderen Seite und führen den Curl mit dem rechten Arm aus.

Das vollständige Arm-Workout mit Kurzhanteln

Rückenstrecken im Sitzen

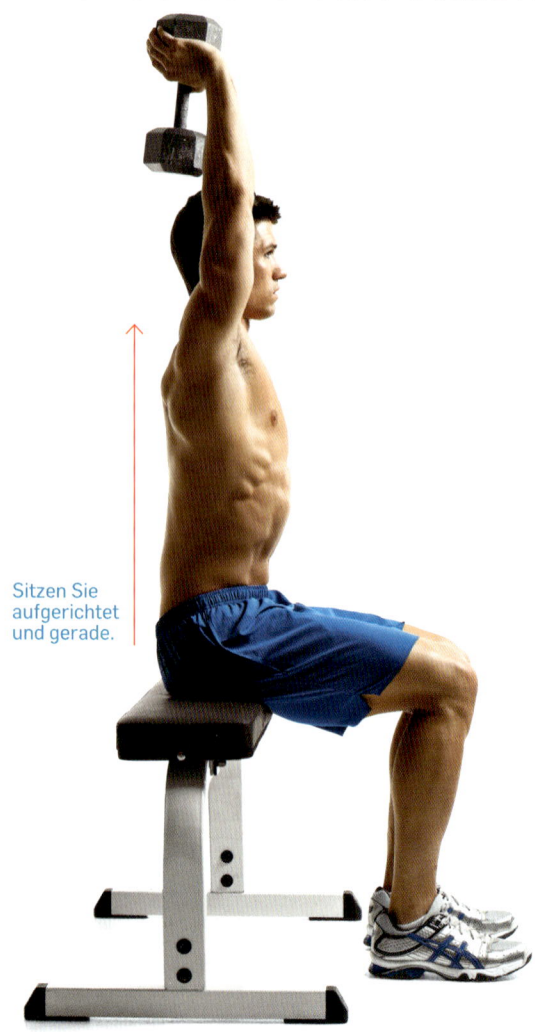

Sitzen Sie aufgerichtet und gerade.

Lehnen Sie sich weder vor noch zurück.

66 Prozent Ihres Trizeps werden bei Liegestützen beansprucht.

Halten Sie das Körperzentrum unter Spannung.

A
- Setzen Sie sich mit geradem Rücken auf einen Stuhl oder eine Bank, platzieren Sie die Füße fest auf dem Boden und fassen Sie eine Kurzhantel mit beiden Händen.
- Heben Sie das Gewicht über Ihren Kopf, wobei Sie es so drehen, dass es senkrecht steht und der obere Kopf sicher auf Ihren Handflächen ruht. Die Daumen legen Sie um den Hantelgriff. Das ist die Ausgangsposition.

WIEDERHOLUNGEN: acht bis zwölf.

B
- Senken Sie das Gewicht langsam hinter Ihrem Kopf ab, bis die Unterarme die Bizepse berühren, und drücken Sie es dann wieder hoch in die Ausgangsposition. Wiederholen Sie die Übung.
- Wenn Sie das Gewicht absenken und wieder hochdrücken, bewegen Sie die Oberarme nicht.

KAPITEL 7: 15-MINUTEN-WORKOUTS FÜR SCHULTERN & ARME

Handgelenk-Curl

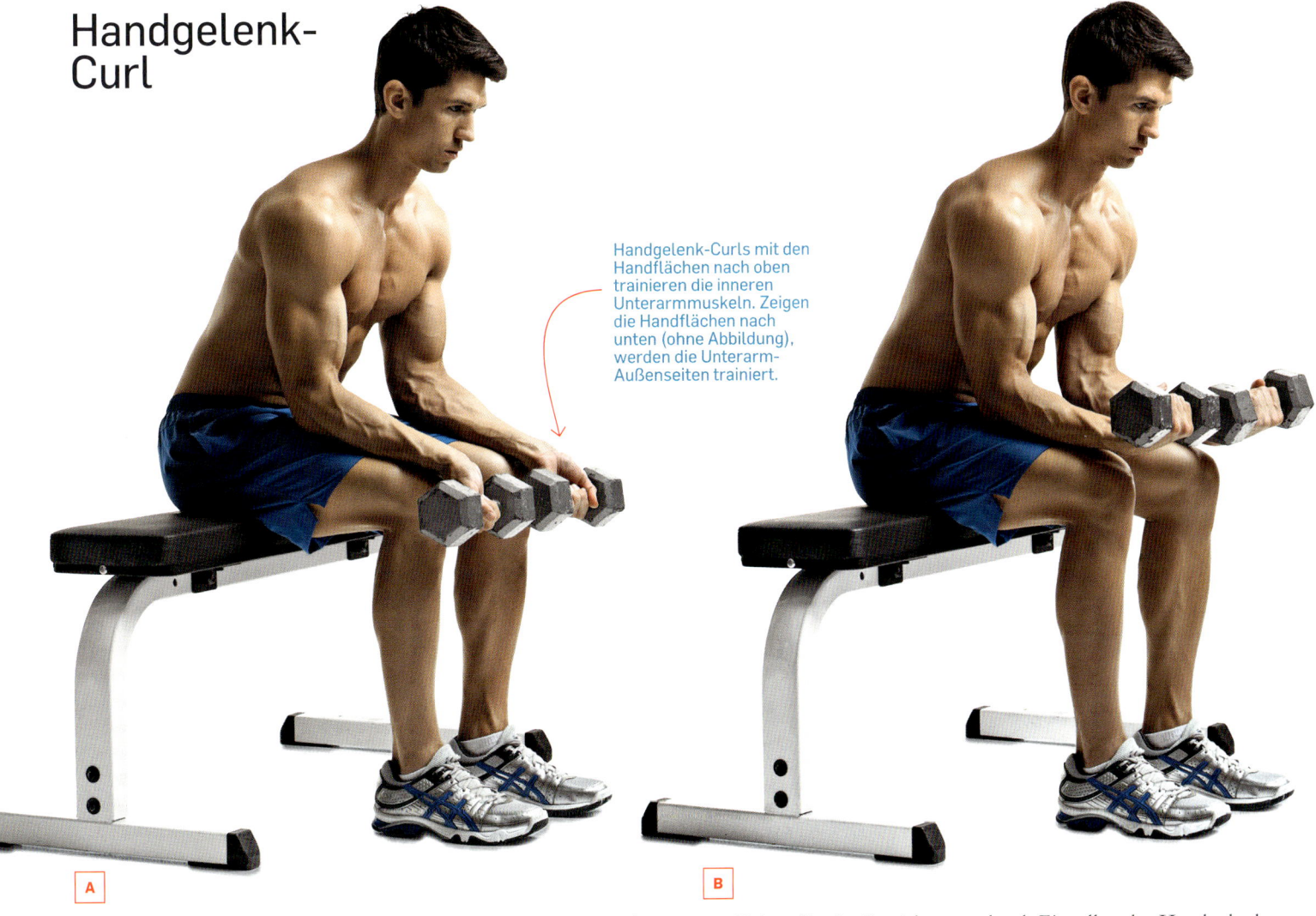

Handgelenk-Curls mit den Handflächen nach oben trainieren die inneren Unterarmmuskeln. Zeigen die Handflächen nach unten (ohne Abbildung), werden die Unterarm-Außenseiten trainiert.

A
- Setzen Sie sich auf eine Bank oder einen Stuhl. Die Knie sind schulterbreit auseinander, die Füße stehen flach auf dem Boden.
- Mit einer Kurzhantel in jeder Hand – die Handflächen zeigen nach oben – lehnen Sie sich nach vorn und legen die Unterarme so auf die Oberschenkel, dass die Handgelenke über die Knie hinausragen.
- Beugen Sie beide Handgelenke langsam so weit Sie können nach unten.

B
- Heben Sie die Gewichte nur durch Einrollen der Handgelenke so hoch wie möglich. Senken Sie die Gewichte ab und absolvieren Sic alle Wiederholungen.
- Dann drehen Sie die Handgelenke (die Handflächen nach unten) und führen umgekehrte Handgelenk-Curls aus.
- Beugen Sie dazu die Handgelenke nach oben, um die Hanteln so hoch zu heben, wie Sie können. Senken Sie sie langsam wieder ab und wiederholen Sie die Übung.

WIEDERHOLUNGEN: 12 bis 15, einmal mit den Handflächen nach oben und dann mit den Handflächen nach unten.

Das vollständige Arm-Workout mit Kurzhanteln

Hammer-Curl mit alternierendem Griff

A
- Setzen Sie sich an das Ende einer Bank und halten Sie in jeder Hand eine Kurzhantel im Hammergriff am langen Arm.

B
- Halten Sie den Rücken gerade. Machen Sie mit den Gewichten langsam einen Curl. Führen Sie dabei die Daumen zu den Schultern.
- Spannen Sie in der Endposition des Curls die Bizepse an, dann senken Sie die Gewichte.

TIPP DES TRAINERS: *Der Hammergriff zwingt den Musculus brachialis im Oberarm, härter zu arbeiten.*

C
- Drehen Sie nun die Handgelenke nach innen, sodass die Handflächen nach hinten zeigen (das ist ein Obergriff).

TIPP DES TRAINERS: *Der Obergriff trainiert den Musculus brachioradialis, der vom Ellbogen zum Handgelenk verläuft.*

D
- Heben Sie die Gewichte mit einem Curl an, dann senken Sie sie langsam ab.

Die Schultern sind nach hinten und unten gezogen, die Brust ist aufgerichtet.

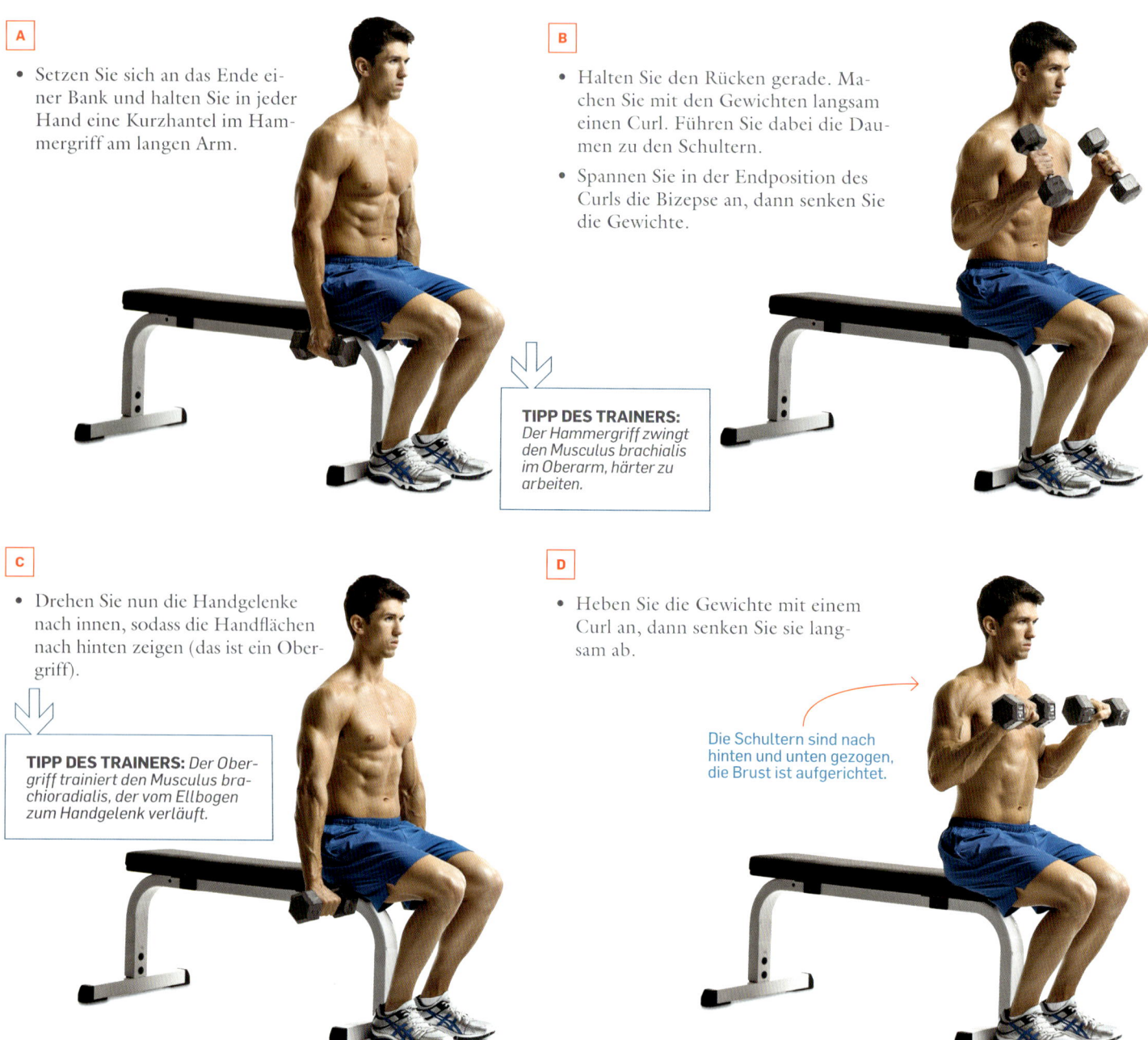

WIEDERHOLUNGEN: acht bis zwölf. Wechseln Sie bei jedem Curl den Griff.

KAPITEL 7: 15-MINUTEN-WORKOUTS FÜR SCHULTERN & ARME

Schulterstrecken überkreuz

A
- Legen Sie sich auf eine Schrägbank und halten Sie in der rechten Hand eine leichte Kurzhantel über Ihrem Kopf. Die Handfläche zeigt nach links.
- Legen Sie die linke Hand zur Unterstützung unter den rechten Trizeps.

B
- Beugen Sie langsam den rechten Arm, um das Gewicht zur linken Schulter abzusenken. Halten Sie Ihr Handgelenk während der gesamten Übung gerade. (Vielleicht müssen Sie den Kopf zur Seite neigen, damit er nicht im Weg ist.)
- Heben Sie das Gewicht wieder über den Kopf und wiederholen Sie die Übung.

WIEDERHOLUNGEN: zwölf, dann wechseln Sie den Arm.

45-Grad-Heben im Stehen

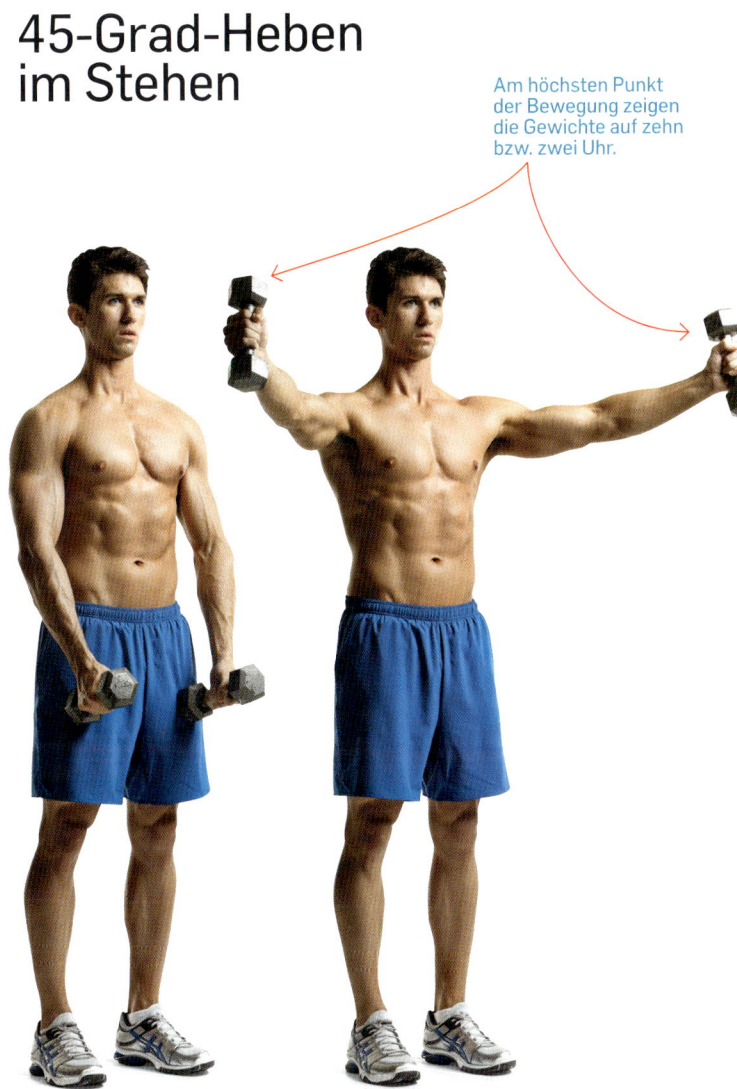

Am höchsten Punkt der Bewegung zeigen die Gewichte auf zehn bzw. zwei Uhr.

A
- Halten Sie im Stehen ein Paar Kurzhanteln im Hammergriff (Ihre Handflächen zeigen zueinander) vor den Oberschenkeln.

WIEDERHOLUNGEN: acht bis zwölf.

B
- Halten Sie die Arme gerade und heben Sie sie langsam in einem 45-Grad-Winkel zum Körper bis auf Augenhöhe an.
- Senken Sie die Arme langsam ab und wiederholen Sie die Übung.

Das Starke-Arme-Workout

Starke Arme erwecken den Eindruck, dass Sie es ernst meinen. Aber sie sind auch dazu da, um zu helfen und zu beschützen. Der Bizeps ermöglicht es Ihnen, alles – von den täglichen Lebensmitteln bis zu einem Bierfässchen – mit Leichtigkeit zu tragen. Der Trizeps dient auch als Stoßdämpfer, um das Ellbogengelenk zu schützen, wenn Ihre Ellbogen dafür sorgen müssen, dass Sie Ihren Oberkörper abstützen oder bei einem Sturz abfedern.

UND SO GEHT'S:
Absolvieren Sie die Übungen als Zirkel ohne Zwischenpause. Nach Beendigung eines Durchgangs machen Sie 60 Sekunden Pause und dann einen weiteren Durchgang.

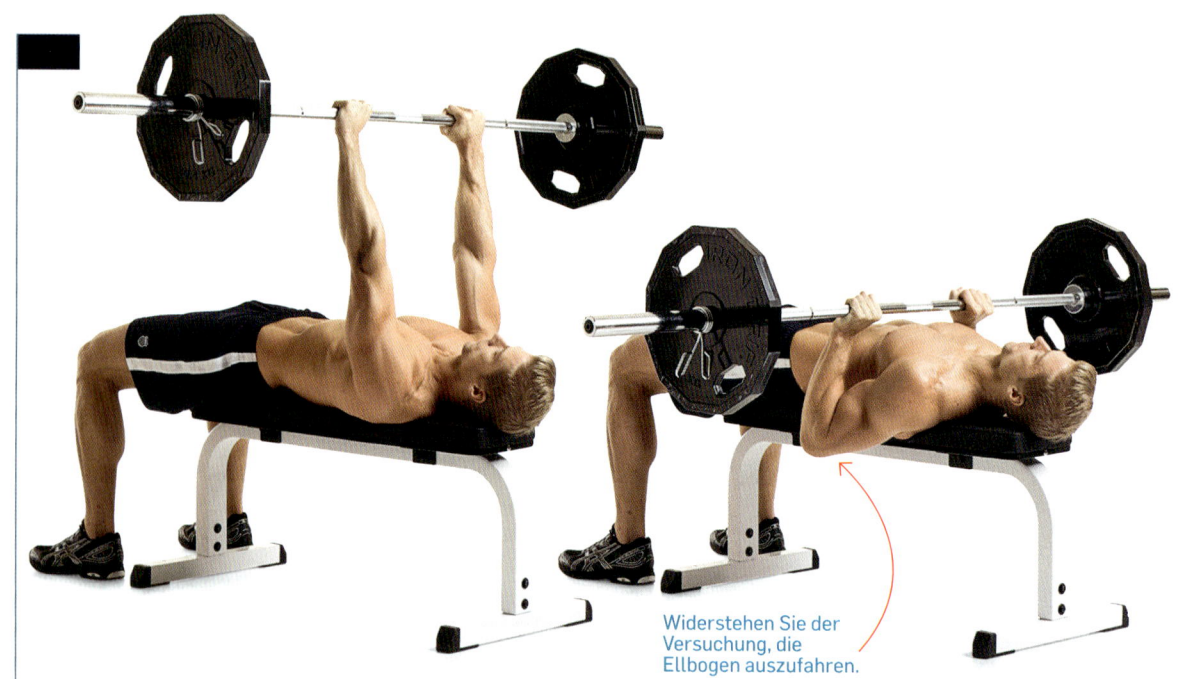

Widerstehen Sie der Versuchung, die Ellbogen auszufahren.

Bankdrücken im engen Griff

A
- Legen Sie sich rücklings auf eine Bank. Die Füße stehen flach auf dem Boden. Fassen Sie eine Langhantel im Obergriff. Ihre Hände sind knapp schulterbreit auseinander.

WIEDERHOLUNGEN: acht bis zwölf.

B
- Lassen Sie die Hantel zur Brust ab. Dabei bringen Sie Ihre Ellbogen eng an den Brustkasten.

KAPITEL 7: 15-MINUTEN-WORKOUTS FÜR SCHULTERN & ARME

Langhantel-Curl

Spannen Sie in der Endposition des Curls die Bizepse an, dann senken Sie die Gewichte.

A
- Fassen Sie im Stehen eine Langhantel in einem schulterbreiten Untergriff und halten Sie sie vor den Oberschenkeln.

B
- Halten Sie den Rücken gerade und die Ellbogen am Körper. Führen Sie die Hantel in einer halbkreisförmigen Bewegung langsam nach oben, bis die Unterarme die Bizepse berühren.
- Kurze Pause, lassen Sie die Hantel langsam ab, bis sie sich knapp drei Zentimeter vor den Oberschenkeln befindet. Wiederholen Sie die Übung.

WIEDERHOLUNGEN: acht bis zwölf.

Trizepsstrecken am Kabel auf der Schrägbank

A
- Befestigen Sie ein Seil am unteren Kabelzug einer Kabelstation, vor die Sie in gut einem Meter Entfernung eine Schrägbank stellen.
- Greifen Sie das Seil und legen Sie sich rücklings auf die Bank. Strecken Sie die Arme direkt über den Schultern nach oben aus.

B
- Ohne die Oberarme zu bewegen, beugen Sie die Ellbogen im rechten Winkel. Kurze Pause, dann strecken Sie die Arme wieder.

WIEDERHOLUNGEN: acht bis zwölf.

Das Starke-Arme-Workout

Einarmiger Kabel-Curl

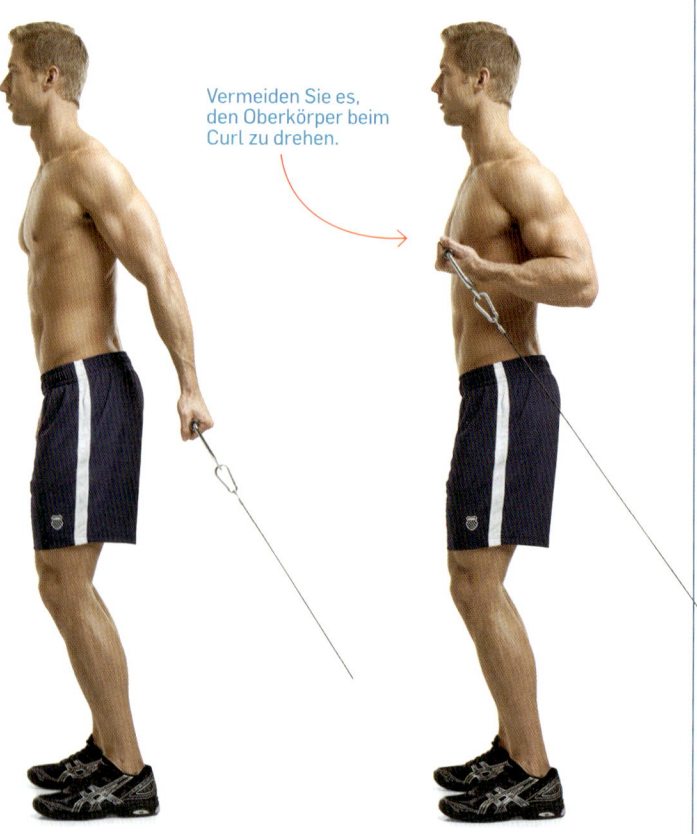

Vermeiden Sie es, den Oberkörper beim Curl zu drehen.

A
- Stellen Sie sich mit dem Rücken zum Gewichtsblock einer Kabelstation und fassen Sie mit der linken Hand den Griff des unteren Kabelzugs.
- Machen Sie einen Schritt nach vorn, sodass sich Ihre Hand einige Zentimeter hinter Ihnen befindet und Ihr Arm gestreckt ist.

B
- Halten Sie die Ellbogen in Position und ziehen Sie den Kabelgriff in einem Curl nach oben zur Außenseite des Brustkastens. Kurze Pause, dann senken Sie den Arm langsam wieder ab.

WIEDERHOLUNGEN: acht bis zwölf.

Seilziehen mit Handdrehung

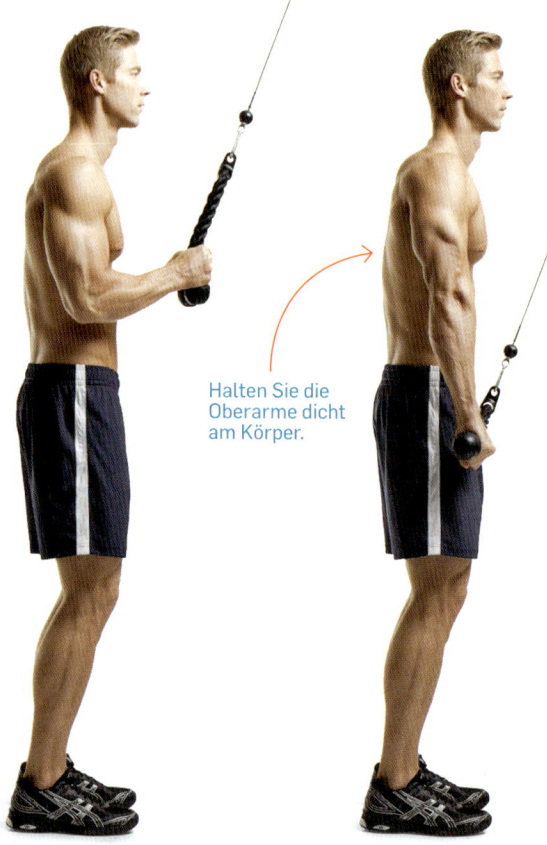

Halten Sie die Oberarme dicht am Körper.

A
- Befestigen Sie einen Seilgriff am oberen Kabelzug einer Kabelstation und greifen Sie mit jeder Hand ein Seilende. Halten Sie die Hände 15 bis 20 Zentimeter voneinander entfernt.
- Ziehen Sie das Seil nach unten, bis sich Ihre Unterarme parallel zum Boden befinden. Das ist die Ausgangsposition.

B
- Ziehen Sie das Seil langsam weiter nach unten, bis Ihre Fäuste die Oberschenkel erreichen. Dann drehen Sie die Handgelenke, sodass die Handflächen nach außen zeigen, weg vom Körper.
- Spannen Sie die Trizepse für einen Moment an, dann kehren Sie die Bewegung um, zurück zur Ausgangsposition.

WIEDERHOLUNGEN: acht bis zwölf.

KAPITEL 7: 15-MINUTEN-WORKOUTS FÜR SCHULTERN & ARME

Umgekehrter Curl mit Zwischenstopp

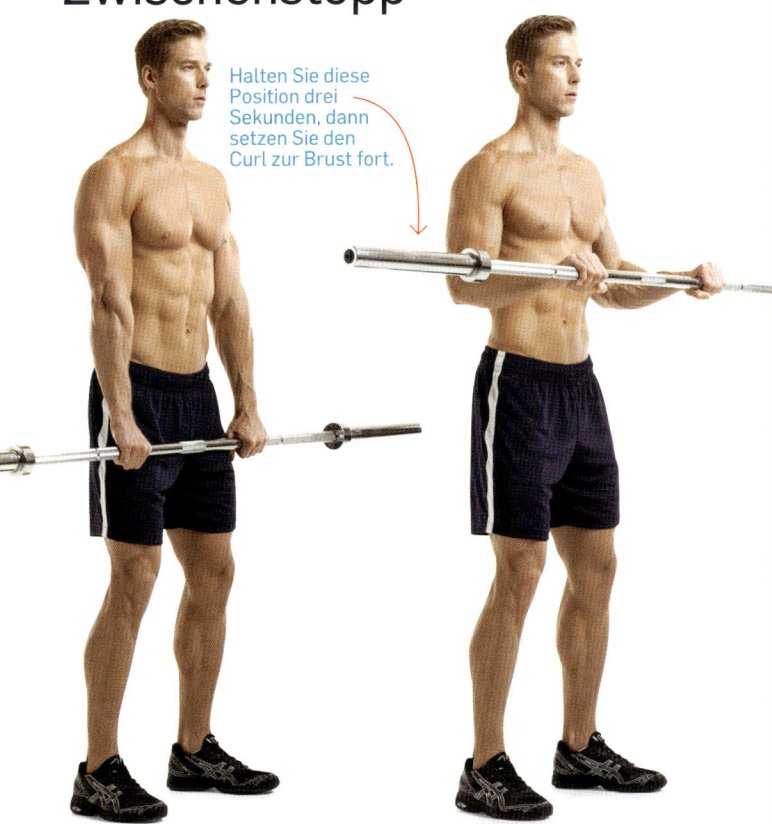

A
- Halten Sie im Stehen eine Langhantelstange im Obergriff (mit den Handflächen nach unten) vor den Oberschenkeln.
- Pressen Sie die Ellbogen während der ganzen Übung an den Körper.

WIEDERHOLUNGEN: acht bis zwölf.

B
- Machen Sie einen langsamen Arm-Curl an, bis Ihre Unterarme parallel zum Boden stehen. Halten Sie drei Sekunden lang inne, dann setzen Sie den Curl zur Brust fort.
- Senken Sie die Stange langsam ab, bis sich Ihre Unterarme wieder parallel zum Boden befinden. Verharren Sie drei Sekunden, dann lassen Sie die Stange zur Ausgangsposition ab.

Trizepsstrecken über Kopf am Kabel

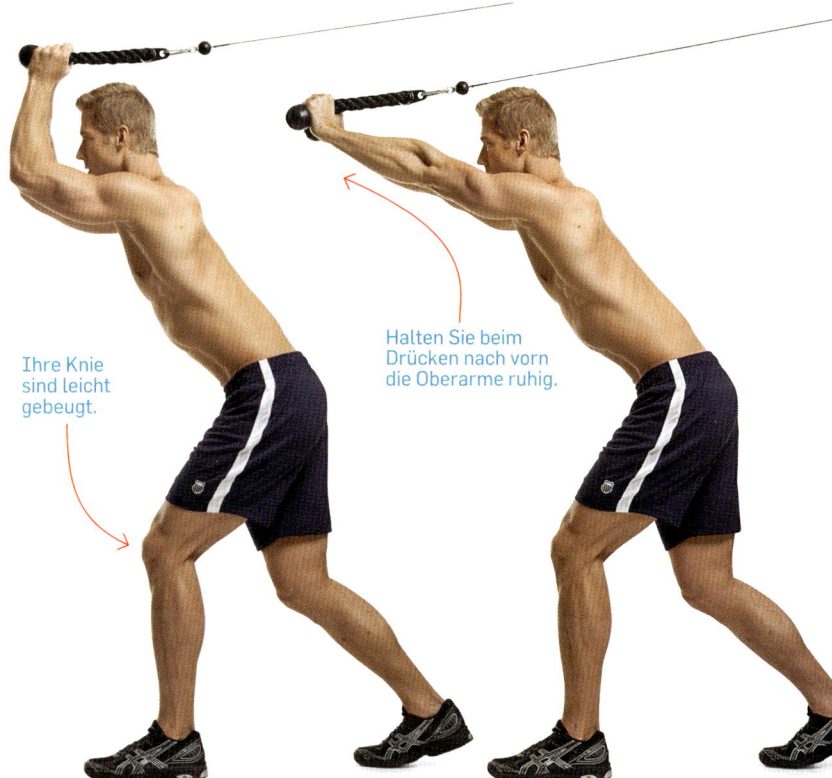

A
- Befestigen Sie einen Seilgriff am oberen Kabelzug einer Kabelstation und greifen Sie mit jeder Hand ein Seilende.
- Stellen Sie sich mit dem Rücken zum Gewichtsblock, lehnen Sie sich in Schrittstellung nach vorn und halten Sie das Seil mit gebeugten Armen über Ihrem Kopf.

B
- Ohne die Oberarme zu bewegen, strecken Sie die Arme nach vorn, um die Trizepse zu aktivieren.
- Kurze Pause, dann lassen Sie Ihre Hände vom Widerstand des Kabelzugs langsam über den Kopf zurückziehen.

WIEDERHOLUNGEN: acht bis zwölf.

153

Das Deltamuskel-Definitions-Workout

Die Schultern gehören zu den am meisten vernachlässigten Körperteilen eines Kraftsportlers, weil man an sie üblicherweise nicht als „Vorzeige"-Muskeln denkt. Aber dieses Denken ist gänzlich falsch. Breite, modellierte Schultern runden den perfekten Körper ab. Ausgeprägte Schultern lassen Ihre Arme kräftiger erscheinen und Ihre Taille schlanker. Ihr Rücken wirkt wegen der klassischen V-Form ebenfalls breiter. Der Schlüssel zur vollständigen Ausbildung Ihrer Schultern liegt im Training der Muskelköpfe aller Teile des Deltamuskels, also des Schlüsselbein-, des Schulterhöhen- und des Grätenteils. Hier kommt ein Workout, das Ihre Deltamuskeln wachsen lassen wird.

7,5

Zentimeter wächst der Bewegungsumfang der Schulter nach nur fünf Wochen Gewichtheben laut einer Studie der amerikanischen University of North Dakota in Grand Forks.

KAPITEL 7: 15-MINUTEN-WORKOUTS FÜR SCHULTERN & ARME

UND SO GEHT'S:
Die Schulter ist das instabilste Gelenk in Ihrem Körper. Schützen Sie es mit einem 60 Sekunden langen Armkreisen zum Aufwärmen, bevor Sie mit diesem Workout beginnen. Strecken Sie einfach die Arme zur Seite aus und machen Sie enge und weite Kreise in beiden Richtungen.
Das Workout: Absolvieren Sie zwei Sätze jeder Übung. Ruhen Sie sich zwischen den Sätzen 30 Sekunden lang aus. Beenden Sie beide Sätze, ehe Sie zur nächsten Übung wechseln.

Umgekehrtes Langhantel-Schulterdrücken

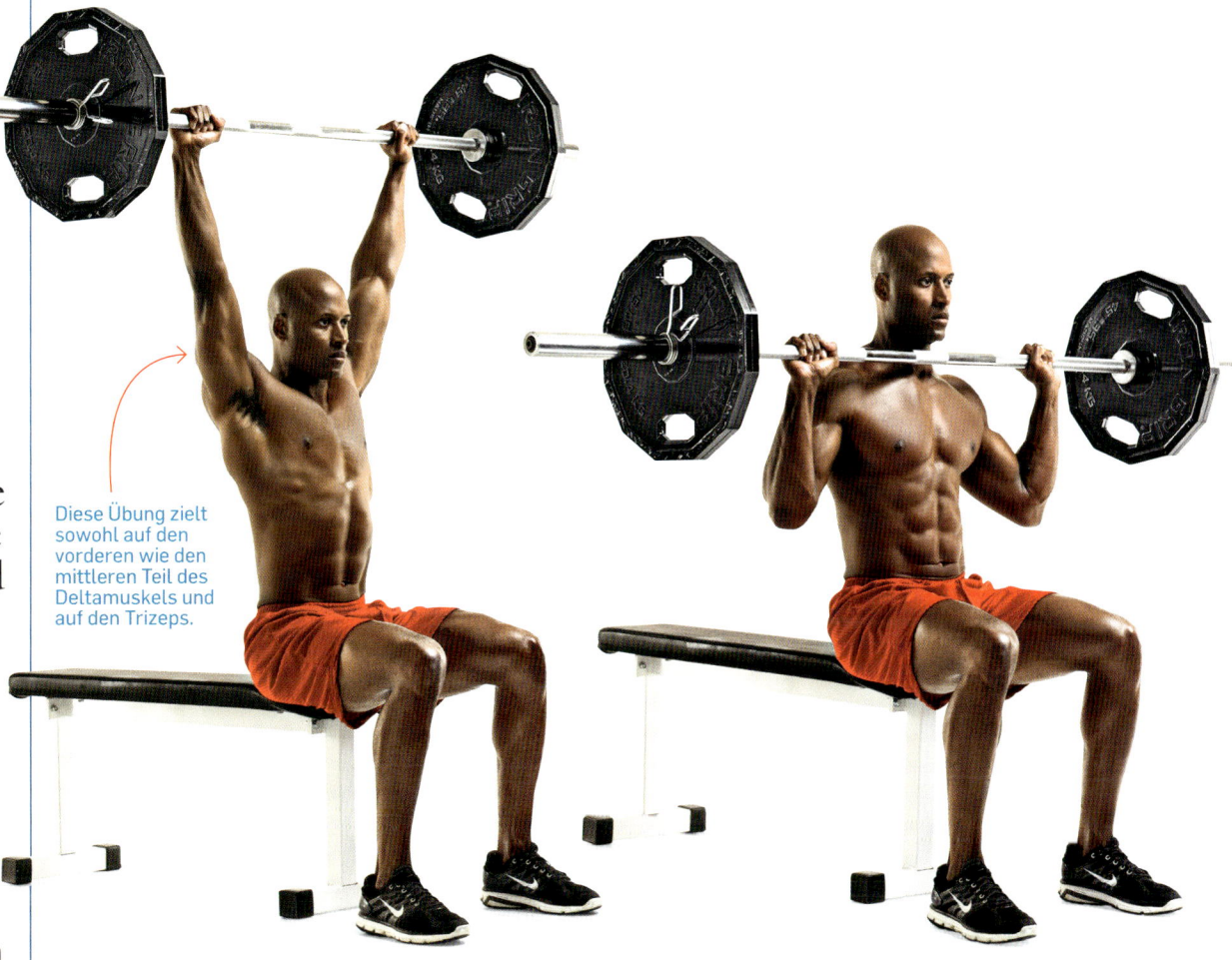

Diese Übung zielt sowohl auf den vorderen wie den mittleren Teil des Deltamuskels und auf den Trizeps.

A
- Stellen Sie eine Bank vor ein Power Rack. Nehmen Sie die Hälfte des Gewichts, das Sie acht- bis zehnmal in sauberer Form heben können.
- Greifen Sie die Hantel etwas weiter als schulterbreit und setzen Sie sich auf die Bank. Heben Sie das Gewicht über den Kopf.

WIEDERHOLUNGEN: acht bis zwölf.

B
- Nehmen Sie sich sechs Sekunden Zeit, um die Hantel zur Brust abzusenken.
- Dann drücken die Hantel über Kopf (zählen Sie dabei bis drei).

Das Deltamuskel-Definitions-Workout

Langhantel-Frontheben

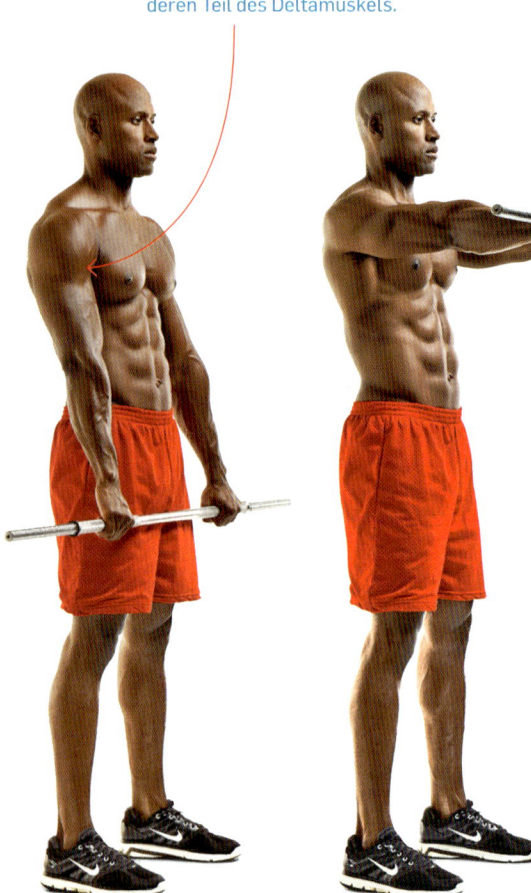

Die Übung zielt auf den vorderen Teil des Deltamuskels.

Verwenden Sie keine schweren Gewichte. Konzentrieren Sie sich stattdessen auf eine korrekte Ausführung.

A
- Sie stehen hüftbreit und halten eine leichte Langhantel oder eine Hantelstange. Ihre Hände sind schulterbreit auseinander. Die Arme hängen gerade nach unten, die Handflächen zeigen zu Ihren Oberschenkeln.

B
- Mit gestreckten Armen heben Sie die Hantelstange vor dem Körper an, bis Ihre Arme sich parallel zum Boden befinden.
- Kurze Pause, dann senken Sie die Hantelstange ab, bis Ihre Hände leicht die Oberschenkel berühren.

WIEDERHOLUNGEN: acht bis zwölf.

Seitheben im Sitzen

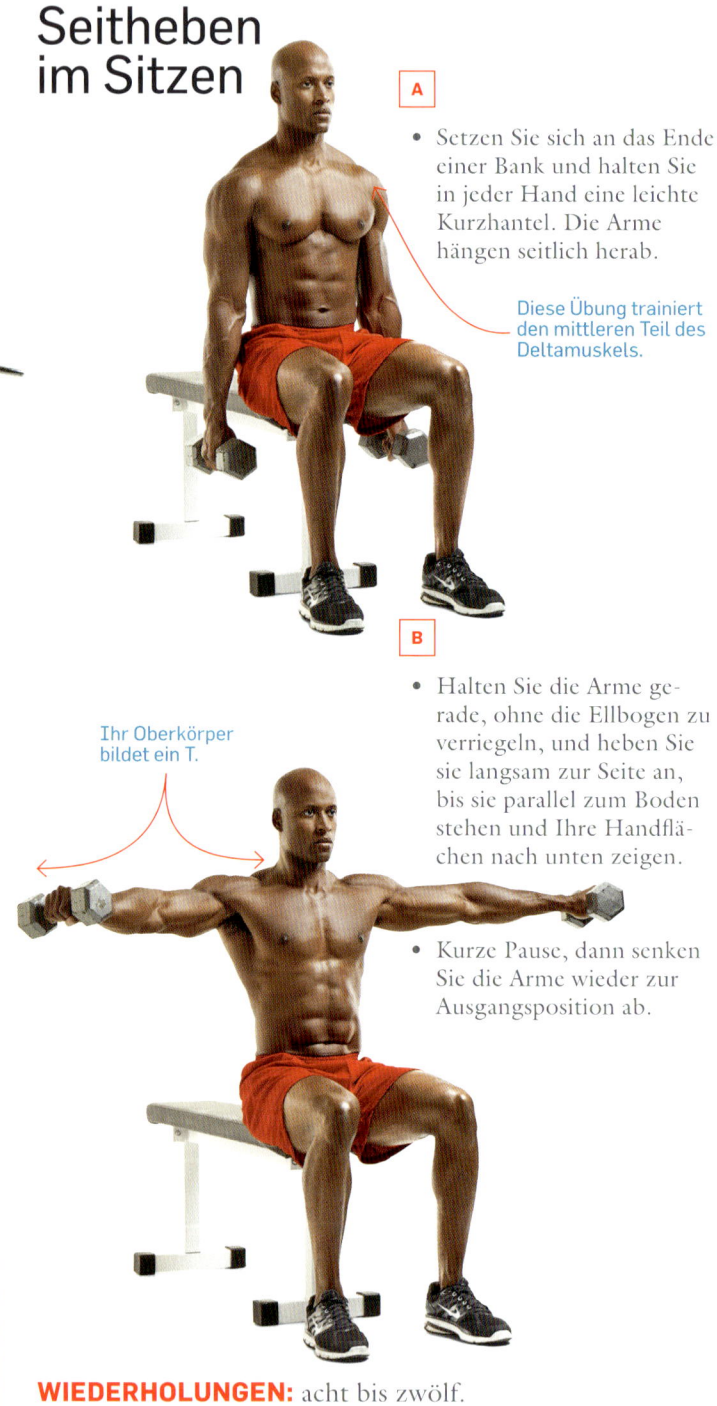

Diese Übung trainiert den mittleren Teil des Deltamuskels.

Ihr Oberkörper bildet ein T.

A
- Setzen Sie sich an das Ende einer Bank und halten Sie in jeder Hand eine leichte Kurzhantel. Die Arme hängen seitlich herab.

B
- Halten Sie die Arme gerade, ohne die Ellbogen zu verriegeln, und heben Sie sie langsam zur Seite an, bis sie parallel zum Boden stehen und Ihre Handflächen nach unten zeigen.
- Kurze Pause, dann senken Sie die Arme wieder zur Ausgangsposition ab.

WIEDERHOLUNGEN: acht bis zwölf.

KAPITEL 7: 15-MINUTEN-WORKOUTS FÜR SCHULTERN & ARME

Vorgebeugtes Heben am Kabelzug

A

- Stellen Sie sich zwischen die Gewichtsblöcke einer Crossover-Kabelstation, kreuzen Sie die Arme vor dem Körper und beugen Sie sich nach unten.
- Fassen Sie mit der rechten Hand den Griff des linken unteren Kabelzugs und mit der linken den Griff des rechten unteren Kabelzugs.

B

- Mit leicht gebeugten Knien heben Sie die Arme bis auf Schulterhöhe zur Seite.
- Kurze Pause, dann senken Sie die Arme langsam zur Ausgangsposition zurück.

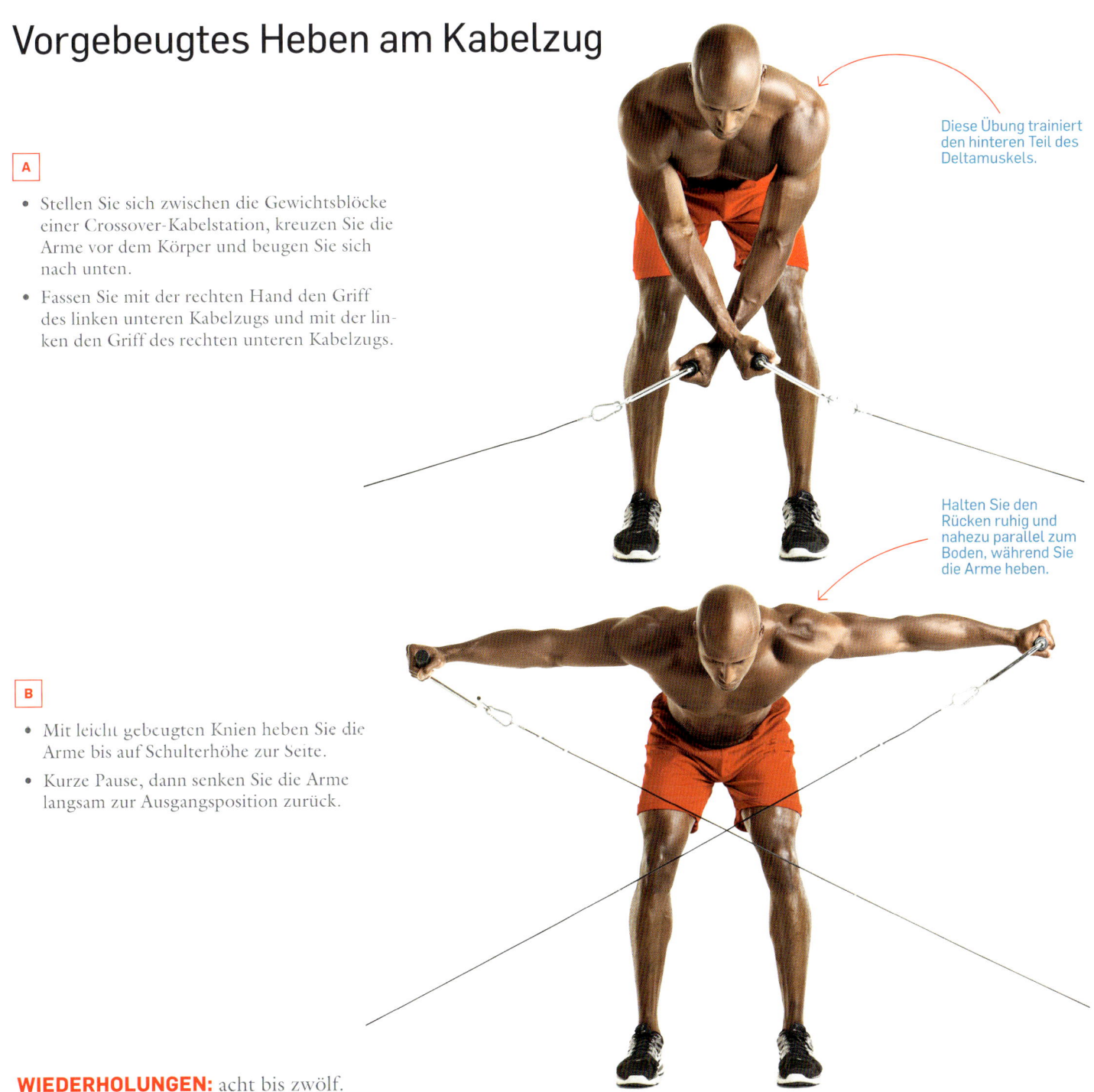

Diese Übung trainiert den hinteren Teil des Deltamuskels.

Halten Sie den Rücken ruhig und nahezu parallel zum Boden, während Sie die Arme heben.

WIEDERHOLUNGEN: acht bis zwölf.

Die Kombination für Schultern und Arme (1)

Kräftige Arme und Schultern sind eine wichtige Grundlage für die Ausbildung der großen Muskeln in Rücken und Brust, denn Sie sind nur so stark wie Ihre schwächsten Glieder. Der Rest dieses Kapitels enthält zwei verschiedene Workouts mit anspruchsvollen Gewichthebekombinationen, die die ganze Kette stabil und stark erhalten.

UND SO GEHT'S:
Absolvieren Sie drei Sätze jeder Übung. Ruhen Sie sich nach jedem Satz 60 Sekunden lang aus. Beenden Sie erst alle Sätze einer Übung, ehe Sie zur nächsten übergehen.

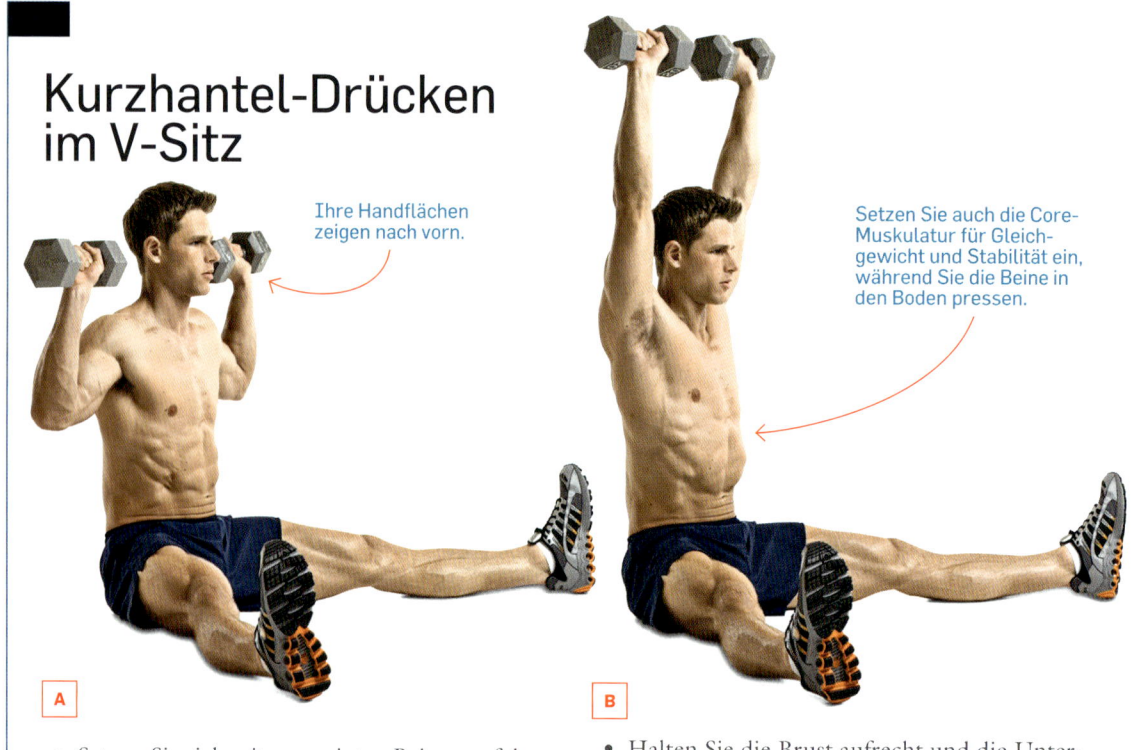

Kurzhantel-Drücken im V-Sitz

Ihre Handflächen zeigen nach vorn.

Setzen Sie auch die Core-Muskulatur für Gleichgewicht und Stabilität ein, während Sie die Beine in den Boden pressen.

A
- Setzen Sie sich mit gespreizten Beinen auf den Boden und halten Sie ein Paar Kurzhanteln an den Schultern.
- Spannen Sie das Gesäß an und drücken Sie Oberschenkel und Waden gegen den Boden.

WIEDERHOLUNGEN: zwölf.

B
- Halten Sie die Brust aufrecht und die Unterarme senkrecht zum Boden. Drücken Sie die Gewichte bis zur Streckung der Arme nach oben. Kurze Pause, dann senken Sie die Arme langsam wieder ab.

KAPITEL 7: 15-MINUTEN-WORKOUTS FÜR SCHULTERN & ARME

Military Press

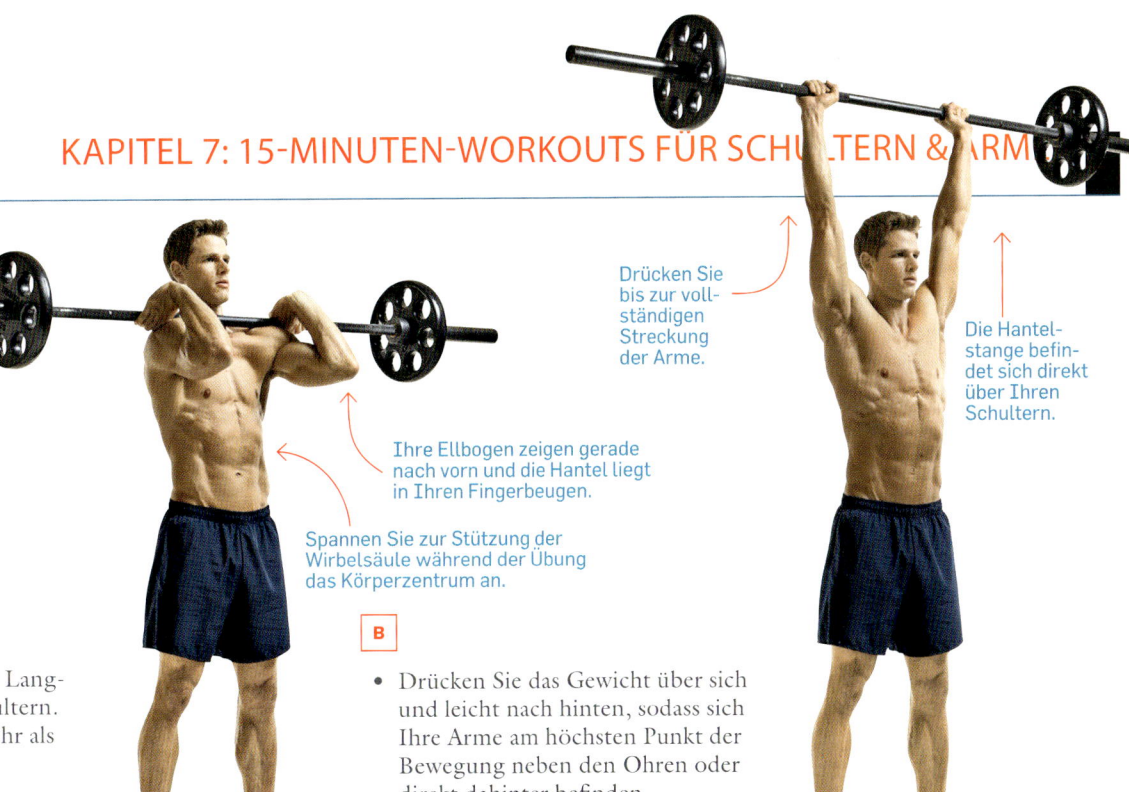

Drücken Sie bis zur vollständigen Streckung der Arme.

Die Hantelstange befindet sich direkt über Ihren Schultern.

Ihre Ellbogen zeigen gerade nach vorn und die Hantel liegt in Ihren Fingerbeugen.

Spannen Sie zur Stützung der Wirbelsäule während der Übung das Körperzentrum an.

A

- Halten Sie im Stehen eine Langhantel direkt vor den Schultern. Ihre Hände sind etwas mehr als schulterbreit auseinander.

WIEDERHOLUNGEN: zwölf.

B

- Drücken Sie das Gewicht über sich und leicht nach hinten, sodass sich Ihre Arme am höchsten Punkt der Bewegung neben den Ohren oder direkt dahinter befinden.
- Spannen Sie die Arme eine Sekunde lang an, dann senken Sie das Gewicht langsam in die Ausgangsposition.

Einbeiniges Seitheben

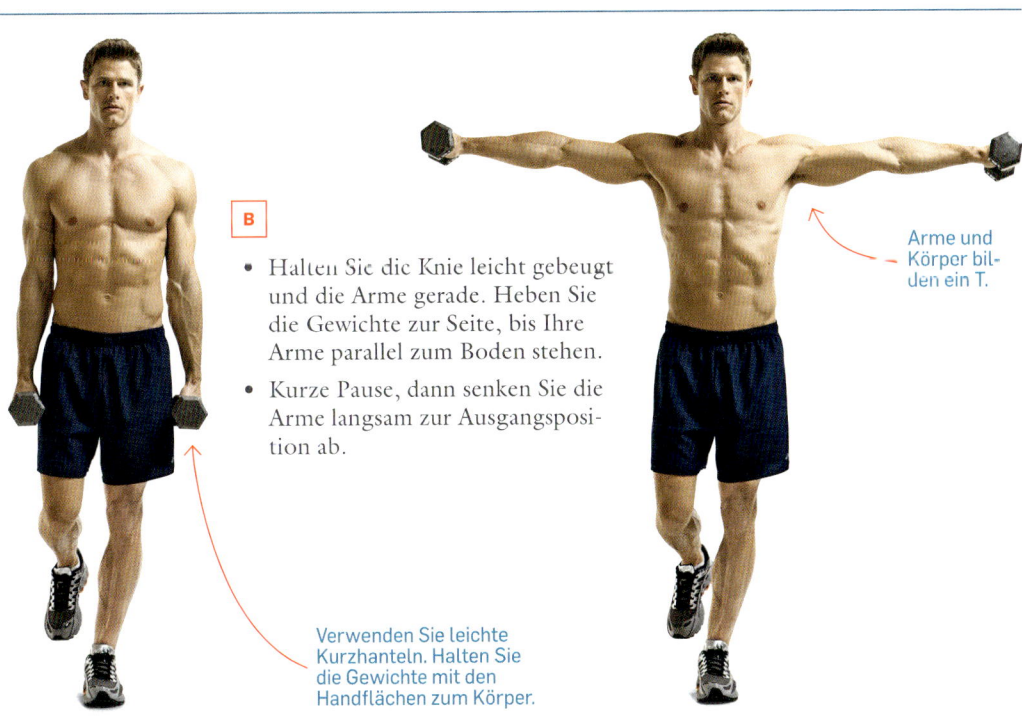

A

- Stellen Sie sich auf ein Bein und halten Sie ein Paar leichte Kurzhanteln seitlich am langen Arm. Die Handflächen zeigen zu Ihnen.

TIPP DES TRAINERS:
Um das Gleichgewicht auf einem Bein zu halten, fixieren Sie mit dem Blick einen weiter entfernten Gegenstand.

WIEDERHOLUNGEN: sechs auf jedem Bein.

B

- Halten Sie die Knie leicht gebeugt und die Arme gerade. Heben Sie die Gewichte zur Seite, bis Ihre Arme parallel zum Boden stehen.
- Kurze Pause, dann senken Sie die Arme langsam zur Ausgangsposition ab.

Arme und Körper bilden ein T.

Verwenden Sie leichte Kurzhanteln. Halten Sie die Gewichte mit den Handflächen zum Körper.

159

Die Kombination für Schultern und Arme (2)

UND SO GEHT'S:
Absolvieren Sie zwei Sätze jeder Übung, ehe Sie zur nächsten übergehen. Ruhen Sie sich zwischen den Sätzen 60 bis 90 Sekunden lang aus.

Schulterziehen im Sitzen

A
- Setzen Sie sich an eine Ruderstation mit einer geraden Zugstange. Greifen Sie die Stange mit beiden Händen.
- Halten Sie die Arme gestreckt und lehnen sich so weit zurück, dass Ihr Rücken senkrecht zum Boden steht.

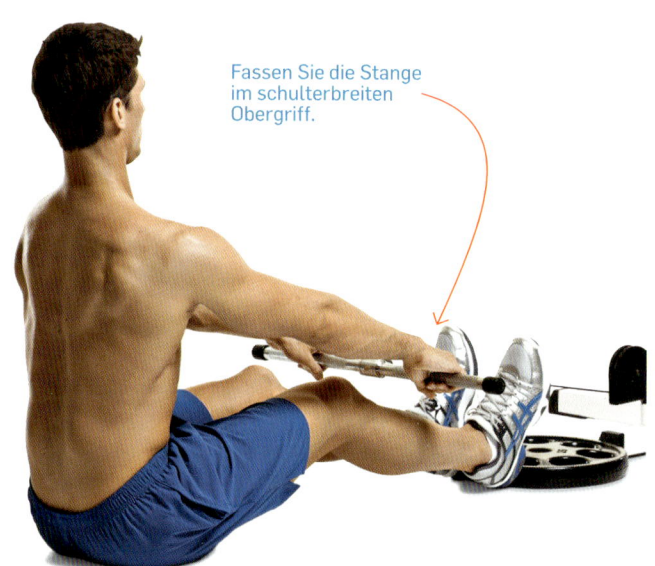

Fassen Sie die Stange im schulterbreiten Obergriff.

B
- Ohne die Ellbogen zu beugen, also ohne Ruderbewegung, ziehen Sie die Schulterblätter langsam so weit nach hinten wie möglich.
- Kurze Pause, dann lassen Sie Ihre Arme sich wieder nach vorn bewegen.

WIEDERHOLUNGEN: acht bis zwölf.

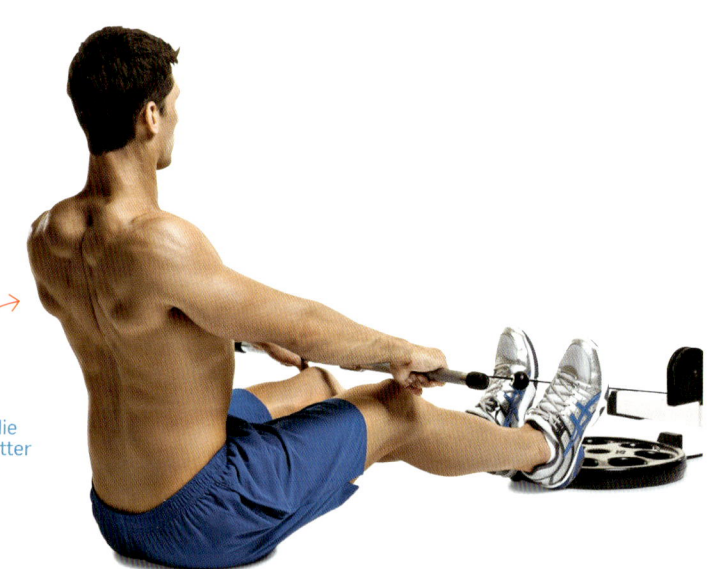

Ziehen Sie die Schulterblätter zusammen.

KAPITEL 7: 15-MINUTEN-WORKOUTS FÜR SCHULTERN & ARME

L-Heben auf der Schrägbank

A

- Legen Sie sich bäuchlings auf eine Schrägbank mit einer 45-Grad-Neigung. Halten Sie in jeder Hand eine leichte Kurzhantel im Obergriff.

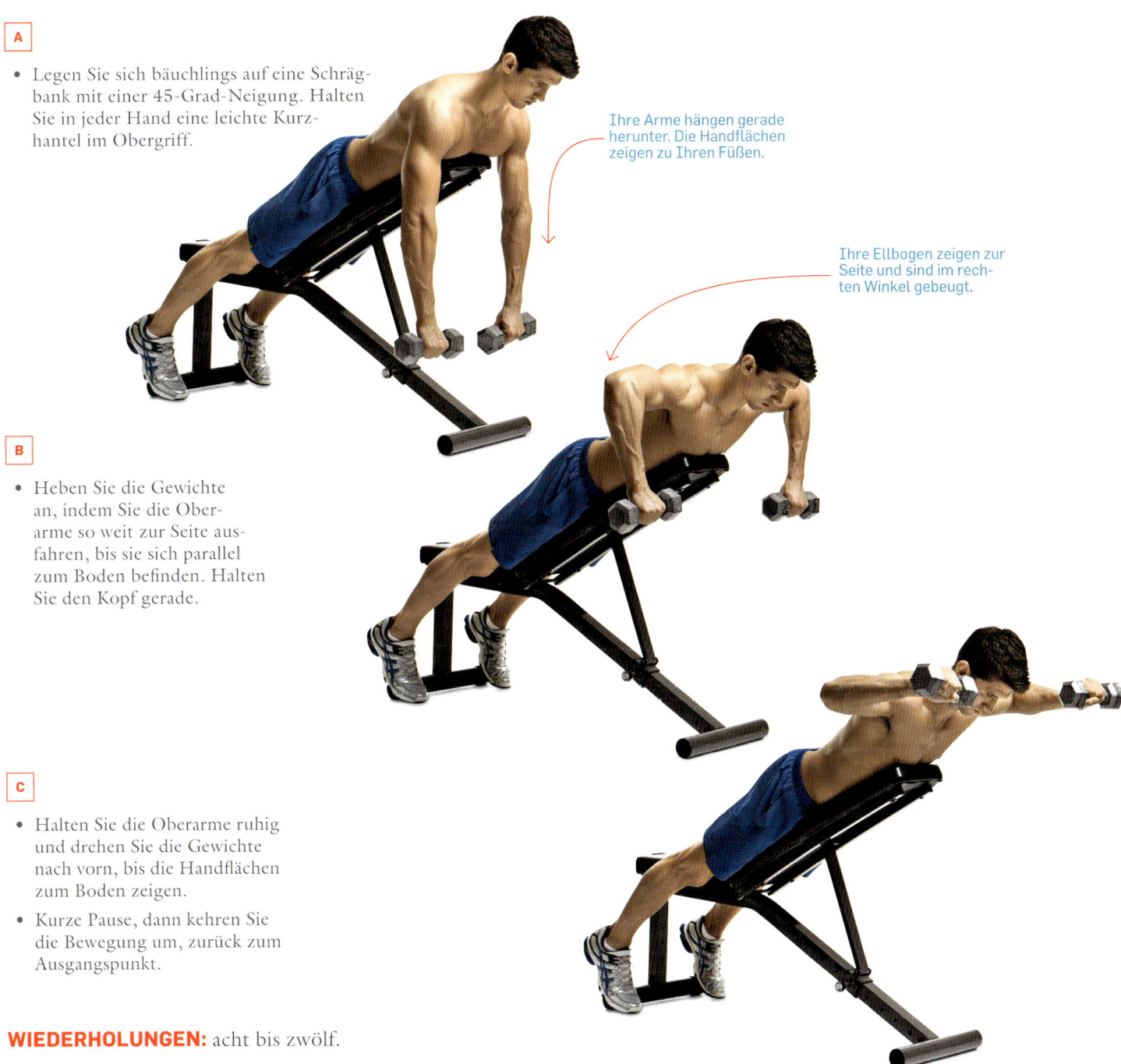

Ihre Arme hängen gerade herunter. Die Handflächen zeigen zu Ihren Füßen.

Ihre Ellbogen zeigen zur Seite und sind im rechten Winkel gebeugt.

B

- Heben Sie die Gewichte an, indem Sie die Oberarme so weit zur Seite ausfahren, bis sie sich parallel zum Boden befinden. Halten Sie den Kopf gerade.

C

- Halten Sie die Oberarme ruhig und drehen Sie die Gewichte nach vorn, bis die Handflächen zum Boden zeigen.
- Kurze Pause, dann kehren Sie die Bewegung um, zurück zum Ausgangspunkt.

WIEDERHOLUNGEN: acht bis zwölf.

Die Kombination für Schultern und Arme (2)

Der Javorek-Komplex

ANMERKUNG: *Diese Übungsreihe basiert auf der zeitsparenden Trainingsphilosophie von Istvan Javorek, dem König der Kurzhantel, einem ehemaligen rumänischen Olympiatrainer.*

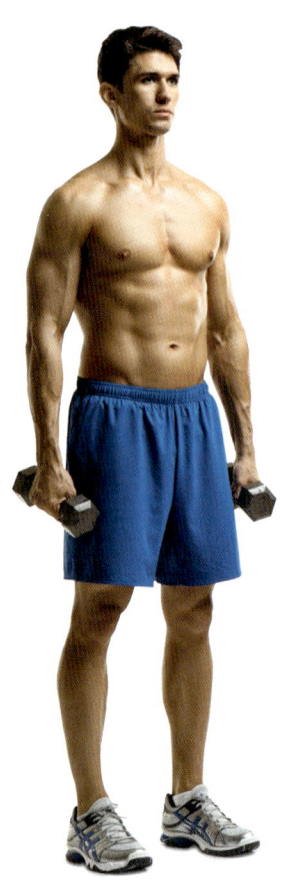
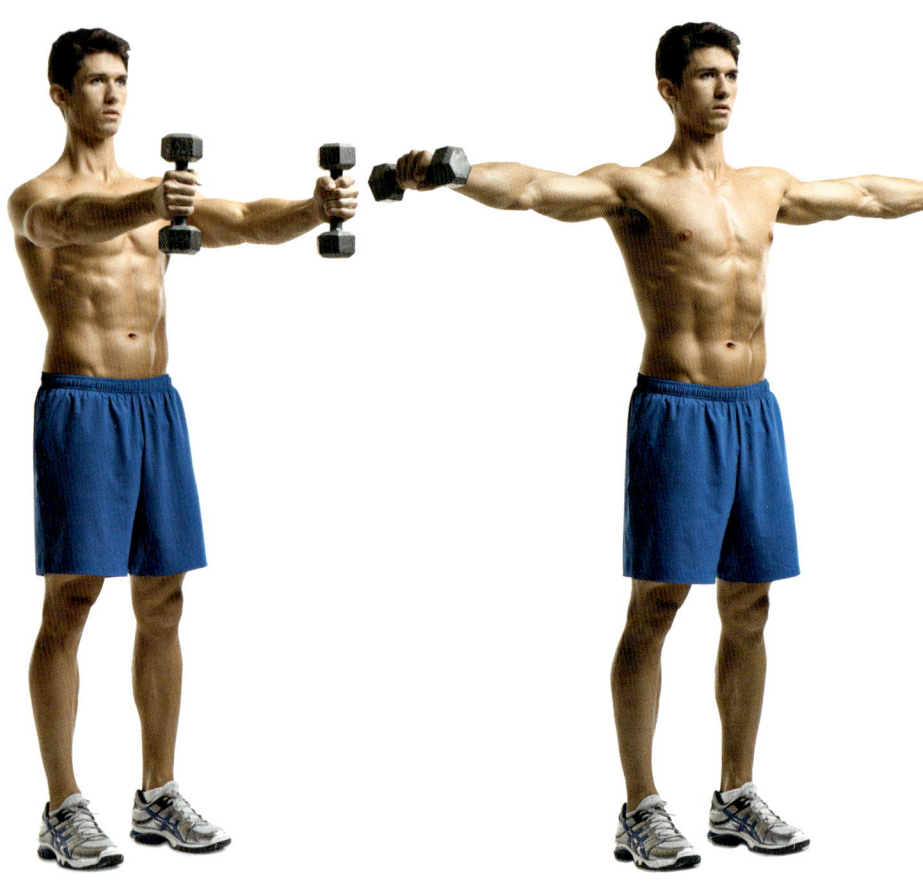

A
- Im Stehen halten Sie ein Paar Kurzhanteln. Ihre Arme hängen gerade herunter, die Handflächen zeigen zueinander.

B
- Heben Sie die Arme nach vorn an, bis sie parallel zum Boden stehen.
- Senken Sie die Gewichte ab und wiederholen Sie die Bewegung sechsmal.

C
- Jetzt heben Sie die Arme zur Seite an, bis sie parallel zum Boden sind, dann senken Sie sie wieder ab. Absolvieren Sie auch hier sechs Wiederholungen.

WIEDERHOLUNGEN: sechs von jeder Bewegung, insgesamt also 30.

KAPITEL 7: 15-MINUTEN-WORKOUTS FÜR SCHULTERN & ARME

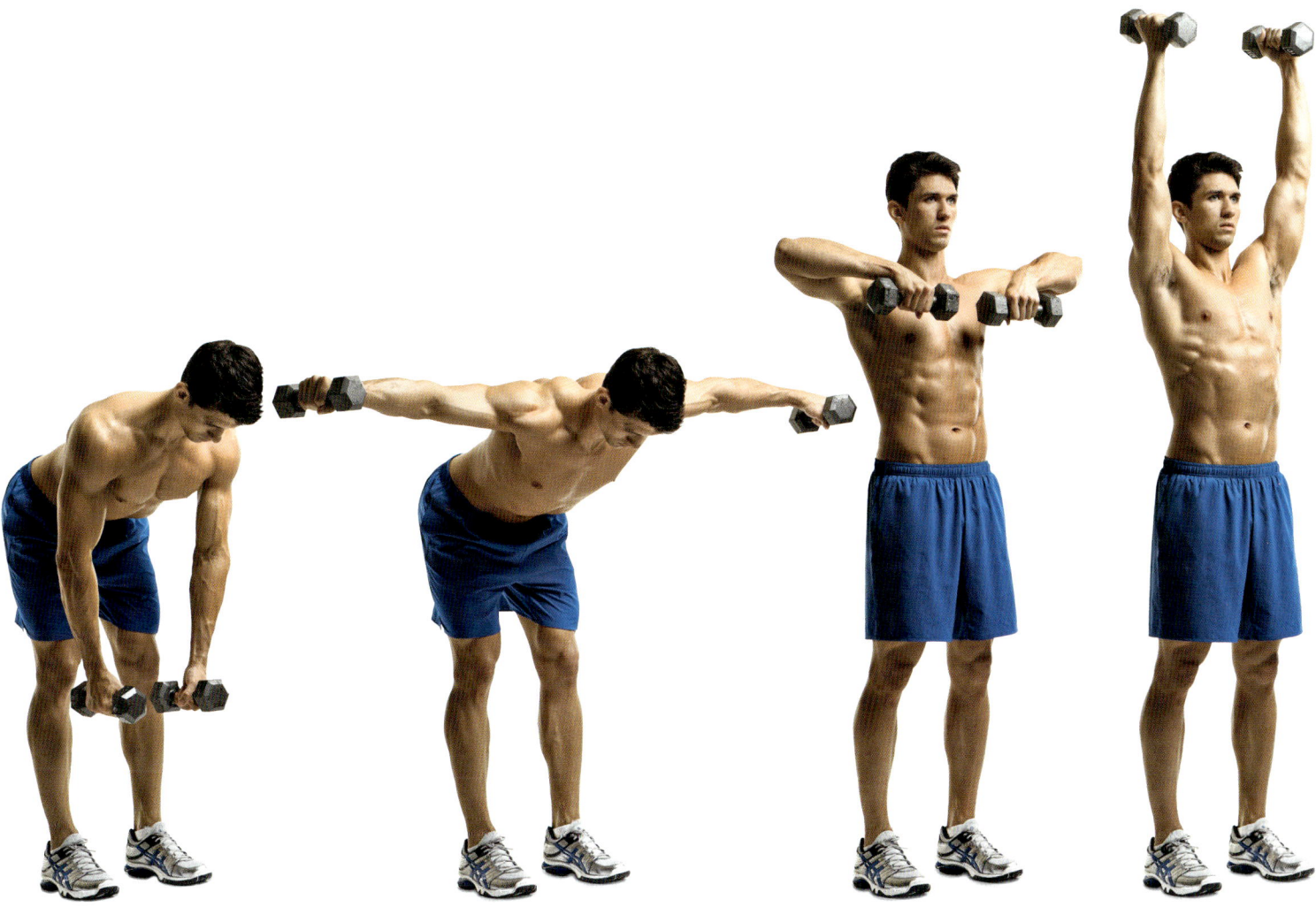

D
- Als Nächstes beugen Sie sich in der Hüfte nach vorn, bis Ihr Rumpf nahezu parallel zum Boden steht.

E
- Heben Sie die Arme zur Seite an und senken Sie sie dann wieder ab. Machen Sie sechs Wiederholungen.

F
- Richten Sie sich auf und halten Sie die Hanteln vor den Oberschenkeln (mit den Handflächen zum Körper).
- Ziehen Sie beide Gewichte fast bis zum Kinn.
- Senken Sie sie wieder ab und wiederholen Sie die Bewegung sechsmal.

G
- Zuletzt drehen Sie die Handflächen zueinander und heben die Gewichte mit einem Curl zu den Schultern. Dann drücken Sie sie über Ihren Kopf.
- Kehren Sie die Bewegung um und machen Sie sechs Wiederholungen.

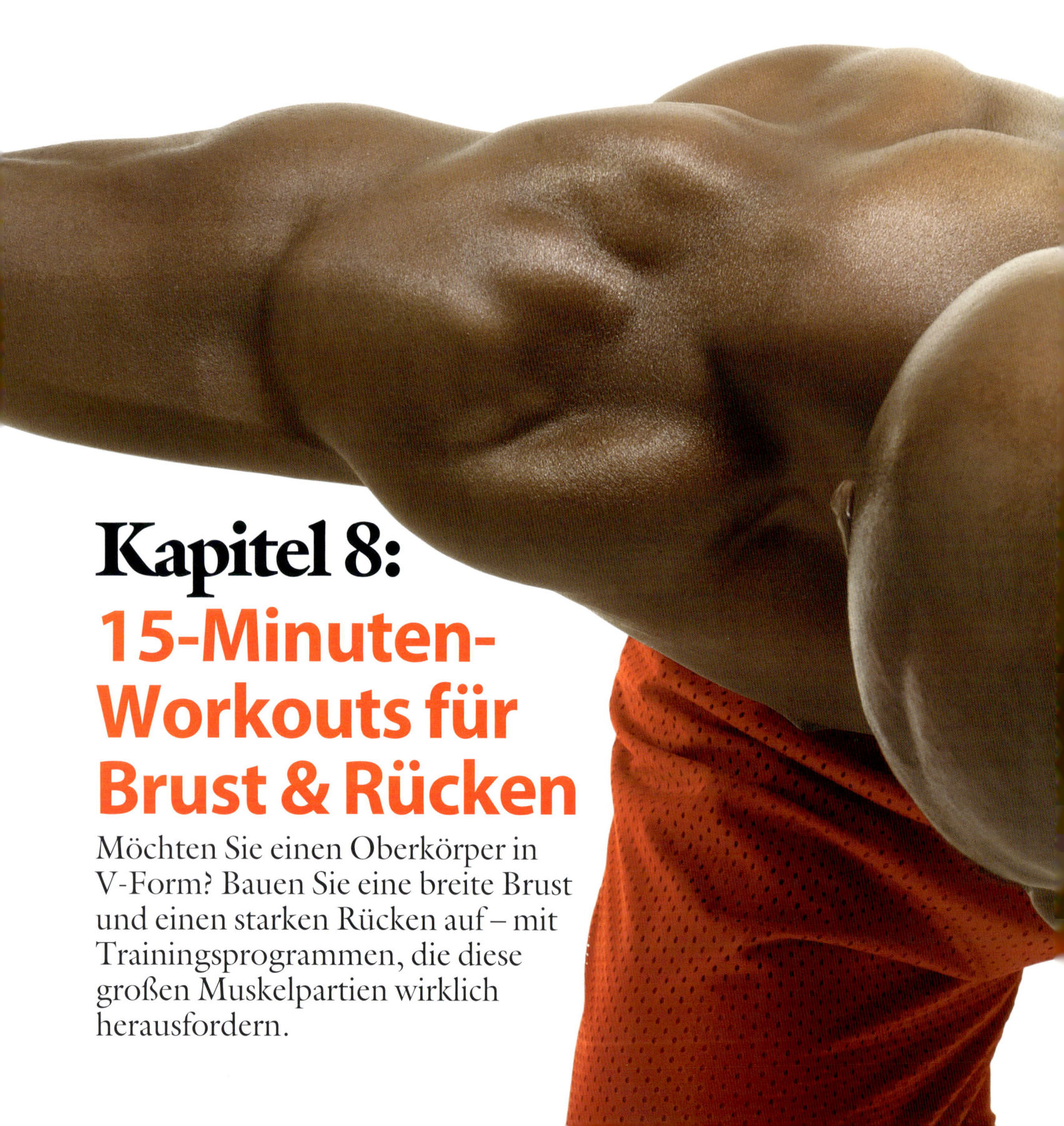

Kapitel 8:
15-Minuten-Workouts für Brust & Rücken

Möchten Sie einen Oberkörper in V-Form? Bauen Sie eine breite Brust und einen starken Rücken auf – mit Trainingsprogrammen, die diese großen Muskelpartien wirklich herausfordern.

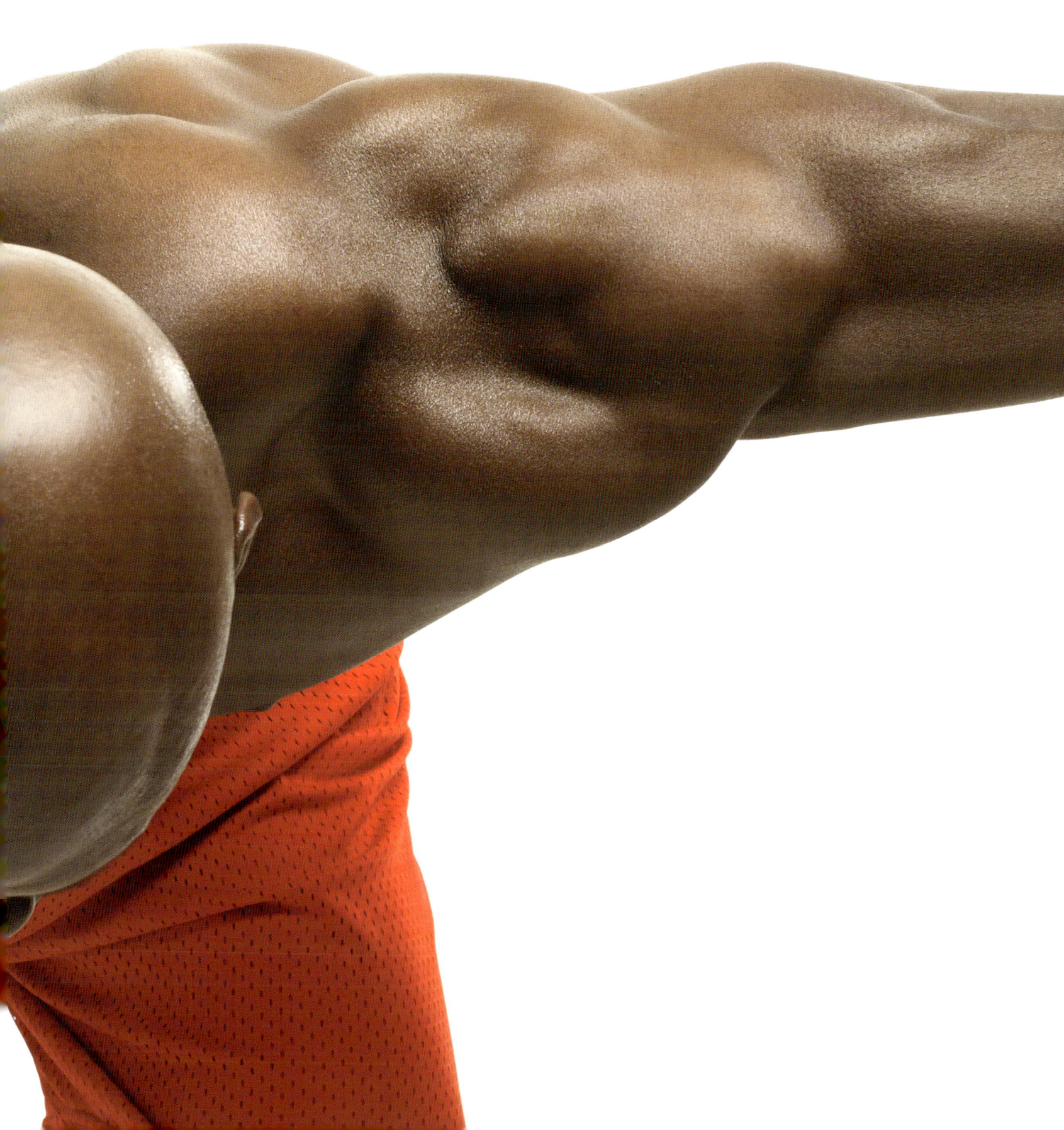

Superschnelle Oberkörper-Workouts

Eine große, kräftige Brust und ein ebensolcher Rücken lassen Ihren Oberkörper breiter erscheinen. Und je breiter Sie obenherum sind, desto schmaler wirkt Ihre Taille: So entsteht die klassische V-Form des Rumpfes. Fügen Sie zu diesen beiden großen Körperregionen dann noch Muskelgewebe hinzu, wird Ihnen das auch dabei helfen, Bauchfett zu verbrennen; denn je mehr Muskeln Sie haben, desto mehr Kalorien verbrennt Ihr Körper auch in Ruhezeiten. Eine starke Brust und ein starker Rücken bieten noch zwei weitere entscheidende Vorteile: die nötige Kraft für sportliche Bewegungen wie den schnellen Antritt im Fußball oder die knallharte Rückhand im Tennis – und eine bessere Haltung. Durch ein Rückentraining bringen Sie die großen Brustmuskeln in ein Gleichgewicht, Ihre Schultern werden dadurch nach hinten gezogen und Sie stehen aufrechter.

Fangen Sie mit den Grundlagen an ...

Es gibt zwei Ansätze für den Aufbau eindrucksvoller Brust- und Rückenmuskeln. Die klassische Methode besteht darin, den großen Brustmuskel, den Trapezmuskel und den Latissimus isoliert zu trainieren und die Mitwirkung der kleineren Muskeln zu minimieren. Ein klügerer Plan zum Kraftgewinn basiert auf Übungskombinationen, die Brust, Rücken, Schultern und die anderen Muskeln des Oberkörpers zur Zusammenarbeit zwingen. Die Trainingsprogramme in diesem Kapitel bieten sowohl Übungen, die Ihre Brust- und Rückenmuskulatur isolieren – für einen Zugewinn an Umfang –, als auch Übungen, die Schulter, Trizeps und Bizeps mit einschließen – für einen Zuwachs an Kraft. Die Auswahl ist groß; arbeiten Sie sich also durch die Workouts und finden Sie heraus, welches am besten zu Ihnen passt. Absolvieren Sie die vorgegebene Anzahl von Sätzen und Wiederholungen für jede Übung. Verwenden Sie ein Gewicht, mit dem Sie die allerletzte Wiederholung so eben noch in tadelloser Form ausführen können.

KAPITEL 8: 15-MINUTEN-WORKOUTS FÜR BRUST & RÜCKEN

Im Überblick: Ihre 15-Minuten-Trainingspläne für die V-Form

MACHEN SIE ES HÄRTER

Wollen Sie Ihre Liegestütze zu einer größeren Herausforderung machen? Dann führen Sie sie auf einem Gymnastikball aus. Setzen Sie Ihre Hände in Schulterbreite auf den Ball. Nehmen Sie eine Armstütz-Position ein. Ihre Zehen stehen auf dem Boden und Ihr Rücken ist gerade. Wenn Sie Ihre Brust zum Ball absenken und Sie sich dann wieder hochdrücken, beansprucht das Halten des Gleichgewichts mehr Muskelfasern, als das bei normalen Liegestützen der Fall ist.

Seite 168
Das Hammer-Brust-Workout (1)
Dip
Bankdrücken mit Langhantel
Kurzhantel-Fly auf der Schrägbank
Einarmige Außenrotation im Sitzen
Einarmiges Kurzhantel-Rudern
Liegestütz mit Gewicht

SEITE 172
Das Hammer-Brust-Workout (2)
Einarmiges Bankdrücken mit Kurzhantel
Einarmige Außenrotation in Seitlage
Drücken auf der Schrägbank im Hammergriff
Fly im Liegen am Kabelzug
Dip
Klimmzug im Obergriff
Trizepsstrecken über Kopf am Kabel

SEITE 176
Das Rücken-Panzer-Workout
Brustrotation
Bankdrücken mit Kurzhanteln
Zug am Rack
Zweiteiliges Kurzhantel-Rudern
Klimmzug mit Halten
Alternierendes Kurzhantel-Schulterdrücken
Diagonales Heben am Kabel

SEITE 182
Standfest und stark
Katzenbuckel
Curl-up
Seitbrücke
Hund & Vogel

SEITE 186
Die Brust-Rücken-Kombination
Kabelziehen mit Außenrotation der Schulter
Alternierendes Kurzhantel-Drücken
Trizepsstrecken mit SZ-Hantel
Umgekehrtes Rudern im Untergriff
Latzug im Untergriff mit Zurücklehnen

SEITE 190
Der perfekte Liegestütz (1)
Diamant-Liegestütz
Alternierender Seitwärts-Liegestütz
Ring-Liegestütz

SEITE 192
Der perfekte Liegestütz (2)
Crossover-Liegestütz
Einarmiger Liegestütz
Alternierender Liegestütz mit Medizinball

SEITE 194
Der perfekte Liegestütz (3)
Bosu-Liegestütz
Negativer Einbein-Liegestütz
Dynamischer Liegestütz mit Steppbrett

Das Hammer-Brust-Workout (1)

Dieses Trainingsprogramm für den Aufbau der Brust macht sich die Vielseitigkeit der Oberkörpermuskeln zunutze, indem es die Brustmuskeln und all ihre Kollegen in jedem denkbaren Winkel und mit jeder möglichen Wiederholungszahl traktiert. Bei dieser Strategie können Sie am Ende mehr Muskelmasse in Rücken, Schultern und Armen *und* Brust aufweisen, als Sie bei regelmäßigem Bankdrücken jemals zu Gesicht bekommen hätten.

UND SO GEHT'S:
Absolvieren Sie einen Satz der folgenden Übungen als Zirkel ohne Zwischenpause. Machen Sie nach Beendigung der letzten Wiederholung eine Minute Pause und dann einen weiteren Durchgang.

Dip

A
- Greifen Sie die Holme eines Dipbarrens und drücken Sie sich hoch, bis Ihre Arme gestreckt sind.

B
- Senken Sie sich langsam ab, indem Sie die Ellbogen beugen, bis Ihre Oberarme parallel zum Boden stehen. Halten Sie die Ellbogen dabei dicht am Körper.
- Kurze Pause, dann drücken Sie sich wieder hoch in die Ausgangsposition.

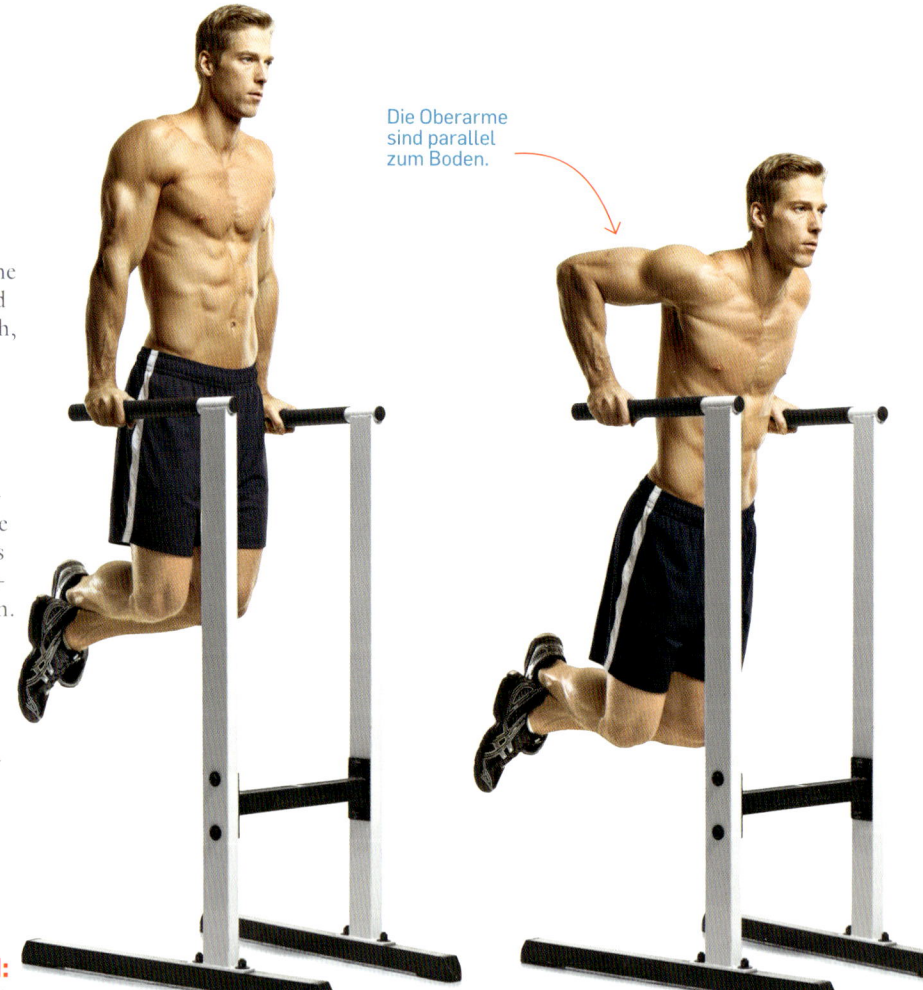

Die Oberarme sind parallel zum Boden.

WIEDERHOLUNGEN: so viele, wie Sie schaffen.

KAPITEL 8: 15-MINUTEN-WORKOUTS FÜR BRUST & RÜCKEN

Bankdrücken mit Langhantel

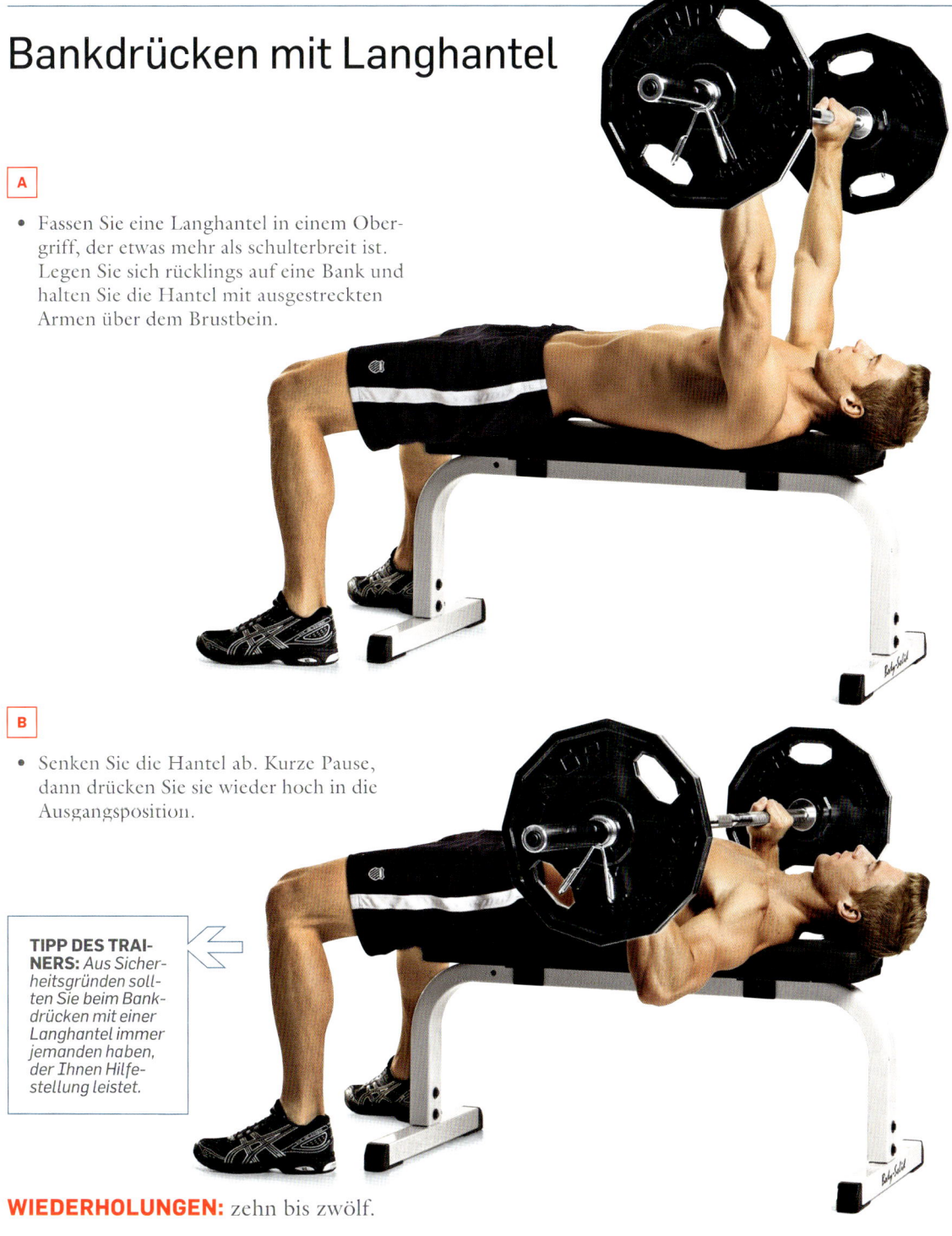

A
- Fassen Sie eine Langhantel in einem Obergriff, der etwas mehr als schulterbreit ist. Legen Sie sich rücklings auf eine Bank und halten Sie die Hantel mit ausgestreckten Armen über dem Brustbein.

B
- Senken Sie die Hantel ab. Kurze Pause, dann drücken Sie sie wieder hoch in die Ausgangsposition.

TIPP DES TRAINERS: *Aus Sicherheitsgründen sollten Sie beim Bankdrücken mit einer Langhantel immer jemanden haben, der Ihnen Hilfestellung leistet.*

WIEDERHOLUNGEN: zehn bis zwölf.

OPTIMIERTES BANKDRÜCKEN

Kurz bevor Sie die Hantel aus dem Rack heben, drücken Sie das Metall, als ob Sie es mit bloßen Händen zerquetschen wollten. Ihr Rumpf wird „einrasten", das heißt, Ihr Körperzentrum reagiert automatisch, um Ihnen mehr Stabilität zu geben. Diese Reaktion Ihres Körpers wird Ihnen im Gegenzug dabei helfen, ein größeres Gewicht zu heben. Behalten Sie den festen Griff während der gesamten Übung bei.

Das Hammer-Brust-Workout (1)

Kurzhantel-Fly auf der Schrägbank

A

- Legen Sie sich mit dem Gesicht nach oben auf eine Schrägbank und halten Sie ein Paar Kurzhanteln über Ihrer Brust. Ihre Arme sind gestreckt, die Handflächen zeigen nach vorn.

B

- Behalten Sie die Ausrichtung der Handflächen bei und beugen Sie die Ellbogen. Führen Sie so die Arme langsam nach unten und zur Seite, bis sich die Gewichte auf einer Höhe mit Ihrer Brust befinden.
- Kurze Pause, dann kehren Sie die Bewegung um, bis die Gewichte wieder über Ihnen sind.

Senken Sie die Hanteln leicht nach hinten ab.

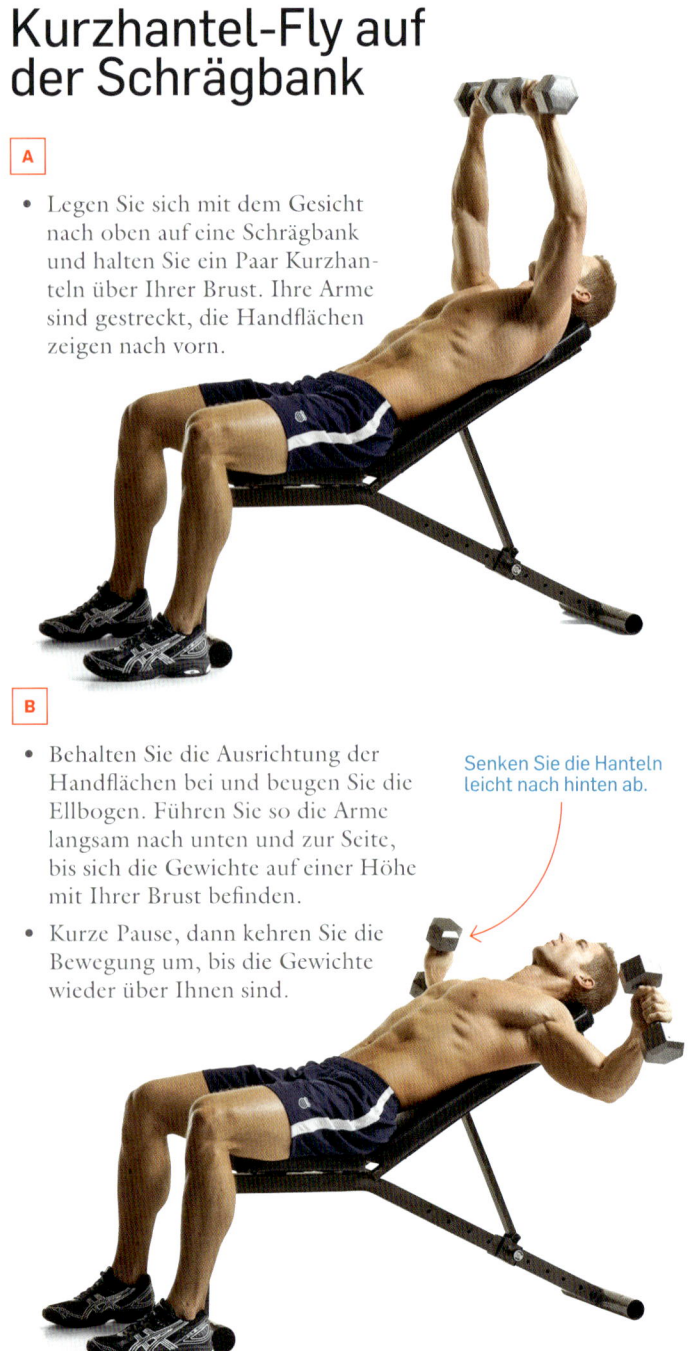

WIEDERHOLUNGEN: zehn bis zwölf.

Einarmige Außenrotation im Sitzen

A

- Setzen Sie sich auf eine Bank. Der rechte Fuß steht flach auf dem Ende der Sitzfläche und das rechte Knie ist gebeugt. Der andere Fuß steht auf dem Boden.
- Halten Sie eine leichte Kurzhantel in der rechten Hand und stützen Sie den rechten Ellbogen auf dem rechten Knie ab.
- Beugen Sie den rechten Arm in einem 90-Grad-Winkel und lassen Sie das Gewicht neben dem rechten Bein hängen.

Diese Übung trainiert Ihre Rotatorenmanschette. Verwenden Sie also unbedingt ein sehr leichtes Gewicht.

B

- Drehen Sie den rechten Arm langsam nach oben. Der Ellbogen bleibt dabei an Ort und Stelle.
- Wenn Ihr Unterarm zur Decke zeigt, halten Sie kurz inne. Dann kehren Sie die Bewegung um, bis sich das Gewicht wieder in der Ausgangsposition befindet.

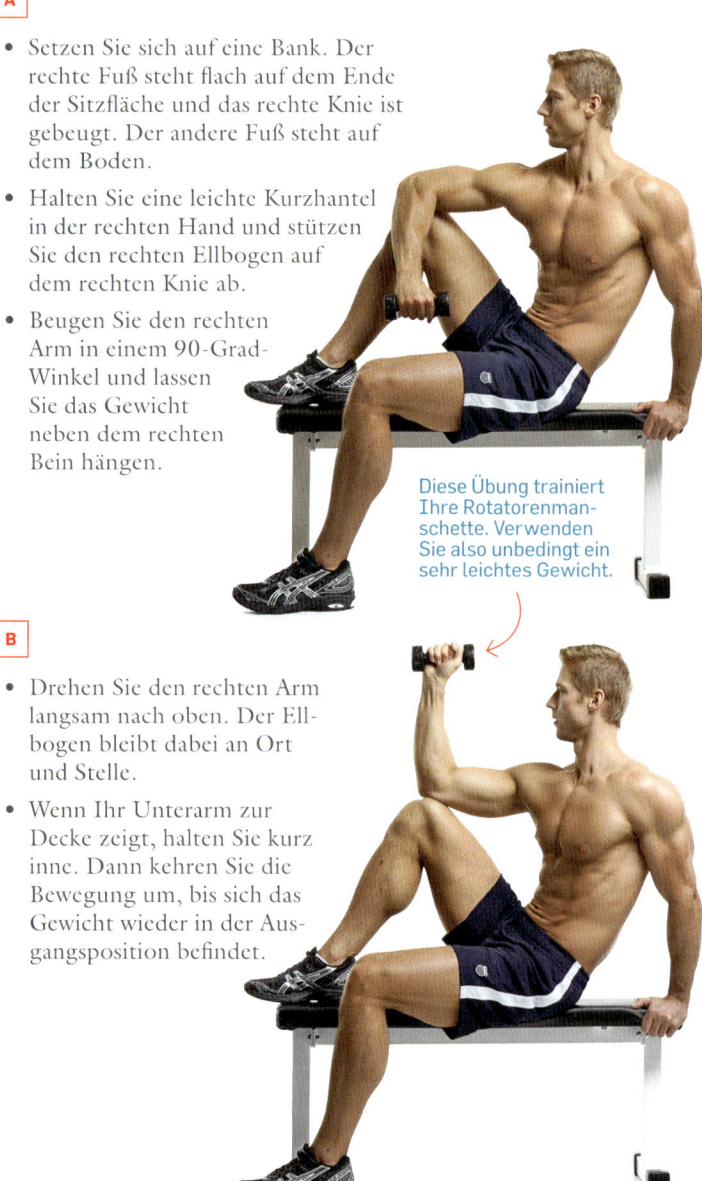

WIEDERHOLUNGEN: zehn bis zwölf, dann wechseln Sie die Seite.

KAPITEL 8: 15-MINUTEN-WORKOUTS FÜR BRUST & RÜCKEN

Einarmiges Kurzhantel-Rudern

Legen Sie die freie Hand mit der Handfläche nach außen auf den Rücken.

A
- Fassen Sie eine Kurzhantel mit der rechten Hand im Hammergriff (die Handfläche zeigt nach links).
- Beugen Sie Hüfte und Knie und senken Sie Ihren Rumpf ab.
- Lassen Sie die Hantel am langen Arm hängen.

B
- Ziehen Sie die Hantel zur Rumpfseite. Halten Sie dabei den Ellbogen eng am Körper.

Die Rumpfbeugung beträgt zwischen 45 und annähernd 90 Grad.

WIEDERHOLUNGEN:
15 mit jedem Arm.

Liegestütz mit Gewicht

A
- Nehmen Sie die Standardliegestütz-Position ein. Ihre Hände befinden sich unter den Schultern.
- Bitten Sie einen Übungspartner, Ihnen eine Hantelscheibe zwischen den Schulterblättern auf den Rücken zu legen.

B
- Senken Sie sich ab, indem Sie die Ellbogen beugen, und zwar bis Ihre Brust fast den Boden berührt. Halten Sie dabei den Körper gerade.
- Kurze Pause, dann drücken Sie sich wieder hoch.

TIPP DES TRAINERS: Sie können auch einen Sandsack statt einer Gewichtsscheibe nehmen, brauchen aber immer noch die Hilfe eines Partners. Sie können das Gewicht auch mit einer Gewichtsweste erhöhen.

WIEDERHOLUNGEN:
zehn bis zwölf.

Das Hammer-Brust-Workout (2)

Einarmiges Bankdrücken mit Kurzhantel

A
- Legen Sie sich mit dem Rücken auf eine Bank. Halten Sie in einer Hand eine schwere Kurzhantel neben Ihrer Brust.
- Halten Sie den anderen Arm für das Gleichgewicht an der Kante der Bank oder zur Seite ausgestreckt.

B
- Drücken Sie das Gewicht hoch, bis Ihr Arm über der Brust gestreckt ist.
- Kurze Pause, dann senken Sie das Gewicht langsam in die Ausgangsposition ab.

Verändern Sie nicht die Stellung des Handgelenks.

TIPP DES TRAINERS: *Die Verwendung von nur einer Kurzhantel schafft ein Ungleichgewicht, das Ihr Körperzentrum zu härterer Arbeit zwingt.*

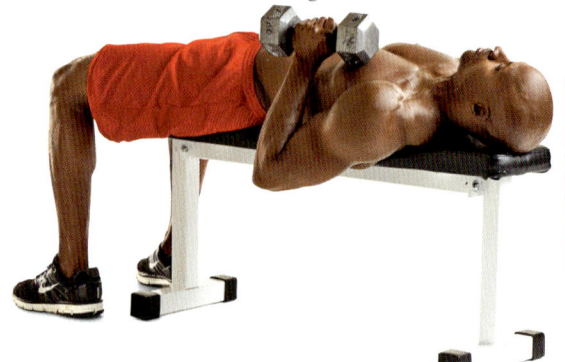

WIEDERHOLUNGEN: je zehn bis zwölf.

Einarmige Außenrotation in Seitlage

A
- Sie liegen auf Ihrer linken Seite. Der linke Arm ist gebeugt und der Kopf ruht auf der linken Hand.
- Halten Sie eine Kurzhantel in der rechten Hand, beugen Sie den rechten Arm in einem 90-Grad-Winkel und legen Sie den Oberarm an die rechte Körperseite.
- Lassen Sie das Gewicht vor der Körpermitte hängen.

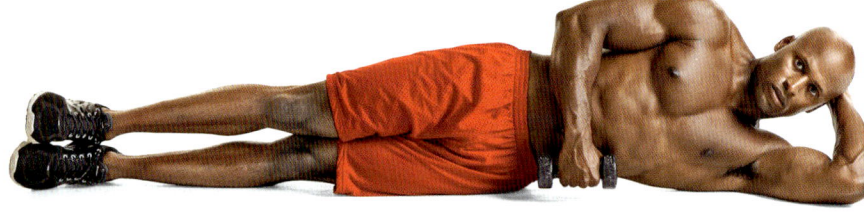

Verwenden Sie eine sehr leichte Kurzhantel. 0,5 bis 2,5 Kilo reichen aus, um die Rotatorenmanschette zu trainieren.

B
- Drehen Sie den rechten Unterarm, bis er zur Decke zeigt, während Sie den Oberarm an Ort und Stelle halten.
- Drehen Sie den Unterarm zurück in die Ausgangsposition.

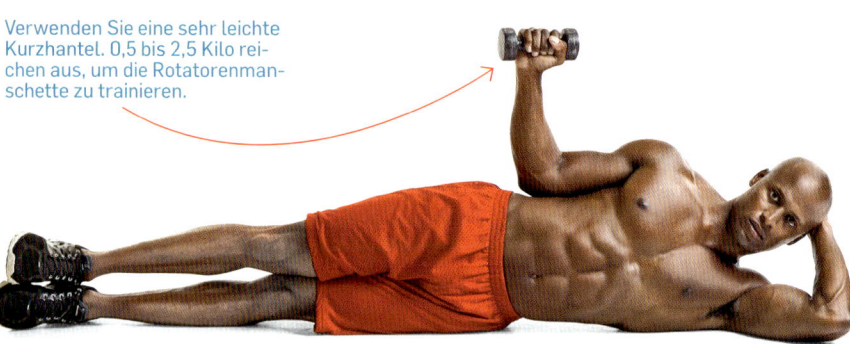

WIEDERHOLUNGEN: mit jedem Arm zehn bis zwölf.

KAPITEL 8: 15-MINUTEN-WORKOUTS FÜR BRUST & RÜCKEN

Drücken auf der Schrägbank im Hammergriff

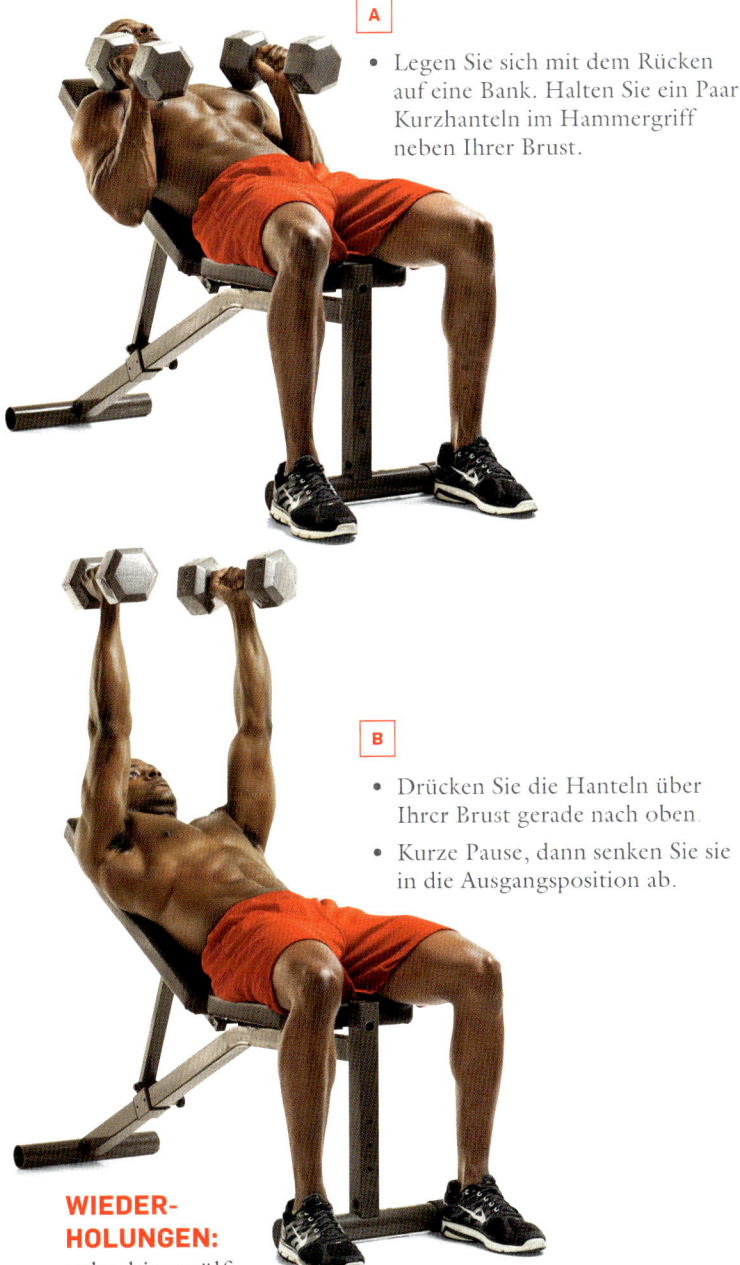

A
- Legen Sie sich mit dem Rücken auf eine Bank. Halten Sie ein Paar Kurzhanteln im Hammergriff neben Ihrer Brust.

B
- Drücken Sie die Hanteln über Ihrer Brust gerade nach oben.
- Kurze Pause, dann senken Sie sie in die Ausgangsposition ab.

WIEDERHOLUNGEN: zehn bis zwölf.

Fly im Liegen am Kabelzug

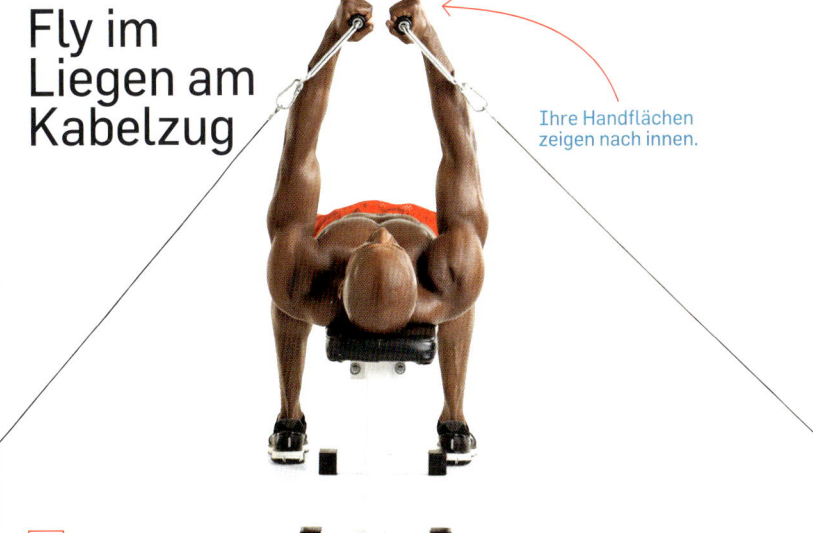

Ihre Handflächen zeigen nach innen.

A
- Stellen Sie eine Übungsbank zwischen die Gewichtsblöcke einer Crossover-Kabelstation. Befestigen Sie Bügelgriffe an den unteren Kabelzügen.
- Fassen Sie mit jeder Hand einen Griff und legen Sie sich rücklings auf die Bank. Ihre Füße stehen flach auf dem Boden.
- Halten Sie die Arme über der Brust ausgestreckt. Die Handflächen zeigen zueinander.

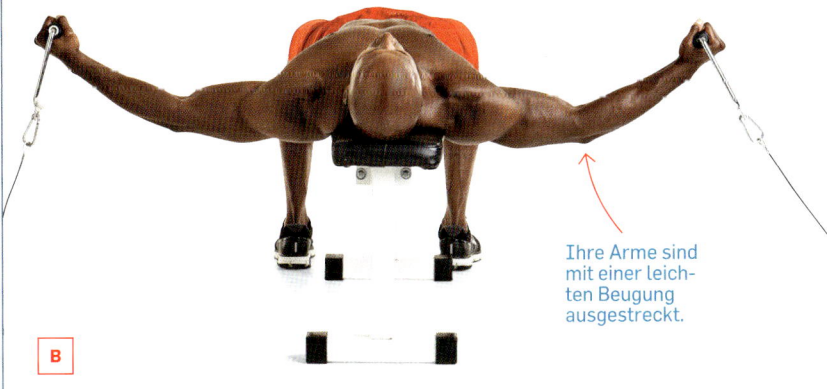

Ihre Arme sind mit einer leichten Beugung ausgestreckt.

B
- Senken Sie die Hände in einem Bogen zur Seite ab. Halten Sie dabei die Ellbogen leicht gebeugt. Dann kehren Sie die Bewegung um, zurück zur Ausgangsposition.

WIEDERHOLUNGEN: zehn bis zwölf.

Das Hammer-Brust-Workout (2)

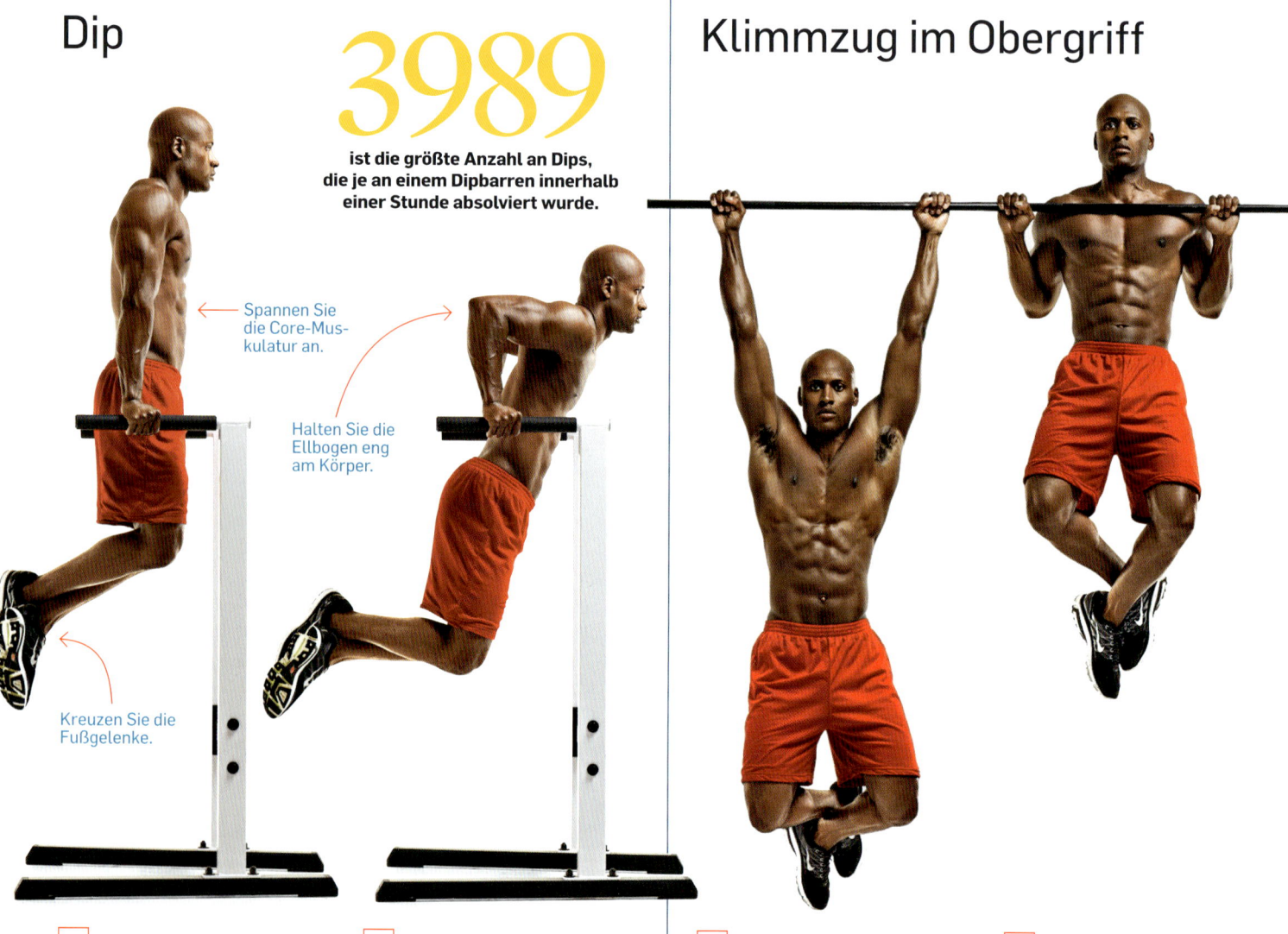

Dip

3989 ist die größte Anzahl an Dips, die je an einem Dipbarren innerhalb einer Stunde absolviert wurde.

Spannen Sie die Core-Muskulatur an.

Halten Sie die Ellbogen eng am Körper.

Kreuzen Sie die Fußgelenke.

A
- Greifen Sie die Holme eines Dipbarrens und drücken Sie sich hoch, bis Ihre Arme durchgestreckt sind.

B
- Senken Sie sich durch Beugen der Ellbogen langsam ab, bis sich Ihre Oberarme eine Idee unterhalb der Ellbogen befinden.
- Kurze Pause und dann drücken Sie sich wieder in die Ausgangsposition hoch.

WIEDERHOLUNGEN: so viele, wie Sie können.

Klimmzug im Obergriff

A
- Greifen Sie eine Klimmzugstange in einem schulterbreiten Obergriff und lassen Sie sich am langen Arm hängen.

B
- Ziehen Sie Ihre Brust zur Stange.
- Kurze Pause.
- Lassen Sie sich wieder in die Ausgangsposition ab und wiederholen Sie die Übung.

WIEDERHOLUNGEN: so viele, wie Sie können.

KAPITEL 8: 15-MINUTEN-WORKOUTS FÜR BRUST & RÜCKEN

Trizepsstrecken über Kopf am Kabel

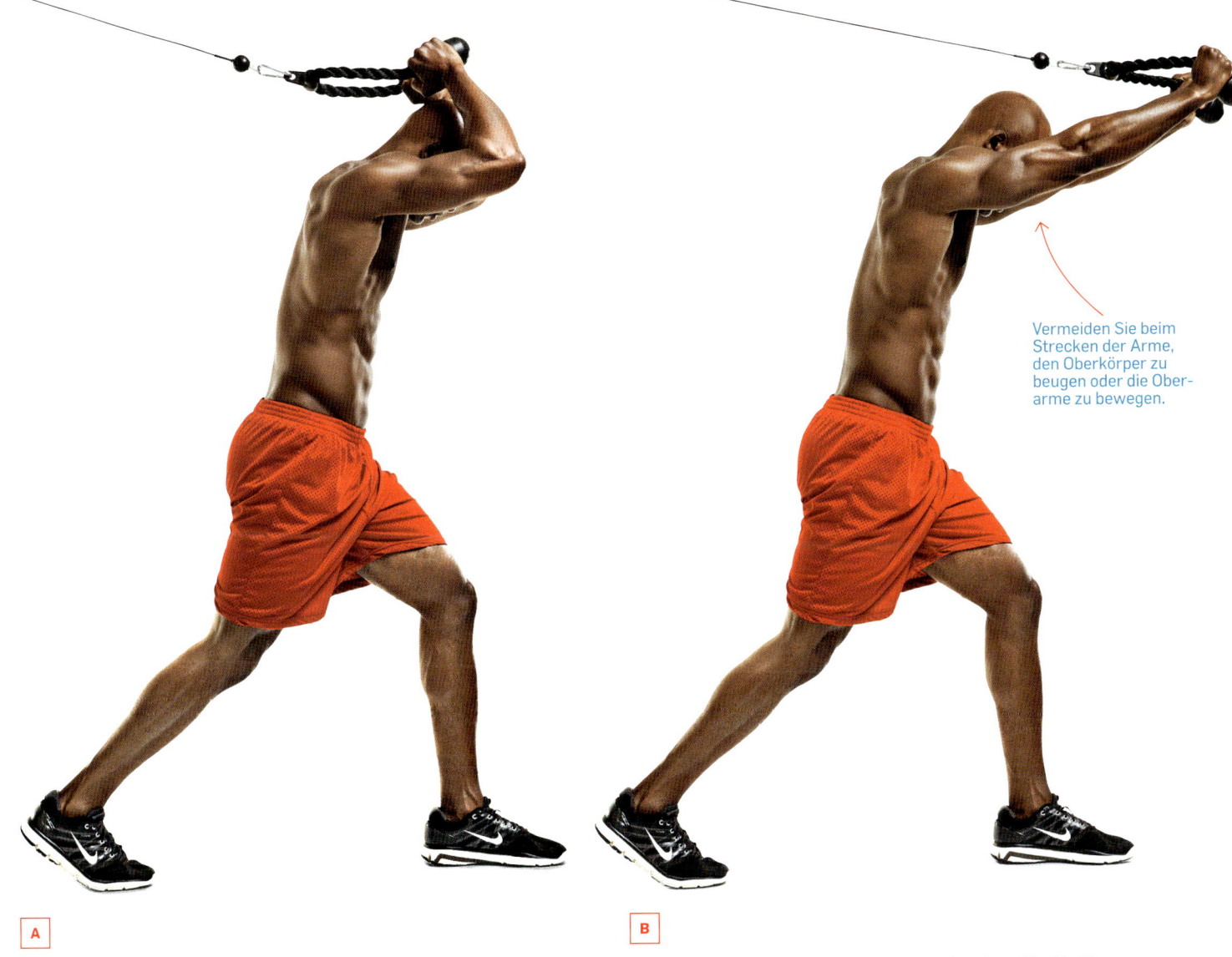

Vermeiden Sie beim Strecken der Arme, den Oberkörper zu beugen oder die Oberarme zu bewegen.

A
- Befestigen Sie ein Seil am oberen Kabelzug einer Kabelstation. Wenden Sie der Station den Rücken zu.
- Greifen Sie mit jeder Hand ein Seilende und nehmen Sie eine Schrittstellung ein.

WIEDERHOLUNGEN: zehn bis zwölf.

B
- Ohne die Oberarme zu bewegen, drücken Sie die Unterarme nach vorn. Kurze Pause und wieder zurück.

Das Rücken-Panzer-Workout

Im Gegensatz zur Brust besteht Ihr Rücken aus mehr als einer Hauptmuskelgruppe. Tatsächlich enthält dieser kaum sichtbare Teil Ihres Oberkörpers ein komplexes Muskelsystem – von den Latissimi dorsi über die Rotatorenmanschetten zu den oberen, mittleren und unteren Anteilen des Trapezmuskels, wobei jeder dieser Muskeln eine ganze Reihe an Funktionen erfüllt. Aus diesem Grund ist das Modellieren einer V-Form des Rumpfes nicht bloß ein simples Rückentraining aus Übungen wie dem Latzug. Sie brauchen besondere Übungen, die sich verstärkt um die häufig ignorierten Muskeln kümmern. Sie werden wissen, welche gemeint sind, denn sie sind es, die Ihnen morgen einen Muskelkater bereiten.

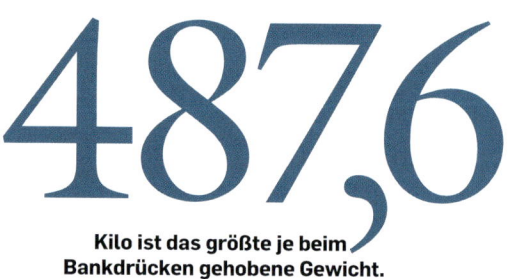

487,6

Kilo ist das größte je beim Bankdrücken gehobene Gewicht.

KAPITEL 8: 15-MINUTEN-WORKOUTS FÜR BRUST & RÜCKEN

UND SO GEHT'S:
Absolvieren Sie die Übungen in der gezeigten Reihenfolge. Verwenden Sie das schwerste Gewicht, mit dem Sie noch die vorgegebene Anzahl an Wiederholungen beenden können. Führen Sie die Übungen nacheinander ohne Zwischenpause aus. Erholen Sie sich nach der letzten Bewegung für 60 Sekunden. Dann machen Sie den Zirkel noch zweimal.

Brustrotation

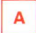
A
- Gehen Sie auf alle viere. Legen Sie die rechte Hand hinter den Kopf und zeigen Sie mit dem Ellbogen zur Seite.
- Spannen Sie die Core-Muskulatur an und drehen Sie die rechte Schulter zum linken Arm.

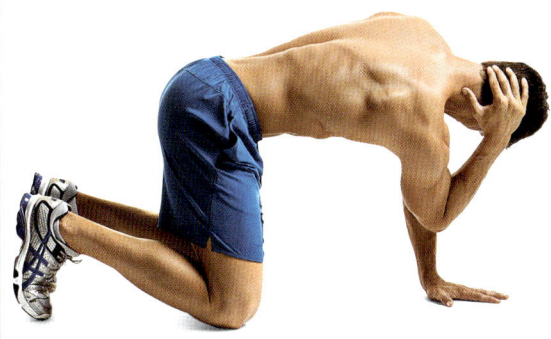

B
- Kehren Sie die Bewegung um und folgen Sie Ihrem Ellbogen mit den Augen, bis er zur Decke zeigt. Das ist eine Wiederholung.

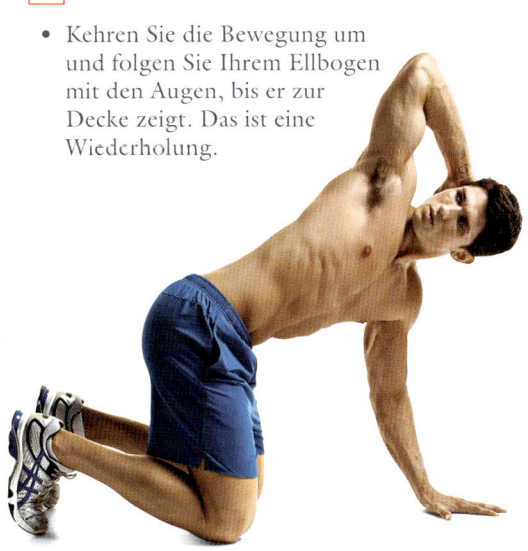

WIEDERHOLUNGEN: 20 mit jedem Arm.

Bankdrücken mit Kurzhanteln

A
- Legen Sie sich rücklings auf eine Bank. Halten Sie in jeder Hand eine Kurzhantel neben Ihrer Brust. Die Handflächen zeigen nach innen.

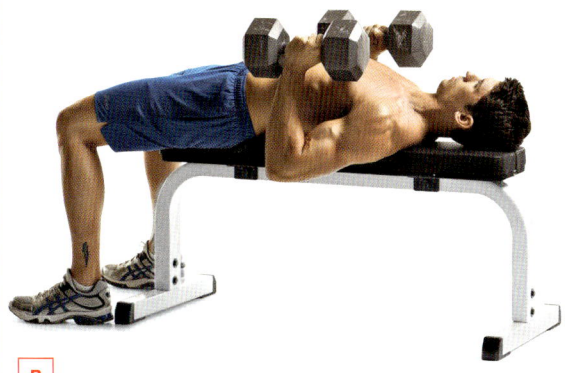

B
- Drücken Sie die Hanteln bis zur Streckung der Arme über Ihrer Brust hoch.
- Kurze Pause, dann lassen Sie die Gewichte langsam wieder in die Ausgangsposition ab.

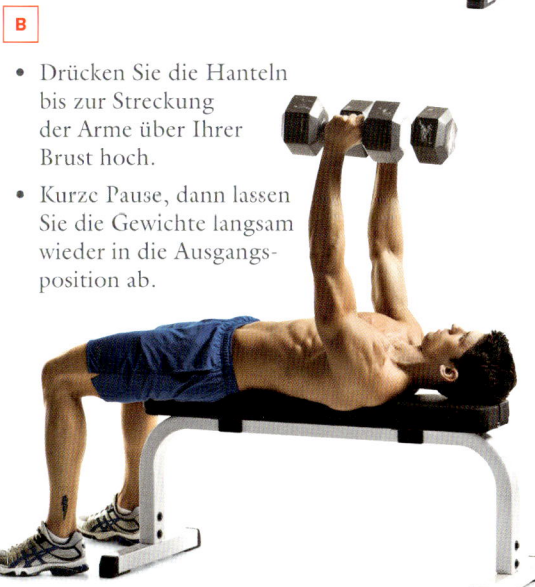

WIEDERHOLUNGEN: zehn bis zwölf.

Das Rücken-Panzer-Workout

Zug am Rack

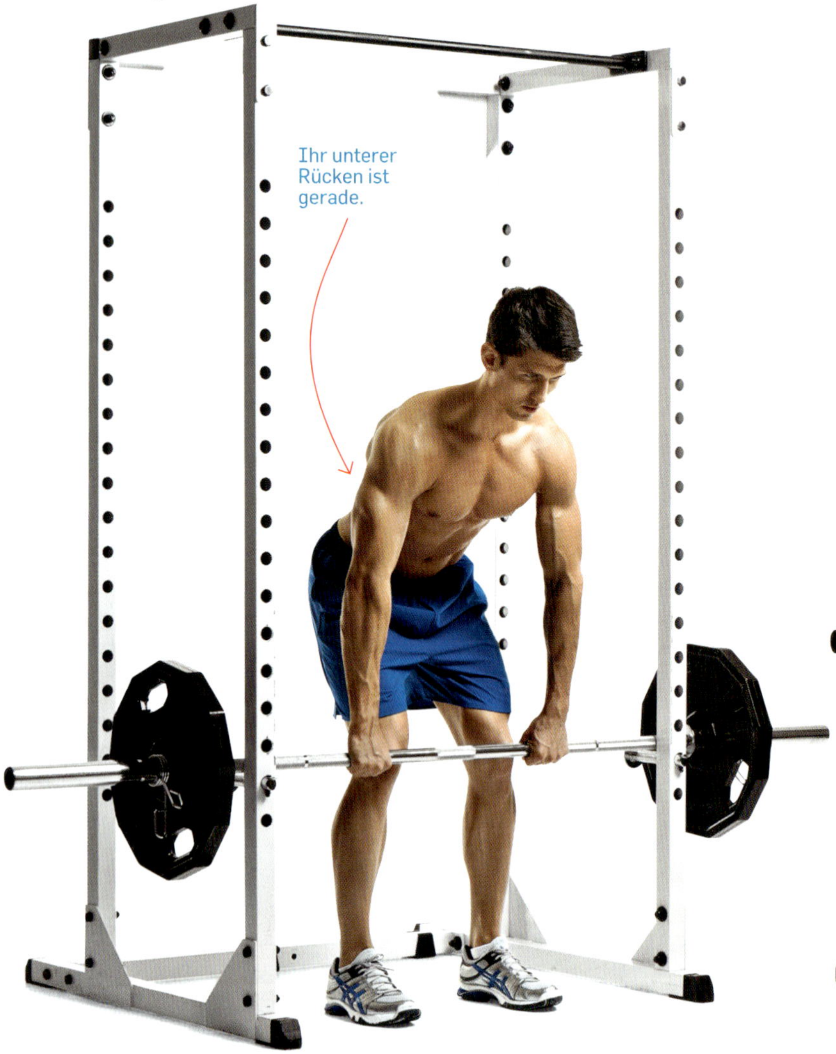

Ihr unterer Rücken ist gerade.

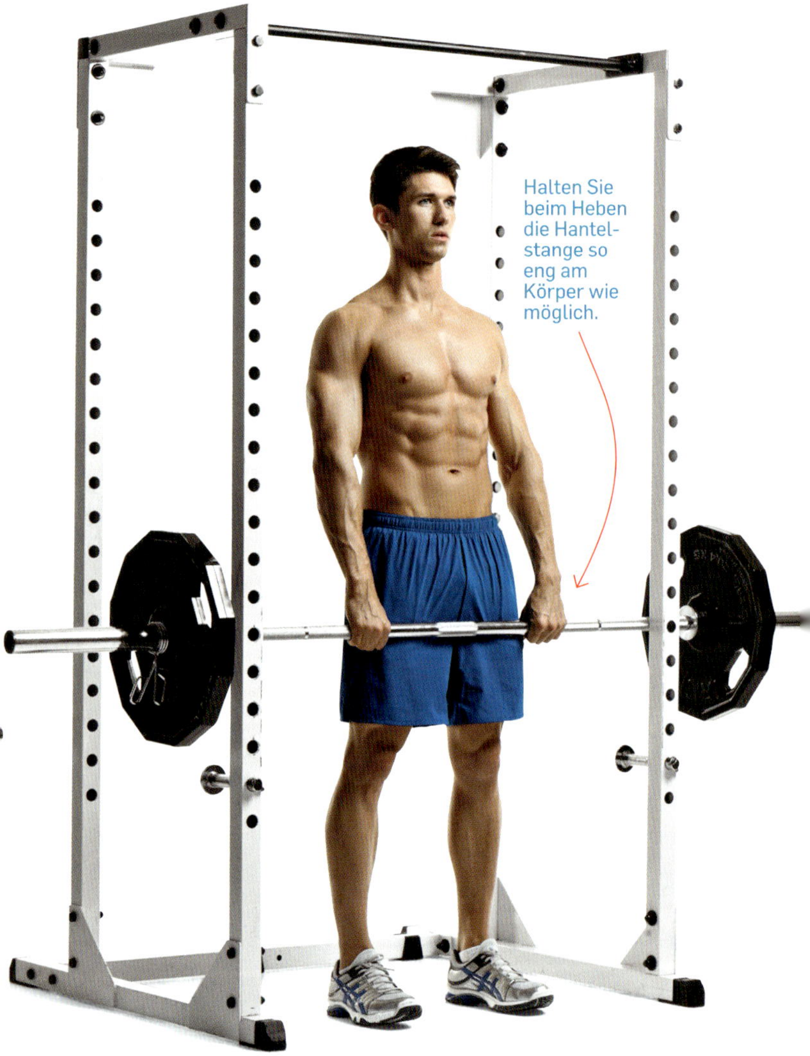

Halten Sie beim Heben die Hantelstange so eng am Körper wie möglich.

A

- Legen Sie eine Langhantel auf Kniehöhe auf einem Rack ab. Stellen Sie sich mit gebeugten Knien und nach hinten geschobener Hüfte an die Hantelstange.
- Beugen Sie sich nach unten, um die Hantelstange im Obergriff zu fassen. Ihre Hände greifen außen neben den Beinen.

WIEDERHOLUNGEN: zehn bis zwölf.

B

- Richten Sie sich auf, indem Sie die Hüfte vorschieben.

TIPP DES TRAINERS: *Fangen Sie ohne Gewicht an, bis Sie das richtige Gefühl für die Übung entwickelt haben. Dann fügen Sie immer mehr Gewicht hinzu. Sobald Ihnen die Übung aus dem Rack leichtfällt, heben Sie die Hantel auf gleiche Weise vom Boden hoch.*

KAPITEL 8: 15-MINUTEN-WORKOUTS FÜR BRUST & RÜCKEN

Zweiteiliges Kurzhantel-Rudern

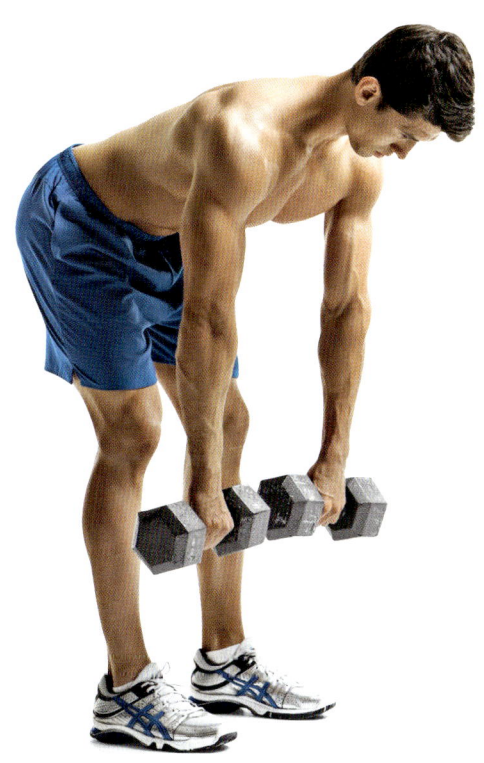
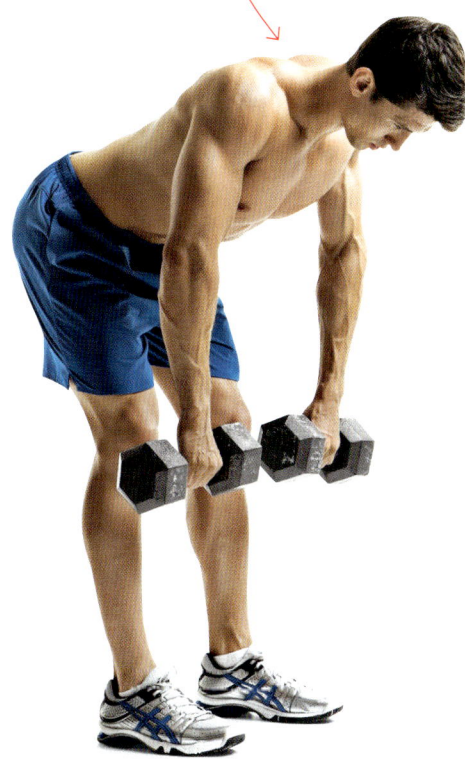
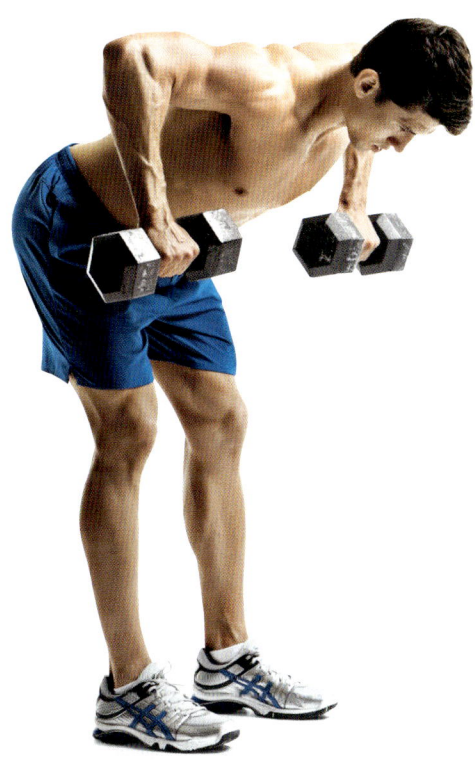

Heben Sie die Schultern an und ziehen Sie die Schulterblätter zusammen. Dann halten Sie inne.

A
- Fassen Sie ein Paar Kurzhanteln, beugen Sie Hüfte und Knie und senken Sie Ihren Rumpf ab, bis er nahezu parallel zum Boden steht.
- Halten Sie die Hanteln am langen Arm. Die Handflächen zeigen zu Ihnen.

WIEDERHOLUNGEN: zehn bis zwölf.

B
- Heben Sie die Schultern an und ziehen Sie die Schulterblätter zusammen. Halten Sie die Position und zählen Sie bis zwei, dann rudern Sie mit dem Gewicht.

C
- Beugen Sie die Ellbogen und heben Sie sie zur Seite an. Ziehen Sie die Hanteln dabei zu den Rumpfseiten. Halten Sie die Schulterblätter weiterhin zusammengezogen.
- Lassen Sie die Hanteln zur Ausgangsposition ab und wiederholen Sie dann die Übung.

Das Rücken-Panzer-Workout

Klimmzug mit Halten

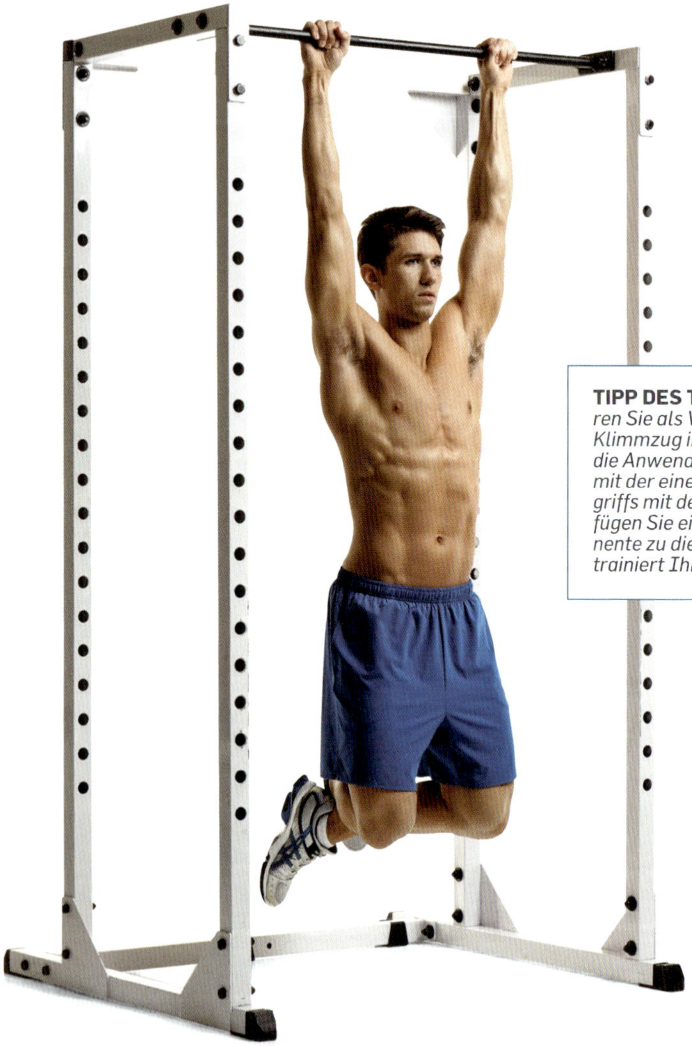

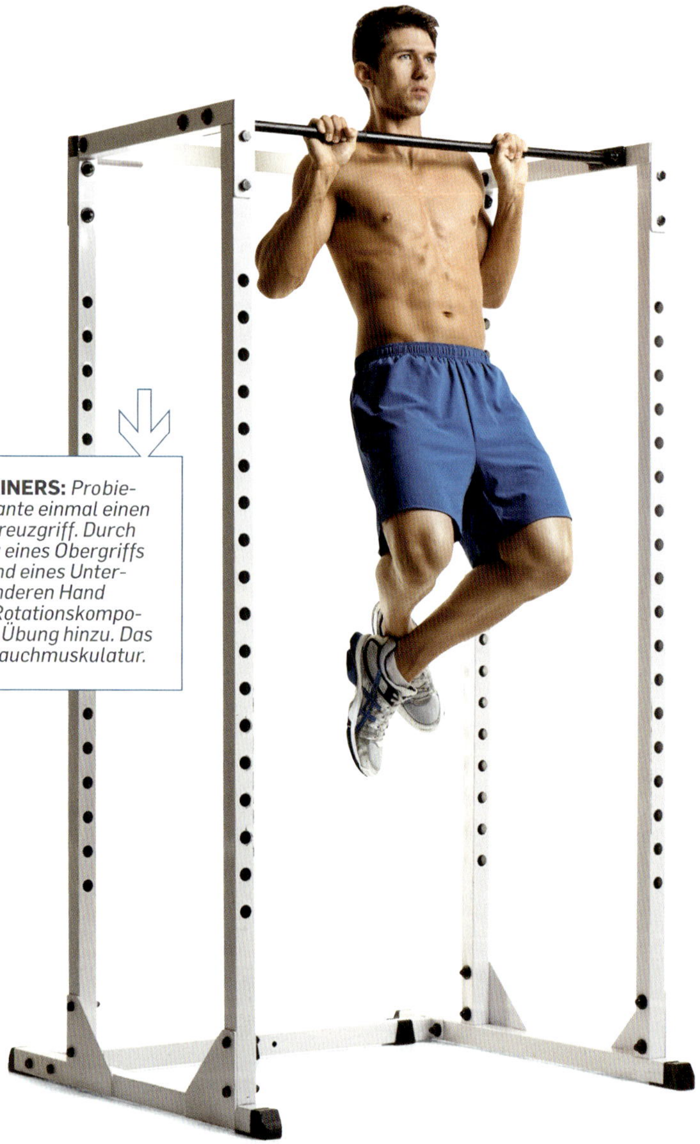

TIPP DES TRAINERS: *Probieren Sie als Variante einmal einen Klimmzug im Kreuzgriff. Durch die Anwendung eines Obergriffs mit der einen und eines Untergriffs mit der anderen Hand fügen Sie eine Rotationskomponente zu dieser Übung hinzu. Das trainiert Ihre Bauchmuskulatur.*

A
- Hängen Sie sich im Obergriff an eine Klimmzugstange. Die Hände sind genauso weit auseinander wie beim Bankdrücken.

WIEDERHOLUNGEN: fünf.

B
- Ziehen Sie die Brust zur Stange und halten Sie diese Position für 10 bis 20 Sekunden.
- Sobald Sie mehr als fünf Wiederholungen ausführen können, fügen Sie einen zusätzlichen Widerstand hinzu: eine Gewichtsweste oder eine zwischen die Füße geklemmte Kurzhantel.

KAPITEL 8: 15-MINUTEN-WORKOUTS FÜR BRUST & RÜCKEN

Alternierendes Kurzhantel-Schulterdrücken

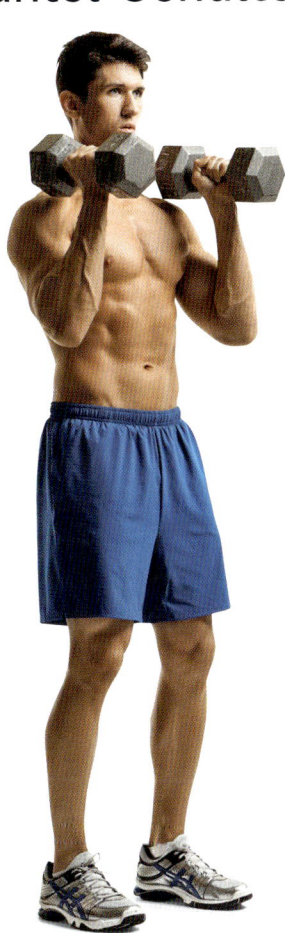

A

- Halten Sie ein Paar Kurzhanteln mit gebeugten Armen neben Ihren Schultern. Die Handflächen zeigen zueinander.
- Stellen Sie die Füße schulterbreit auseinander und beugen Sie die Knie leicht.

B

- Drücken Sie eine Hantel bis zur Streckung des Arms nach oben.
- Wenn Sie diese Hantel wieder absenken, drücken Sie die andere gegenläufig nach oben. Das ist eine Wiederholung.

WIEDERHOLUNGEN: zehn bis zwölf.

Diagonales Heben am Kabel

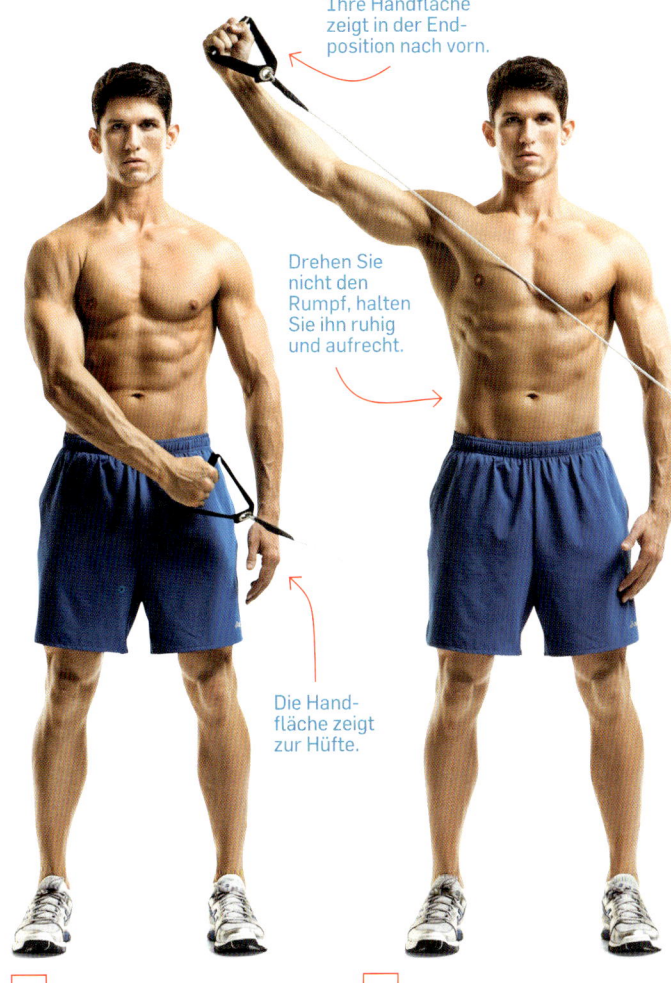

Ihre Handfläche zeigt in der Endposition nach vorn.

Drehen Sie nicht den Rumpf, halten Sie ihn ruhig und aufrecht.

Die Handfläche zeigt zur Hüfte.

A

- Befestigen Sie einen Bügelgriff am unteren Zug einer Kabelstation.
- Sie stehen mit der linken Seite zur Station. Fassen Sie den Griff mit der rechten Hand und halten Sie ihn vor der linken Hüfte. Der Ellbogen ist leicht gebeugt.

B

- Ziehen Sie den Griff vor Ihrem Körper entlang nach oben, bis sich Ihre Hand oberhalb Ihres Kopfes befindet. Ihr Daumen zeigt zur Decke.
- Kehren Sie zur Ausgangsposition zurück und wiederholen Sie die Übung.

WIEDERHOLUNGEN: je zehn bis zwölf.

Standfest und stark

Dieses Workout soll sowohl die Ausdauer als auch die Kraft Ihrer stabilisierenden Muskulatur verbessern. Sie werden die seitlichen Muskeln, die zur Stützung der Wirbelsäule unabdingbar sind, ebenso trainieren wie den unteren und den mittleren Rückenstrecker. Als Folge davon werden Sie aufrechter und gerader stehen und eine starke Grundlage besitzen, um schwerere Gewichte zu heben.

UND SO GEHT'S:
Absolvieren Sie diese Übungen als Zirkel ohne Zwischenpause. Anschließend erholen Sie sich 60 Sekunden lang und dann wiederholen Sie den Zirkel zwei weitere Male.

Katzenbuckel

A
- Gehen Sie auf Hände und Knie. Ihre Hände sind schulterbreit auseinander.
- Senken Sie langsam den Kopf zwischen die Arme. Gleichzeitig heben Sie den oberen Rücken vorsichtig zur Decke und runden so die Wirbelsäule.

B
- Wenn Sie den höchsten Punkt der Bewegung erreicht haben, senken Sie den Rücken langsam wieder. Sie heben dazu den Kopf, strecken den Hals nach oben und vorn und gehen ganz sanft in ein Hohlkreuz, indem Sie Ihren Bauchnabel zum Boden bewegen. Das ist eine Wiederholung.

WIEDERHOLUNGEN: fünf bis acht.

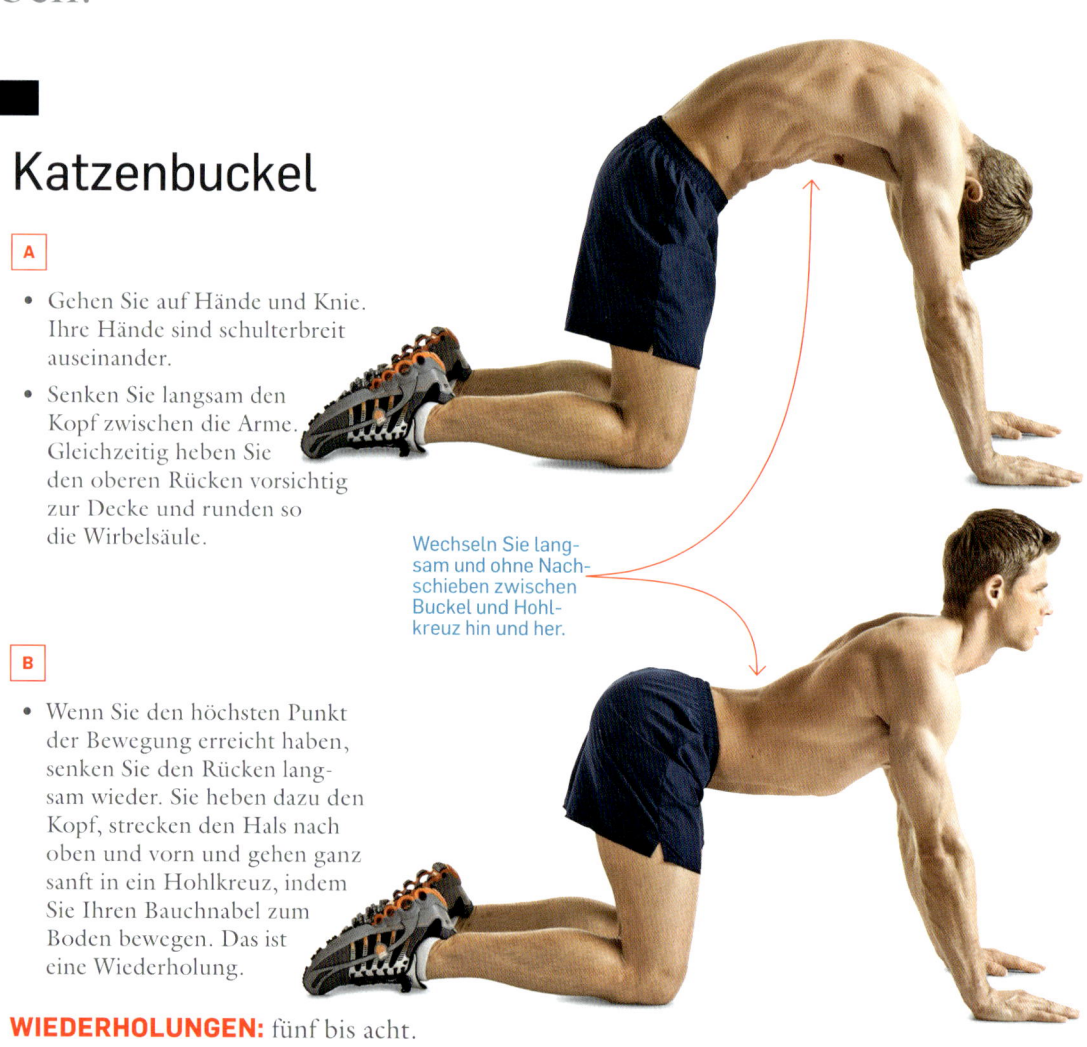

Wechseln Sie langsam und ohne Nachschieben zwischen Buckel und Hohlkreuz hin und her.

KAPITEL 8: 15-MINUTEN-WORKOUTS FÜR BRUST & RÜCKEN

Curl-up

A

- Legen Sie sich mit dem Gesicht nach oben auf den Boden. Ihr linkes Bein ist gestreckt. Ihr rechtes Knie ist gebeugt und der rechte Fuß steht flach auf dem Boden.
- Schieben Sie Ihre Hände – mit den Handflächen zum Boden – unter die natürliche Wölbung des unteren Rückens.

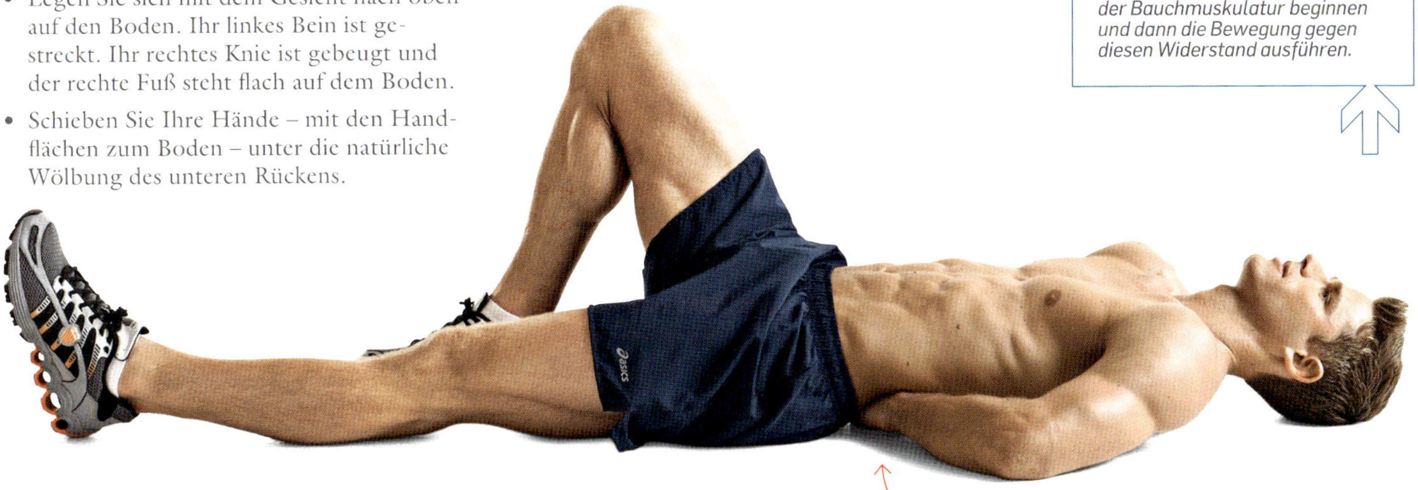

FÜR FORTGESCHRITTENE:
Versuchen Sie während des Curls die Ellbogen vom Boden abzuheben. Eine noch größere Herausforderung wird die Übung, wenn Sie mit dem Anspannen der Bauchmuskulatur beginnen und dann die Bewegung gegen diesen Widerstand ausführen.

Pressen Sie den Rücken nicht flach gegen den Boden.

B

- Heben Sie langsam Kopf und Schultern vom Boden ab, ohne den unteren Rücken zu bewegen oder die Wirbelsäule zu beugen.
- Halten Sie diese Position sieben oder acht Sekunden lang. Atmen Sie dabei die ganze Zeit über tief ein und aus. Das ist eine Wiederholung.

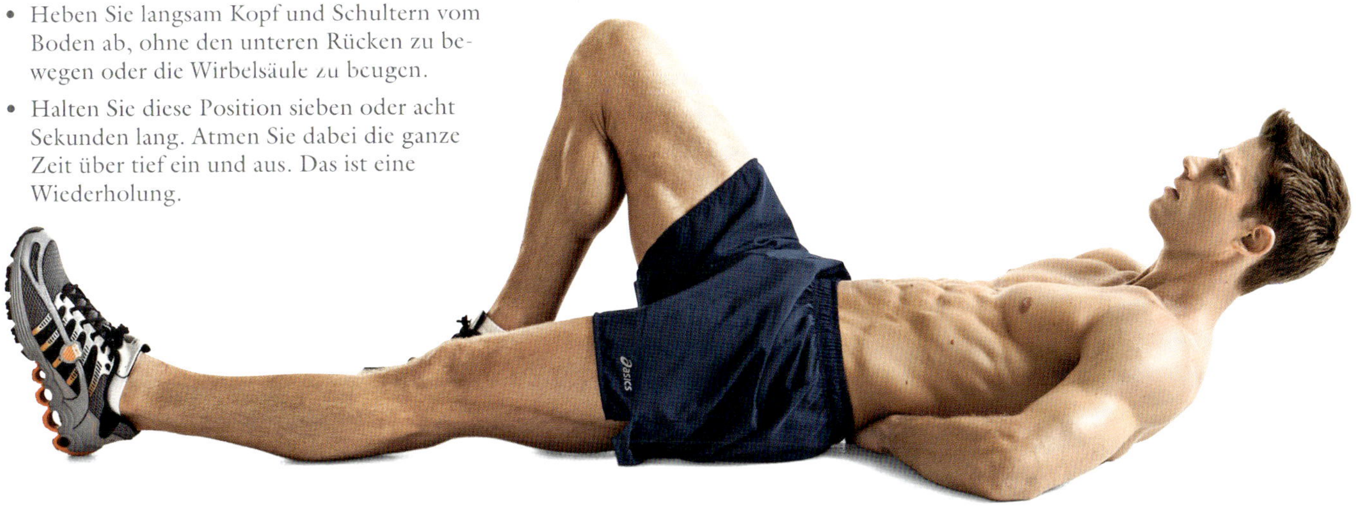

WIEDERHOLUNGEN: vier, dann wechseln Sie die Beinstellung und absolvieren vier weitere.

Standfest und stark

Seitbrücke

- Sie liegen mit gestreckten Beinen auf Ihrer linken Seite. Stützen Sie Ihren Oberkörper auf den linken Ellbogen und Unterarm.

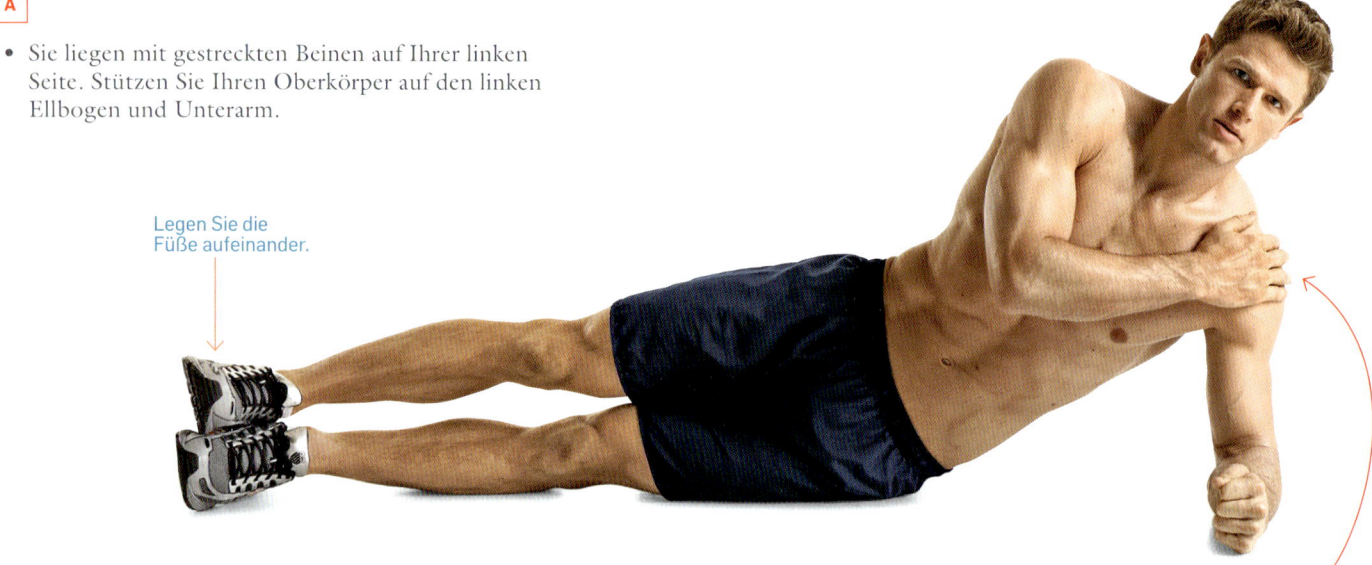

Legen Sie die Füße aufeinander.

Legen Sie die rechte Hand auf die linke Schulter oder die rechte Hüfte.

- Spannen Sie das Körperzentrum an und heben Sie die Hüfte, bis Ihr Körper von den Fußgelenken zu den Schultern eine gerade Linie bildet.
- Halten Sie diese Position für sieben bis acht Sekunden und atmen Sie die ganze Zeit über tief ein und aus. Das ist eine Wiederholung.

Ihr Kopf sollte auf einer Linie mit Ihrem Körper bleiben, der von den Schultern zu den Fußgelenken gerade ist.

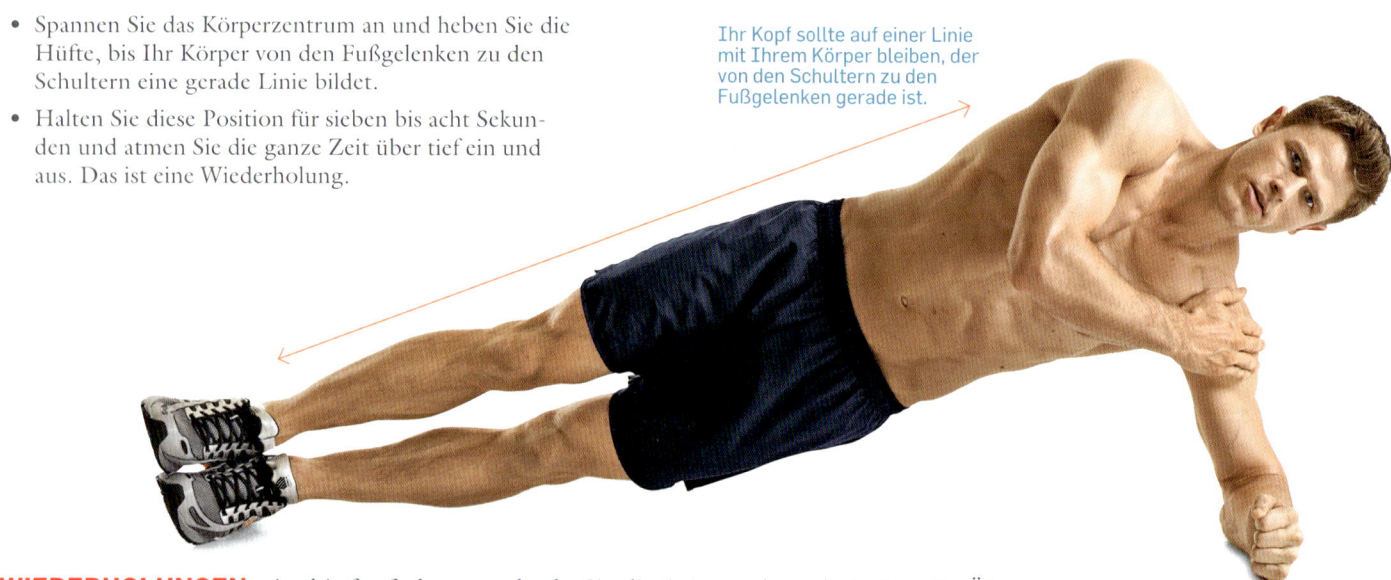

WIEDERHOLUNGEN: vier bis fünf, dann wechseln Sie die Seite und wiederholen die Übung.

KAPITEL 8: 15-MINUTEN-WORKOUTS FÜR BRUST & RÜCKEN

Hund & Vogel

A

- Gehen Sie auf Hände und Knie. Setzen Sie die Hände schulterbreit flach auf den Boden.

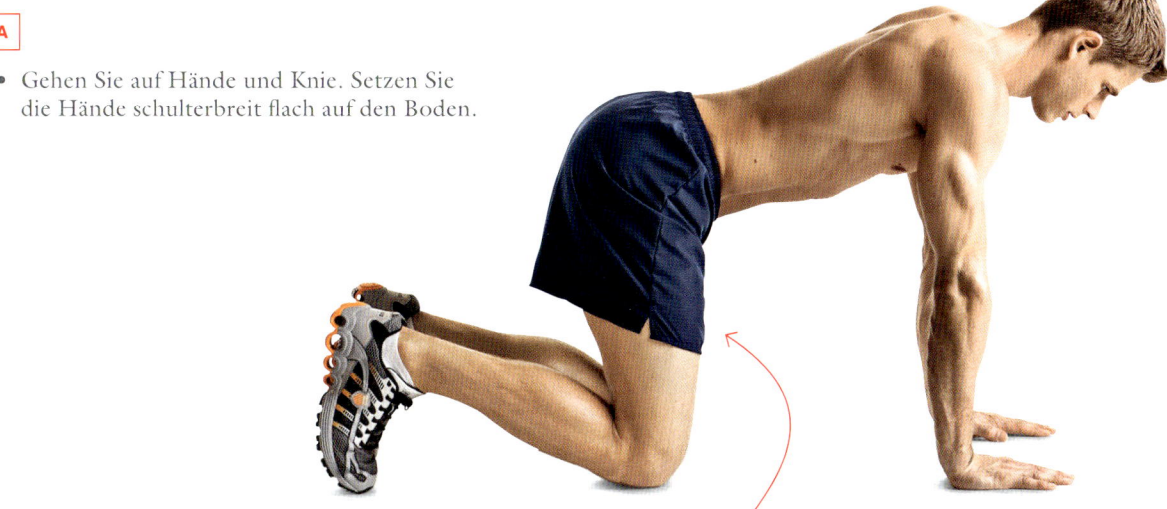

Ihre Oberschenkel stehen senkrecht zum Boden, Ihre Knie sind hüftbreit auseinander.

B

- Heben und strecken Sie zur gleichen Zeit langsam das rechte Bein und den linken Arm.
- Halten Sie diese Position für sieben bis acht Sekunden und achten Sie während der gesamten Übung auf eine tiefe Atmung.
- Senken Sie Arm und Bein in die Ausgangsposition ab. Führen Sie die Übung mit rechtem Arm und linkem Bein erneut aus. Das ist eine Wiederholung. Machen Sie wechselseitig weiter.

Halten Sie Hüfte und unteren Rücken beim Wechsel von Arm und Bein so ruhig wie möglich.

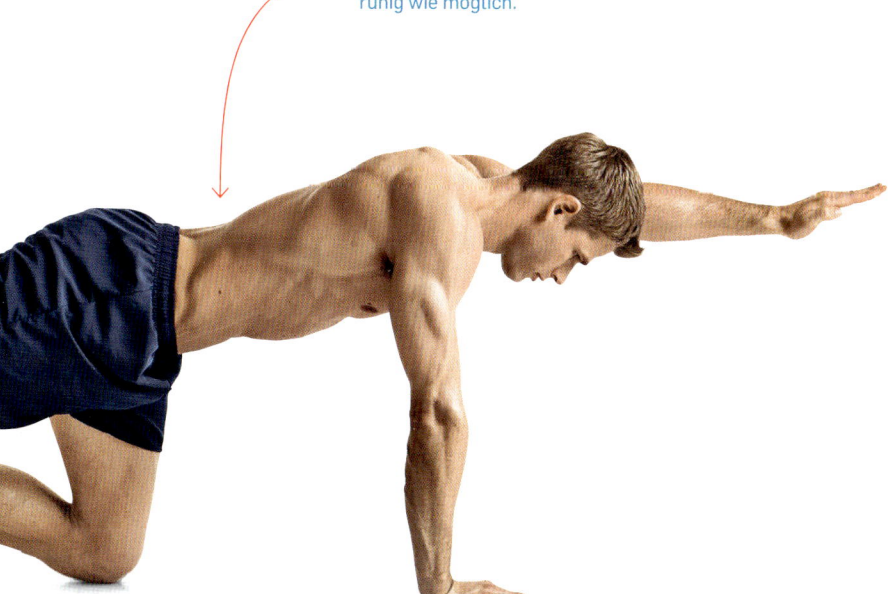

WIEDERHOLUNGEN: acht.

185

Die Brust-Rücken-Kombination

Diese durchschlagende Kombination fordert Ihre Vorder- und Rückseite in einem einzigen effektiven Zirkel. Als Zugabe trainieren Sie auch noch die Schulterblattmuskeln und die Rotatorenmanschetten der Schultern. Im Verbund sind diese Muskeln, die bei den meisten Männern tendenziell schwach ausgeprägt sind, der Schlüssel zu stabilen, gesunden Schultern und einem kräftigen Oberkörper.

UND SO GEHT'S:
Absolvieren Sie einen Satz von jeder Übung des Zirkels ohne Zwischenpause. Erst nach Beendigung des gesamten Durchgangs machen Sie 60 Sekunden Pause. Dann wiederholen Sie den Zirkel noch zweimal.

Kabelziehen mit Außenrotation der Schulter

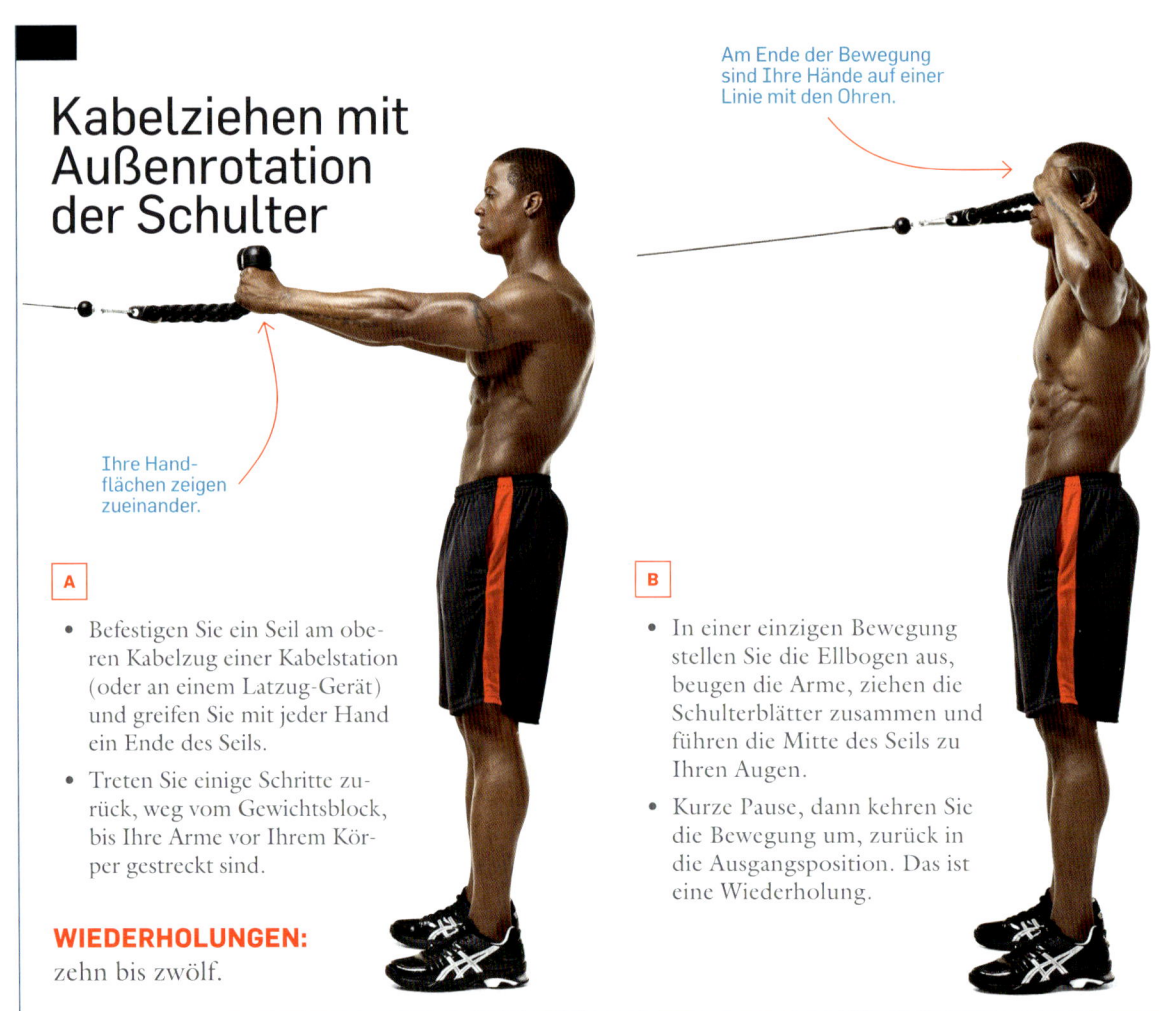

Ihre Handflächen zeigen zueinander.

Am Ende der Bewegung sind Ihre Hände auf einer Linie mit den Ohren.

A
- Befestigen Sie ein Seil am oberen Kabelzug einer Kabelstation (oder an einem Latzug-Gerät) und greifen Sie mit jeder Hand ein Ende des Seils.
- Treten Sie einige Schritte zurück, weg vom Gewichtsblock, bis Ihre Arme vor Ihrem Körper gestreckt sind.

WIEDERHOLUNGEN: zehn bis zwölf.

B
- In einer einzigen Bewegung stellen Sie die Ellbogen aus, beugen die Arme, ziehen die Schulterblätter zusammen und führen die Mitte des Seils zu Ihren Augen.
- Kurze Pause, dann kehren Sie die Bewegung um, zurück in die Ausgangsposition. Das ist eine Wiederholung.

KAPITEL 8: 15-MINUTEN-WORKOUTS FÜR BRUST & RÜCKEN

Alternierendes Kurzhantel-Drücken

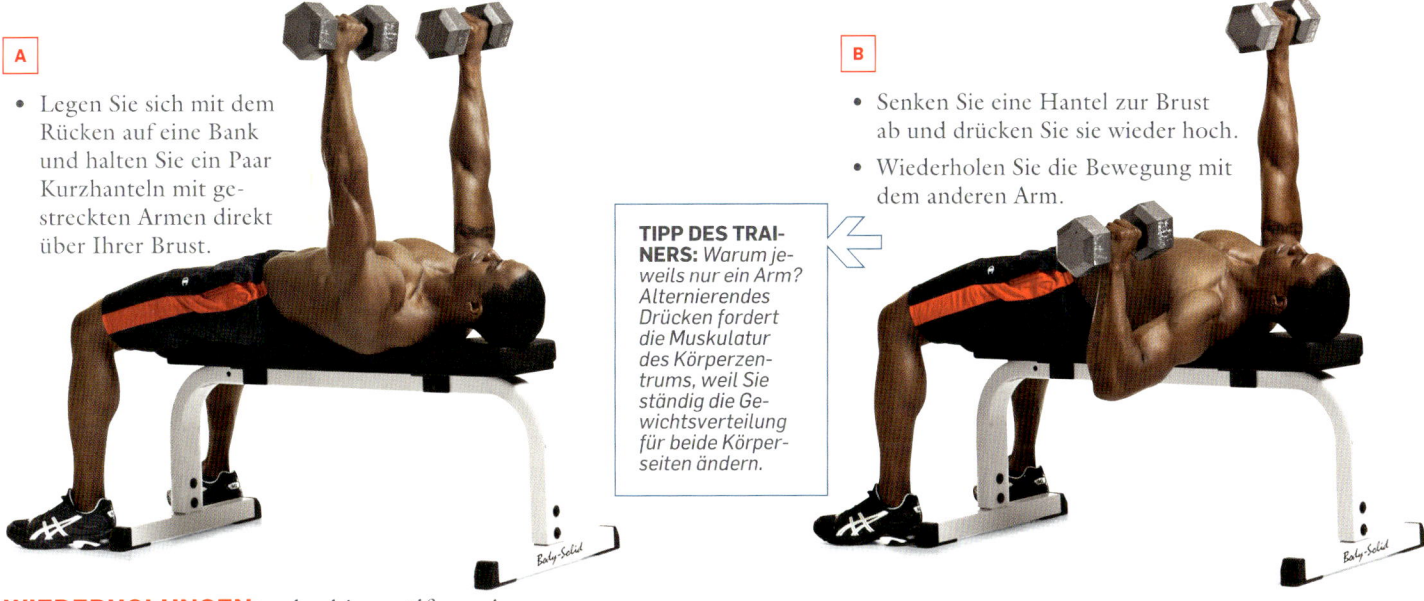

A
- Legen Sie sich mit dem Rücken auf eine Bank und halten Sie ein Paar Kurzhanteln mit gestreckten Armen direkt über Ihrer Brust.

B
- Senken Sie eine Hantel zur Brust ab und drücken Sie sie wieder hoch.
- Wiederholen Sie die Bewegung mit dem anderen Arm.

TIPP DES TRAINERS: *Warum jeweils nur ein Arm? Alternierendes Drücken fordert die Muskulatur des Körperzentrums, weil Sie ständig die Gewichtsverteilung für beide Körperseiten ändern.*

WIEDERHOLUNGEN: zehn bis zwölf pro Arm.

Trizepsstrecken mit SZ-Hantel

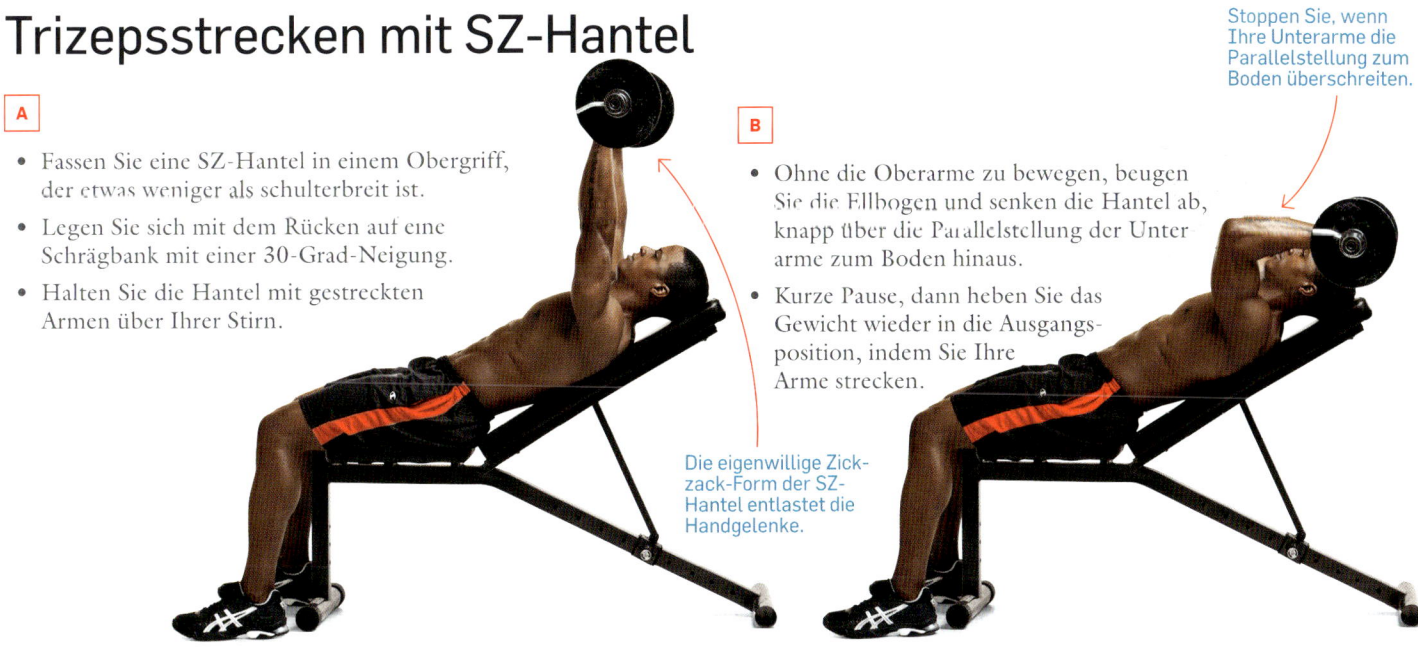

A
- Fassen Sie eine SZ-Hantel in einem Obergriff, der etwas weniger als schulterbreit ist.
- Legen Sie sich mit dem Rücken auf eine Schrägbank mit einer 30-Grad-Neigung.
- Halten Sie die Hantel mit gestreckten Armen über Ihrer Stirn.

B
- Ohne die Oberarme zu bewegen, beugen Sie die Ellbogen und senken die Hantel ab, knapp über die Parallelstellung der Unterarme zum Boden hinaus.
- Kurze Pause, dann heben Sie das Gewicht wieder in die Ausgangsposition, indem Sie Ihre Arme strecken.

Stoppen Sie, wenn Ihre Unterarme die Parallelstellung zum Boden überschreiten.

Die eigenwillige Zickzack-Form der SZ-Hantel entlastet die Handgelenke.

WIEDERHOLUNGEN: zehn.

Die Brust-Rücken-Kombination

Umgekehrtes Rudern im Untergriff

TIPP DES TRAINERS: *Konzentrieren Sie sich darauf, die Schulterblätter zusammenzuziehen. Diese Übung trainiert den hinteren Delta- und den Trapezmuskel, die großen und die kleinen rautenförmigen Muskeln sowie die Rotatorenmanschette. Sie alle tragen zur Stabilisierung Ihrer Schulter bei.*

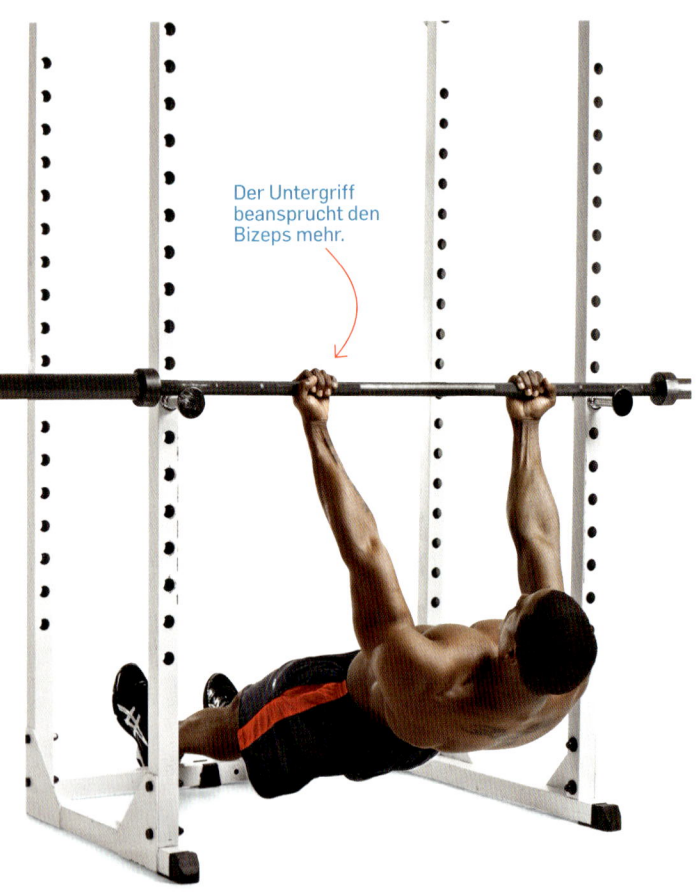

Der Untergriff beansprucht den Bizeps mehr.

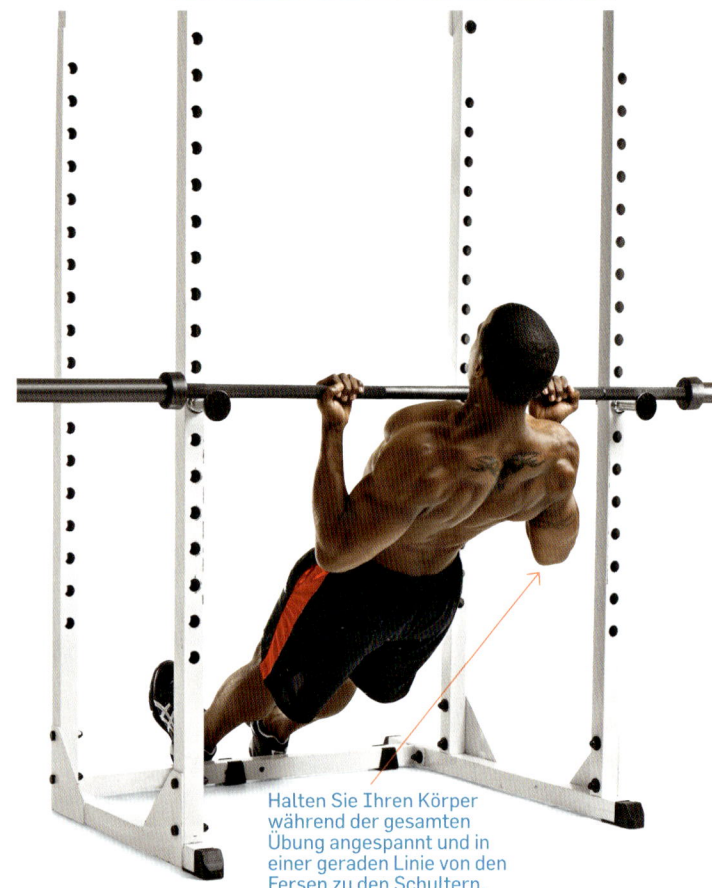

Halten Sie Ihren Körper während der gesamten Übung angespannt und in einer geraden Linie von den Fersen zu den Schultern.

A

- Befestigen Sie eine Stange in Hüfthöhe an einem Power Rack oder einer Multipresse.
- Legen Sie sich unter der Stange auf den Boden. Strecken Sie Ihre Beine aus, die Zehen zeigen zur Decke. Fassen Sie die Stange im Untergriff (die Handflächen zeigen zu Ihnen). Lassen Sie sich mit ganz gestreckten Armen hängen.

WIEDERHOLUNGEN: zehn bis zwölf.

B

- Beginnen Sie die Bewegung, indem Sie Ihre Schulterblätter zurückziehen. Dann setzen Sie diesen Zug mit den Armen fort, um Ihre Brust zur Stange zu heben.
- Kurze Pause, dann senken Sie sich langsam ab, bis Ihre Arme wieder gestreckt sind.

KAPITEL 8: 15-MINUTEN-WORKOUTS FÜR BRUST & RÜCKEN

Latzug im Untergriff mit Zurücklehnen

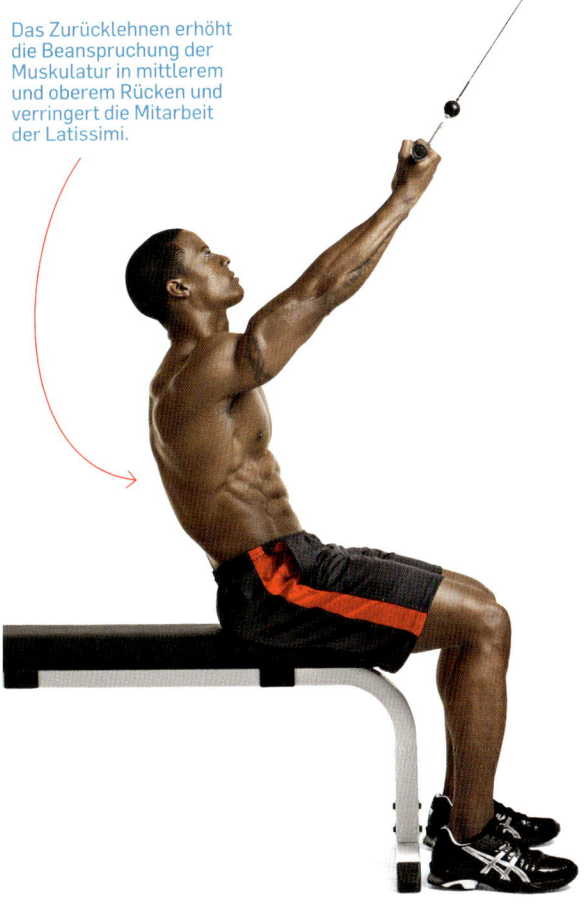

Das Zurücklehnen erhöht die Beanspruchung der Muskulatur in mittlerem und oberem Rücken und verringert die Mitarbeit der Latissimi.

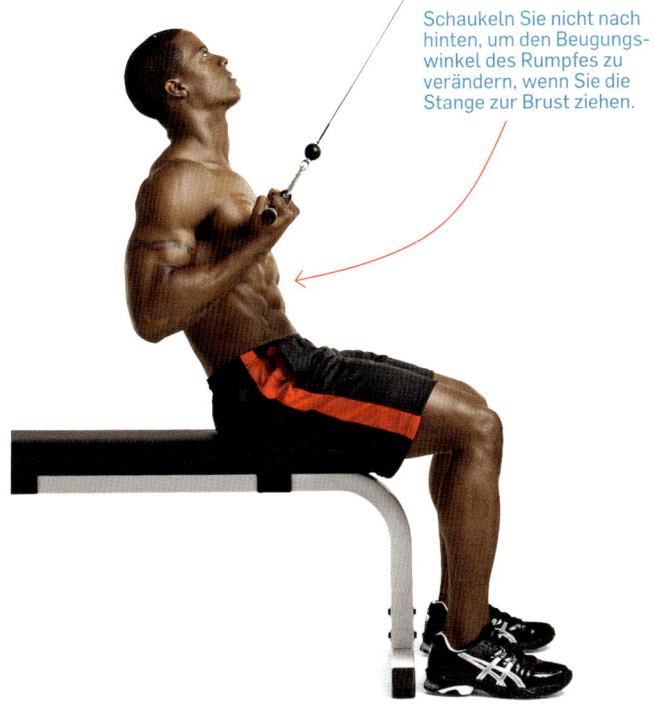

Schaukeln Sie nicht nach hinten, um den Beugungswinkel des Rumpfes zu verändern, wenn Sie die Stange zur Brust ziehen.

A
- Setzen Sie sich an eine Latzug-Station und fassen Sie die Stange in einem schulterbreiten Untergriff.
- Lehnen Sie sich so weit zurück, dass Ihr Körper einen 30- bis 45-Grad-Winkel zum Boden bildet. Behalten Sie diese Position während der gesamten Übung bei.

B
- Ohne Ihren Rumpf zu bewegen, ziehen Sie die Stange zur Brust.
- Kurze Pause und dann kehren Sie langsam wieder in die Ausgangsposition zurück.

WIEDERHOLUNGEN: zehn bis zwölf.

Der perfekte Liegestütz (1)

Es gibt wohl keine bessere Übung als den Liegestütz: Er ist einfach, erfordert keine Ausrüstung und kann Muskelmasse, Kraft und Ausdauer aufbauen. Liegestütze sind vielseitiger als Maschinen oder freie Gewichte; sie erlauben Ihnen, Armstellung und Körperausrichtung zu verändern, aber auch Equipment zu benutzen – wie Steppbrett, Ball oder Bank –, und ermöglichen auf diese Weise eine unendliche Anzahl an Übungsvariationen.

UND SO GEHT'S: Führen Sie einen Satz von jedem Liegestütz in Workout 1 aus. Machen Sie zwischen den Liegestützen nur dann eine Pause, wenn Sie sie unbedingt brauchen. Absolvieren Sie jeweils drei Durchgänge von Workout 1 bis 3 mit einer Pause von 60 Sekunden nach jeder Runde.

Diamant-Liegestütz

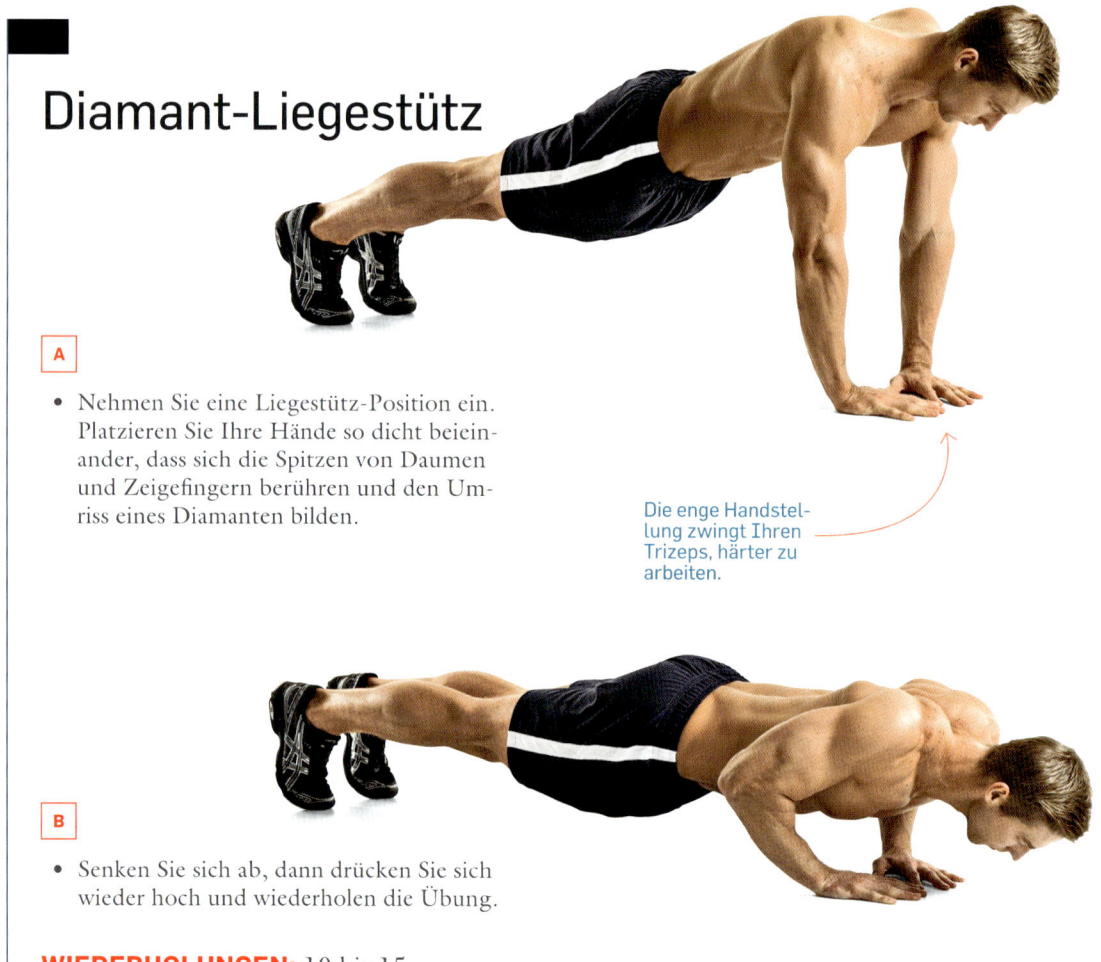

A
- Nehmen Sie eine Liegestütz-Position ein. Platzieren Sie Ihre Hände so dicht beieinander, dass sich die Spitzen von Daumen und Zeigefingern berühren und den Umriss eines Diamanten bilden.

Die enge Handstellung zwingt Ihren Trizeps, härter zu arbeiten.

B
- Senken Sie sich ab, dann drücken Sie sich wieder hoch und wiederholen die Übung.

WIEDERHOLUNGEN: 10 bis 15.

KAPITEL 8: 15-MINUTEN-WORKOUTS FÜR BRUST & RÜCKEN

Alternierender Seitwärts-Liegestütz

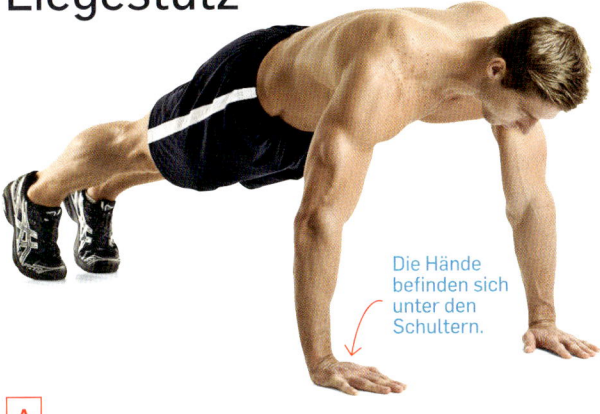

Die Hände befinden sich unter den Schultern.

A

- Nehmen Sie eine Liegestütz-Position ein und machen Sie einen Liegestütz.

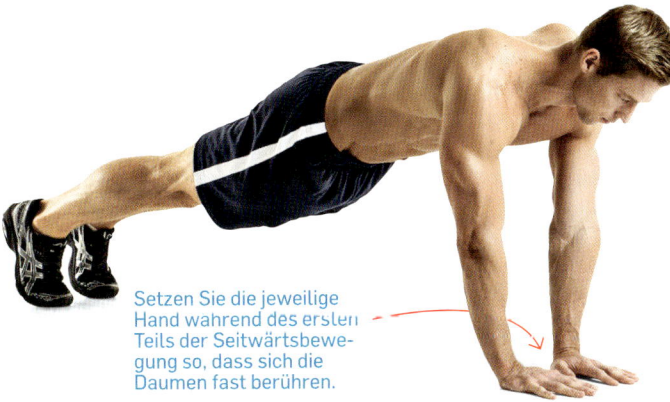

Setzen Sie die jeweilige Hand während des ersten Teils der Seitwärtsbewegung so, dass sich die Daumen fast berühren.

B

- Bewegen Sie jetzt Ihre rechte Hand nach links, bis beide Hände nebeneinanderliegen. Dann gleiten Sie mit der linken Hand weiter nach links, bis Ihre Hände wieder schulterbreit auseinander sind.
- Machen Sie einen weiteren Liegestütz.
- Bewegen Sie jetzt die linke Hand zur rechten und anschließend die rechte weiter nach rechts.
- Machen Sie wieder einen Liegestütz und fahren Sie mit der Übung fort. Jeder Liegestütz ist eine Wiederholung.

WIEDERHOLUNGEN: 10 bis 15.

Ring-Liegestütz

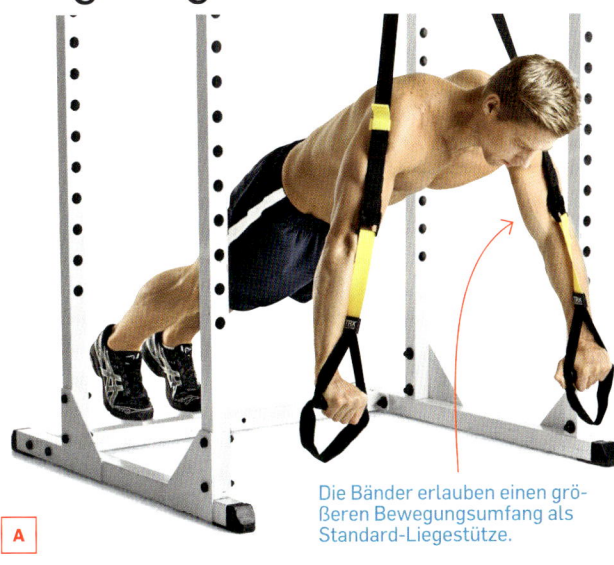

Die Bänder erlauben einen größeren Bewegungsumfang als Standard-Liegestütze.

A

- Befestigen Sie ein Paar Bänder mit Griffen an einer festen Stange, sodass die Griffe einige Zentimeter über dem Boden hängen.
- Nehmen Sie eine Liegestütz-Position ein. Ihre Arme sind gestreckt und mit den Händen fassen Sie die Griffe, sodass nur Ihre Füße den Boden berühren.

Halten Sie die Unterarme beim Absenken des Rumpfes senkrecht zum Boden.

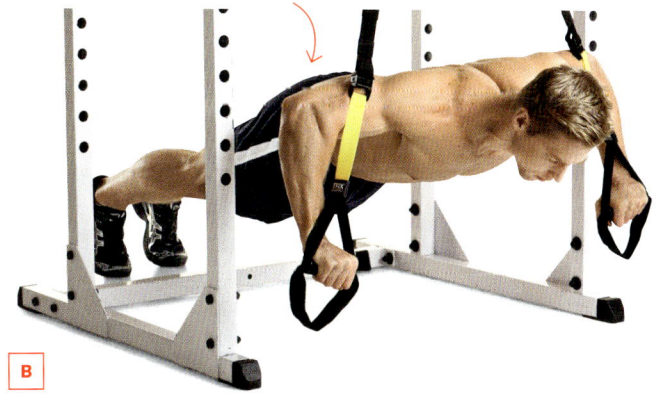

B

- Beugen Sie die Ellbogen, um Ihren Körper abzusenken, bis Ihre Oberarme sich parallel zum Boden befinden. Dann drücken Sie sich wieder hoch.

WIEDERHOLUNGEN: 10 bis 15.

Der perfekte Liegestütz (2)

Crossover-Liegestütz

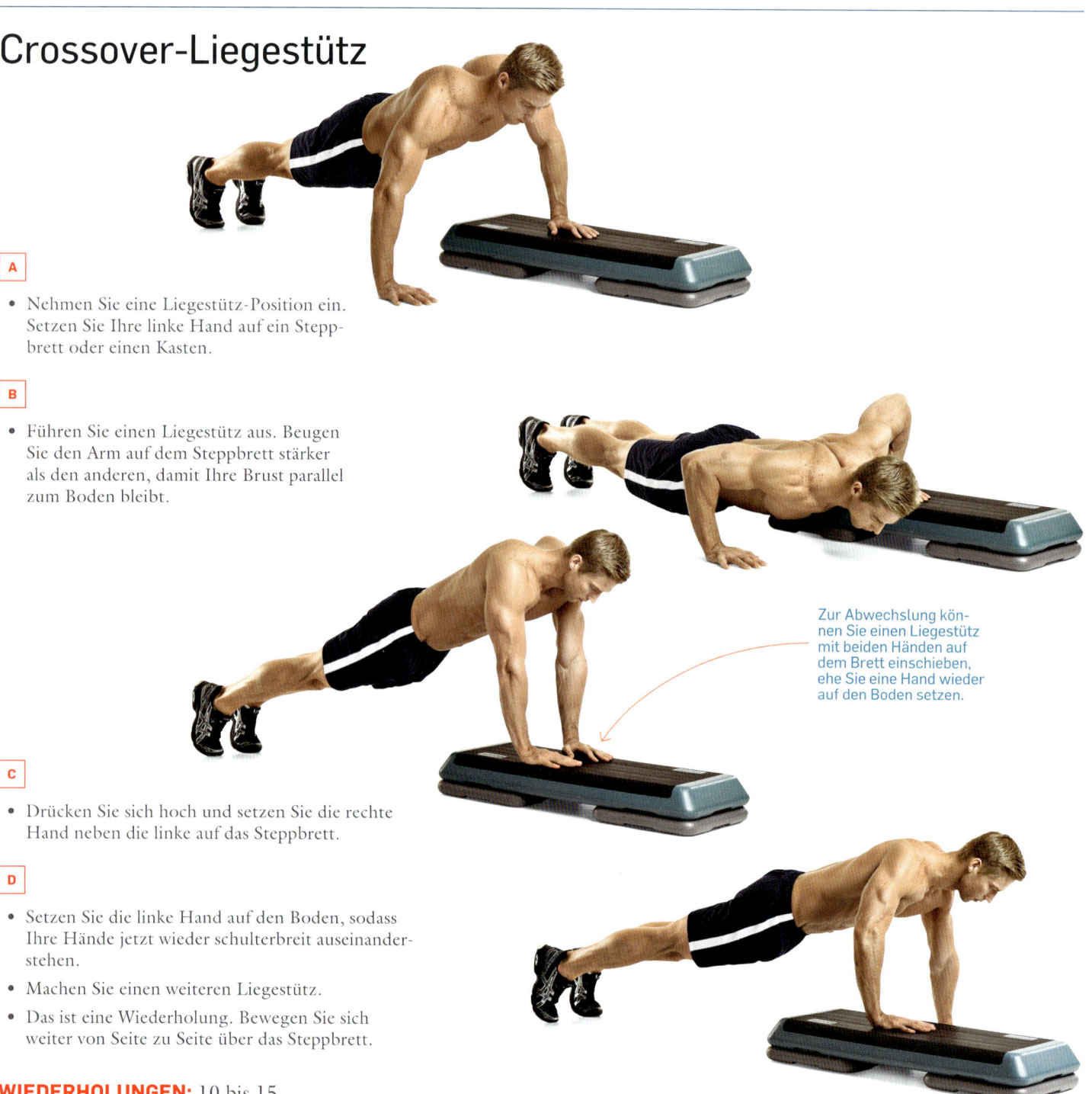

A
- Nehmen Sie eine Liegestütz-Position ein. Setzen Sie Ihre linke Hand auf ein Steppbrett oder einen Kasten.

B
- Führen Sie einen Liegestütz aus. Beugen Sie den Arm auf dem Steppbrett stärker als den anderen, damit Ihre Brust parallel zum Boden bleibt.

Zur Abwechslung können Sie einen Liegestütz mit beiden Händen auf dem Brett einschieben, ehe Sie eine Hand wieder auf den Boden setzen.

C
- Drücken Sie sich hoch und setzen Sie die rechte Hand neben die linke auf das Steppbrett.

D
- Setzen Sie die linke Hand auf den Boden, sodass Ihre Hände jetzt wieder schulterbreit auseinanderstehen.
- Machen Sie einen weiteren Liegestütz.
- Das ist eine Wiederholung. Bewegen Sie sich weiter von Seite zu Seite über das Steppbrett.

WIEDERHOLUNGEN: 10 bis 15.

KAPITEL 8: 15-MINUTEN-WORKOUTS FÜR BRUST & RÜCKEN

Einarmiger Liegestütz

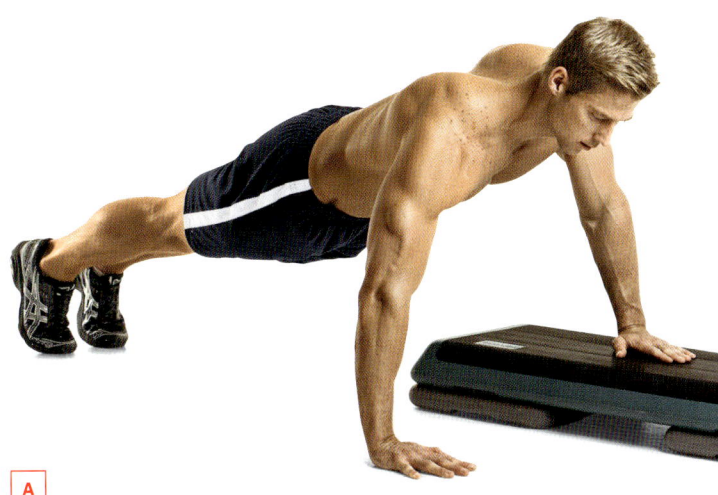

A
- Nehmen Sie eine Liegestütz-Position ein. Setzen Sie Ihre Hände etwas mehr als schulterbreit auseinander. Platzieren Sie eine Hand auf einem Steppbrett oder Kasten von etwa 15 Zentimetern Höhe und die andere auf dem Boden.

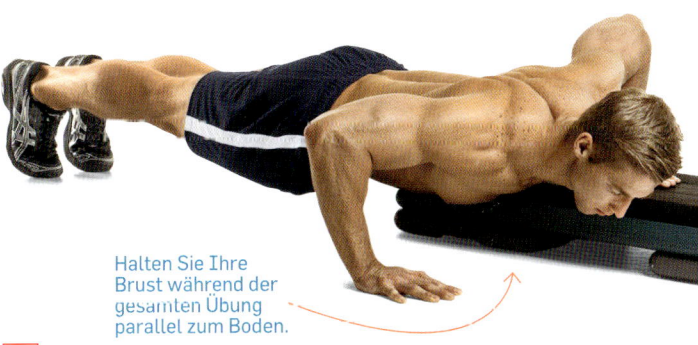

Halten Sie Ihre Brust während der gesamten Übung parallel zum Boden.

B
- Senken Sie Ihren Körper ab, bis Ihre Brust das Steppbrett berührt. Absolvieren Sie alle Wiederholungen. Dann setzen Sie die rechte Hand auf das Steppbrett und die linke auf den Boden und führen die Übung erneut aus.

WIEDERHOLUNGEN: 10 bis 15 mit jeder Hand auf dem Steppbrett.

Alternierender Liegestütz mit Medizinball

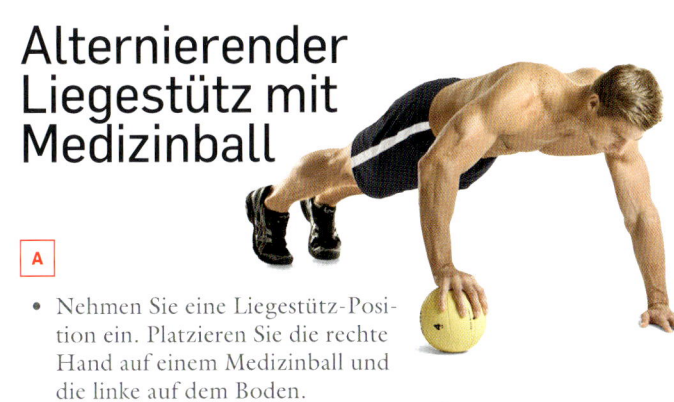

A
- Nehmen Sie eine Liegestütz-Position ein. Platzieren Sie die rechte Hand auf einem Medizinball und die linke auf dem Boden.

B
- Beugen Sie die Arme, um Ihren Körper abzusenken, bis Ihre Brust sich so dicht wie möglich über dem Boden befindet.

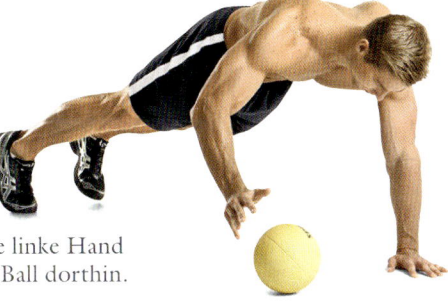

C
- Drücken Sie sich wieder bis zur Streckung der Arme hoch. Legen Sie dann Ihr Gewicht auf die linke Hand und rollen Sie den Ball dorthin.

D
- Sobald Ihre rechte Hand den Boden berührt, heben Sie die linke an und legen sie auf den Ball, um ihn zu stoppen.
- Machen Sie einen weiteren Liegestütz, dann rollen Sie den Ball wieder nach rechts. Das ist eine Wiederholung.

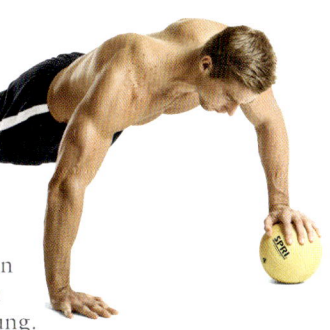

WIEDERHOLUNGEN: fünf bis zehn in hohem Tempo.

Der perfekte Liegestütz (3)

Bosu-Liegestütz

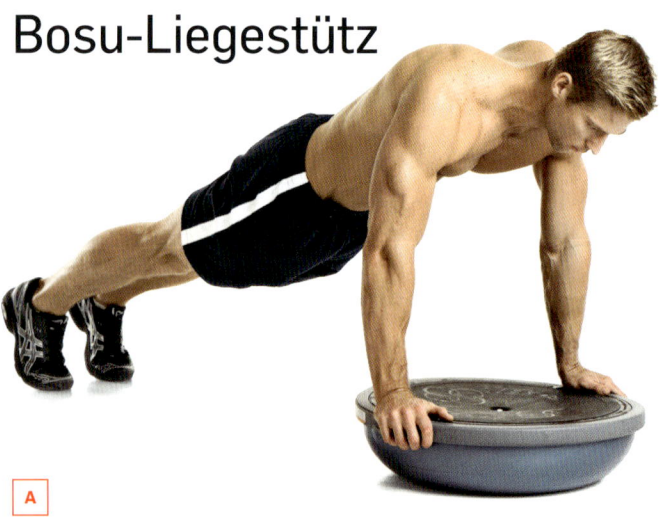

A

- Legen Sie einen Bosu-Ball mit der Rundung nach unten auf den Boden.
- Nehmen Sie eine Liegestütz-Position ein. Ihre Arme sind gestreckt und Ihre Hände halten die Ränder des Bosu-Balls direkt unter Ihren Schultern.

TIPP DES TRAINERS: *Der Bosu-Halbball sorgt für Instabilität. Das zwingt Brust und Arme dazu, mehr Muskelfasern einzusetzen, um das Gleichgewicht zu halten.*

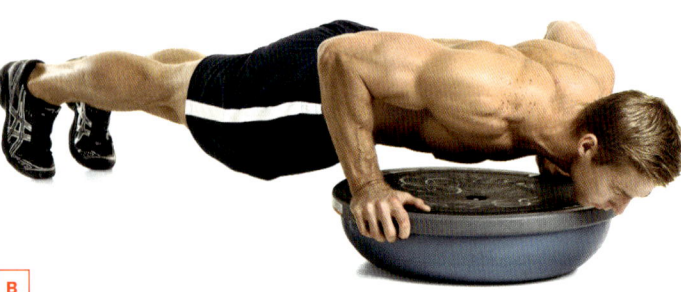

B

- Beugen Sie langsam die Ellbogen, um Ihren Körper abzusenken, bis Ihr Kinn den Rand des Bosu-Balls berührt.
- Strecken Sie die Arme, um Ihren Körper wieder in die Ausgangsposition zu drücken. Wiederholen Sie die Übung.

WIEDERHOLUNGEN: 10 bis 20.

Negativer Einbein-Liegestütz

A

- Nehmen Sie vor einer Bank eine Liegestütz-Position ein. Setzen Sie die Hände etwas mehr als schulterbreit auf den Boden.
- Platzieren Sie den linken Fuß auf der Bank und heben Sie den anderen an.

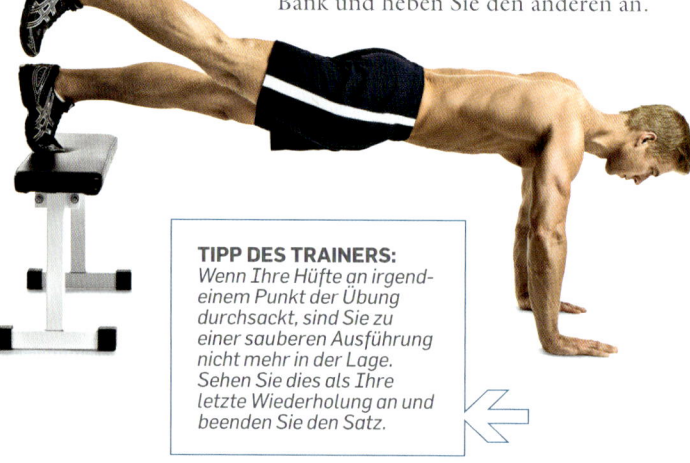

TIPP DES TRAINERS: *Wenn Ihre Hüfte an irgendeinem Punkt der Übung durchsackt, sind Sie zu einer sauberen Ausführung nicht mehr in der Lage. Sehen Sie dies als Ihre letzte Wiederholung an und beenden Sie den Satz.*

B

- Senken Sie Ihren Körper ab, bis Ihre Brust fast den Boden berührt.
- Kurze Pause in der tiefen Position, dann drücken Sie sich so schnell wie möglich wieder in die Ausgangsposition.

WIEDERHOLUNGEN: zehn, dann wiederholen Sie die Übung mit dem rechten Fuß auf der Bank und dem linken in der Luft.

KAPITEL 8: 15-MINUTEN-WORKOUTS FÜR BRUST & RÜCKEN

Dynamischer Liegestütz mit Steppbrett

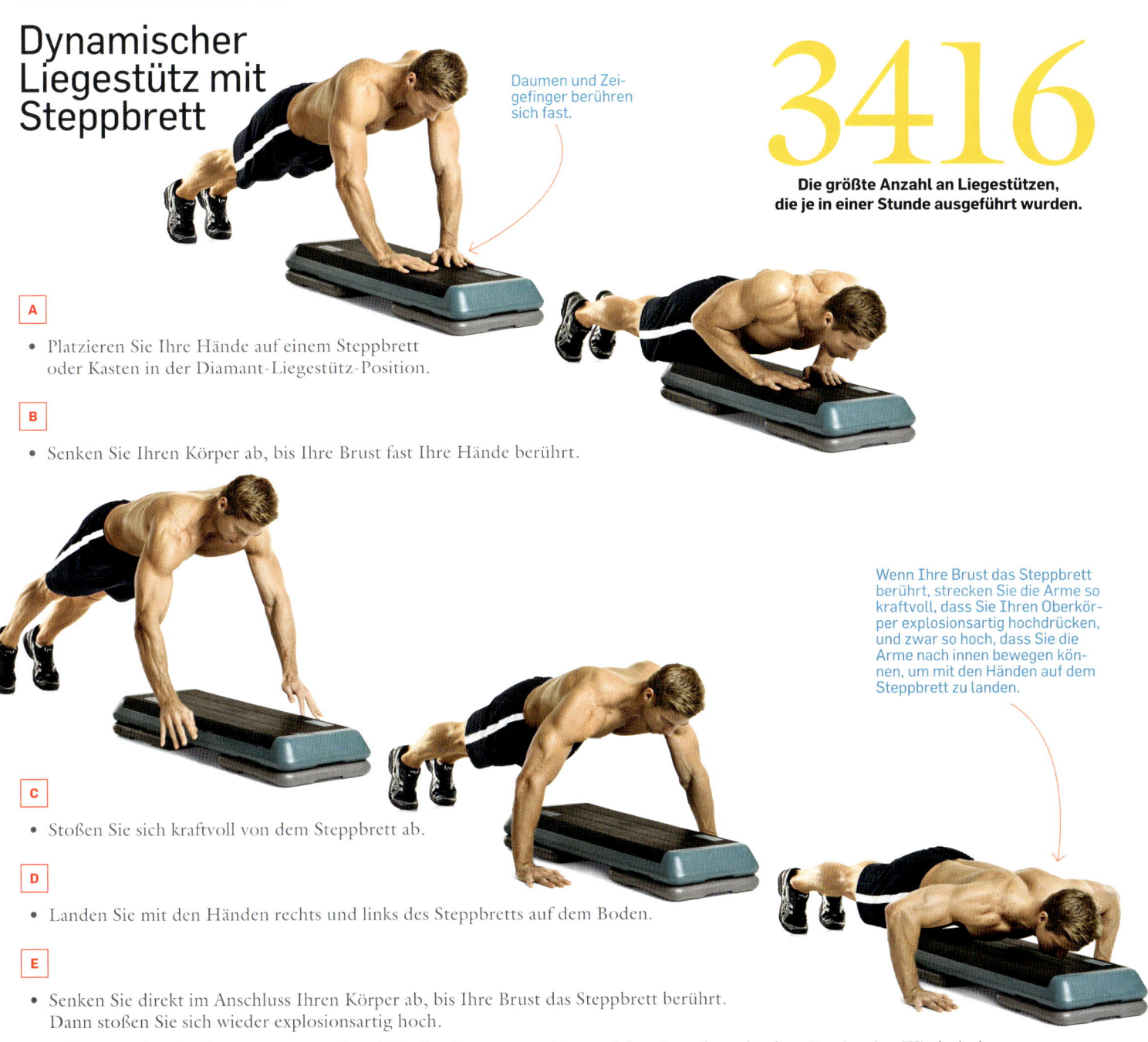

Daumen und Zeigefinger berühren sich fast.

3416
Die größte Anzahl an Liegestützen, die je in einer Stunde ausgeführt wurden.

Wenn Ihre Brust das Steppbrett berührt, strecken Sie die Arme so kraftvoll, dass Sie Ihren Oberkörper explosionsartig hochdrücken, und zwar so hoch, dass Sie die Arme nach innen bewegen können, um mit den Händen auf dem Steppbrett zu landen.

A
- Platzieren Sie Ihre Hände auf einem Steppbrett oder Kasten in der Diamant-Liegestütz-Position.

B
- Senken Sie Ihren Körper ab, bis Ihre Brust fast Ihre Hände berührt.

C
- Stoßen Sie sich kraftvoll von dem Steppbrett ab.

D
- Landen Sie mit den Händen rechts und links des Steppbretts auf dem Boden.

E
- Senken Sie direkt im Anschluss Ihren Körper ab, bis Ihre Brust das Steppbrett berührt. Dann stoßen Sie sich wieder explosionsartig hoch.
- Führen Sie die Hände zusammen, sodass sie in der Ausgangsposition auf dem Steppbrett landen. Das ist eine Wiederholung.

WIEDERHOLUNGEN: 10 bis 15.

Kapitel 9:
15-Minuten-Workouts für Beine & Po

Nutzen Sie die Kraft der stärksten Muskeln in Ihrem Körper und erleben Sie die erstaunlichsten Muskelzuwächse aller Zeiten.

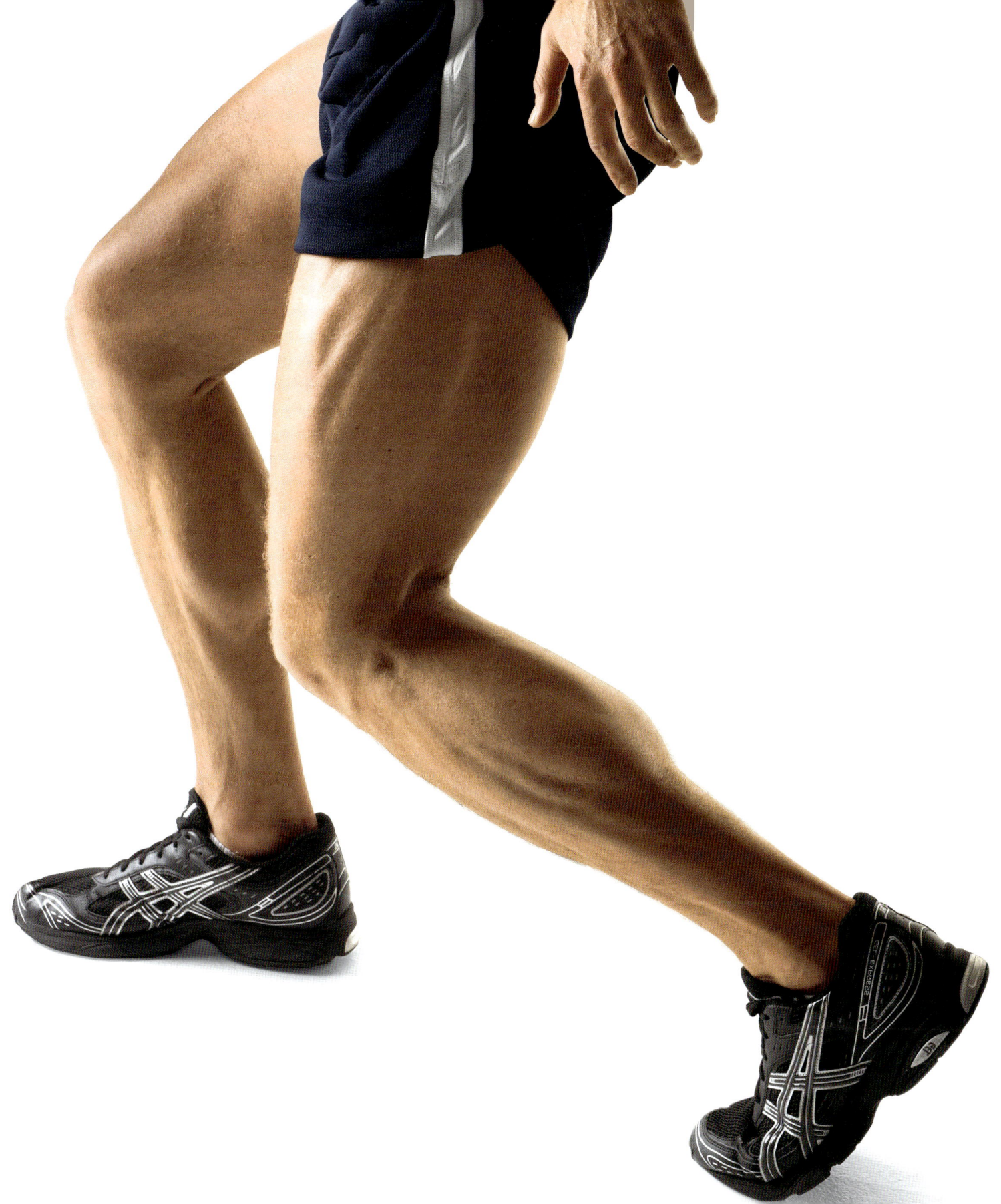

Superschnelle Workouts für Beine & Po

Schauen Sie sich einmal in einem typischen Kraftraum um und Sie werden viele Männer mit breiter Brust und dickem Bizeps sehen, die ihre unteren Extremitäten lediglich als ein Vehikel behandeln, mit dessen Hilfe sie von der Flachbank zum Curl-Pult gelangen. Das ist ein Fehler. Vernachlässigen Sie Ihr Fahrgestell und Sie enden möglicherweise völlig außer Proportion wie eine Zeichentrickfigur. Ein ausbalancierter Körper füllt nicht nur Ihren Anzug aus, sondern ist auch besser für den Wochenend-Fußball, hügelige Radtouren oder einen 5000-Meter-Lauf gerüstet. Außerdem bewirkt ein muskulöser Po mehr, als in Jeans gut auszusehen: Er schützt auch Ihren Rücken. Denken Sie an olympische Gewichtheber: In der allereinfachsten sportlichen Übung überhaupt – dem Luftsprung – sind sie allen anderen überlegen. Lassen Sie Ihre Beine nicht außen vor. Es dauert nur 15 Minuten, ihnen etwas Aufmerksamkeit zu schenken.

In diesem Kapitel ...

finden Sie Trainingsprogramme für alle Muskeln in Beinen und Gesäß. Die besten Ergebnisse erzielen Sie, wenn Sie ein oder zwei Bein-Workouts an zwei Tagen in der Woche absolvieren. Sie können auch mehr tun, aber achten Sie unbedingt darauf, zwischen den Workouts einen Ruhetag einzulegen, damit Ihre Muskeln sich erholen können. (Und Sie können natürlich immer jedes dieser Workouts für eine Superkörper-Aktion zu einem anderen 15-Minuten-Workout dazupacken.) Machen Sie für jede Übung die vorgegebene Anzahl an Sätzen und Wiederholungen. Wählen Sie ein Gewicht, mit dem Sie die letzte Wiederholung des letzten Satzes so gerade noch in einer korrekten Form beenden können. Diese Workouts werden Ihnen in nur drei bis vier Wochen eine starke, stabile untere Körperhälfte bescheren.

KAPITEL 9: 15-MINUTEN-WORKOUTS FÜR BEINE & PO

Im Überblick: Ihr 15-Minuten-Workout-Plan für Beine & Po

Seite 200
Die Knackarsch-Lösung
Ausfallschritt mit Beinheben
Tiefe plus hohe Kniebeuge mit Langhantel
Beckenheben mit Hackenbagger
Einbeiniges Kurzhantel-Kreuzheben
Step-up mit Kurzhanteln
Beckenheben und Marschieren

Seite 204
Gesäßmuskeln aus Stahl
Ausfallschritt mit Drehung
Umgekehrter Ausfallschritt mit einarmigem Drücken
Hydrant
Seitlicher Shuffle
Breite Kniebeuge mit Gymnastikball
45-Grad-Ausfallschritt
Statische Kniebeuge mit Frontheben

Seite 208
Fertig zum Abheben
SUPERSATZ 1
Dynamischer Ausfallschritt nach vorn
Dynamischer Ausfallschritt zur Seite
SUPERSATZ 2
Modifiziertes einbeiniges Kreuzheben
Hackenschmidt-Kniebeuge

Seite 212
Das Beine-Po-Rundumtraining
Einbeiniges Kurzhantel-Kreuzheben
Hüftstrecken in Bauchlage
Good Morning
Stabilitätsausfallschritt
Skater-Step-up
Einbeiniger Unterarmstütz

Seite 216
Auf dem Sprung
Luftsprung aus dem Stand
Hüftdrehung und Sprunggelenkshüpfer
Kegelhüpfen
Seitliches Kegelhüpfen
Alternierender Kastensprung
Tiefensprung-Kniebeugen-Kombination

Seite 222
Das Anti-Schmerz-Workout
Bank-Beckenheben
Muschel
Einbeiniges Aufstehen

MACHEN SIE ES EXPLOSIV

Plyometrische Sprünge können als Ersatz für Kraftübungen dienen, aber sie sind auch hervorragend zum schnellen Aufwärmen für die folgenden Workouts geeignet. Explosionsartige Bewegungen schulen die Koordination, während Sie gleichzeitig Ihre Herzfrequenz nach oben treiben und Ihre Muskeln aufwärmen. Versuchen Sie diesen Mogul-Sprung, um Ihre Gliedmaßen auf ein Training für Ihre Beine vorzubereiten:

Der Mogul-Sprung
Stellen Sie sich ungefähr 30 Zentimeter von einer Bordsteinkante entfernt auf. Ihre rechte Körperseite zeigt zum Bordstein. Lassen Sie die Arme hängen und ballen Sie die Hände zu lockeren Fäusten. Springen Sie zur Seite, sodass beide Füße gleichzeitig auf dem Bordstein landen, während Sie den rechten Arm beugen und die Faust auf Schulterhöhe anheben, ohne den Oberarm zu bewegen. Springen Sie wieder nach links herunter und heben Sie dabei die linke Faust. Das ist eine Wiederholung. Absolvieren Sie 30 bis 50 und pausieren dann 15 Sekunden lang. Anschließend machen Sie mit der anderen Seite weiter.

Die Knackarsch-Lösung

Wenn Sie eine Münze von Ihrem Hinterkopf herunterrollen ließen, würde sie dann auf ihrem Weg nach unten auf ein Hindernis treffen? Wenn nicht, dann haben Sie einen flachen Po, was mehr als eine bloße Frage des Aussehens ist. Kräftige Gesäßmuskeln schützen den unteren Rücken und liefern explosive Kraft für den Sport. Geben Sie Ihrer Rückansicht mit diesen Übungen den letzten Schliff.

UND SO GEHT'S: Absolvieren Sie diese Übungen nacheinander ohne Zwischenpause. Dann wiederholen Sie den ganzen Zirkel noch zweimal.

Ausfallschritt mit Beinheben

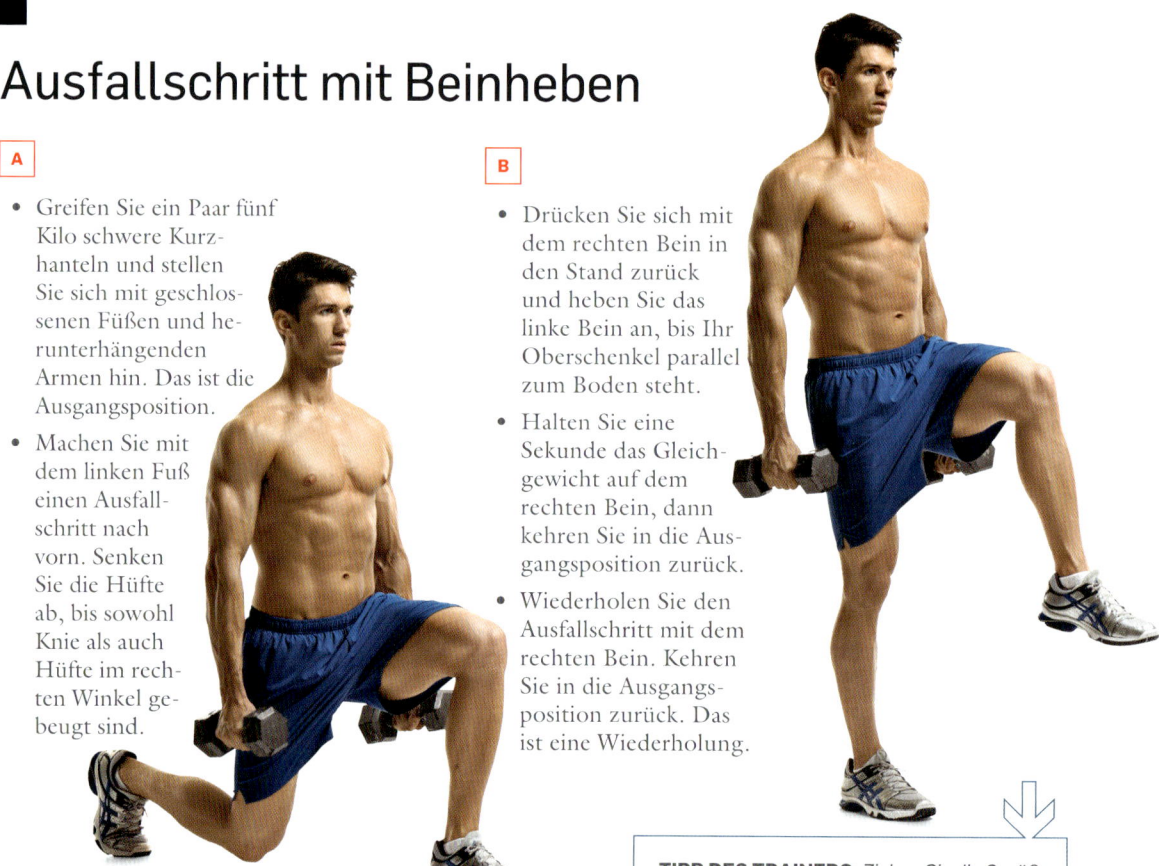

A
- Greifen Sie ein Paar fünf Kilo schwere Kurzhanteln und stellen Sie sich mit geschlossenen Füßen und herunterhängenden Armen hin. Das ist die Ausgangsposition.
- Machen Sie mit dem linken Fuß einen Ausfallschritt nach vorn. Senken Sie die Hüfte ab, bis sowohl Knie als auch Hüfte im rechten Winkel gebeugt sind.

B
- Drücken Sie sich mit dem rechten Bein in den Stand zurück und heben Sie das linke Bein an, bis Ihr Oberschenkel parallel zum Boden steht.
- Halten Sie eine Sekunde das Gleichgewicht auf dem rechten Bein, dann kehren Sie in die Ausgangsposition zurück.
- Wiederholen Sie den Ausfallschritt mit dem rechten Bein. Kehren Sie in die Ausgangsposition zurück. Das ist eine Wiederholung.

WIEDERHOLUNGEN: fünf bis sechs.

TIPP DES TRAINERS: *Ziehen Sie die Gesäßmuskeln zusammen und schauen Sie einfach geradeaus, um das Gleichgewicht zu halten.*

KAPITEL 9: 15-MINUTEN-WORKOUTS FÜR BEINE & PO

Tiefe plus hohe Kniebeuge mit Langhantel

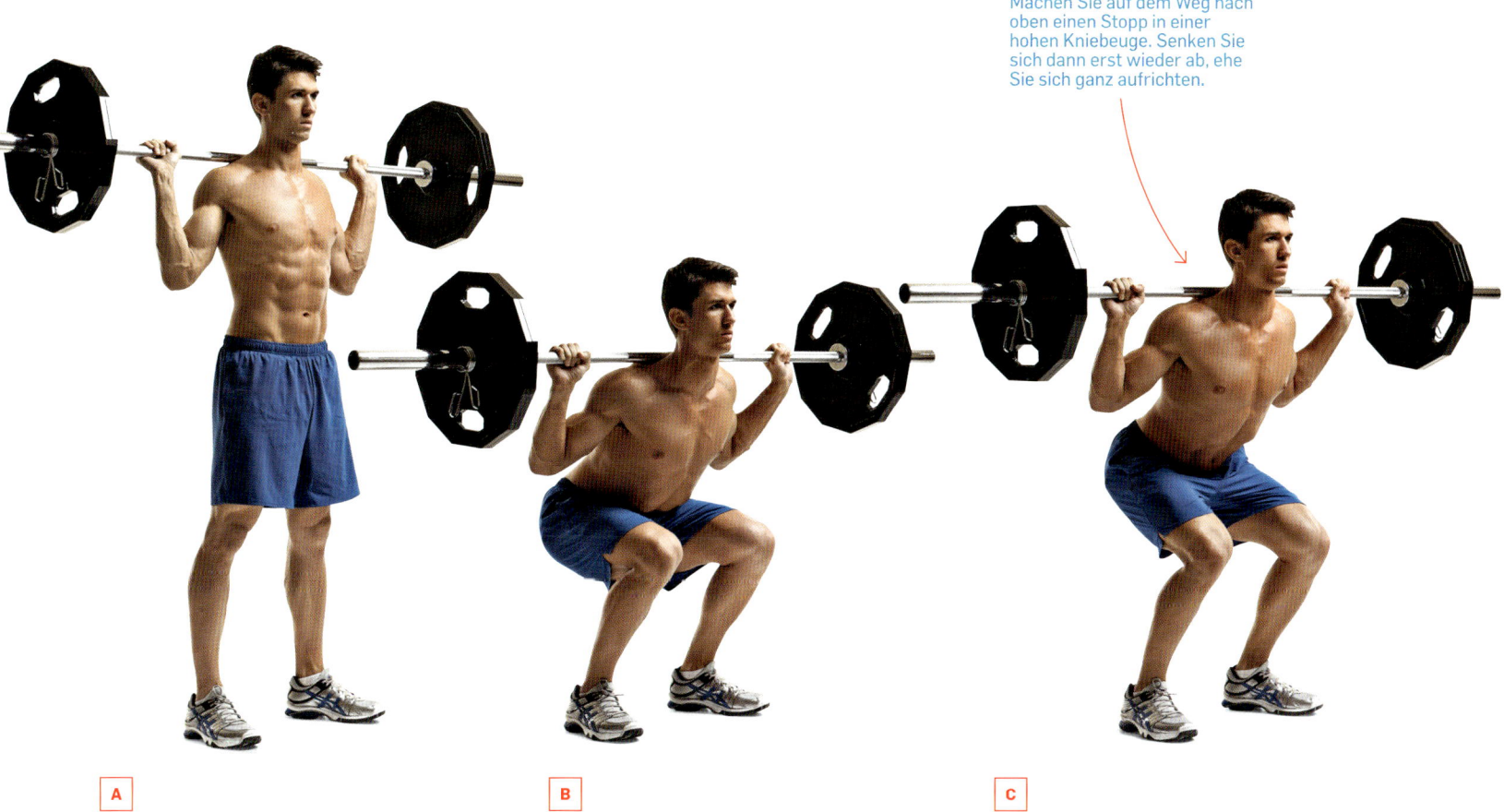

Machen Sie auf dem Weg nach oben einen Stopp in einer hohen Kniebeuge. Senken Sie sich dann erst wieder ab, ehe Sie sich ganz aufrichten.

A
- Halten Sie eine Langhantel am oberen Rücken und stehen Sie hüftbreit.

B
- Senken Sie die Hüfte ab, indem Sie die Knie beugen, bis Ihre Oberschenkel parallel zum Boden stehen.

C
- Drücken Sie sich in eine hohe Kniebeuge, halten Sie kurz inne und senken Sie sich dann wieder in eine tiefe Kniebeuge ab.
- Kurze Pause, dann kehren Sie zur Ausgangsposition zurück. Das ist eine Wiederholung.

WIEDERHOLUNGEN: zehn bis zwölf.

Die Knackarsch-Lösung

Beckenheben mit Hackenbagger

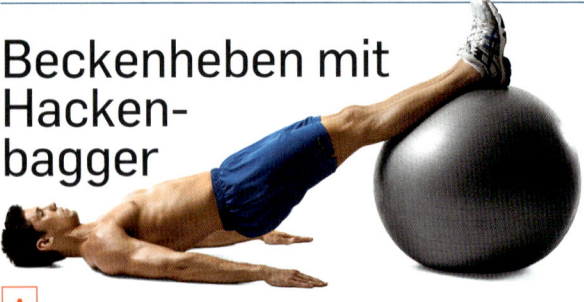

A
- Sie liegen mit dem Rücken auf dem Boden. Legen Sie die Unterschenkel auf einen Gymnastikball.
- Heben Sie Ihr Becken an, bis es in einer Linie mit Füßen und Schultern ausgerichtet ist.

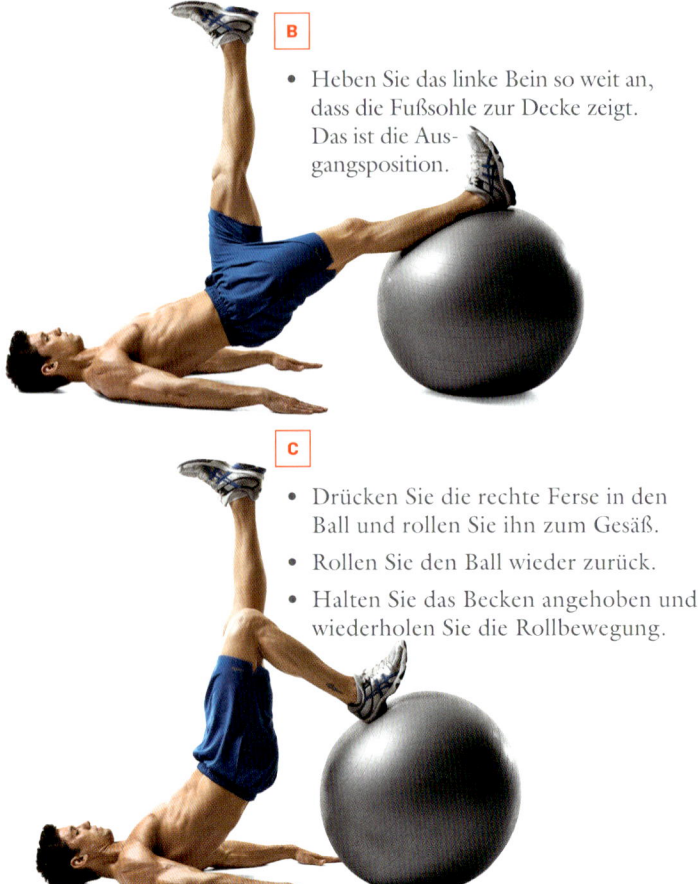

B
- Heben Sie das linke Bein so weit an, dass die Fußsohle zur Decke zeigt. Das ist die Ausgangsposition.

C
- Drücken Sie die rechte Ferse in den Ball und rollen Sie ihn zum Gesäß.
- Rollen Sie den Ball wieder zurück.
- Halten Sie das Becken angehoben und wiederholen Sie die Rollbewegung.

WIEDERHOLUNGEN: zehn bis zwölf pro Bein.

Einbeiniges Kurzhantel-Kreuzheben

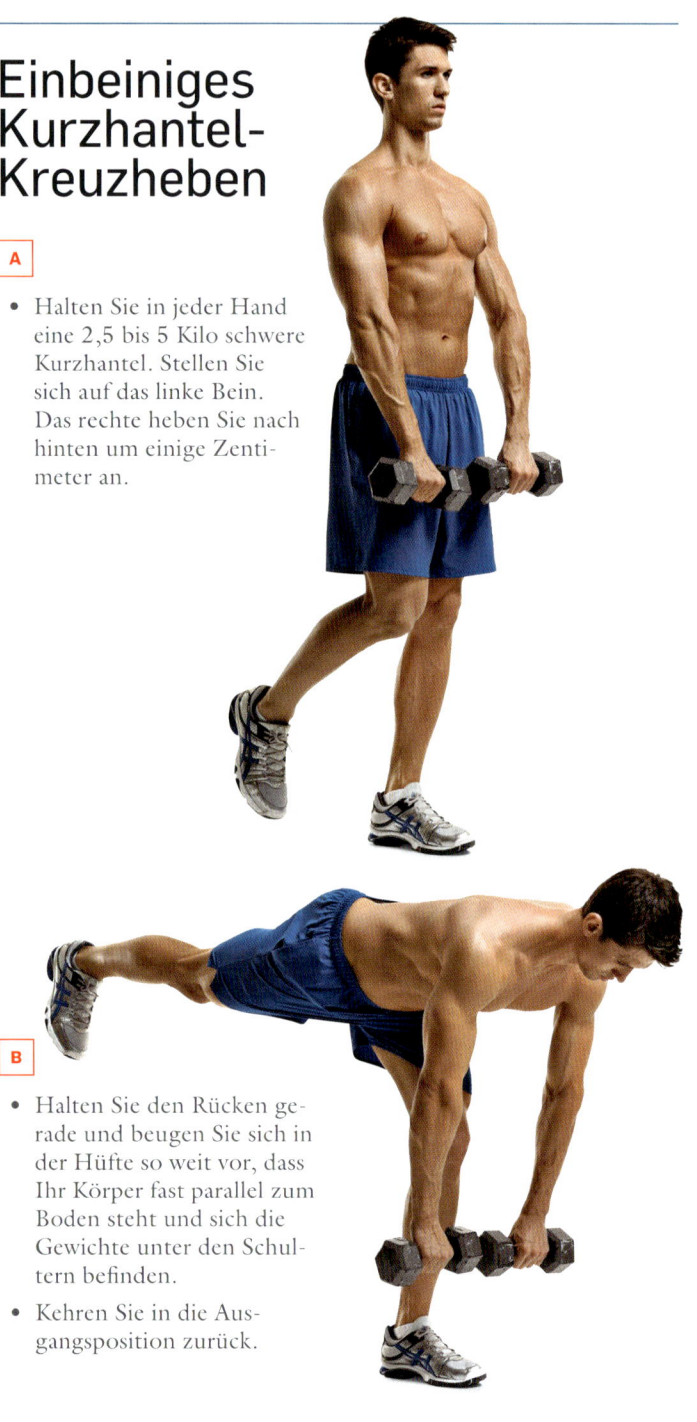

A
- Halten Sie in jeder Hand eine 2,5 bis 5 Kilo schwere Kurzhantel. Stellen Sie sich auf das linke Bein. Das rechte heben Sie nach hinten um einige Zentimeter an.

B
- Halten Sie den Rücken gerade und beugen Sie sich in der Hüfte so weit vor, dass Ihr Körper fast parallel zum Boden steht und sich die Gewichte unter den Schultern befinden.
- Kehren Sie in die Ausgangsposition zurück.

WIEDERHOLUNGEN: zehn bis zwölf pro Bein.

KAPITEL 9: 15-MINUTEN-WORKOUTS FÜR BEINE & PO

Step-up mit Kurzhanteln

A

- Greifen Sie ein Paar fünf bis zehn Pfund schwere Kurzhanteln. Stellen Sie sich vor eine Bank (oder eine hohe Stufe). Setzen Sie den linken Fuß fest auf die Bank.

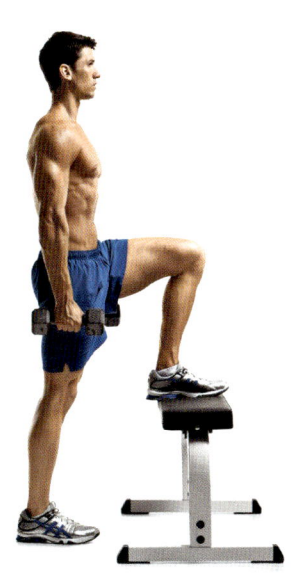

B

- Drücken Sie Ihren linken Fuß in die Bank und schieben Sie Ihren Körper nach oben, bis Ihr linkes Bein gestreckt ist.
- Senken Sie Ihren Körper langsam wieder in die Ausgangsposition ab.
- Das ist eine Wiederholung.

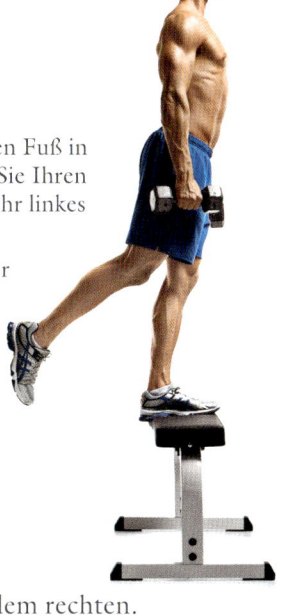

WIEDERHOLUNGEN: zehn bis zwölf mit dem linken Bein und dann das Gleiche mit dem rechten.

Beckenheben und Marschieren

A

- Legen Sie sich auf den Rücken. Die Knie sind gebeugt, die Füße stehen flach auf dem Boden.
- Die Arme liegen auf Schulterhöhe zur Seite ausgestreckt.
- Heben Sie das Becken so weit an, dass Ihr Körper eine gerade Linie von den Knien zu den Schultern bildet.

Das Hochhalten des Knies zwingt Sie dazu, beim Beckenheben die Gesäßmuskeln einzusetzen.

B

- Spannen Sie die Bauchmuskeln an und ziehen Sie das rechte Knie zur Brust.
- Zählen Sie bis zwei, dann senken Sie den rechten Fuß.
- Führen Sie die Übung mit dem anderen Bein erneut aus. Das ist eine Wiederholung.

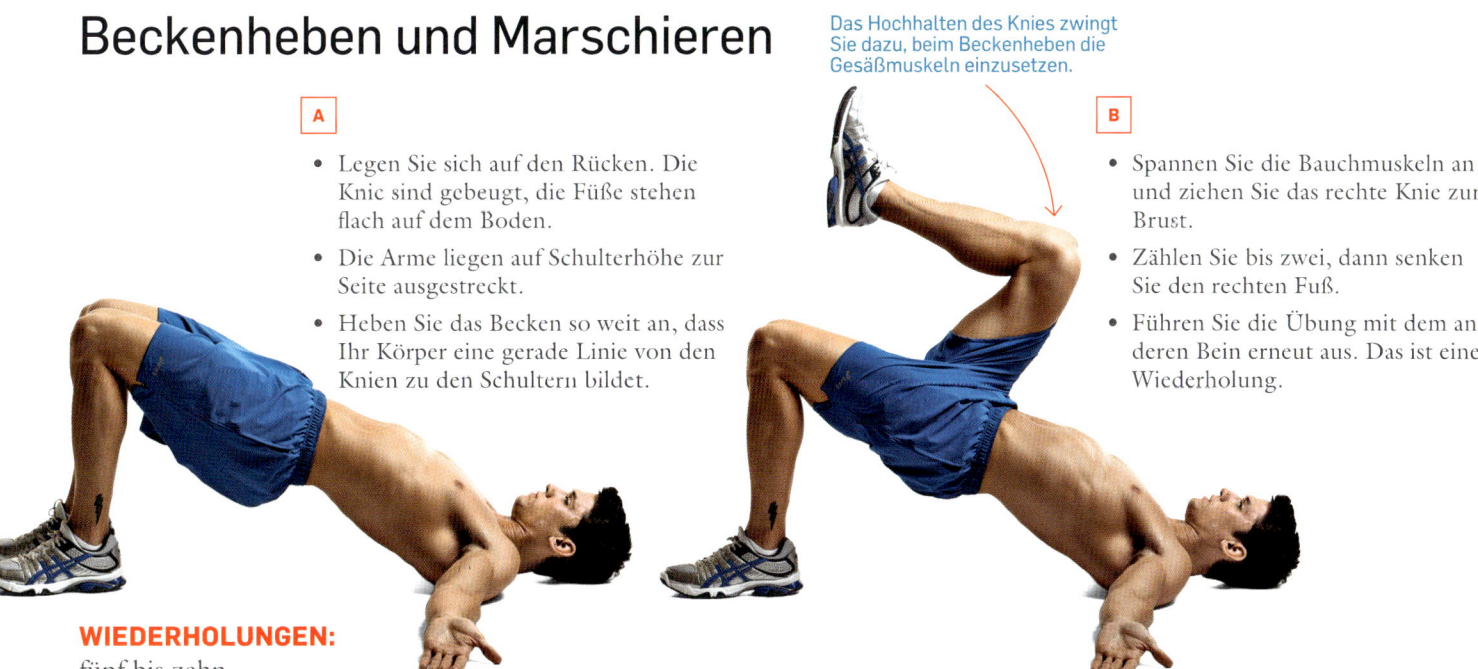

WIEDERHOLUNGEN: fünf bis zehn.

203

Gesäßmuskeln aus Stahl

Im Beruf lange Stunden zu sitzen kann dazu führen, dass Ihre Gesäßmuskeln vergessen, wie man sich anstrengt. Und das schwächt ausgerechnet einen der größten Muskel des Körpers. Außerdem können schwache Gesäßmuskeln Ihr Becken nach vorn kippen lassen, was den unteren Bauchraum vorschiebt – und Ihr Bauch ist rausgestreckt, selbst wenn Sie kein einziges Gramm Fett haben.

UND SO GEHT'S:
Absolvieren Sie diese Übungen nacheinander ohne Zwischenpause. Dann wiederholen Sie den Zirkel ein weiteres Mal.

Ausfallschritt mit Drehung

A
- Halten Sie mit beiden Händen eine 2,5 bis 5 Kilo schwere Kurzhantel an den Köpfen.
- Stehen Sie hüftbreit mit ausgestreckten Armen.

B
- Machen Sie mit dem rechten Fuß einen großen Schritt nach vorn. Spannen Sie die Bauchmuskeln an und drehen Sie den Rumpf nach rechts. Beugen Sie gleichzeitig die Knie und senken Sie den Körper ab, bis beide Knie rechte Winkel bilden.
- Drehen Sie sich zurück zur Mitte, drücken Sie den rechten Fuß vom Boden ab und richten Sie sich auf. Machen Sie die Übung mit dem anderen Bein. Das ist eine Wiederholung.

WIEDERHOLUNGEN: 10 bis 15.

TIPP DES TRAINERS:
Halten Sie die Ellbogen gerade, aber nicht verriegelt.

KAPITEL 9: 15-MINUTEN-WORKOUTS FÜR BEINE & PO

Umgekehrter Ausfallschritt mit einarmigem Drücken

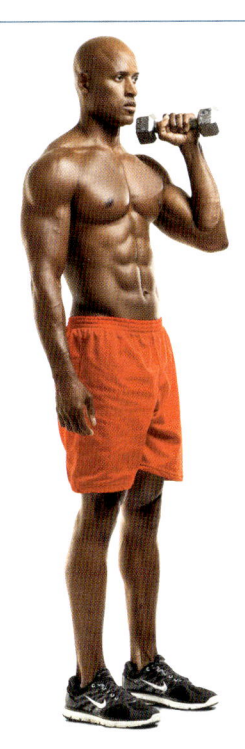
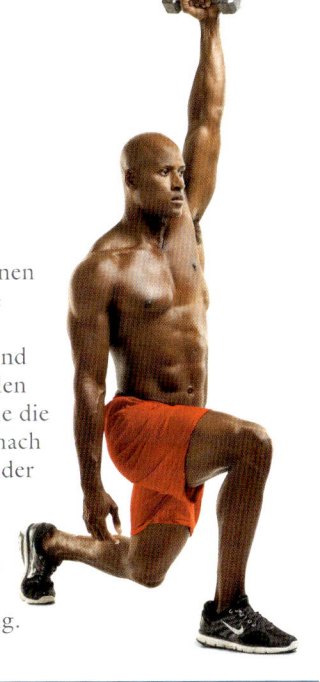

A
- Fassen Sie eine Kurzhantel mit der linken Hand und halten Sie sie mit der Handfläche nach innen neben der linken Schulter.

WIEDERHOLUNGEN:
10 bis 15, dann wechseln Sie die Seite.

B
- Machen Sie mit dem linken Fuß einen Schritt nach hinten und senken Sie Ihren Körper so weit ab, dass Ihre Knie im rechten Winkel gebeugt sind (Ihr linkes Knie sollte fast den Boden berühren). Gleichzeitig drücken Sie die Hantel direkt über Ihrer Schulter nach oben, ohne die Hüfte zu beugen oder sich vorzulehnen.
- Senken Sie das Gewicht wieder zur Ausgangsposition ab, während Sie sich schnell in den Stand hochdrücken. Das ist eine Wiederholung.

Hydrant

Halten Sie den unteren Rücken während der gesamten Übung so ruhig wie möglich.

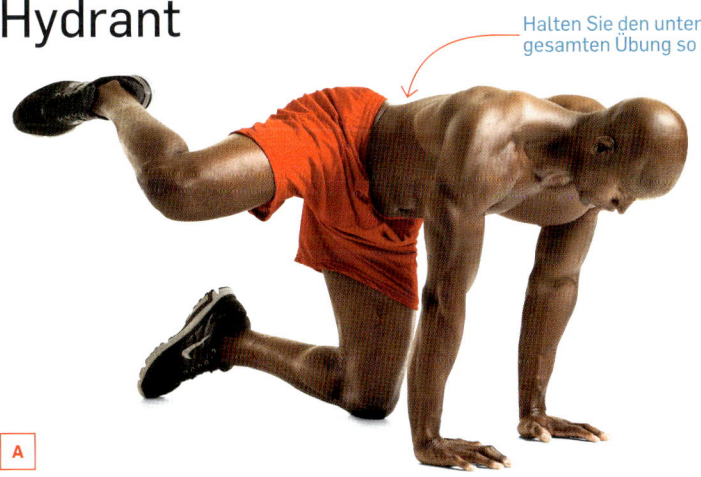
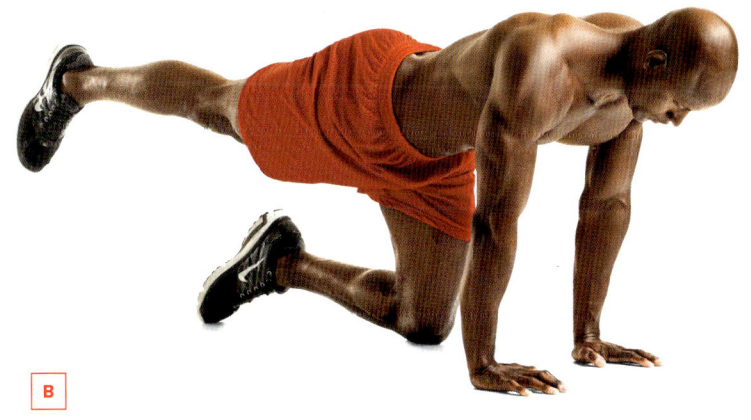

A
- Gehen Sie auf alle viere. Ihre Knie befinden sich direkt unter den Hüften und Ihre Hände direkt unter den Schultern.
- Halten Sie das rechte Knie gebeugt und heben das Bein so hoch wie möglich zur Seite an.

WIEDERHOLUNGEN: 12 bis 15.

B
- Strecken Sie das rechte Bein, sodass es mit dem Rumpf eine Linie bildet.
- Kurze Pause, dann bringen Sie das Bein zurück in die Ausgangsposition. Führen Sie die Übung noch einmal mit dem linken Bein aus. Das ist eine Wiederholung.

Gesäßmuskeln aus Stahl

Seitlicher Shuffle

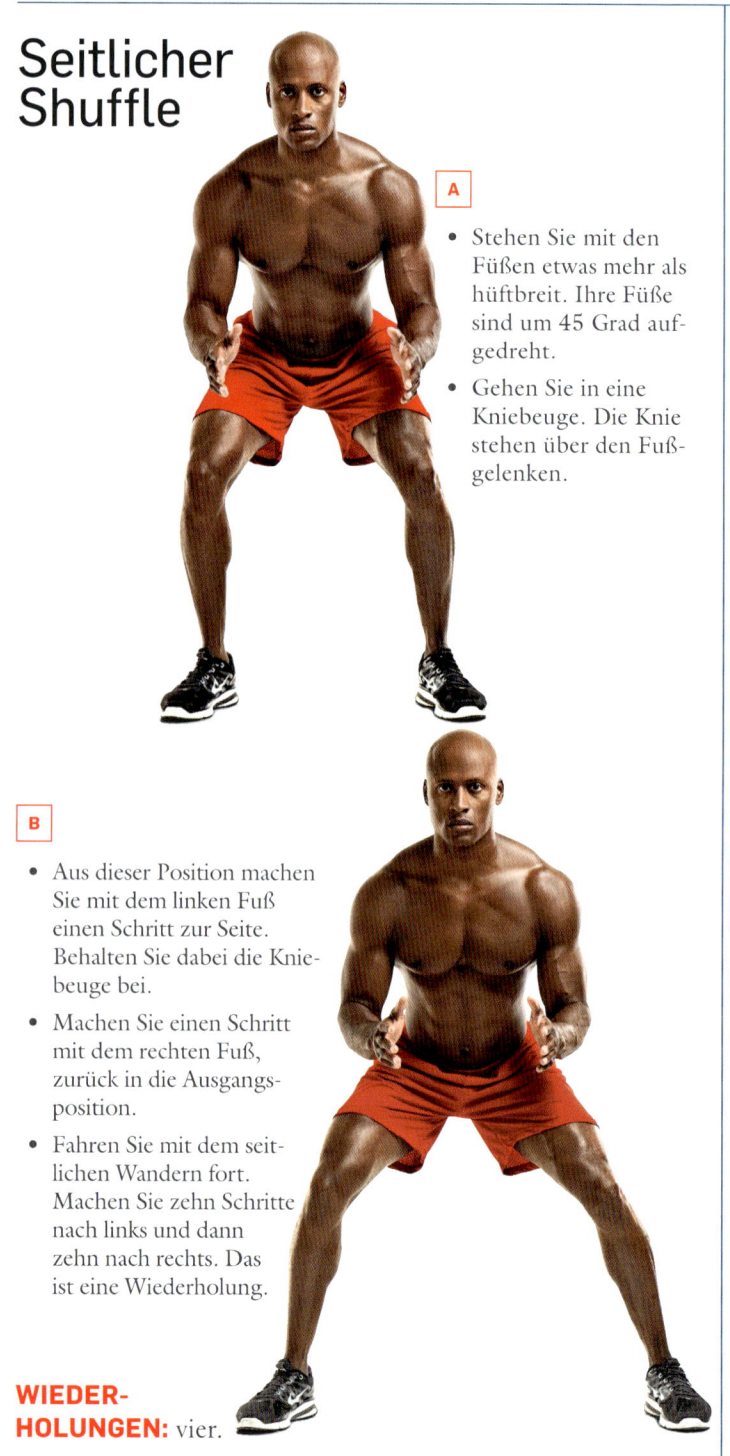

A
- Stehen Sie mit den Füßen etwas mehr als hüftbreit. Ihre Füße sind um 45 Grad aufgedreht.
- Gehen Sie in eine Kniebeuge. Die Knie stehen über den Fußgelenken.

B
- Aus dieser Position machen Sie mit dem linken Fuß einen Schritt zur Seite. Behalten Sie dabei die Kniebeuge bei.
- Machen Sie einen Schritt mit dem rechten Fuß, zurück in die Ausgangsposition.
- Fahren Sie mit dem seitlichen Wandern fort. Machen Sie zehn Schritte nach links und dann zehn nach rechts. Das ist eine Wiederholung.

WIEDERHOLUNGEN: vier.

Breite Kniebeuge mit Gymnastikball

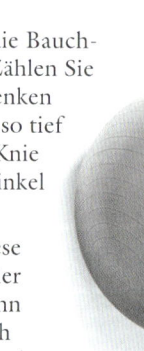
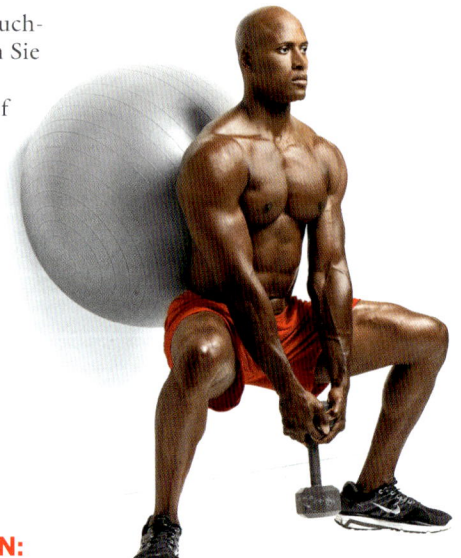

A
- Klemmen Sie einen Gymnastikball zwischen Ihrem unteren Rücken und einer Wand ein. Fassen Sie einen Kopf einer 10 bis 15 Kilo schweren Kurzhantel mit beiden Händen und halten Sie sie zwischen den Beinen.
- Stellen Sie sich überhüftbreit hin. Drehen Sie die Füße auf.

B
- Spannen Sie die Bauchmuskeln an. Zählen Sie bis vier und senken Sie sich dabei so tief ab, dass Ihre Knie im rechten Winkel gebeugt sind.
- Halten Sie diese Position für vier Sekunden, dann richten Sie sich langsam auf, während Sie wieder bis vier zählen.

WIEDERHOLUNGEN: 10 bis 15.

KAPITEL 9: 15-MINUTEN-WORKOUTS FÜR BEINE & PO

45-Grad-Ausfallschritt

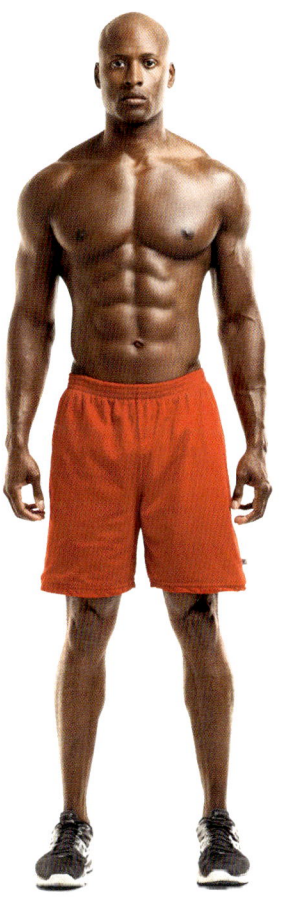
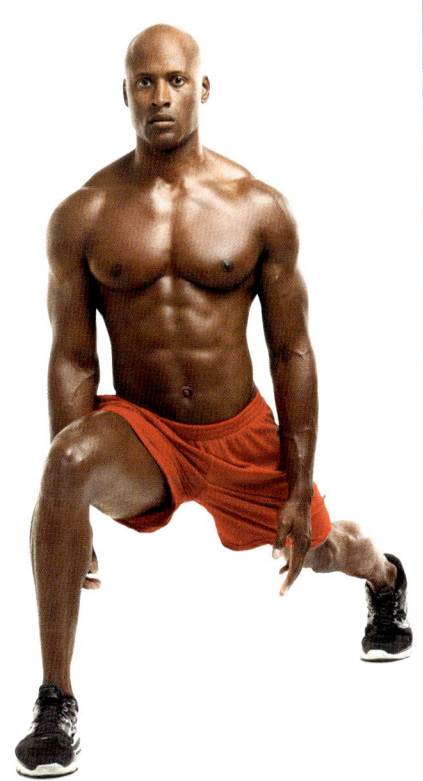

A
- Sie stehen mit den Füßen hüftbreit auseinander. Ihre Arme hängen seitlich herab.

B
- Machen Sie einen Ausfallschritt in einem 45-Grad-Winkel nach rechts. Ihre Hüfte zeigt dabei weiterhin gerade nach vorn, Ihr linkes Bein bleibt gestreckt.
- Kurze Pause, dann kehren Sie in die Ausgangsposition zurück. Das ist eine Wiederholung.

WIEDERHOLUNGEN: mit jedem Bein zehn bis zwölf.

Statische Kniebeuge mit Frontheben

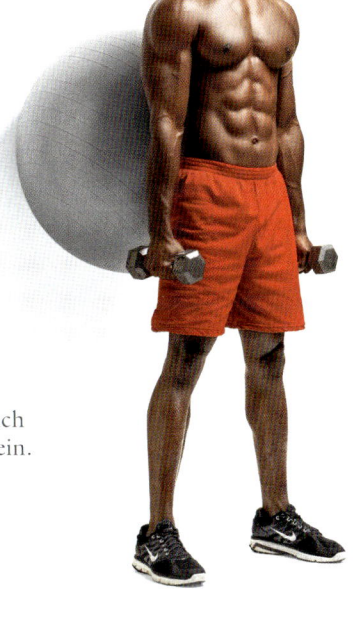

A
- Klemmen Sie einen Gymnastikball zwischen Ihrem unteren Rücken und einer Wand ein. Halten Sie in jeder Hand eine fünf bis zehn Pfund schwere Kurzhantel.
- Machen Sie mit beiden Füßen einen Schritt nach vorn. Stehen Sie hüftbreit und lehnen Sie sich nach hinten in den Ball hinein.

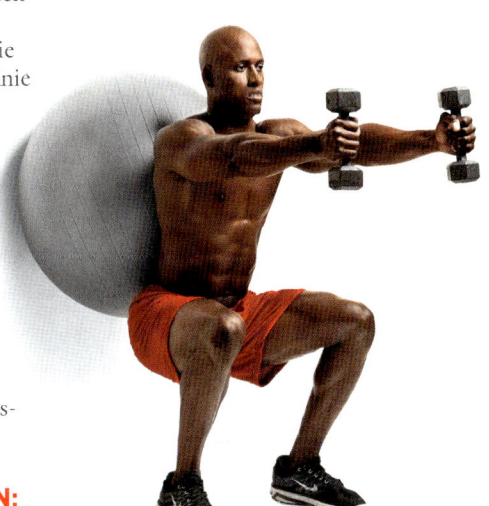

B
- Spannen Sie die Bauch- und Gesäßmuskeln an und senken Sie die Hüfte ab, bis Ihre Knie im rechten Winkel gebeugt sind.
- In dieser Position heben Sie die Arme langsam achtmal vor dem Körper bis auf Schulterhöhe an.
- Richten Sie sich langsam auf, zurück in die Ausgangsposition.

WIEDERHOLUNGEN: zwei bis vier.

Fertig zum Abheben

Schenken Sie Ihren Beinen Kraft mit diesem knallharten Hürden-Workout. Dabei wird eine Langhantel zu einem Hindernis umfunktioniert, über das Sie hinwegsteigen müssen. So aktivieren Sie Ihre Beinmuskeln und bauen mehr Muskelmasse auf. Die Hürde korrigiert einen Fehler, den die meisten Männer beim Ausfallschritt machen: das Bein nicht weit genug vorzusetzen und sich dann eher gemächlich – statt explosiv – wieder aufzurichten.

UND SO GEHT'S:
Führen Sie die Sätze in jedem Supersatz ohne Pause aus. Ruhen Sie sich aber für 60 Sekunden aus, nachdem Sie beide Sätze beendet haben. Absolvieren Sie Supersatz 1 dreimal, dann gehen Sie weiter zu Supersatz 2, den Sie ebenfalls dreimal durchlaufen.

SUPERSATZ 1
Dynamischer Ausfallschritt nach vorn

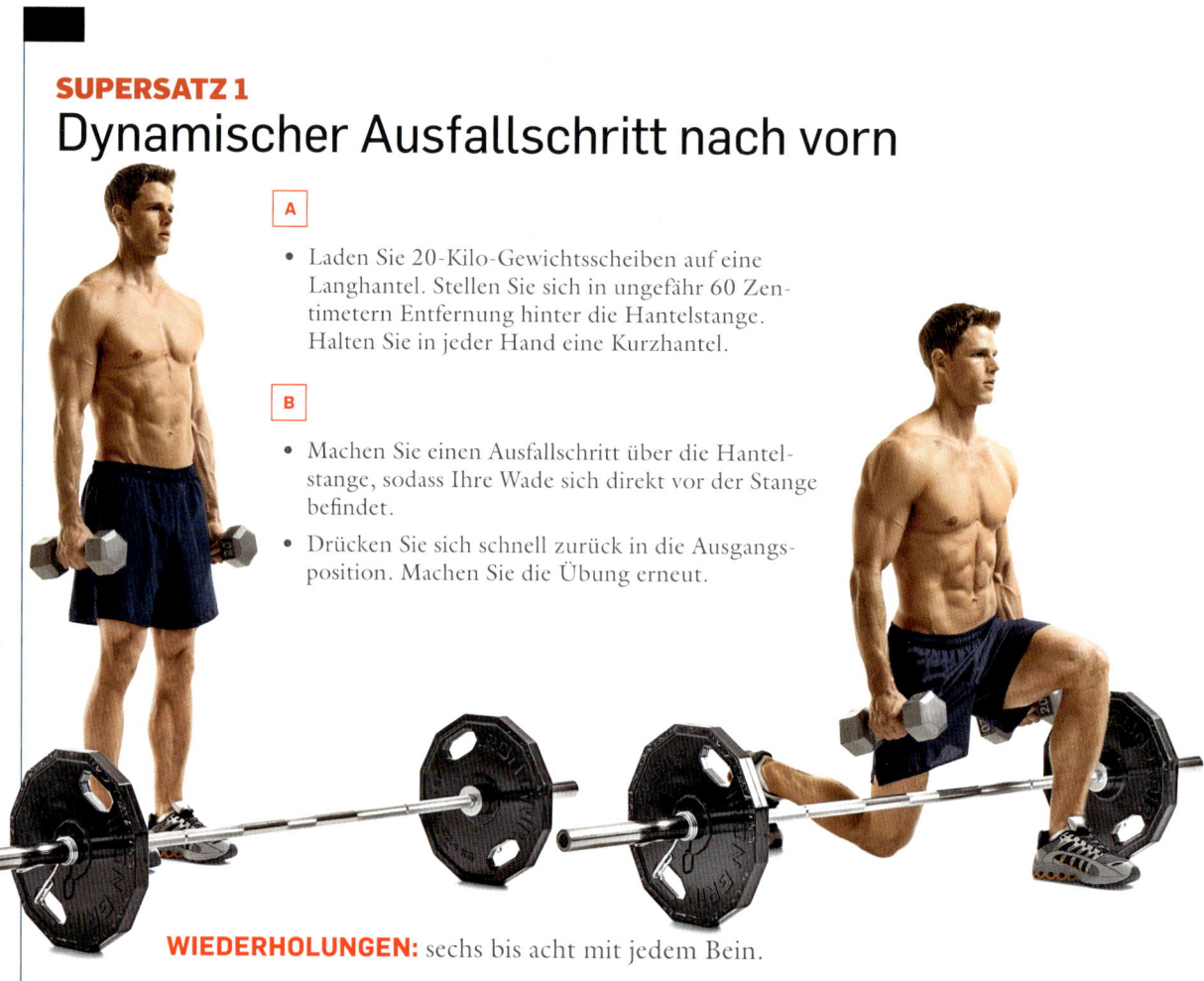

A
- Laden Sie 20-Kilo-Gewichtsscheiben auf eine Langhantel. Stellen Sie sich in ungefähr 60 Zentimetern Entfernung hinter die Hantelstange. Halten Sie in jeder Hand eine Kurzhantel.

B
- Machen Sie einen Ausfallschritt über die Hantelstange, sodass Ihre Wade sich direkt vor der Stange befindet.
- Drücken Sie sich schnell zurück in die Ausgangsposition. Machen Sie die Übung erneut.

WIEDERHOLUNGEN: sechs bis acht mit jedem Bein.

KAPITEL 9: 15-MINUTEN-WORKOUTS FÜR BEINE & PO

Dynamischer Ausfallschritt zur Seite

A
- Stellen Sie sich rechts neben die Langhantel. Sie halten nach wie vor die Kurzhanteln.

B
- Steigen Sie mit dem linken Bein über die Hantelstange.
- Beugen Sie Ihr linkes Knie und senken Sie Ihren Körper so weit ab, wie Sie können.
- Dann richten Sie sich explosionsartig auf.

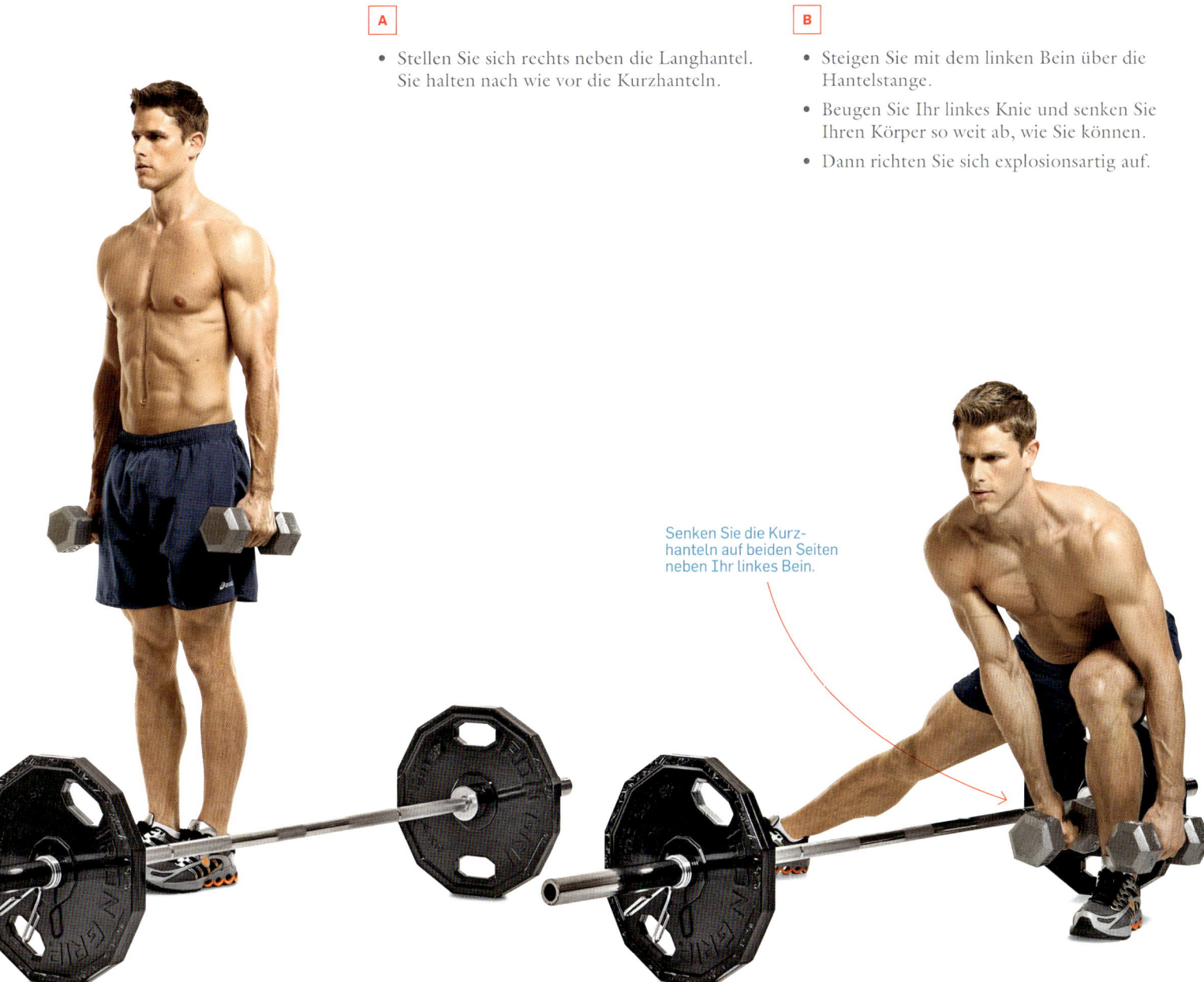

Senken Sie die Kurzhanteln auf beiden Seiten neben Ihr linkes Bein.

WIEDERHOLUNGEN: sechs bis acht mit jedem Bein.

Fertig zum Abheben

SUPERSATZ 2
Modifiziertes einbeiniges Kreuzheben

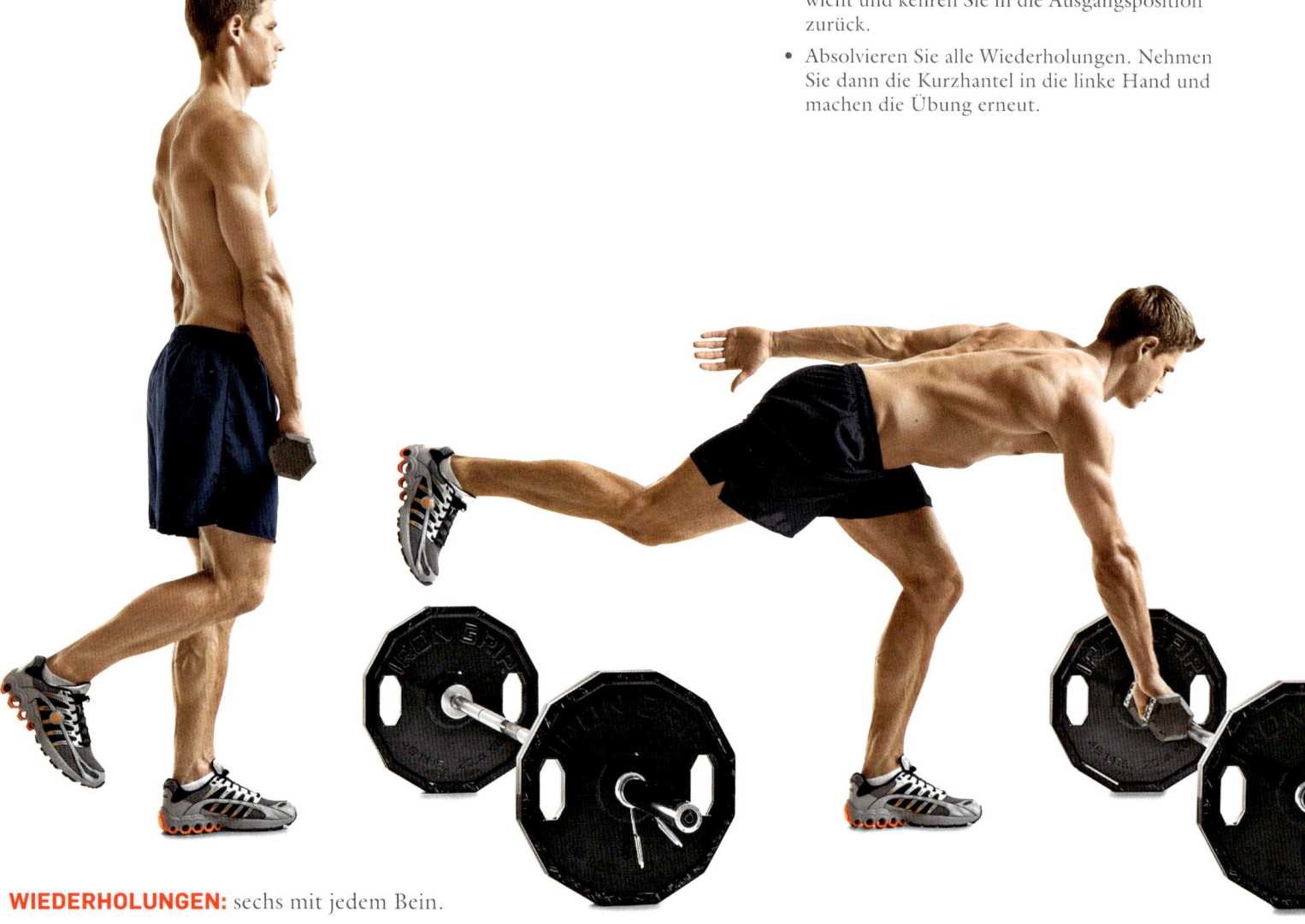

A
- Platzieren Sie eine Langhantel in knapp 50 Zentimetern Entfernung vor sich auf dem Boden.
- Stehen Sie auf dem linken Bein und nehmen Sie eine Kurzhantel in die rechte Hand.

B
- Halten Sie den Rücken gerade, schieben Sie die Hüfte zurück und lassen Sie das rechte Bein nach hinten schwingen, während Sie das Gewicht zur Langhantel absenken.
- Berühren Sie die Hantelstange mit dem Gewicht und kehren Sie in die Ausgangsposition zurück.
- Absolvieren Sie alle Wiederholungen. Nehmen Sie dann die Kurzhantel in die linke Hand und machen die Übung erneut.

WIEDERHOLUNGEN: sechs mit jedem Bein.

KAPITEL 9: 15-MINUTEN-WORKOUTS FÜR BEINE & PO

Hackenschmidt-Kniebeuge

A
- Setzen Sie eine Langhantel auf Hüfthöhe in eine Hantelablage.
- Stellen Sie sich mit dem Rücken zur Hantel und greifen Sie sie im Obergriff.

B
- Halten Sie die Hantel am langen Arm hinter sich. Dann beugen Sie Hüfte und Knie, um Ihren Körper so weit abzusenken, dass Ihre Oberschenkel parallel zum Boden stehen.
- Drücken Sie sich zurück in die Ausgangsposition.

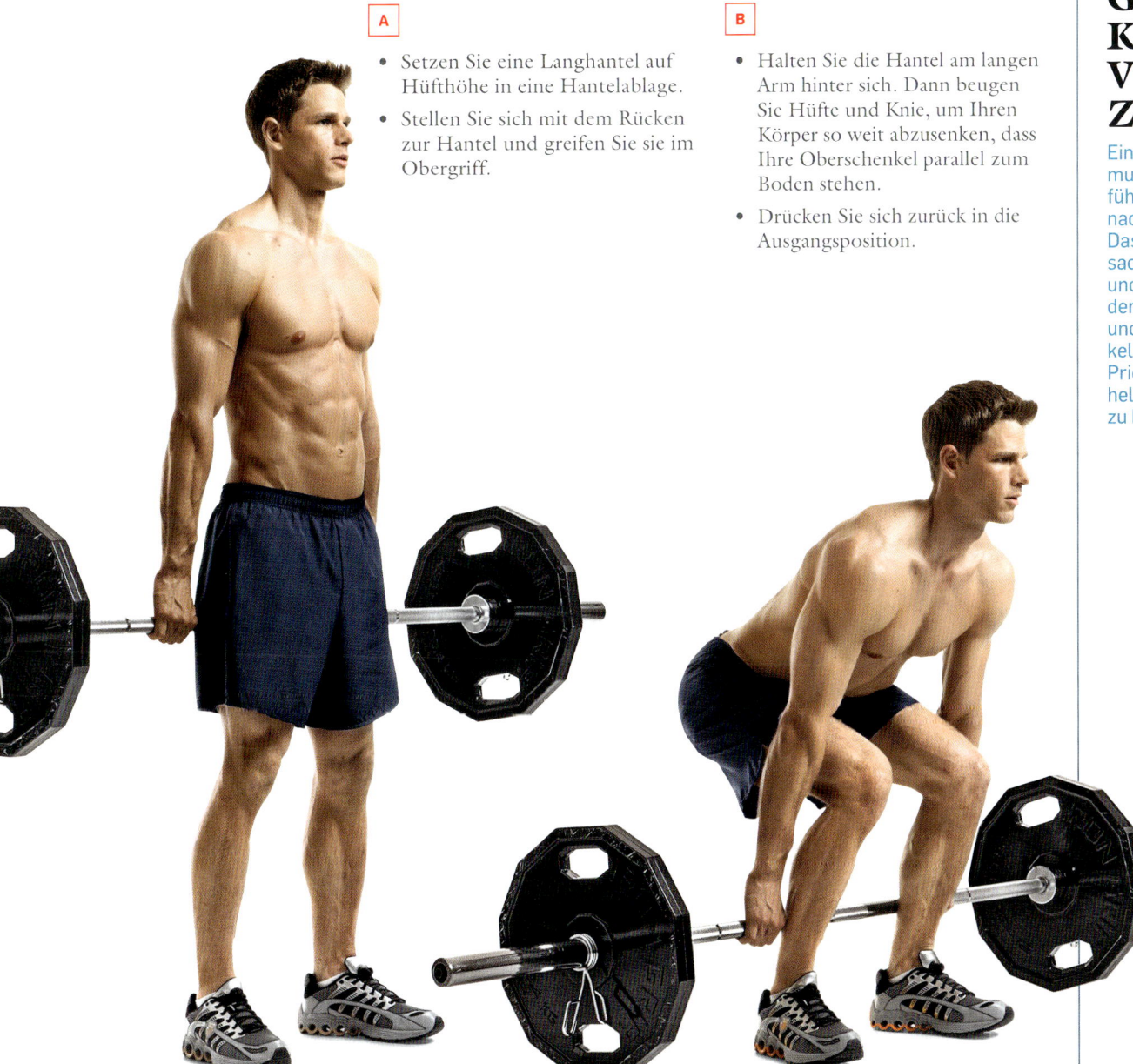

WIEDERHOLUNGEN: sechs.

KNIE-BEUGEN GEGEN KNIE-VERLETZUNGEN

Eine schwache Gesäßmuskulatur kann dazu führen, dass Ihre Knie nach innen einknicken. Das wiederum verursacht Muskelzerrungen und -risse. Geben Sie den Muskeln von Gesäß und hinteren Oberschenkeln im Training oberste Priorität. Das wird Ihnen helfen, Ihre Knie stabil zu halten.

Das Beine-Po-Rundumtraining

Es ist immer gut, Workouts durcheinanderzuwürfeln, damit Ihre Muskeln sich nicht zu sehr an einen Trainingsablauf gewöhnen. Hier ist eins für zusätzliche Abwechslung. Es wird Ihren Po straffen, Ihre Oberschenkel stärken, Ihren Rumpf festigen und Ihr Hüftgold wegzappen. Kurz und gut, es wird Ihnen dabei helfen, Ihre Körpermitte schlanker zu gestalten und Ihre Lieblingsjeans formvollendet auszufüllen.

UND SO GEHT'S:
Absolvieren Sie diese Übungen nacheinander ohne Zwischenpause. Dann wiederholen Sie den Zirkel noch einmal.

Einbeiniges Kurzhantel-Kreuzheben

- Halten Sie in jeder Hand eine fünf bis zehn Kilo schwere Kurzhantel und stellen Sie sich hüftbreit hin.

- Lehnen Sie sich nach vorn und heben Sie das rechte Bein nach hinten an, bis Rücken und Bein nahezu parallel zum Boden stehen.
- Richten Sie sich auf und wiederholen Sie die Übung, dieses Mal mit dem linken Bein. Das ist eine Wiederholung.

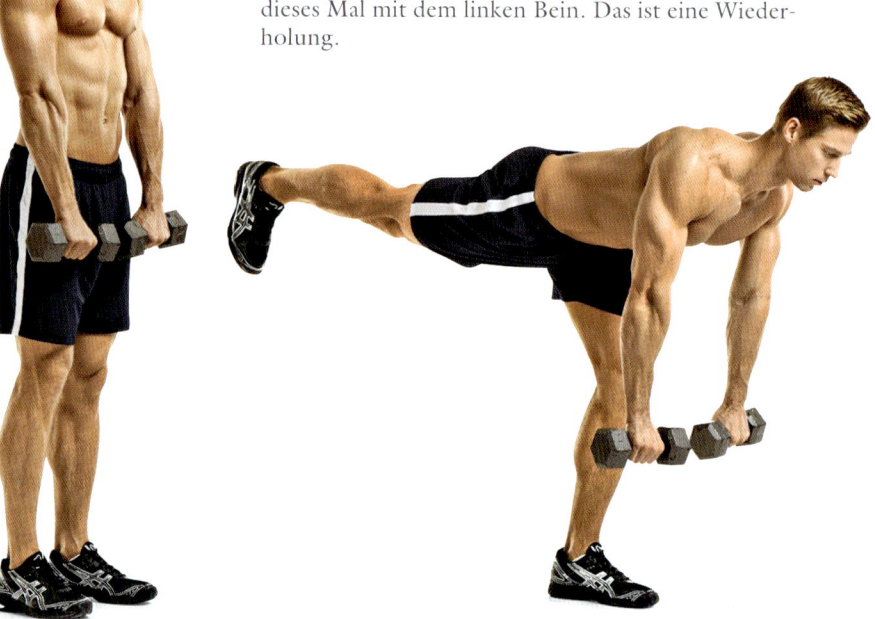

WIEDERHOLUNGEN: zehn bis zwölf.

KAPITEL 9: 15-MINUTEN-WORKOUTS FÜR BEINE & PO

Hüftstrecken in Bauchlage

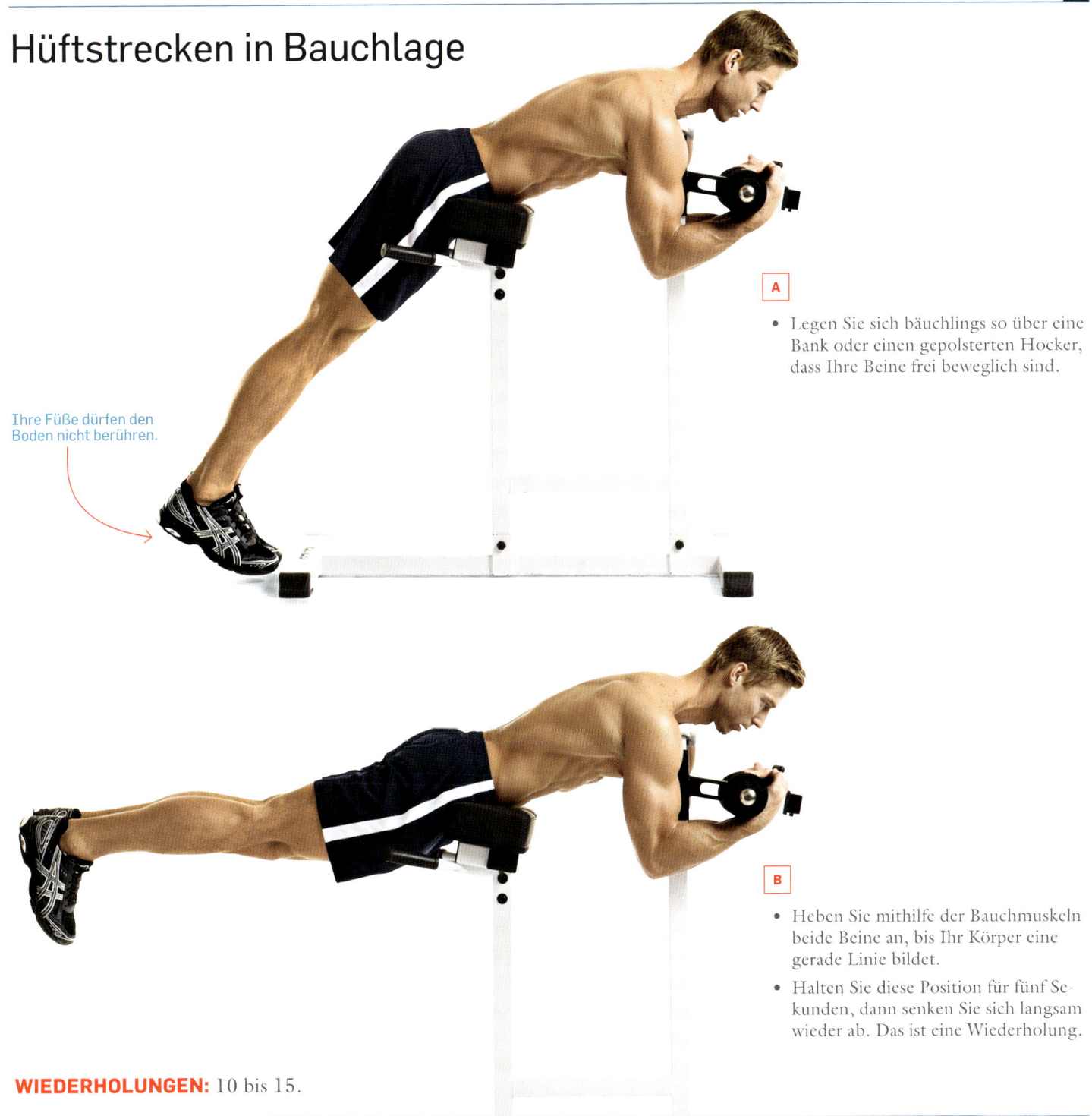

Ihre Füße dürfen den Boden nicht berühren.

A
- Legen Sie sich bäuchlings so über eine Bank oder einen gepolsterten Hocker, dass Ihre Beine frei beweglich sind.

B
- Heben Sie mithilfe der Bauchmuskeln beide Beine an, bis Ihr Körper eine gerade Linie bildet.
- Halten Sie diese Position für fünf Sekunden, dann senken Sie sich langsam wieder ab. Das ist eine Wiederholung.

WIEDERHOLUNGEN: 10 bis 15.

Das Beine-Po-Rundumtraining

Good Morning

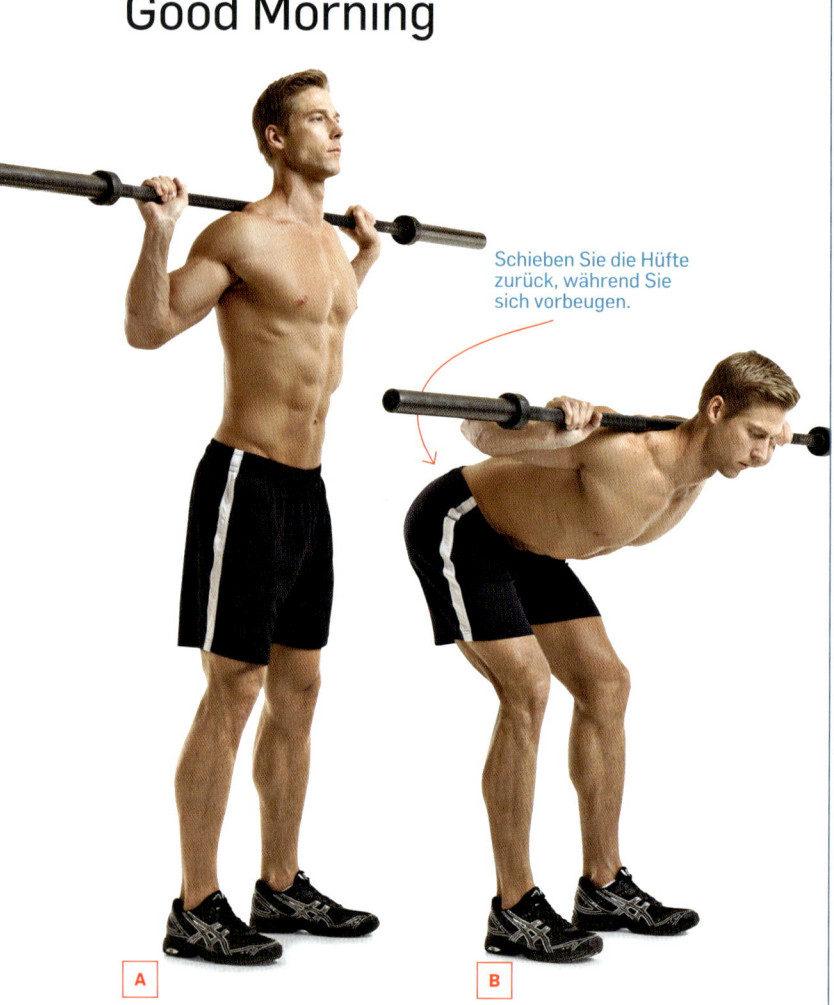

Schieben Sie die Hüfte zurück, während Sie sich vorbeugen.

A
- Stellen Sie sich schulterbreit hin und halten Sie eine leichte Hantelstange am oberen Rücken. Die Handflächen zeigen nach vorn.

B
- Halten Sie die Knie leicht gebeugt und den Rumpf gerade und beugen Sie sich so weit in der Hüfte vor, bis Ihr Oberkörper parallel zum Boden steht.
- Halten Sie diese Position für fünf Sekunden und kehren Sie dann zum Anfang der Übung zurück. Das ist eine Wiederholung.

WIEDERHOLUNGEN: acht bis zehn.

Stabilitätsausfallschritt

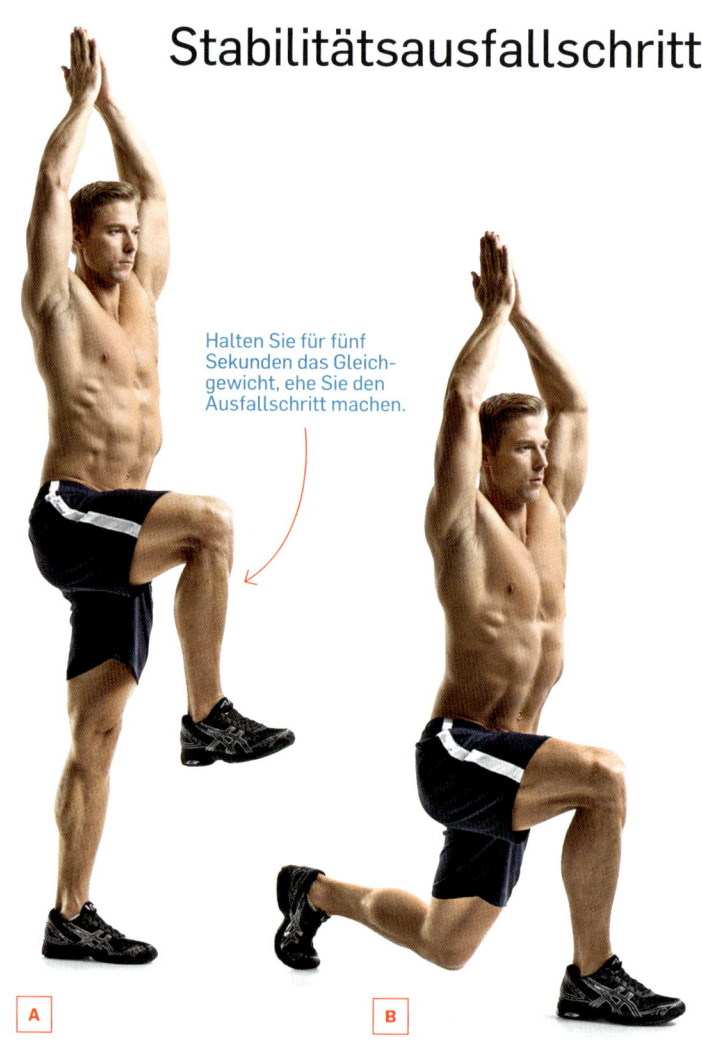

Halten Sie für fünf Sekunden das Gleichgewicht, ehe Sie den Ausfallschritt machen.

A
- Sie stehen schulterbreit mit herunterhängenden Armen.
- Heben Sie das rechte Knie an, bis Ihr Oberschenkel parallel zum Boden steht. Führen Sie die Handflächen über dem Kopf zusammen.
- Halten Sie diese Position fünf Sekunden lang.

B
- Halten Sie das Knie gebeugt und gehen Sie so mit dem rechten Fuß in einen Ausfallschritt nach vorn.
- Ziehen Sie das linke Bein vor und richten Sie sich auf. Das ist eine Wiederholung.

WIEDERHOLUNGEN: wechselseitig auf jedem Bein zehn bis zwölf.

KAPITEL 9: 15-MINUTEN-WORKOUTS FÜR BEINE & PO

Skater-Step-up

A

- Halten Sie ein Paar fünf bis zehn Kilo schwere Kurzhanteln auf Hüfthöhe. Stellen Sie sich vor ein Steppbrett. Setzen Sie den rechten Fuß darauf.
- Lehnen Sie den Oberkörper leicht nach vorn und machen Sie mit dem linken Bein einen Ausfallschritt nach hinten. Beugen Sie dabei das rechte Knie um 90 Grad.

B

- Aus dieser Position setzen Sie den linken Fuß neben den rechten auf das Steppbrett. Gehen Sie in eine Kniebeuge und halten Sie die Position für zwei Sekunden.
- Richten Sie sich wieder auf und kehren Sie in die Ausgangsposition zurück. Das ist eine Wiederholung.

WIEDERHOLUNGEN: mit jedem Bein zehn bis zwölf.

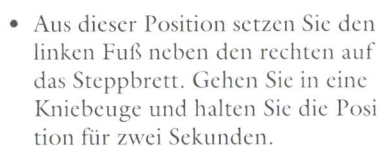
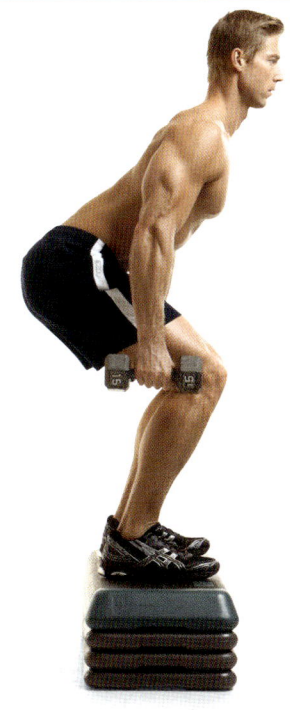

Einbeiniger Unterarmstütz

A

- Gehen Sie in den Unterarmstütz. Die Unterarme direkt unter den Schultern und die aufgestellten Zehen tragen das Gewicht.

B

- Spannen Sie die Bauchmuskeln an und heben Sie das rechte Bein um gut 35 Zentimeter.
- Halten Sie mit den Unterarmen und dem stabilisierenden Bein das Gleichgewicht.
- Bleiben Sie 60 Sekunden lang in dieser Position.
- Wechseln Sie das Bein und wiederholen Sie die Übung auf der anderen Seite.

WIEDERHOLUNGEN: eine für jedes Bein. Halten Sie die Position 60 Sekunden.

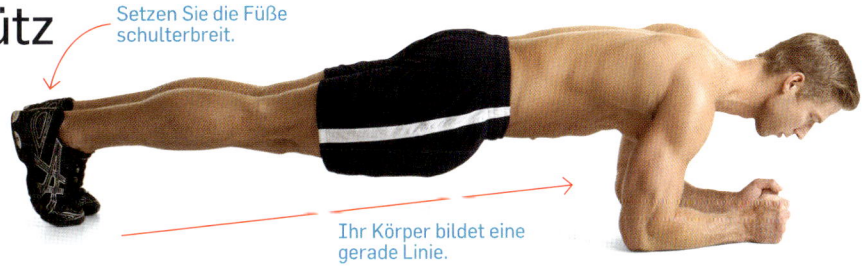

Setzen Sie die Füße schulterbreit.

Ihr Körper bildet eine gerade Linie.

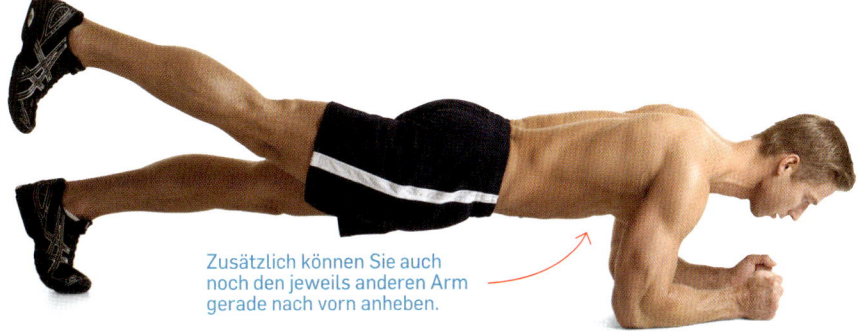

Zusätzlich können Sie auch noch den jeweils anderen Arm gerade nach vorn anheben.

Auf dem Sprung

Ob Sie nun Fußball spielen oder Rad fahren, kann es gewaltige Auswirkungen auf Ihre Leistung haben, wenn Sie plyometrische Übungen in Ihr Training einbeziehen. Aber wie? Mit Übungen, die Ihre Muskelarbeit im wirklichen Einsatz simulieren und so Kraft und Ausdauer der Beine aufbauen. Mit diesen sechs werden Sie Ihr Herz auf Trab bringen.

UND SO GEHT'S:
Absolvieren Sie diese sechs plyometrischen Übungen als Zirkel. Holen Sie Luft, wenn Sie die Kästen und Kegel für die letzten drei Übungen aufstellen. Aber erst ganz am Ende machen Sie 60 bis 90 Sekunden Pause und dann wiederholen Sie den gesamten Zirkel ein- oder zweimal.

Luftsprung aus dem Stand

A
- Sie stehen schulterbreit mit herunterhängenden Armen. Gehen Sie in eine hohe Kniebeuge.

B
- Springen Sie explosionsartig hoch und reißen Sie dabei beide Arme über den Kopf.
- Geben Sie beim Landen in den Knien nach und springen Sie dann sofort wieder explosiv in die Luft.

WIEDERHOLUNGEN: acht bis zehn.

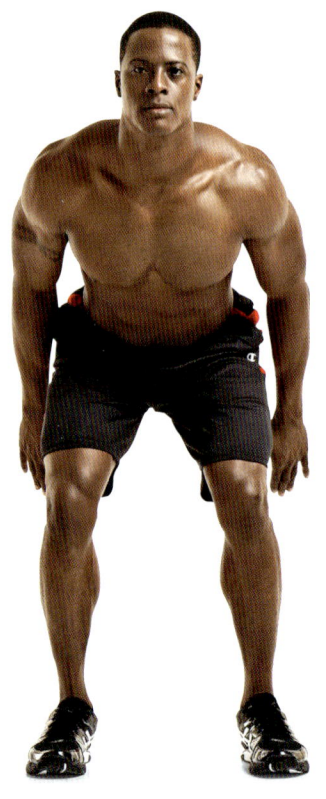
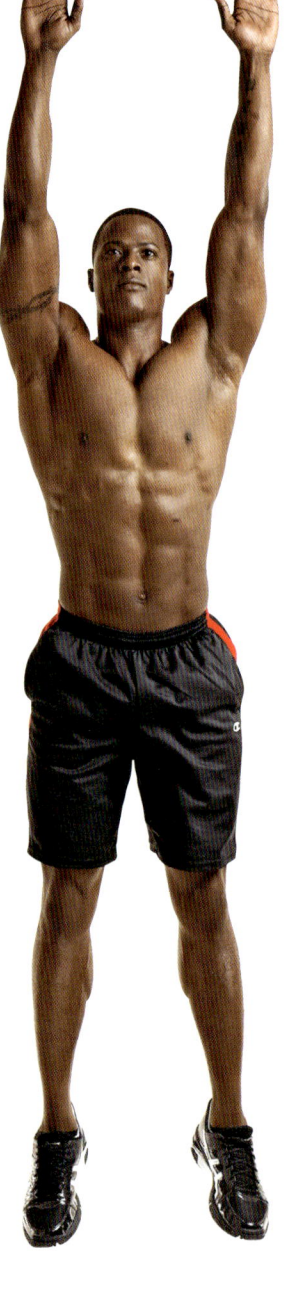

KAPITEL 9: 15-MINUTEN-WORKOUTS FÜR BEINE & PO

Hüftdrehung und Sprunggelenkshüpfer

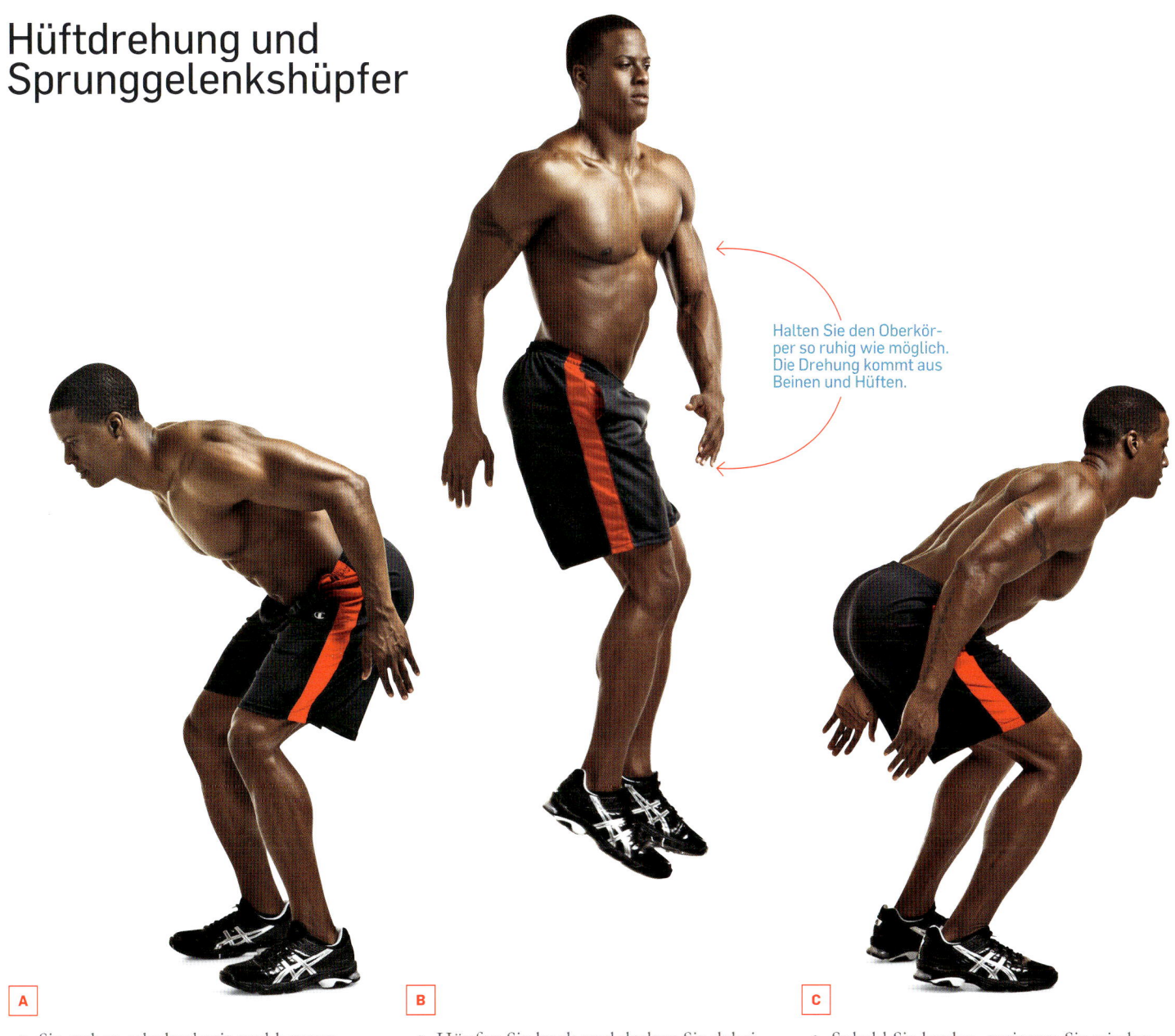

Halten Sie den Oberkörper so ruhig wie möglich. Die Drehung kommt aus Beinen und Hüften.

A
- Sie stehen schulterbreit und beugen Knie und Oberkörper in Vorbereitung auf einen Sprung.

B
- Hüpfen Sie hoch und drehen Sie dabei die Hüften in einem 180-Grad-Bogen.

C
- Sobald Sie landen, springen Sie wieder hoch und drehen sich in der entgegengesetzten Richtung.

WIEDERHOLUNGEN: acht bis zehn.

Auf dem Sprung

Kegelhüpfen

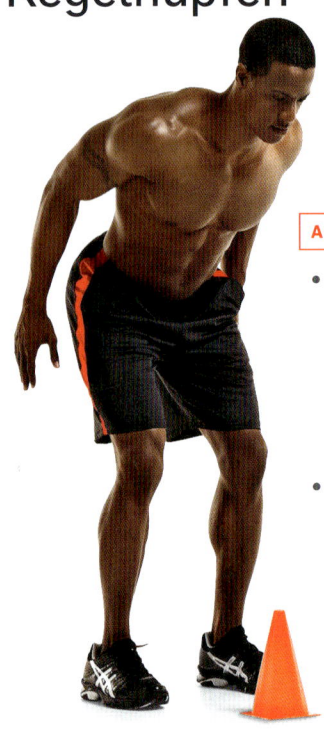

A
- Setzen Sie sechs bis zehn kleine Kegel (oder andere Hindernisse) von ungefähr 30 Zentimetern Höhe in einem Abstand von etwa 60 Zentimetern gerade hintereinander.
- Stellen Sie sich an ein Ende der Reihe. Ihre Füße sind schulterbreit auseinander, die Arme hängen seitlich herab.

B
- Hüpfen Sie über den ersten Kegel. Holen Sie mit den Armen Schwung.

C
- Landen Sie mit beiden Füßen gleichzeitig.
- Machen Sie sofort den nächsten Sprung, bis Sie das Ende der Reihe erreicht haben. Das ist eine Wiederholung.

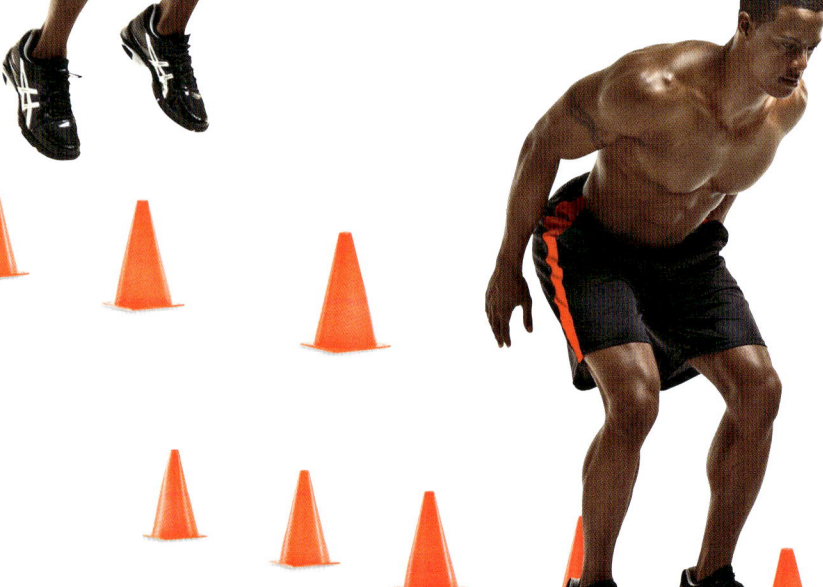

WIEDERHOLUNGEN: fünf.

KAPITEL 9: 15-MINUTEN-WORKOUTS FÜR BEINE & PO

Seitliches Kegelhüpfen

A
- Stellen Sie sich neben einen Kegel oder einen Kasten von ungefähr 30 Zentimetern Höhe. Ihre Füße sind schulterbreit auseinander, die Arme hängen locker herab.

B
- Hüpfen Sie seitwärts über den Kegel und landen Sie mit beiden Füßen gleichzeitig.
- Springen Sie direkt nach der Landung über den Kegel zurück in die Ausgangsposition. Das ist eine Wiederholung.

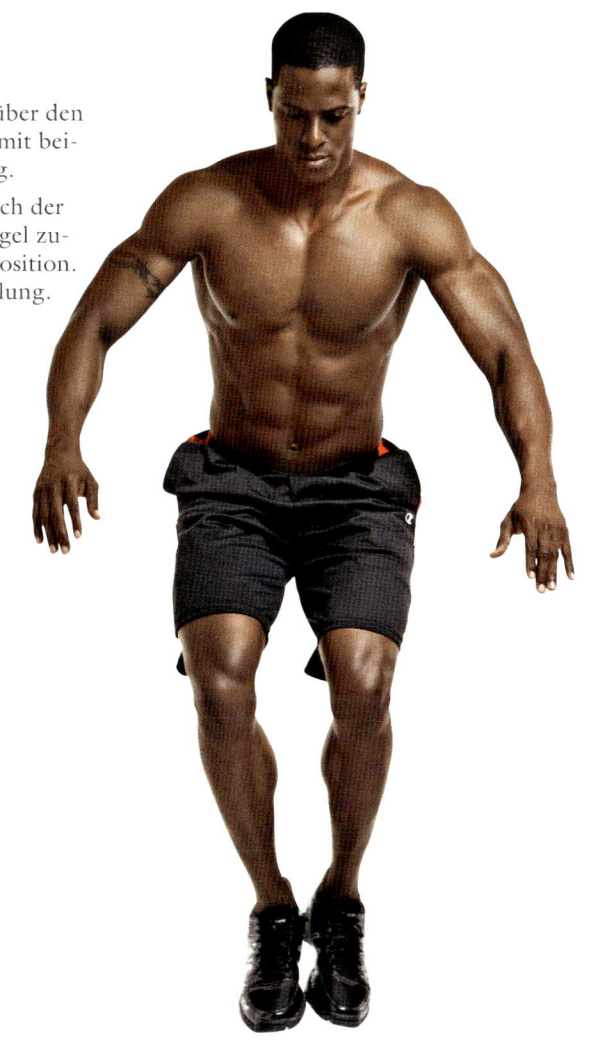
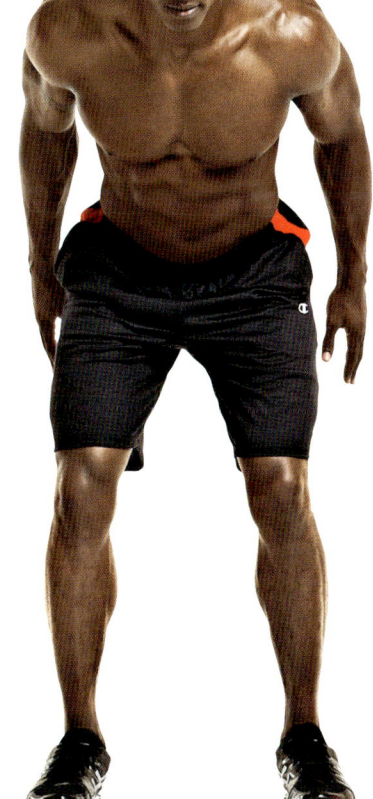

WIEDERHOLUNGEN: acht bis zehn.

FITNESS-FAKT

Der einfachste Maßstab für athletische Leistungsfähigkeit ist die Höhe eines senkrechten Sprungs.

219

Auf dem Sprung

Alternierender Kastensprung

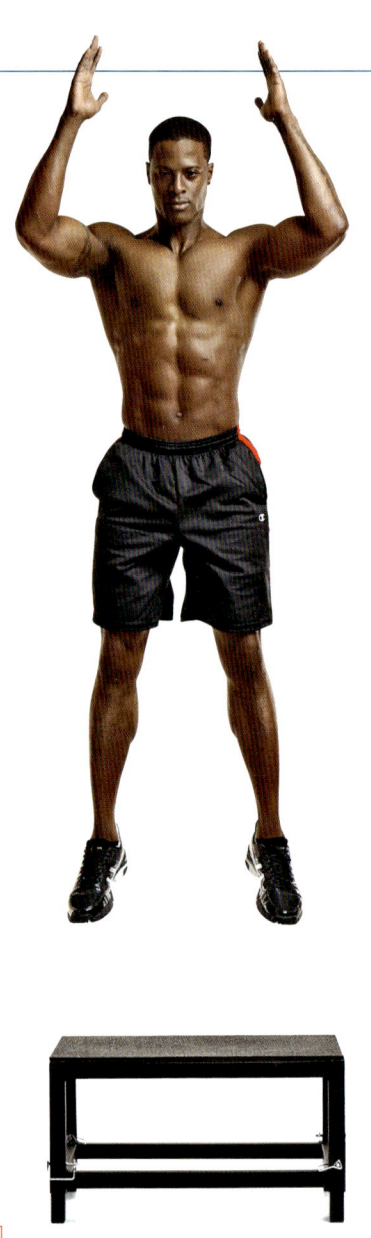
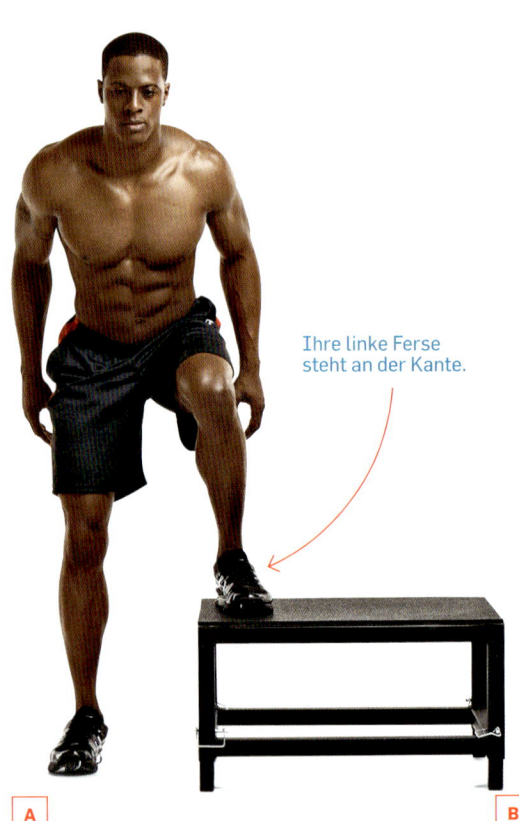
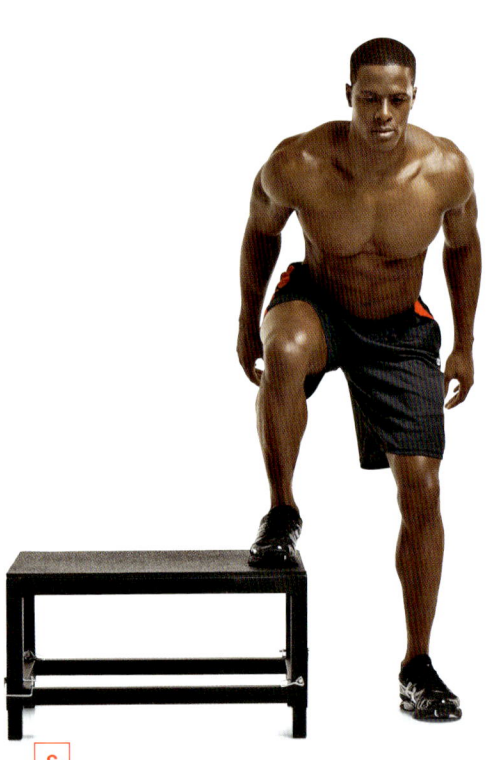

Ihre linke Ferse steht an der Kante.

A
- Sie stehen mit dem rechten Fuß auf dem Boden und mit dem linken auf einem etwa 30 Zentimeter hohen Kasten.

B
- Drücken Sie sich mit dem linken Fuß ab und springen Sie so hoch wie möglich. Reißen Sie dabei auch die Arme hoch, um noch höher hinauszukommen.

C
- Landen Sie auf der anderen Seite des Kastens mit dem rechten Fuß auf dem Kasten und dem linken auf dem Boden.
- Springen Sie ohne Pause sofort wieder zur anderen Seite.

WIEDERHOLUNGEN: mit jedem Bein vier bis sechs.

KAPITEL 9: 15-MINUTEN-WORKOUTS FÜR BEINE & PO

Tiefensprung-Kniebeugen-Kombination

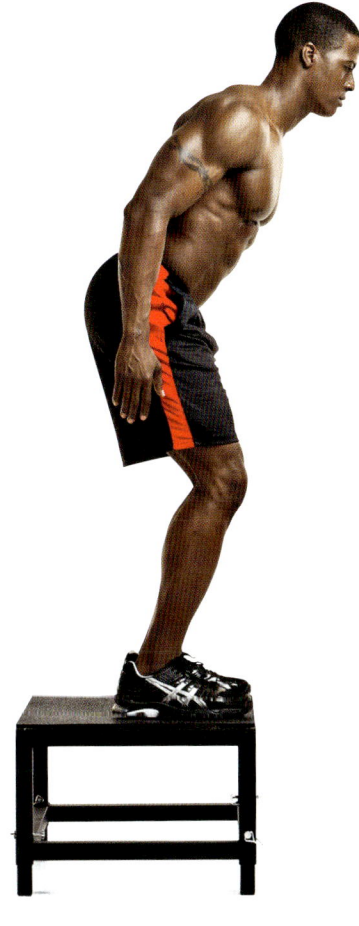

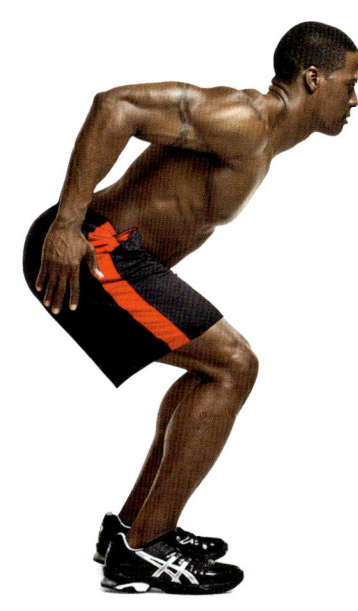

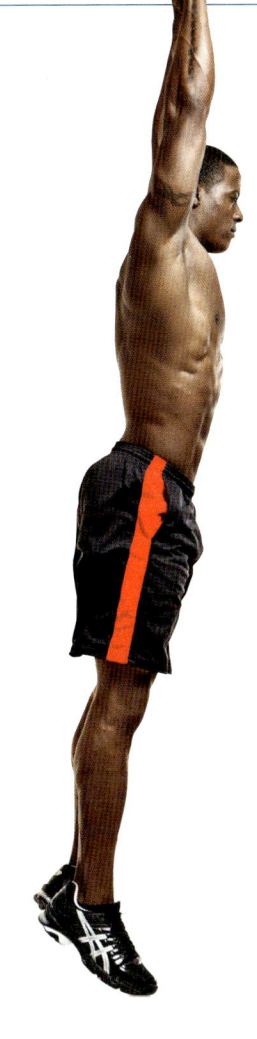

A
- Stellen Sie sich auf eine stabile Box von etwa 30 bis 60 Zentimetern Höhe.
- Gehen Sie in eine hohe oder halbe Kniebeuge. Ihre Zehen befinden sich an der Kante der Trittfläche.

B
- Springen Sie von der Box, landen Sie weich und gehen Sie in eine hohe Kniebeuge.

C
- Springen Sie sofort wieder in die Luft. Versuchen Sie dabei mit den gestreckten Armen so hoch wie möglich zu reichen.

WIEDERHOLUNGEN: acht bis zehn.

Das Anti-Schmerz-Workout

Wenn Sie regelmäßig unter Knie- und Rückenschmerzen leiden, ist die Wahrscheinlichkeit groß, dass Ihre Gesäßmuskeln nicht ihren Anteil zur Stabilisierung des Beckens beitragen. Dieses Trainingsprogramm wird Ihre Hüft- und Gesäßmuskulatur in Form bringen, nachdem sie viel zu lange ignoriert (oder platt gesessen) worden ist.

UND SO GEHT'S: Absolvieren Sie drei Sätze jeder Übung, ehe Sie mit der nächsten weitermachen. Pausieren Sie zwischen den Sätzen für 30 bis 60 Sekunden.

Bank-Beckenheben

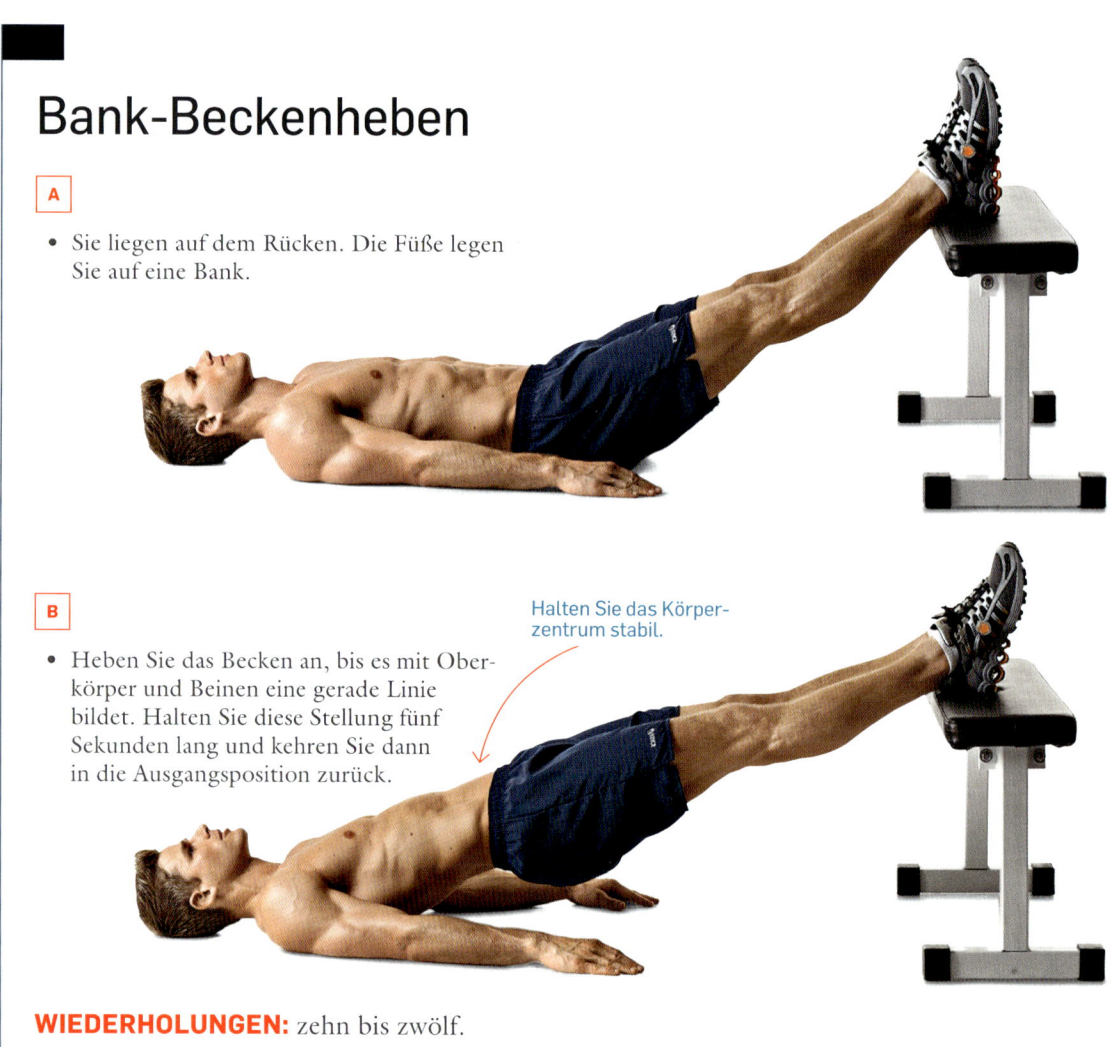

A
- Sie liegen auf dem Rücken. Die Füße legen Sie auf eine Bank.

B
- Heben Sie das Becken an, bis es mit Oberkörper und Beinen eine gerade Linie bildet. Halten Sie diese Stellung fünf Sekunden lang und kehren Sie dann in die Ausgangsposition zurück.

Halten Sie das Körperzentrum stabil.

WIEDERHOLUNGEN: zehn bis zwölf.

KAPITEL 9: 15-MINUTEN-WORKOUTS FÜR BEINE & PO

Muschel

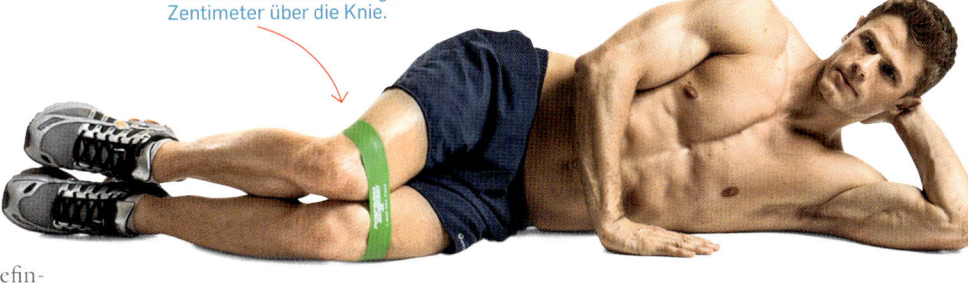

Ziehen Sie das Band einige Zentimeter über die Knie.

A
- Stecken Sie Ihre Beine in ein eng anliegendes geschlossenes Fitnessband und ziehen Sie es bis kurz über die Knie. Legen Sie sich auf die Seite. Die Knie sind im rechten Winkel gebeugt. Die Füße sind geschlossen und die Fersen befinden sich auf einer Linie mit Ihrem Gesäß.

B
- Öffnen Sie die Knie so weit Sie können, ohne Becken oder Rücken zu drehen.
- Kurze Pause, dann kehren Sie in die Ausgangsposition zurück.

WIEDERHOLUNGEN:
mit jedem Bein zehn bis zwölf.

Einbeiniges Aufstehen

A
- Setzen Sie sich auf eine Bank. Ihr linker Fuß steht flach auf dem Boden, der rechte ist angehoben.
- Strecken Sie die Arme parallel zum Boden aus.

WIEDERHOLUNGEN:
mit jedem Bein fünf.

B
- Drücken Sie die linke Ferse in den Boden, um aufzustehen.
- Halten Sie das rechte Bein in der Luft und die Arme ausgestreckt.
- Setzen Sie sich langsam wieder hin. Absolvieren Sie alle Wiederholungen, ehe Sie das Bein wechseln.

Richten Sie sich auf, indem Sie die linke Ferse in den Boden drücken.

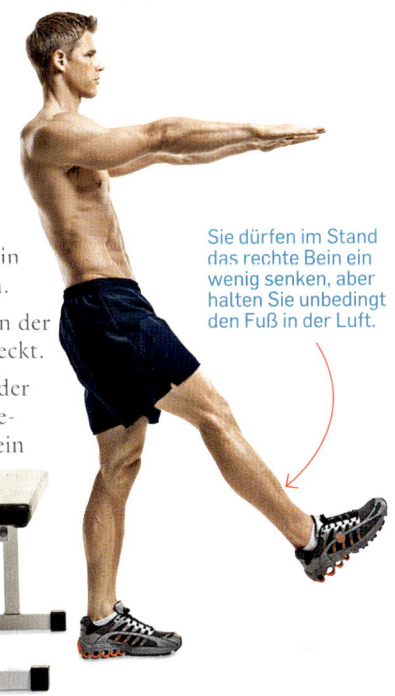

Sie dürfen im Stand das rechte Bein ein wenig senken, aber halten Sie unbedingt den Fuß in der Luft.

Kapitel 10:
15-Minuten-Kardio-Intervalltraining-Workouts

Hochintensives Intervalltraining – oder HIIT –
ist Ihre allwöchentliche Waffe
zum Abnehmen und zur Kräftigung Ihres Herzens.

Dieses Kapitel

über das Herz-Kreislauf-Training fordert Sie zu einer gänzlich neuen Sichtweise auf. Statt Meter und Kilometer – den traditionellen Maßstab für Lauf-, Radfahr- und Schwimm-Workouts – zu protokollieren, halten Sie Ihren Trainingsfortschritt in Sekunden und in Bezug auf Geschwindigkeit und Belastungsniveau (das im Wesentlichen damit bestimmt wird, wie schwierig es für Sie ist zu atmen) fest. Es handelt sich hier um ernst zu nehmende Workouts. Ordentlich ausgeführt sind sie äußerst anspruchsvoll. Den verborgenen Nutzen eines hochintensiven Intervalltrainings werden Sie verstehen und zu schätzen wissen, sobald Sie sich zum ersten Mal daran versucht haben. Ihr Körper wird sich anfühlen, als ob Sie schon beinahe eine Stunde trainiert hätten, wenngleich erst 15 Minuten verstrichen sind. Unsere Vorhersage: Die folgenden Workouts werden schon bald zu Ihren Lieblings-Workouts zählen.

Superschnelle Kardio-HIIT-Workouts

Wenn Sie das nächste Mal im Fitnessstudio sind, werfen Sie doch einmal einen Blick auf die Anzeige Ihres Laufbands (oder Crosstrainers bzw. Ergometers). Sie erkennen dort ein farbiges Säulendiagramm, das zeigt, wie Ihre Herzfrequenz aussehen sollte, damit Sie in den „Bereich der Fettverbrennung" vorstoßen. Haben Sie sich jemals gefragt, warum das Erreichen dieser Herzfrequenz so leicht war (oder warum es immer endlos dauerte, eine anständige Menge an Kalorien zu verbrennen)? Diese Art des Trainings, bei dem Sie sich stundenlang abrackern in der Hoffnung, gespeichertes Fett loszuwerden, ist so ähnlich wie das langsame Köcheln eines Gerichts – eine tolle Sache, wenn Sie den ganzen Tag Zeit haben, aber natürlich nicht annähernd so rasch auf dem Tisch wie etwas Kurzgebratenes. Und genauso gehen Sie mit Ihrem Fett um, wenn Sie unsere superschnellen Kardio-Workouts absolvieren, die auf hochintensivem Intervalltraining oder HIIT beruhen.

KAPITEL 10: 15-MINUTEN-KARDIO-INTERVALLTRAINING-WORKOUTS

Im Überblick: Ihr 15-Minuten-HIIT-Workout-Plan

Seite 228
Laufband-Workouts
Der Tempo-Teufel
Ab in die Berge

Seite 230
Lauf-Workouts
Und los!
Fliegende Runden

Seite 232
Radfahr-Workouts
Rennrad-Held
Über Berg und Tal

Seite 234
Crosstrainer-Workout
Gegen die Langeweile

Seite 236
Schwimm-Workout
Intervall-Medley

Seite 238
Springseil-Workout
Der Skipper

DEM DIABETES DAVONLAUFEN

Eine norwegische Studie hat ergeben, dass man mit hochintensivem Intervalltraining das metabolische Syndrom, einen Wegbereiter des Typ-II-Diabetes, erfolgreich therapieren kann. Die Forscher haben ein moderates 45-minütiges Training mit einem Intervalltraining verglichen, bei dem die Teilnehmer vier Runden à vier Minuten bei 90 Prozent der maximalen Herzfrequenz absolvierten, und kamen zu dem Ergebnis, dass HIIT-Workouts von größerem Nutzen hinsichtlich der Vermeidung von Fettleibigkeit, Diabetes und Herz-Kreislauf-Problemen sind als längere und langsamere Trainingseinheiten.

Wie Sie bereits aus Kapitel 1 wissen, leben HIIT-Workouts von der Geschwindigkeit. Auf diese Weise sprechen sie jede einzelne Muskelfaser an, verbrennen ganze Tonnen von Kalorien und bringen so Ihren Stoffwechsel für Stunden, wenn nicht Tage in Schwung. Mit diesen Workouts werden Sie quasi von Anfang an Fett verbrennen, indem Sie schneller und härter an die Sache herangehen. Hört sich furchterregend an, nicht wahr? Aber keine Angst, Sie werden diese „Sprints" immer nur kurz durchhalten müssen, d.h. zwischen 30 Sekunden und zwei Minuten. Danach geht es in normalem Tempo weiter. Dr. Jason Talanian, der das HIIT an der kanadischen University of Guelph erforscht hat, hält es für eine unglaublich effektive Methode, um überflüssige Pfunde loszuwerden: „HIIT löst einen schnellen Umbau der Skelettmuskulatur aus und erhöht Ihre Leistungsfähigkeit – die Fähigkeit also, Sauerstoff aufzunehmen und Fett zu verbrennen – in einem Bruchteil der Zeit, die Sie mit einem weniger intensiven Training aufbringen müssten." Das bedeutet auch, dass Sie mehr Muskelmasse aufbauen und mehr fettverbrennende Enzyme und Hormone erzeugen.

Wir haben die Prinzipien des HIIT auf die beliebtesten Formen des Herz-Kreislauf-Trainings angewandt und diese Reihe von superschnellen Workouts zusammengestellt. Absolvieren Sie wöchentlich eins davon. Orientieren Sie sich dabei an dem Plan auf Seite 23. Wenn Sie sich nicht bremsen können, dürfen Sie auch mehr trainieren. Aber denken Sie daran, dass diese Workouts starken Tobak darstellen; mehr als drei Einheiten pro Woche sollten Sie daher nicht machen. Zwischen den Trainingszeiten sollten Sie auch unbedingt einen Ruhetag einschieben. Wechseln Sie bei jeder Übung zwischen kurzen hochintensiven Momenten, in denen Sie sich verausgaben – auf einer Skala von eins bis zehn etwa bei acht bis neun –, und längeren Abschnitten mittlerer Intensität, bei denen Ihre Anstrengung etwa bei sechs auf derselben Skala liegt.

Laufband-Workouts

Es gibt zwei Möglichkeiten, die Trainingsintensität auf einem Laufband zu erhöhen: das Tempo anziehen oder die Neigung vergrößern. Hier sind zwei HIIT-Workouts, mit denen Sie auf dem Weg zum Ziel gelangen, den Sie selbst am liebsten mögen.

Workout 1: Der Tempo-Teufel

Der Tempo-Teufel setzt auf Sprints, um Fett zu verbrennen, aber wir empfehlen dennoch, die Steigung auf 1 einzustellen (bei 0 fühlen Sie sich, als ob Sie bergab liefen). Sobald Sie fitter geworden sind, können Sie die Geschwindigkeit noch weiter erhöhen, um das Workout härter zu gestalten, oder auch bei der Steigung ein oder zwei Prozent hinzufügen. Wenn Sie Anfänger sind, können Sie das Tempo um 1,5 Stundenkilometer herabsetzen oder so weit, dass Sie auf jeden Fall weiterhin in dem empfohlenen Belastungsbereich bleiben.

ZEIT	AKTION	TEMPO (KM/H)	BELASTUNG (1–10)
0:00–3:00	Gehen/Aufwärmen	5,5–6	4–5
3:00–3:45	Sprint!	13+	9–10
3:45–4:30	flottes Laufen	9–10,5	7
4:30–5:30	Sprint!	13+	9–10
5:30–7:00	flottes Laufen	9–10,5	7
7:00–8:15	Sprint!	13+	9–10
8:15–9:15	flottes Laufen	9–10,5	7
9:15–10:15	Sprint!	13+	9–10
10:15–11:15	flottes Laufen	9–10,5	7
11:15–12:00	Sprint!	13+	9–10
12:00–12:45	flottes Laufen	9–10,5	7
12:45–15:00	Gehen/Cooldown	4,5–5,5	4–5

KAPITEL 10: 15-MINUTEN-KARDIO-INTERVALLTRAINING-WORKOUTS

Workout 2: Ab in die Berge

Dieses Workout macht sich die Neigung des Laufbands zunutze, um die Herausforderung von hügeligem Gelände zu simulieren. Wenn Sie die Strecke anfänglich als zu steil empfinden, senken Sie die Steigung um ein Prozent. Wenn Sie dann fitter und stärker geworden sind, vergrößern Sie den Neigungswinkel, um dann Berge (von Kalorien!) zu bezwingen.

ZEIT	AKTION/BELASTUNG (1–10)	TEMPO (KM/H)	NEIGUNG IN %
0:00–3:00	Gehen/Aufwärmen (4–5)	5,5–6	1
3:00–4:00	leichtes Laufen bergauf (8–9)	6,5–8	5–6
4:00–6:00	flottes Laufen/Ebene (7)	9–10,5	0
6:00–7:00	mittleres Laufen bergauf (9)	6,5–8	7
7:00–9:00	flottes Laufen/Ebene (7)	9–10,5	0
9:00–10:00	schweres Laufen bergauf (10)	6,5–8 (wenn möglich)	8–9
10:00–12:00	flottes Laufen/Ebene (7)	9–10,5	0
12:00–13:00	Gipfel! (10)	6,5–8 (wenn möglich)	10–12
13:00–15:00	Auslaufen bis Gehen (4–5)	5,5–6	1

Lauf-Workouts

Wenn Sie Langstrecken laufen, arbeitet Ihr Körper besonders effizient, sodass Sie weniger Kalorien verbrennen. Diese Workouts helfen Ihnen dabei, Ihre Pfunde auf kürzerer Strecke loszuwerden, indem sie Ihren Körper aus der Komfortzone vertreiben und ihn auf eine Weise arbeiten lassen, wie es sonst nur selten passiert. So werden Ihr Tempo und Ihre Fitness verbessert und außerdem dauert die Sache nur ein Viertel der Zeit. Diese Workouts sollten auf einer Laufbahn absolviert werden (versuchen Sie einfach den nächsten Sportplatz).

Workout 1: Und los!

200 Meter (das ist eine halbe Runde um den Sportplatz) sind die perfekte Strecke zur Ermüdung der Beine, weil Sie sich nicht wegen des Endspurts zurückhalten müssen. Es geht einfach die ganze Zeit mit Volldampf zur Sache, gefolgt von einer Runde erholsamem Joggen. Erfahrene Läufer werden etwas schneller sein, während Neulinge wohl ein wenig länger brauchen.

ZEIT	TEMPO	STRECKE
0:00 – 5:00	langsames Laufen zum Aufwärmen	2 Runden
5:00 – 5:30	Spurt!	¼ – ½ Runde
5:30 – 7:00	Joggen	ca. 1 Runde
7:00 – 7:30	Spurt!	¼ – ½ Runde
7:30 – 10:00	Joggen	ca. 1 Runde
10:00 – 10:30	Spurt!	¼ – ½ Runde
10:30 – 13:00	Joggen	ca. 1 Runde
13:00 – 13:30	Spurt!	¼ – ½ Runde
13:30 – 15:00	Auslaufen bis Gehen	

KAPITEL 10: 15-MINUTEN-KARDIO-INTERVALLTRAINING-WORKOUTS

GETEILTES LEID IST HALBES LEID

Wenn Sie der Meinung sind, dass HIIT-Workouts einfach nur nervig sind, dann motivieren Sie doch ein paar Freunde mitzumachen. Forscher an der Universität Oxford haben herausgefunden, dass Menschen, die in Gruppen trainieren, über eine größere Schmerztoleranz verfügen als diejenigen, die allein üben.

Die Wissenschaftler vermuten, dass gruppendynamische Prozesse während der Workouts zu einer Ausschüttung von Endorphinen beitragen könnten. Wir denken, dass diese Leute an der Energie der anderen partizipieren, was wahrscheinlich auf das Gleiche hinausläuft.

Workout 2: Fliegende Runden

Die Ein-Runden-Wunder werden all Ihre Energiesysteme bis ans Limit beanspruchen. Anders als bei halben Runden, bei denen Sie sofort mit Vollgas loslegen, müssen Sie hier genügend Kraft in Reserve halten, damit Sie zum Ende des Intervalls nicht ausgelaugt sind, sondern sogar noch etwas zuzusetzen haben. Erfahrene Läufer werden etwas schneller sein, während Neulinge wohl ein wenig länger brauchen werden.

ZEIT	TEMPO	STRECKE
0:00–5:00	langsames Laufen zum Aufwärmen	2 Runden
5:00–7:00	Spurt!	ca. 1 Runde
7:00–8:00	leichtes Joggen	ca. ½ Runde
8:00–10:00	Spurt!	ca. 1 Runde
10:00–11:00	leichtes Joggen	ca. ½ Runde
11:00–13:00	Spurt!	ca. 1 Runde
13:00–15:00	leichtes Joggen als Cool-down	

Radfahr-Workouts

Egal ob Sie drinnen oder draußen in die Pedale treten, ist ein Fahrrad das ideale Gerät zum superschnellen Fettverbrennen, da die Gelenke nicht belastet werden und es sich nur um eine reine Milchsäure produzierende Anstrengung handelt. Diese Workouts sind für die Straße oder das Ergometer geeignet. Auf einem Ergometer vergrößern Sie einfach den Widerstand, während Sie auf der Straße in einen höheren Gang schalten.

Workout 1: Rennrad-Held

Diese Workouts bringen Ihren (Kalorien-)Verbrennungsmotor in Schwung, da sie zunehmend härter werden, bis Sie das Ende der Fahnenstange erreicht haben (halten Sie dann einfach durch!). Schätzen Sie Ihre Belastung auf einer Skala von 1 bis 10. Draußen können Sie die Durchschnittsgeschwindigkeit als Anhaltspunkt nehmen. Erfahrenere Radler können auch schneller fahren.

ZEIT	AKTION	LEVEL (1–10)	UNGEFÄHRES TEMPO
0:00–3:00	Aufwärmen	6	16–24 km/h
3:00–5:00	schnelles Fahren	8	25,5–27 km/h
5:00–6:00	Verfolgungsfahrt	9	29–30,5 km/h
6:00–6:30	Sprint!	10	32+ km/h
6:30–9:30	lockeres Fahren	6	16–24 km/h
9:30–11:30	schnelles Fahren	8	25,5–27 km/h
11:30–12:30	Verfolgungsfahrt	9	29–30,5 km/h
12:30–13:00	Sprint!	10	32+ km/h
13:00–15:00	Cool-down	6	16–24 km/h

KAPITEL 10: 15-MINUTEN-KARDIO-INTERVALLTRAINING-WORKOUTS

Workout 2: Über Berg und Tal

Wenn Sie in einer hügeligen Gegend radeln, fahren Sie bergauf in der vorgegebenen Zeit, dann locker wieder bergab. Daran schließen Sie das nächste Segment des Workouts an. Auf dem Ergometer schalten Sie einfach in einen höheren Gang, um den Widerstand zu vergrößern. Ziel ist es, dass Sie sich anstrengen müssen, um die Pedale zu bewegen. Treten Sie aber gleichmäßig. Ihre Geschwindigkeit wird bei steigendem Widerstand sinken, aber Sie sollten immer in der Lage sein, rund zu treten. Wenn das Workout Bergauffahren im Stehen vorschreibt, erheben Sie sich für dieses Intervall aus dem Sattel. Beim Bergauffahren im Sitzen beschleunigen Sie einfach, indem Sie so kräftig in die Pedale treten, wie Sie können.

ZEIT	AKTION	LEVEL/GANG	STEIGUNG/WIDERSTAND
0:00–3:00	Aufwärmen	6	0–3% leicht
3:00–4:00	schnell bergauf/sitzend	7	4–6% mittel
4:00–5:30	bergauf/sitzend	8	6–8% schwer
5:30–6:00	bergauf/stehend	9	8–10% sehr schwer
6:00–8:00	schnell/Ebene	6	0–3% leicht
8:00–9:00	schnell bergauf/sitzend	7	4–6% mittel
9:00–10:30	bergauf/sitzend	8	6–8% schwer
10:30–11:00	bergauf/stehend	9	8–10% sehr schwer
11:00–13:00	schnell/Ebene	7	0–3% leicht
13:00–15:00	Cool-down	6	0–3% leicht

Crosstrainer-Workout

Dieser Allzeitfavorit unter den Studiogeräten bietet eine schweißtreibende, gelenkschonende Variante eines hochintensiven Intervalltrainings. Das folgende Workout treibt Sie durch die schwierigsten Trainingsmöglichkeiten des Geräts zu einem Ganzkörper-Muskelkater. Sie werden Ihre Geschwindigkeit, die in Schritten pro Minute gemessen wird und auf der Anzeigentafel abzulesen ist, erhöhen und gleichzeitig den Widerstand vergrößern. So werden Sie mit jeder Anstrengung etwas schneller und etwas stärker, bis Sie schließlich Ihr Limit erreicht haben. Achten Sie darauf, dass Sie sich nicht an den Armstangen festhalten. Pumpen Sie stattdessen mit den Armen und halten Sie so die Füße in Bewegung, und zwar so schnell, wie Sie können. Wenn Sie über ein Gerät verfügen, an dem man die Steigung einstellen kann, dann machen Sie das Training doch noch intensiver, indem Sie das Bergauflaufen simulieren. Dazu richten Sie sich einfach nach dem „Ab in die Berge"-Workout auf Seite 229.

KAPITEL 10: 15-MINUTEN-KARDIO-INTERVALLTRAINING-WORKOUTS

KEIN LOCKERER SPAZIERGANG

Während der Crosstrainer seit jeher als hervorragendes Mittel im Reha-Bereich bekannt war, hat er sich in letzter Zeit den ungerechtfertigten Ruf eingehandelt, die Maschine für diejenigen zu sein, die lieber lesen als schwitzen. Sicher können Sie es auf diesem Gerät langsam angehen lassen, indem Sie sich an die Armstangen hängen und das Momentum des Schwungrads die Arbeit tun lassen; bei richtiger Benutzung jedoch wird es Ihren Stoffwechsel in die Höhe treiben. Eine neuere Studie der University of Nebraska hat erbracht, dass durch das Training auf einem Crosstrainer genauso viele Kalorien verbrannt werden wie durch das Laufen auf einem Laufband bei gleicher Belastungsintensität. Der Sauerstoffverbrauch ist ebenfalls gleich, aber die durchschnittliche Herzfrequenz lag bei den Testpersonen höher, die einen Crosstrainer verwendeten. Möglicherweise liegt das daran, dass die ungewohnte Bewegung mehr ausgleichende Muskelarbeit erfordert. Um Ihren Körper im Dunkeln tappen zu lassen, wechseln Sie am besten zwischen diesen beiden Ausdauergeräten hin und her.

Gegen die Langeweile

Lassen Sie in den Sprint-Etappen nicht den Schwung für sich arbeiten. Achten Sie darauf, dass Sie bei jeder Umdrehung spüren, wie Ihre Füße die Pedale runterdrücken.

ZEIT	AKTION	SPM*/BELASTUNG (1–10)	WIDERSTAND
0:00–2:00	Aufwärmen	130–140 (5–6)	3–5
2:00–4:00	mittleres Tempo	150–180 (7–8)	7–8
4:00–5:00	Sprint!	190 (9–10)	8–9
5:00–6:00	gemäßigtes Gehen	150 (6–7)	7
6:00–8:00	mittleres Tempo	160–190 (7–8)	7–8
8:00–9:00	Sprint!	200 (10)	9–10
9:00–10:00	gemäßigtes Gehen	150 (6–7)	7
10:00–12:00	mittleres Tempo	170–200 (7–8)	7–8
12:00–13:00	Sprint!	210 (10)	9–10
13:00–15:00	Cool-down	130–140 (5–6)	3–5

*SPM = Schritte pro Minute

Schwimm-Workout

Wasser ist 800-mal dichter als Luft. Daher verbrennt ein schnelles Durchqueren des Beckens Ihr Fett wie sonst kaum etwas. Mit diesem Workout werden Sie Zentimeter um Zentimeter Ihres Körperumfangs loswerden. Absolvieren Sie das Intervallprogramm wie vorgegeben. Schwimmen Sie die jeweils genannte Anzahl an Beckenlängen in dem empfohlenen Stil und auf dem jeweiligen Belastungslevel zwischen 1 und 10. Beachten Sie: Das Workout ist auf ein normales 25-Meter-Becken ausgerichtet; Becken olympischen Zuschnitts hingegen sind 50 Meter lang. Eine Länge bedeutet einmal das Becken durchqueren, eine Runde meint hin und zurück.

EIN GENIALER ZUG

Den größten Nutzen ziehen Sie aus diesen Schwimm-Intervallen, wenn Sie effizientere, also längere und schnellere Schwimmzüge machen. Versuchen Sie einmal diese Übung: Machen Sie zwei Kraulzüge mit dem rechten Arm, dann einen mit dem linken, einen mit dem rechten und schließlich zwei mit dem linken. Als Nächstes kommt ein Zug mit dem rechten und dann dem linken Arm, anschließend zwei Züge rechts-links. Behalten Sie diese Abfolge fünf Minuten lang bei. Es wird Ihnen helfen, gleichmäßiger zu schwimmen und den richtigen Rhythmus zu finden.

KAPITEL 10: 15-MINUTEN-KARDIO-INTERVALLTRAINING-WORKOUTS

FREISTIL-FINGERZEIGE

Eine saubere Ausführung ist gleichbedeutend mit einem besseren Workout. Üben Sie die folgenden Punkte, wenn Sie das Kraulen erlernen.

1. Sehen Sie zum Grund des Beckens. Das Heben des Kopfes führt dazu, dass Ihre Hüften sinken und Sie langsamer werden.
2. Seien Sie ein Fisch. Schwimmen Sie gleichmäßig und ruhig, ohne zu spritzen, was ein Anzeichen für vergeudete Energie ist.
3. Wenn Sie die führende Hand ausstrecken, lassen Sie sie erst 20 Zentimeter sinken, ehe Sie den Zug beginnen. Stellen Sie sich vor, Sie legen einen Arm über ein Fass und schieben es hinter sich.
4. Rollen, Baby, rollen. Das Training einer guten Körperrotation lässt Sie Ihre starken Latissimi, Ihre Core- und Rückenmuskeln einsetzen, um Sie anzutreiben. Außerdem werden Sie dadurch effizient durchs Wasser pflügen. Und das Atmen wird leichter. Um die richtige Rotation zu lernen, üben Sie den Beinschlag auf der Seite liegend mit einem Paar Schwimmflossen. Einen Arm halten Sie ausgestreckt vor sich.

Intervall-Medley

ZEIT	STIL	STRECKE	ANSTRENGUNG
0:00 – 3:00	Freistil / wechselnder Beinschlag	ca. 2 Runden	4 – 5
3:00 – 5:00	Freistil	ca. 2 Runden	6 – 7
5:00 – 5:45	Freistil	ca. 1 Runde	9
5:45 – 7:00	Freistil / wechselnder Beinschlag	ca. 1 Runde	6
7:00 – 7:45	Freistil	ca. 1 Runde	9
7:45 – 9:00	Freistil / wechselnder Beinschlag	ca. 1 Runde	6
9:00 – 9:45	Freistil	ca. 1 Runde	9
9:45 – 11:00	Freistil / wechselnder Beinschlag	ca. 1 Runde	6
11:00 – 11:30	Brust	ca. 1 Länge	8 – 9
11:30 – 13:00	Freistil	1 Runde + 1 Länge	8 – 9
13:00 – 15:00	Freistil / wechselnder Beinschlag	ca. 1 Runde	4 – 5

Springseil-Workout

Haben Sie schon mal bemerkt, dass Boxer oder Kampfsportler niemals auch nur ein Gramm Fett am Körper zu haben scheinen? Vielleicht liegt das an dem ganzen Seilspringen, das sie während des Trainings absolvieren. Seilspringen zwingt Ihren Körper dazu, hart zu arbeiten und Kalorien zu verbrennen. Dieses Intervall-Workout kombiniert Tempo und Springstil in schnellem Wechsel. Versuchen Sie, ungefähr fünf Zentimeter hoch zu springen – gerade genug, damit das Seil zwischen Ihren Füßen und dem Boden hindurchsausen kann. Halten Sie die Ellbogen beim Schwingen des Seils dicht am Körper und bleiben Sie immer auf den Fußballen.

FINDEN SIE IHR TEMPO

Die Kräftigung Ihrer Fußmuskulatur kann dazu beitragen, Verletzungen in Knöcheln, Hüften und Rücken zu vermeiden, wenn Sie sprinten oder seilspringen. Eine der besten Übungen ist das Aufheben von Murmeln. Setzen Sie sich auf einen Stuhl und verteilen Sie Murmeln vor sich auf dem Boden. Mit bloßen Füßen greifen Sie mit den Zehen so viele Murmeln wie möglich, heben das Bein an und lassen die Murmeln in einen Becher fallen. Wiederholen Sie das zwei- oder dreimal, dann ist der andere Fuß an der Reihe. Diese Übung stärkt das Fußgewölbe und verringert die Einwärtsdrehung. Um die Sprunggelenke zu kräftigen, balancieren Sie auf einem Bein, mit dem Sie auf einem Kissen oder einem Polster Ihres Sofas stehen. Machen Sie die Sache schwieriger, indem Sie Ihre Augen schließen oder einen Medizinball halten und ihn im Uhrzeigersinn und dann gegen den Uhrzeigersinn kreisen lassen. Um die Sehnen und Bänder an der Unterseite des Fußes zu stärken, heben Sie die Zehen vom Boden ab und gehen auf den Fußballen langsam herum. Machen Sie diese Übungen einige Monate lang zwei- oder dreimal in der Woche und Ihre Füße haben mehr Kraft und fühlen sich fantastisch an.

KAPITEL 10: 15-MINUTEN-KARDIO-INTERVALLTRAINING-WORKOUTS

Der Skipper

Wenn Ihnen dieses Springseil-HIIT-Workout zu anstrengend ist, arbeiten Sie sich heran, indem Sie das Tempo reduzieren oder es in zwei Teile splitten: Nach sechs Minuten absolvieren Sie 30 Sekunden lang schnelle Doppelsprünge, dann hören Sie auf und erholen sich etwa eine Minute, ehe Sie mit den beidfüßigen Sprüngen fortfahren.

ZEIT	SPRINGSTIL	TEMPO	ANSTRENGUNG
0:00–1:00	beidfüßiger Sprung	gemäßigt	5–6
1:00–1:30	einfüßiger Hüpfer	gemäßigt	7
1:30–2:30	beidfüßiger Sprung	gemäßigt	5–6
2:30–3:00	einfüßiger Hüpfer	gemäßigt	7
3:00–5:00	beidfüßiger Sprung	schnell	8–9
5:00–6:00	beidfüßiger Sprung	gemäßigt	5–6
6:00–7:30	Doppelsprung*	schnell	9–10
7:30–8:30	beidfüßiger Sprung	gemäßigt	5–6
8:30–10:30	Hampelmann**	gemäßigt bis schnell	8
10:30–11:30	beidfüßiger Sprung	gemäßigt	5–6
11:30–13:30	Durchlaufen***	gemäßigt bis schnell	8–9
13:30–15:00	beidfüßiger Sprung	gemäßigt	5–6

* Springen Sie hoch genug, um das Seil zweimal unter Ihren Füßen durchschlagen zu können, ehe Sie wieder landen.

** Springen Sie über das Seil und landen Sie in einem breiten Stand. Beim nächsten Sprung landen Sie mit geschlossenen Füßen.

*** Laufen Sie auf der Stelle, während Sie das Seil herumschwingen.

Kapitel 11:
Der 15-Minuten-Plan, Ihr Fett mit dem richtigen Essen zu bekämpfen

Gesundes Essen beginnt mit der Vorbereitung: den richtigen Zutaten, dem besten Werkzeug und leckeren Rezepten.
All das finden Sie in diesem Kapitel.

Im Großen und Ganzen

kann man sagen, dass in Bezug auf die Ernährung zu hohe Geschwindigkeit die Gesundheit beeinträchtigt. Es gibt aber dennoch Möglichkeiten, wie Sie sich schnell ernähren können, ohne gleich den nächsten Imbiss anzusteuern. In Kapitel 3 haben Sie die Methode des superschnellen Gewichtsverlusts genauer kennengelernt. Aber zu wissen, was man essen sollte, und das dann auf die Mahlzeiten anzuwenden, die Sie tatsächlich auf den Tisch bringen, das sind zwei verschiedene Paar Schuhe. Aus diesem Grund haben wir das folgende Kapitel, wie Sie Fett mit Essen bekämpfen, eingefügt – Sie werden erfahren, was Sie essen sollten und wie. Mit den richtigen Gerätschaften, einer ordentlichen Arbeitsfläche und – natürlich – Essensplänen werden Sie Ihrem Erfolg schnell ein ganzes Stück näher kommen.

Der 15-Minuten-Plan für das richtige Essen

Der superschnelle Küchen-Rundumschlag

Für die meisten Männer, bei denen ein Termin den anderen jagt, ist Zeit ein höchst kostbares Gut. Um die Gerichte in diesem Kapitel blitzschnell zubereiten zu können, brauchen Sie Ordnung in Ihrer Küche. Das bedeutet, dass Sie die richtigen Werkzeuge am richtigen Platz aufbewahren. Dies ist eine zweistufige 15-Minuten-Generalüberholung für Ihre Küche. Danach sind Sie in der Lage, eine gesunde Mahlzeit in weniger Zeit zuzubereiten, als es dauern würde, den Pizzadienst anzurufen.

Ein sauberes Haus

Der erste Schritt dieses Rundumschlags umfasst ein gründliches Ausmisten von Kühlschrank, Speisekammer und Küchenschränken. Gehen Sie dabei bitte unbedingt konsequent vor und sortieren Sie bestimmte Lebensmittel aus, selbst wenn sie noch vollkommen in Ordnung sind, egal ob angebrochen oder nicht. Es geht darum, dass Sie alle Versuchungen loswerden. Denn wenn die Chips nicht mehr da sind, können Sie sie in einem Moment der Schwäche auch nicht aufessen. Nehmen Sie einen großen Beutel und packen Sie alle Süßigkeiten und Knabbereien hinein. Und los geht's! Sollten Sie es nicht ertragen können, auch die teuren Luxuspralinen wegzugeben, dann verstecken Sie sie wenigstens an einem weniger zugänglichen Ort. Oder besser noch: Legen Sie sie in eine blickdichte Dose, ehe Sie sie verstecken. Forschungsergebnisse weisen deutlich darauf hin, dass sowohl Männer als auch Frauen viel weniger Süßigkeiten essen, wenn sie diese nicht ständig vor Augen haben.

Sind Sie alle Schokoriegel und Plätzchen losgeworden? Gut. Dann kommen jetzt Weißbrot, weißer Reis und Nudeln an die Reihe und natürlich alle Fertiggerichte. Verbannen Sie schließlich die gesüßten Getränke aus Ihrer Wohnung. Alle haltbaren Lebensmittel können Sie übrigens auch spenden, zum Beispiel Ihrer örtlichen Tafel. Erkundigen Sie sich. Denken Sie immer daran: Was nicht da ist, können Sie auch nicht essen oder trinken. Aus den Augen, aus dem Sinn – und aus dem Bauch.

Machen Sie sich bereit

Okay, Ihr Beutel ist nun voll und die Küchenschränke leer, aber Sie haben von Ihren 15 Minuten noch immer fünf übrig. Kümmern Sie sich also um Ihr Werkzeug. Sie können schließlich keine schnellen Mahlzeiten zubereiten, wenn Sie allein zehn Minuten dafür brauchen, in der Kramschublade nach einem Messlöffel zu suchen. Nehmen Sie sich jetzt die Zeit, die folgenden Gegenstände auszugraben und sie direkt auf Ihrer Arbeitsfläche oder an einer leicht zugänglichen Stelle im Schrank zu platzieren. So haben Sie alles gleich griffbereit, wenn Sie es brauchen.

Schneidebretter: zum Schneiden von Gemüse, Früchten und auch Fleisch – Universalwerkzeuge für die Essenszubereitung.
Messer: Ohne wenigstens ein gutes Küchenmesser geht gar nichts. Achten Sie darauf, dass es scharf ist. Alle guten Köche wissen, dass stumpfe Messer gefährlich sind. Vervollständigen Sie Ihr Arsenal um ein Schälmesser und ein Messer mit gezahnter Klinge.
Messbecher und -löffel: Sie helfen, Portionen (und Pfunde) im Griff zu behalten.
Sieb: zum Putzen von Gemüse.
Reibe: natürlich für den Käse, aber auch für Ingwer und anderes.
Mixer / Universalküchenmaschine: zum Pürieren roher Zutaten für feine Suppen oder Soßen oder zum Hacken von Nüssen.
Topflappen: für den Umgang mit heißen Töpfen und Pfannen.
Kunststoff-Pfannenwender: Sie zerkratzen Ihre Pfannen mit Antihaftbeschichtung nicht.
Küchenzangen: ein Edelstahlmodell und eins mit hitzebeständigen Kunststofflaffen für die Antihaftpfannen.
Holzlöffel: zum Umrühren und Probieren.
Pfeffermühle: Es geht nichts über frisch gemahlenen Pfeffer, um ein Gericht aufzupeppen.

Ihre Grundnahrungsmittel:
Füllen Sie Kühlschrank und Speisekammer mit diesen gesunden Zutaten

HOCHWERTIGE PROTEINE	STÄRKEARME GEMÜSE*		NATÜRLICHE FETTE
Rindfleisch	Artischocken	Pilze	Avocados
Käse	Spargel	Zwiebeln	Butter
Eier	Chinakohl	Radieschen	Kokosnuss
Fisch	Brokkoli	Paprika	Sahne
Schweinefleisch	Rosenkohl	Salatkräuter	Nüsse und Kerne
Soja	Karotten	Spinat	Oliven, Olivenöl und Rapsöl
Geflügel	Blumenkohl	Tomaten	
Molke und Kasein	Sellerie	Rüben	Salatdressings (Vollfettstufe)
	Gurken	Zucchini	

Wenn Sie auf Kartoffeln, Erbsen und Mais verzichten, sind Sie mit jedem Gemüse auf der richtigen Seite.

Der 15-Minuten-Plan für das richtige Essen

15 leckere Anti-Fett-Gerichte, die Sie in weniger als 15 Minuten zubereiten können

Lassen Sie uns zunächst eins klarstellen: Die folgenden Rezepte werden Sie nicht gleich in einen Starkoch verwandeln. Aber sie werden Ihnen dabei helfen, sich gesünder zu ernähren und gleichzeitig auch noch abzunehmen. Außerdem müssen Sie nicht lange Stunden in der Küche verbringen. Ach, das Wichtigste nicht zu vergessen: Diese Gerichte schmecken einfach toll. Und das ist ein Versprechen.

Der Idee dieses Buches – Einfaches im Viertelstundentakt – entsprechend haben wir Rezepte für ausgesprochen nahrhafte Mahlzeiten zusammengestellt, die Sie in weniger als 15 Minuten zubereiten können. Probieren Sie's einfach mal.

Frühstück

GRÜNES OMELETT

- 2 große Eier
- 2 Eiweiß
- 1 EL Milch
- 1 TL Butter
- ¾ Becher* Babyspinat
- ¼ Becher fettreduzierter Cheddar, gerieben
- schwarzer Pfeffer, frisch gemahlen

- Die Eier mit der Milch in einer Schüssel schlagen.
- Die Butter bei mittlerer Hitze in einer Pfanne schmelzen. Die Eier hinzufügen und anbraten, bis das Ei zu stocken beginnt.
- Den Spinat und den Käse oben auf die Eimasse geben. Eine Minute lang braten, dann mit einem Pfannenwender zusammenklappen.
- Weiterbraten, bis das ganze Ei gestockt ist.
- Mit Salz und Pfeffer würzen und servieren.

Ergibt eine Portion.

Pro Portion: 260 Kalorien, 25 g Eiweiß, 5 g Kohlenhydrate, 15 g Fett (davon die Hälfte gesättigte Fettsäuren), 1 g Ballaststoffe

SUPERSCHNELLER HUNGERSTOPP

- ¼ Becher* Hüttenkäse
- ½ Becher frische Blaubeeren
- 1 EL Walnuss, zerhackt

- Zutaten in einer Schüssel vermischen.

Ergibt eine Portion.

Pro Portion: 200 Kalorien, 10 g Eiweiß, 15 g Kohlenhydrate, gut 10 g Fett (davon ein Viertel gesättigte Fettsäuren), 3 g Ballaststoffe

MIKROWELLEN-HAFERBREI

- 1 Becher* Haferflocken
- 1 Becher fettreduzierte Milch
- ½ Becher TK-Erdbeeren
- 1 Prise Salz
- 1 Prise Zimt
- 1 TL Zucker (optional)
- 1 EL (gehäuft) Molkepulver Vanille

- Die Haferflocken mit der Milch in einer mikrowellenbeständigen Schüssel verrühren.
- Eine Minute in der Mikrowelle erhitzen, umrühren und eine weitere Minute erhitzen.
- Eine Minute abkühlen lassen, dann die restlichen Zutaten untermischen.

Ergibt eine Portion.

Pro Portion: knapp 600 Kalorien, 45 g Eiweiß, 80 g Kohlenhydrate, gut 10 g Fett (davon fast die Hälfte gesättigte Fettsäuren), 10 g Ballaststoffe

EIWEISS MACHT DAS MAHL AUS

Jede Mahlzeit eiweißreich zu gestalten trägt dazu bei, fettarme Muskelmasse aufzubauen und zu erhalten. Muskeln verbrennen nämlich mehr Kalorien als Fett, und das selbst in Ruhezeiten. Visieren Sie ungefähr 30 Gramm Eiweiß pro Mahlzeit an. Das entspricht etwa einem Becher fettreduziertem Hüttenkäse oder einem Viertel Pfund Hähnchenbrust.

---

* Diese Angabe bezieht sich immer auf einen haushaltsüblichen 250-Milliliter-Becher. Und mit einem Becher sind Sie einfach schneller als mit einer Waage.

Der 15-Minuten-Plan für das richtige Essen

ZEHN WEGE ZU DEN BALLASTSTOFFEN

Jeden Tag mindestens 30 Gramm Ballaststoffe empfiehlt die Deutsche Gesellschaft für Ernährung. Aber nur wenige von uns konsumieren so viel. Um mehr von diesem sättigenden, den Choresterinspiegel senkenden und den Stoffwechsel anheizenden Zeug zu bekommen, sollten Sie einmal die folgenden Tricks versuchen:

1. Mischen Sie Kichererbsen unter Ihren Salat. Schon ein halber Becher liefert sechs Gramm Ballaststoffe.

2. Peppen Sie Ihr Naturjoghurt mit einer Handvoll Beeren auf. Das bringt Ihnen ungefähr vier Gramm Ballaststoffe.

3. Essen Sie die Schale Ihrer nächsten gebackenen Kartoffel mit. Macht zwei Gramm Ballaststoffe extra.

4. Fügen Sie zu Ihrer Salsa Ballaststoffe in Form von Kidneybohnen hinzu.

Mittagessen / Snacks

EIN HAUCH ITALIEN

- 2 Scheiben Knäckebrot
- 4 dünne Scheiben roher Schinken
- 6 Blätter Basilikum
- 2 Scheiben Tomate
- 2 Scheiben Mozzarella
- 1 TL Olivenöl, kalt gepresst
  schwarzer Pfeffer, grob zerstoßen

- Jede Knäckebrotscheibe mit Schinken, Basilikum, Tomate und Mozzarella belegen.
- Etwas Olivenöl darüberträufeln und mit Pfeffer bestreuen.

Ergibt eine Portion.

Pro Portion: gut 400 Kalorien, 25 g Eiweiß, 15 g Kohlenhydrate, gut 25 g Fett (davon 20 % gesättigte Fettsäuren), 3 g Ballaststoffe

PIKANTES THUNFISCH-SANDWICH

- 2 EL Mayonnaise
- ¼ TL Wasabi-Paste
- 1 Dose (125 g) Thunfisch
- 4 Scheiben Vollkornbrot
- 2 dünne Scheiben rote Zwiebel
- 2 dünne Ringe rote Paprika
- ½ Becher* Avocadoscheiben
- ¼ Becher eingelegter Ingwer in Scheiben
- 4 Blätter Römersalat

- In einer kleinen Schale Mayonnaise und Wasabi-Paste miteinander verrühren. Thunfisch mit einer Gabel zerdrücken und unterheben.
- Zwei Scheiben Brot mit der Thunfisch-Mayonnaise bestreichen.
- Mit den restlichen Zutaten garnieren (obenauf kommen die Salatblätter) und mit den beiden anderen Brotscheiben bedecken.

Ergibt zwei Portionen.

Pro Portion: gut 310 Kalorien, gut 20 g Eiweiß, 35 g Kohlenhydrate, 10 g Fett (davon knapp ein Viertel gesättigte Fettsäuren), 7 g Ballaststoffe

PITA-PIZZA

- ¼ Becher* cremige Salsa
- 1 Vollkornpita
- ¼ Becher Kochschinken, gewürfelt
- ¼ Becher Mozzarella, gewürfelt

- Mit einem Löffel die Salsa auf der Pita verstreichen.
- Schinken und Mozzarella darüber verteilen.
- Kurz in die Mikrowelle, bis der Käse schmilzt.

Ergibt eine Portion.

Pro Portion: 360 Kalorien, fast 25 g Eiweiß, 40 g Kohlenhydrate, 15 g Fett (davon gut ein Drittel gesättigte Fettsäuren), 5 g Ballaststoffe

---

* Diese Angabe bezieht sich immer auf einen haushaltsüblichen 250-Milliliter-Becher. Und mit einem Becher sind Sie einfach schneller als mit einer Waage.

KAPITEL 11

Smoothies

GEFÜLLTER CHAMPIGNON

- 1 großer Champignon-Hut
- 1 EL Tomatensoße
- ½ Becher* Mozzarella, gewürfelt
- 5 dünne Scheiben Salami

- Den Backofen auf 200 Grad vorheizen.
- Den Pilzstiel entfernen sowie einen Teil der Lamellen, um mehr Platz für die Füllung zu schaffen.
- Den Pilz mit der Oberseite auf ein eingefettetes Backblech setzen und vier Minuten lang backen, um ihm etwas Feuchtigkeit zu entziehen.
- Den Champignon mit Soße, Mozzarella und Salami füllen.
- Weitere zehn Minuten backen (oder bis der Käse geschmolzen ist).

Ergibt eine Portion.

Pro Portion: etwas über 230 Kalorien, gut 10 g Eiweiß, 20 g Kohlenhydrate, 15 g Fett (davon mehr als ein Drittel gesättigte Fettsäuren), gut 2 g Ballaststoffe

POWER-PUNSCH

- 1 Beutel grüner Tee
- 1 TL Honig
- 1½ Becher* TK-Blaubeeren
- ½ Banane
- ¾ Becher Sojamilch Vanille

- Einen Becher Tee zubereiten und den Honig einrühren.
- Abkühlen lassen. Fünf Teelöffel Tee mit den Blaubeeren, der Banane und der Milch in einen Mixer geben.
- Cremig pürieren.

Ergibt zwei Portionen.

Pro Portion: 150 Kalorien, 5 g Eiweiß, 30 g Kohlenhydrate, 1 g Fett (davon 0 g gesättigte Fettsäuren), 3 g Ballaststoffe

FRÜCHTE-DAIQUIRI

- ½ Becher* Milch (1 % Fett)
- 2 EL Naturjoghurt, mager
- ¼ Becher Orangensaftkonzentrat, gefroren
- ½ Banane
- ¼ Becher Erdbeeren
- ½ Becher Mango, gewürfelt
- 2 TL Molkepulver Vanille
- 3 Eiswürfel

- Die Zutaten im Mixer pürieren.

Ergibt zwei Portionen.

Pro Portion: gut 150 Kalorien, knapp 10 g Eiweiß, 30 g Kohlenhydrate, 1 g Fett (davon die Hälfte gesättigte Fettsäuren), 2 g Ballaststoffe

---

5. Naschen Sie eine Handvoll Mandeln, Erdnüsse oder Sonnenblumenkerne. Das bringt zusätzliche zwei bis vier Gramm Ballaststoffe.

6. Beißen Sie in einen Apfel, streichen Sie Mandelbutter auf die Bissstelle und beißen Sie wieder ab.

7. Geben Sie Linsen in Ihre Suppen. Ein Viertel Becher dieser kleinen Hülsenfrüchte enthält ganze elf Gramm an Ballaststoffen.

8. Knabbern Sie zwei Becher fettreduziertes Popcorn, um zwei Gramm Ballaststoffe aufzunehmen.

9. Geben Sie eine ganze Orange in den Mixer, um Ihrem Morgen-Smoothie Geschmack zu verleihen. (Schälen Sie sie aber zuerst.) Eine Orange hat fast drei Gramm Ballaststoffe mehr als der gehaltvollste Orangensaft mit Fruchtfleisch.

10. Peppen Sie Ihr Pesto mit einem halben Becher kleingehacktem TK-Spinat auf. Der Spinat wird den Geschmack des Pestos annehmen und die Ballaststoff-Anzeige um mehr als zwei Gramm ansteigen lassen.

Der 15-Minuten-Plan für das richtige Essen

Abendessen

CORNED BEEF UND KOHL

Das Gericht kocht eine Stunde bei mittlerer Hitze, währenddessen Sie anderes erledigen können. Die Vorbereitung dauert weniger als 15 Minuten.

- 8 kleine rote Kartoffeln mit Schale
- 4 mittelgroße Karotten, halbiert
- 3 Knoblauchzehen
- 1 EL brauner Zucker
- 1 Lorbeerblatt
- 3 Pfd. Corned Beef
- 3 Becher* Wasser
- 1 Flasche Guinness
- 1 mittelgroßer Weißkohl, geviertelt

- Kartoffeln, Karotten, Kohl, Knoblauch, Zucker, das Lorbeerblatt in einen Topf geben.
- Das Corned Beef im Stück auf das Gemüse legen und mit Wasser und Bier übergießen.
- Den Topf schließen. Bei mittlerer Hitze eine Stunde köcheln lassen.
- Das Fleisch mit dem Gemüse auf einer Servierplatte anrichten.
- Das Lorbeerblatt entfernen. Mit Senf und Meerrettich servieren.

Ergibt acht Portionen.

Pro Portion: 350 Kalorien, 20 g Eiweiß, 25 g Kohlenhydrate, 15 g Fett (davon gut ein Drittel gesättigte Fettsäuren), 4 g Ballaststoffe

LAMMFRIKADELLE MIT KÄSEFÜLLUNG

- 500 g Lammhack
- 125 g geräucherter Mozzarella
- 4 große Blätter Römersalat
- Pfeffer und Salz zum Abschmecken

- Den Mozzarella vierteln.
- Aus dem Hackfleisch vier Scheiben formen und je ein Käsestück darin einwickeln.
- Von jeder Seite bei großer Hitze vier Minuten lang braten.
- Je ein Salatblatt um die Frikadellen wickeln und servieren.

Ergibt vier Portionen.

Pro Portion: 400 Kalorien, 25 g Eiweiß, 2 g Kohlenhydrate, 30 g Fett (davon die Hälfte gesättigte Fettsäuren), 1 g Ballaststoffe

THUNFISCHSPIESSE MIT ASIATISCHER SOSSE

Für die Soße (im Voraus zubereiten)

- ¼ Becher* natriumarme Sojasoße
- ½ Becher Hoisin-Soße
- ½ TL Sesamöl
- ½ TL Zucker
- 2 Knoblauchzehen, zerhackt
- 1 TL frischer Ingwer, zerhackt

- Alle Zutaten in einem Topf bei mittlerer Hitze kochen.
- Abkühlen lassen. Abgedeckt bis zu zwei Wochen im Kühlschrank aufbewahren.

Für die Spieße

- 1 Pfd. Thunfischsteak
- 12 weiße Champignons
- 12 Cherry-Tomaten
- 6 Frühlingszwiebeln, in Stücke geschnitten
- 4 Holzspieße

- Die Spieße 30 Minuten in Wasser legen.
- Den Thunfisch in Würfel schneiden.
- Alle Zutaten abwechselnd auf die Spieße stecken.
- Mit der Soße einstreichen. Sechs Minuten braten, dabei einmal umdrehen. Nach zwei Minuten mit der restlichen Soße bestreichen.

Ergibt vier Portionen.

Pro Portion: 220 Kalorien, 30 g Eiweiß, 15 g Kohlenhydrate, 5 g Fett (davon 10 % gesättigte Fettsäuren), 2 g Ballaststoffe

KAPITEL 11

RATATOUILLE

- 1 mittelgroße Aubergine, in kleine Stücke geschnitten
- 1 große Zucchini, in kleine Stücke geschnitten
- 1 rote Zwiebel, klein geschnitten
- 1 rote Paprika, in ca. fünf Zentimeter große Stücke geschnitten
- 1 gelbe Paprika, in ca. fünf Zentimeter große Stücke geschnitten
- ½ mittelgroße Fenchelknolle, in dünne Scheiben geschnitten
- 1 Dose (450 g) Tomaten, gewürfelt
- 1 EL Olivenöl
- 1½ TL Oregano
- ½ TL Meersalz
- ¼ TL schwarzer Pfeffer, frisch gemahlen

- Den Backofen auf 260 Grad vorheizen.
- Einen großen Bräter mit Öl einfetten.
- Aubergine, Zucchini, Zwiebel, Paprika, Fenchel und Tomaten im Bräter verteilen.
- Olivenöl, Oregano, Salz und Pfeffer darübergeben.
- 15 Minuten (oder bis das Gemüse gar ist) schmoren. Gelegentlich umrühren.

Ergibt vier Portionen.

Pro Portion: 130 Kalorien, knapp 4 g Eiweiß, 20 g Kohlenhydrate, 4 g Fett (davon ein Viertel gesättigte Fettsäuren), 7 g Ballaststoffe

DINNER-SALAT

Dieser Salat ist randvoll mit muskelaufbauendem Eiweiß und hochwertigen Kohlenhydraten; außerdem enthält er Fette, die Ihren Hunger stillen werden. Zusammen mit vom Grillen übrig gebliebenen Steaks ist der Dinner-Salat im Handumdrehen zubereitet.

- 500 g Steak, senkrecht zur Faser in dünne Scheiben geschnitten
- 2 Becher* Römersalat, klein geschnitten
- 1 Ei, hartgekocht und halbiert
- 6 Cherry-Tomaten, halbiert
- ¼ Avocado in Scheiben
- 1 EL Blauschimmelkäse, zerkrümelt
- 1 Becher Zuckerschoten, gedünstet und halbiert
- 1 EL Olivenöl, kalt gepresst
- 1 Streifen Bacon, gebraten

- Alle Zutaten in eine Schale geben und servieren.

Ergibt eine Portion.

Pro Portion: 650 Kalorien, 50 g Eiweiß, 30 g Kohlenhydrate, 35 g Fett (davon 15 g gesättigte Fettsäuren), 8 g Ballaststoffe

> **DIE GESUNDE OPTION:**
> *Verringern Sie Ihre Kalorienzufuhr, indem Sie die Hälfte dieses Salates mit einem Teller Suppe essen und den Rest für das nächste Mittagessen aufbewahren.*

ZITRONEN-ROSENKOHL

- 450 g TK-Rosenkohl
- 1 EL Butter
- 1 TL Olivenöl, kalt gepresst
- ½ TL Zitronenschale, gerieben (unbehandelt!)
- 1 TL Zitronensaft
- Salz und frisch gemahlener Pfeffer zum Abschmecken

- Den Rosenkohl mit ¼ Becher* Wasser in einen großen Topf geben. Aufkochen, dann die Hitze reduzieren und den Topf zudecken. Zehn Minuten (oder bis das Gemüse gar ist) köcheln lassen.
- In der Zwischenzeit die Butter in einem kleinen Pfännchen erhitzen, aber nicht ganz schmelzen.
- Olivenöl, Zitronenschale und Zitronensaft einrühren.
- Den Rosenkohl abgießen. Die Zitronenbutter darübergeben und mit Salz und Pfeffer abschmecken.

Ergibt vier Portionen.

Pro Portion: 190 Kalorien, 3 g Eiweiß, 8 g Kohlenhydrate, gut 15 g Fett (davon die Hälfte gesättigte Fettsäuren), 3 g Ballaststoffe

WIEDERAUFLADEN MIT MILCH

Milch ist der neue Drink nach dem Workout. Sie hilft beim Fettverbrennen. Einer Studie in der Zeitschrift *Medicine and Science in Sports and Exercise* zufolge haben Probanden, die nach dem Training fettarme Milch tranken, in zwölf Wochen 3,5 Pfund Fett verloren. Die Probanden hingegen, die stattdessen Sportgetränke zu sich nahmen, haben sogar noch an Gewicht zugelegt. Das in der Milch enthaltene Eiweiß verbessert die Fähigkeit des Körpers, Kalorien zu verbrennen und Muskeln aufzubauen.

---

* *Diese Angabe bezieht sich immer auf einen haushaltsüblichen 250-Milliliter-Becher. Und mit einem Becher sind Sie einfach schneller als mit einer Waage.*

Kapitel 12:
15-Minuten-Workouts mit Tools

Mit Bällen, Stangen, Bändern und Kettlebells machen Workouts Spaß und bieten Ihrem Körper neue Herausforderungen im Training.

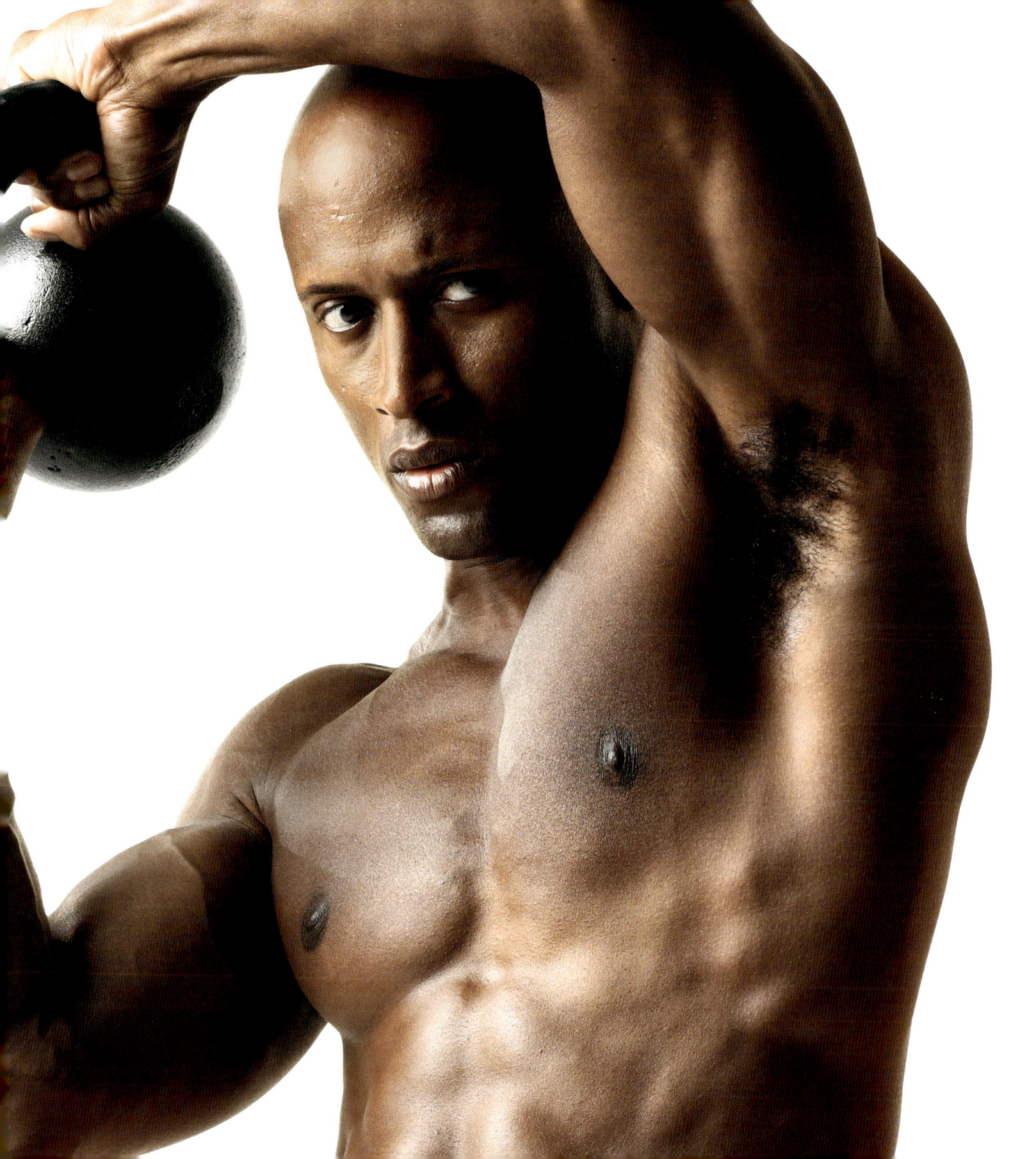

Superschnelle Workouts mit Tools

Ich liebe Geräte. Bälle, Bänder, Schaumstoffrollen und Kettlebells geben erst die richtige Würze. Sie können sie einsetzen, um Ihrer üblichen Trainingsroutine etwas Pep zu verleihen, oder Sie können auch ein ganzes Workout mit ihnen zusammenstellen. Wenn Sie es bisher vermieden haben, neue Geräte zu verwenden, und sich mit den altbewährten Lang- und Kurzhanteln zufriedengegeben haben, dann erweitern Sie doch jetzt Ihren Horizont. Das Schöne an Fitnessbändern, Kettlebells und Gymnastikbällen ist es, dass jeder einzelne dieser Gegenstände Sie dazu bringt, Ihre Muskeln auf neue Weise zu trainieren und dabei neue Muskelfasern anzusprechen und Ihre Kraft und Fitness auf ein höheres Niveau zu heben. Und das ist letzten Endes doch der Grund gewesen, weshalb all diese Sachen überhaupt erfunden wurden.

Beginnen Sie mit den Grundlagen ...

In diesem Kapitel finden Sie 44 Übungen mit vier verschiedenen Sportgeräten. Workouts mit Equipment, vor allem mit der Kettlebell, können ein wenig härter sein als Ihr gewohntes Krafttraining. Wenn Sie Ihr Fitnesstraining gerade erst beginnen, tasten Sie sich besser langsam heran. Auf der anderen Seite sind diese Workouts eine ausgezeichnete Option für alte Hasen, die ein Plateau erreicht haben. Schnappen Sie sich also Ihre Ausrüstung und auf geht's.

Im Überblick: Ihr 15-Minuten-Spezial-Workout-Plan

Seite 254
Kettlebell-Workout (1)
Pass um den Körper
Swing
Kreuzheben
Halo

Seite 258
Kettlebell-Workout (2)
Split-Kniebeuge mit Kettlebell-Pass
Acht
Halbes Aufstehen
Reißen, Ziehen und Schulterdrücken mit Beinunterstützung

Seite 262
Fitnessband-Workout (1)
Liegestütz mit Widerstand
Kniebeuge mit Kick zur Seite
Rudern im Sitzen
Frosch

Seite 266
Fitnessband-Workout (2)
Kniebeuge
Umgekehrter Fly in Schrittstellung
Crunch mit Widerstand
Schritte zur Seite

Seite 270
Medizinball-Workout (1)
Beidhändiges Holzhacken
Step-up und Strecken
Große Kreise
Kniebeuge und Drücken
Russische Drehung im Stehen
Kreis-Crunches
Sit-up

Seite 276
Medizinball-Workout (2)
Auf- und untergehende Sonne
Ausfallschritt im Gehen
Crunch zu den Zehen
Wurf auf der Schrägbank
Koffer-Crunch
Ausgrabung
Raupe

Seite 280
Gymnastikball-Workout (1)
Roll-out
Schranke
Skiläufer
Scitheben im Liegen
Negativer Liegestütz
Bein-Curl
Gestreckter Ausfallschritt

Seite 286
Gymnastikball-Workout (2)
Crunch mit Versetzen der Füße
Laufen mit den Händen
Beinheben
Ruder-Kombination
Pflug
Einbeinige Balancebrücke
Radfahren und Balancieren

KEIN WORKOUT VERPASSEN

Beruflich unterwegs zu sein kann einen Trainingsplan ganz schön durcheinanderbringen, selbst wenn Sie in einem Hotel mit einem Fitnessraum abgestiegen sind. Manchmal ist es einfach zu viel Aufwand, sich dorthin zu begeben. Fitnessbänder, die in jeden Koffer passen, unterbinden diese faule Ausrede. Auch Schlingentrainingssysteme wie der TRX sind leicht zu transportieren. Der TRX besteht aus zwei Nylonbändern mit einer festen Schlaufe an einem Ende. Das andere Ende befestigen Sie an einem unbeweglichen Gegenstand wie etwa einem Türrahmen und schon können Sie verschiedene Körpergewichtsübungen ausführen: Dips, Klimmzüge, Trizepsdrücken, Schulterstrecken und viele andere.

Kettlebell-Workout (1)

Bringen Sie Ihren Stoffwechsel mit Kettlebells in Schwung. Ein Training mit diesen kanonenkugelartigen Gewichten verbrennt wirklich Kalorien. Forscher der amerikanischen University of Wisconsin haben herausgefunden, dass das Schwingen einer Kettlebell (eine Bewegung, bei der Sie einfach eine Kniebeuge machen und dabei die Hantel schwingen wie etwa in der Übung auf Seite 256) 20 Kalorien pro Minute verbrennt. Das ist mehr als beim Spinning, Rudern, Schwimmen oder auf dem Crosstrainer und dem Stepper! Die beiden 15-Minuten-Kettlebell-Workouts bewirken einen Kalorienverbrauch von annähernd 300 Kalorien, und zwar jedes. Und das ist noch nicht alles. Wenn Sie auch die Auswirkungen auf den Muskelaufbau und das Nachbrennen (betrifft die Kalorien, die Sie in der Ruhephase nach dem Training verbrennen) berücksichtigen, schnellt der Gesamtkraftaufwand ohne Weiteres um 50 Prozent in die Höhe.

Anatomie einer Kettlebell

Die modellierende Kraft der Kettlebell ergibt sich aus ihrer einzigartigen Form. Das Gewicht ist asymmetrisch verteilt, sodass Ihre Muskeln härter arbeiten müssen, um es zu bewegen und auszubalancieren. Daher sollten Sie mit einem leichten Gewicht beginnen, bis Sie mit der sperrigen Form zurechtkommen und die Übungen sauber ausführen können.

GRIFF: Bei den meisten Übungen fassen Sie den Griff, sodass Sie die Hantel schwingen und von Hand zu Hand weiterreichen können.

HÖRNER: Die seitlichen Teile des Griffs nennt man Hörner. Bei einigen Übungen, insbesondere wenn Sie die Kettlebell verkehrt herum halten, fassen Sie sie an diesen Stellen.

KUGEL: Sie ist der Hauptteil des Gewichts und an der Unterseite abgeflacht.

KAPITEL 12: 15-MINUTEN-WORKOUTS MIT TOOLS

UND SO GEHT'S:

Absolvieren Sie diese Übungen nacheinander ohne Zwischenpause. Erholen Sie sich am Ende 60 Sekunden lang. Dann wiederholen Sie den Zirkel noch zweimal.

Pass um den Körper

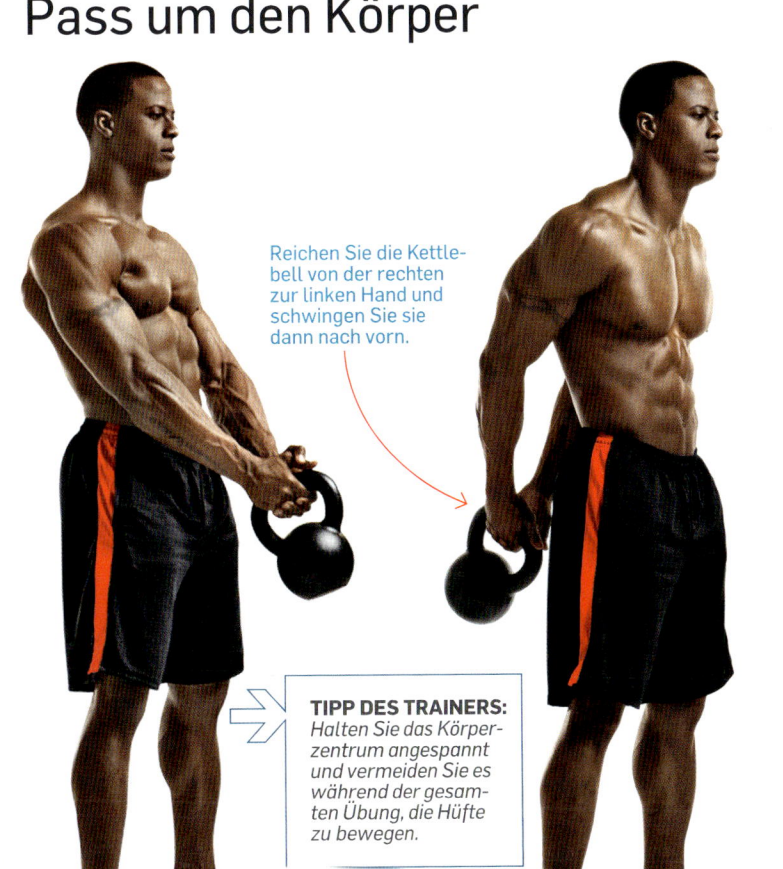

Reichen Sie die Kettlebell von der rechten zur linken Hand und schwingen Sie sie dann nach vorn.

TIPP DES TRAINERS: *Halten Sie das Körperzentrum angespannt und vermeiden Sie es während der gesamten Übung, die Hüfte zu bewegen.*

A
- Stellen Sie sich hüftbreit hin und halten Sie eine Kettlebell vor dem Körper.

WIEDERHOLUNGEN: zehn, dann wechseln Sie die Richtung und wiederholen die Übung ohne Zwischenpause.

B
- Übergeben Sie die Kettlebell an Ihre rechte Hand und führen Sie beide Arme hinter den Rücken. Greifen Sie jetzt die Hantel mit der linken Hand und bringen Sie sie wieder nach vorn. Das ist eine Wiederholung.

MACHEN SIE, WAS IHNEN GEFÄLLT

Die Quintessenz für lebenslange Fitness: Finden Sie heraus, was Ihnen wirklich Spaß macht und was Sie in Schwung bringt. Probieren Sie so viele Kurse, Laufstrecken und Übungsgeräte wie möglich. Irgendwo zwischen Schwimmen und Spinning finden Sie sicher das Richtige. Wenn Sie Ihre Workouts mit Übungen wie diesen verbringen, werden Sie bestimmt eher Gründe dafür finden, noch häufiger zu trainieren, als Trainingszeiten zu schwänzen.

Kettlebell-Workout (1)

Swing

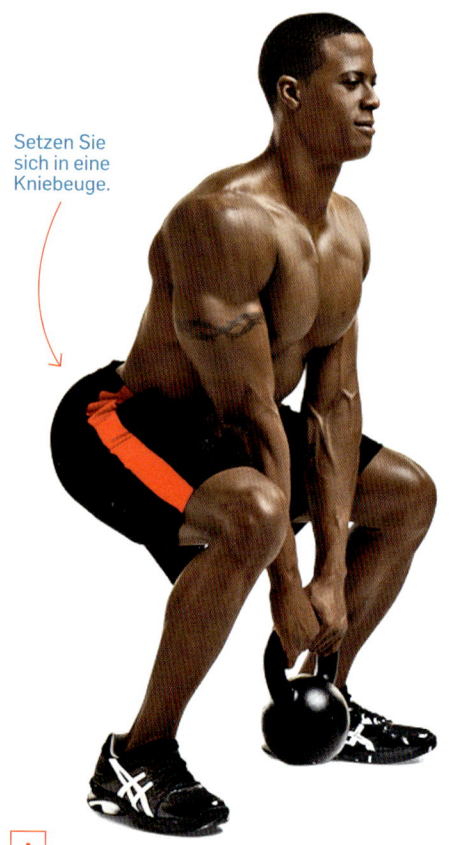

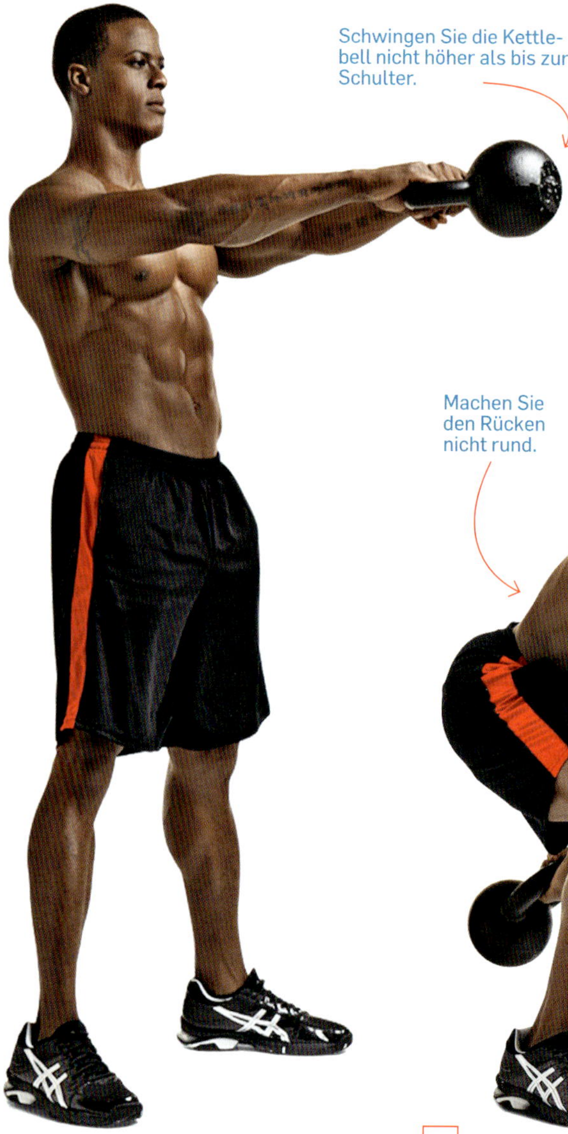

Schwingen Sie die Kettlebell nicht höher als bis zur Schulter.

TIPP DES TRAINERS:
Wenn Sie Rückenprobleme haben, führen Sie diese Übung ohne Gewicht aus.

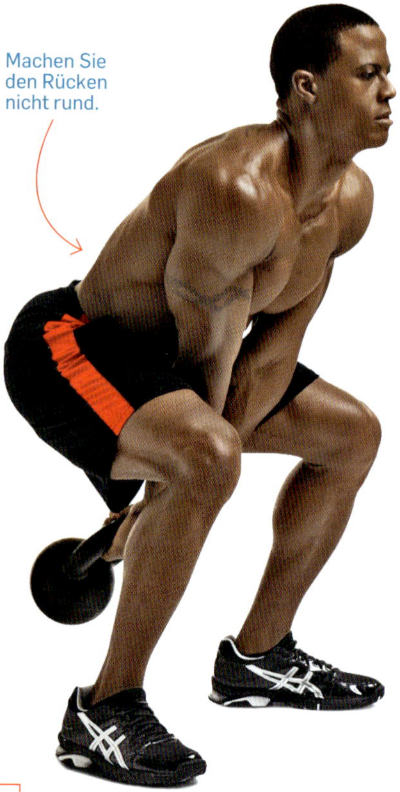

Setzen Sie sich in eine Kniebeuge.

Machen Sie den Rücken nicht rund.

A
- Fassen Sie eine Kettlebell mit beiden Händen. Stellen Sie sich etwas überhüftbreit hin.
- Gehen Sie in eine Kniebeuge. In der Endposition sind Ihre Oberschenkel fast parallel zum Boden.

WIEDERHOLUNGEN: 15 bis 20.

B
- Richten Sie sich sofort wieder auf und schwingen Sie die Hantel bis auf Schulterhöhe. Die Arme bleiben dabei gestreckt.

C
- Wenn die Hantel zurückzuschwingen beginnt, gehen Sie in eine Kniebeuge und führen sie zwischen den Beinen hindurch. Das ist eine Wiederholung.

KAPITEL 12: 15-MINUTEN-WORKOUTS MIT TOOLS

Kreuzheben

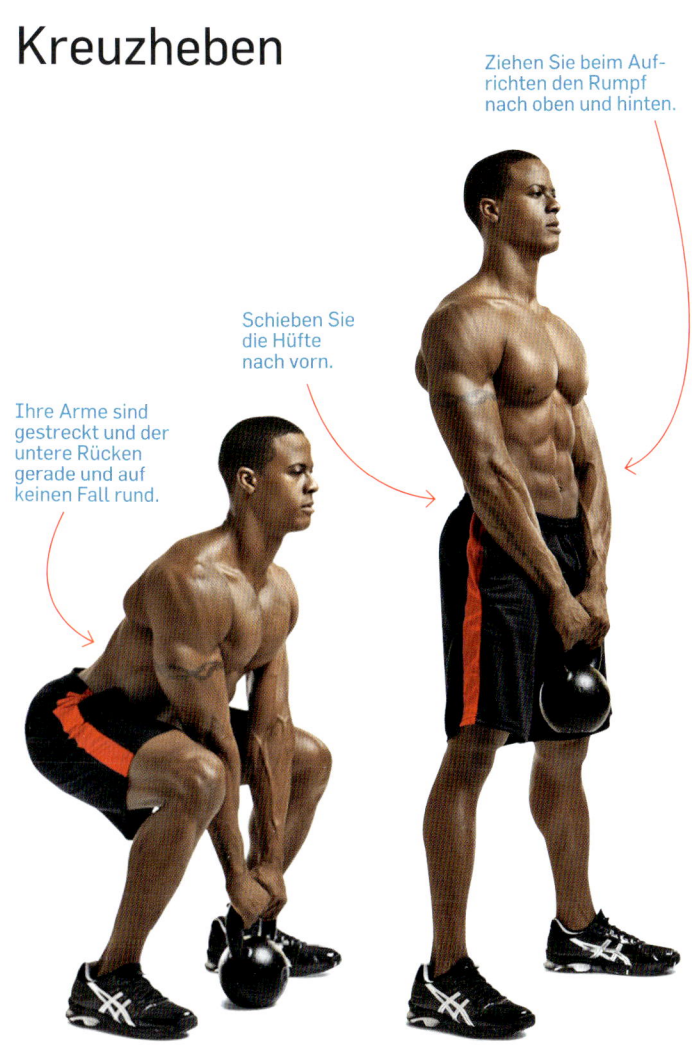

Ihre Arme sind gestreckt und der untere Rücken gerade und auf keinen Fall rund.

Schieben Sie die Hüfte nach vorn.

Ziehen Sie beim Aufrichten den Rumpf nach oben und hinten.

A
- Sie stehen hüftbreit, die Kettlebell liegt zwischen Ihren Füßen auf dem Boden.
- Gehen Sie in eine Kniebeuge und packen Sie den Griff der Hantel mit beiden Händen. Halten Sie den Rücken unbedingt gerade.

B
- Spannen Sie die Bauchmuskeln an, ziehen Sie das Gesäß zusammen und drücken Sie sich langsam aus den Fersen hoch. Halten Sie die Arme dabei gestreckt. Das ist eine Wiederholung.

WIEDERHOLUNGEN: zehn bis zwölf.

Halo

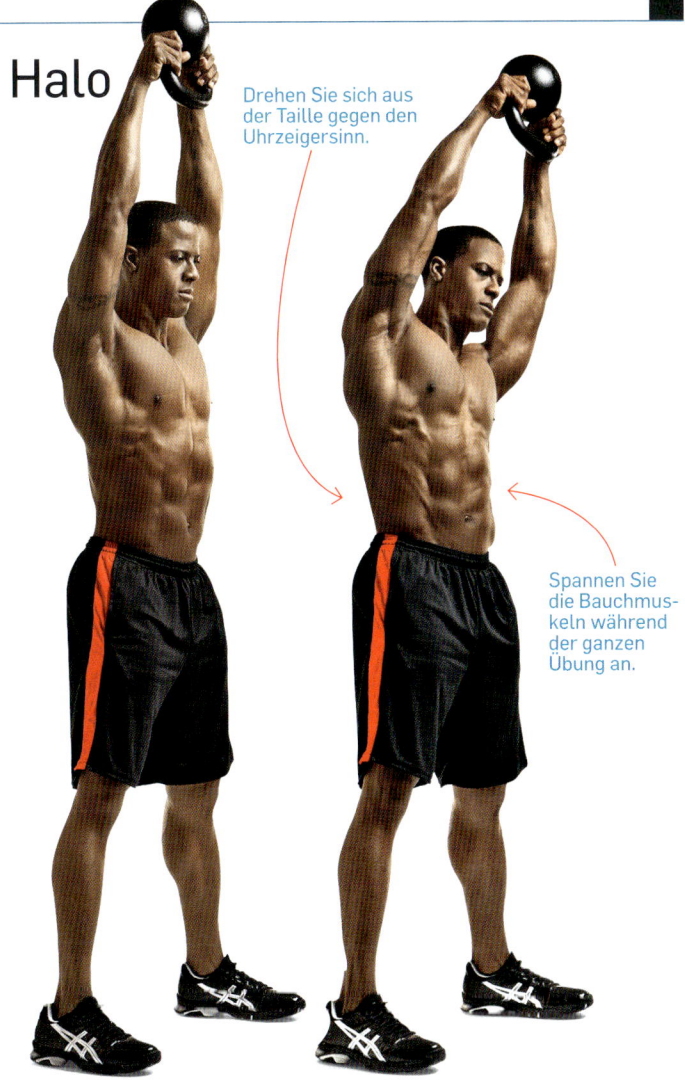

Drehen Sie sich aus der Taille gegen den Uhrzeigersinn.

Spannen Sie die Bauchmuskeln während der ganzen Übung an.

A
- Halten Sie die Kettlebell umgedreht mit beiden Händen an den Hörnern. Die Arme sind über den Kopf gestreckt.

WIEDERHOLUNGEN: Führen Sie sechs Kreise aus, dann wechseln Sie die Richtung.

B
- Halten Sie die Schultern unten, die Brust aufrecht und die Bauchmuskeln angespannt. Drehen Sie den Rumpf aus der Taille in einem Kreisbogen nach links.
- Die Hantel sollte einen kleinen Kreis über Ihrem Kopf beschreiben.

Kettlebell-Workout (2)

Hier sind vier weitere Kettlebell-Übungen, die sich den besonderen Griff und die Unausgewogenheit dieses Gewichts zunutze machen. Sie können diesen Zirkel mit Workout 1 im Wechsel ausführen, um das Training vielfältiger zu gestalten.

UND SO GEHT'S:
Absolvieren Sie diese Übungen direkt nacheinander ohne Zwischenpause. Erholen Sie sich am Ende eines Durchgangs für 60 Sekunden. Dann wiederholen Sie den Zirkel noch zweimal.

Split-Kniebeuge mit Kettlebell-Pass

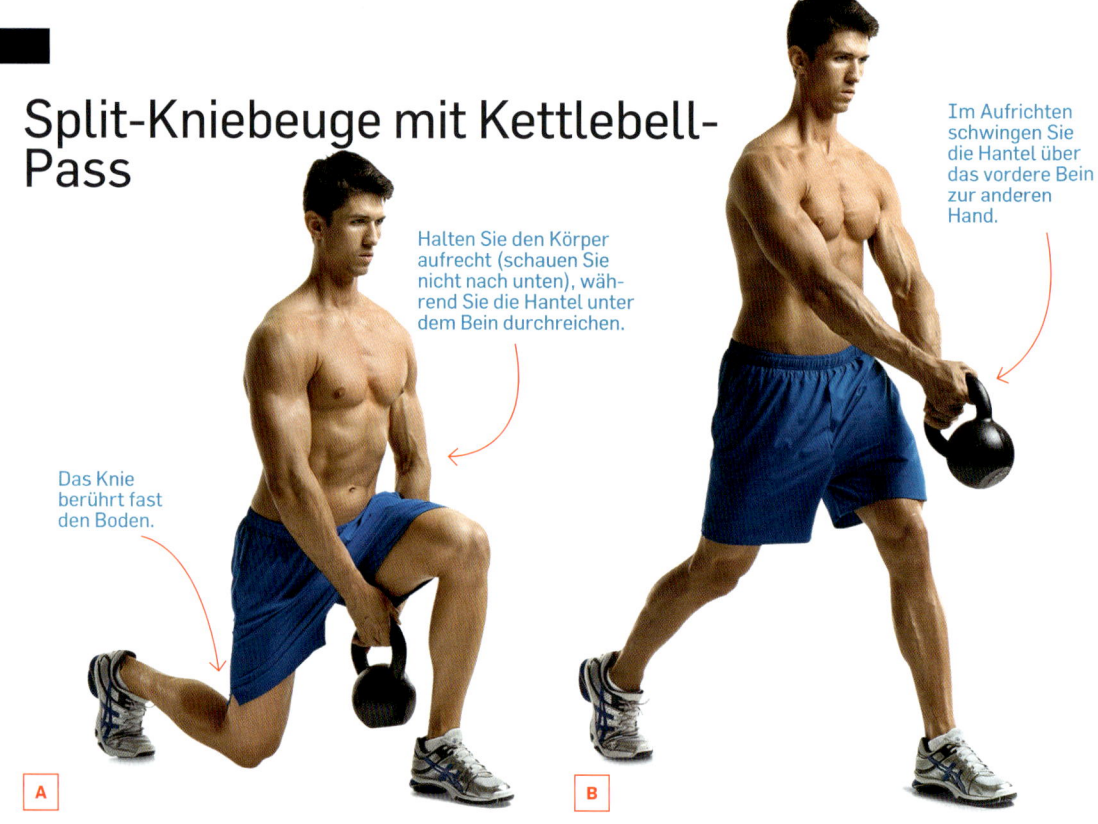

Das Knie berührt fast den Boden.

Halten Sie den Körper aufrecht (schauen Sie nicht nach unten), während Sie die Hantel unter dem Bein durchreichen.

Im Aufrichten schwingen Sie die Hantel über das vordere Bein zur anderen Hand.

A
- Halten Sie eine Kettlebell in der rechten Hand. Die Arme hängen gerade herunter. Der linke Fuß steht zwei bis drei Fußlängen vor dem rechten. Die Zehen zeigen gerade nach vorn, die hintere Ferse ist vom Boden abgehoben.
- Beugen Sie die Knie, senken Sie die Hüfte ab und nehmen Sie die Hantel unter dem Bein hindurch von der rechten in die linke Hand.

B
- Führen Sie das Gewicht mit der linken Hand über Ihr Bein zur rechten. Dabei strecken Sie die Beine.
- Machen Sie auf diese Weise acht Kreise im Uhrzeigersinn, dann wechseln Sie die Richtung und machen acht weitere Kreise.
- Anschließend wiederholen Sie die Übung mit dem rechten Bein vorn.

WIEDERHOLUNGEN: 16 unter jedem Bein. Wechseln Sie nach acht Wiederholungen die Richtung.

KAPITEL 12: 15-MINUTEN-WORKOUTS MIT TOOLS

Acht

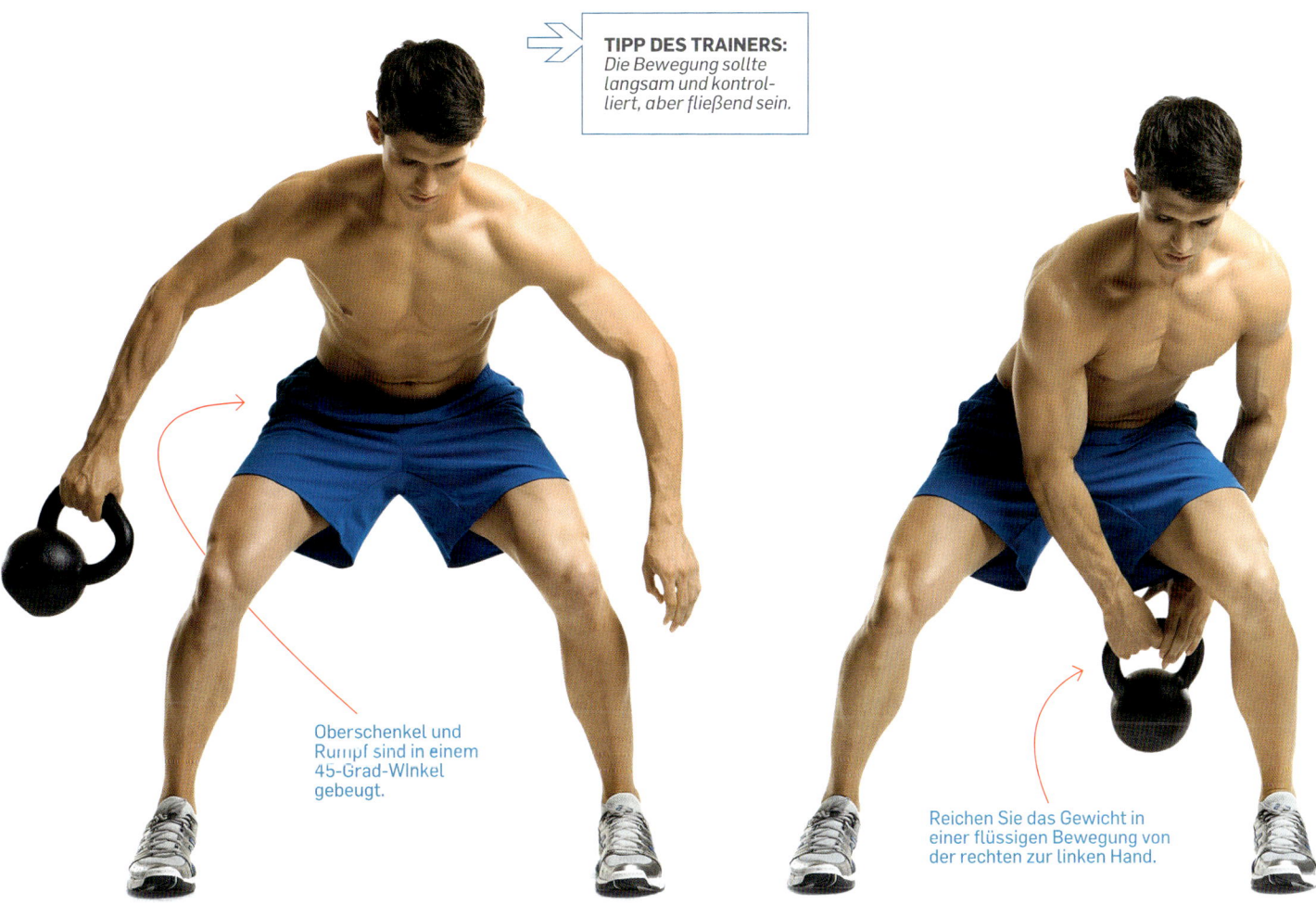

TIPP DES TRAINERS: *Die Bewegung sollte langsam und kontrolliert, aber fließend sein.*

Oberschenkel und Rumpf sind in einem 45-Grad-Winkel gebeugt.

Reichen Sie das Gewicht in einer flüssigen Bewegung von der rechten zur linken Hand.

A
- Stellen Sie sich überhüftbreit hin und gehen Sie in eine hohe Kniebeuge. Der Rücken ist gerade, die Brust aufgerichtet.
- Greifen Sie die Kettlebell mit der rechten Hand und schwingen Sie sie vor dem rechten Bein entlang, zwischen den Beinen hindurch hinter Ihr linkes Bein.

B
- Fassen Sie die Hantel mit der linken Hand und lassen Sie mit der rechten los. Schwingen Sie das Gewicht um Ihr linkes Bein und dann zwischen Ihren Beinen hindurch hinter die rechte Wade, wo Sie es wieder mit der rechten Hand übernehmen. Das ist eine Wiederholung.

WIEDERHOLUNGEN: zehn.

Kettlebell-Workout (2)

Halbes Aufstehen

A

- Legen Sie sich mit gestreckten Beinen rücklings auf den Boden.
- Halten Sie in der rechten Hand eine Kettlebell direkt über der Schulter.

B

- Beugen Sie das linke Knie, stellen Sie den Fuß auf und stützen Sie sich mit dem linken Arm ab. Halten Sie das Gewicht in einer Linie mit Ihrer Schulter und setzen Sie sich so weit auf, dass Ihr Rücken gerade ist.
- Kehren Sie die Bewegung um, zurück zur Ausgangsposition. Das ist eine Wiederholung.

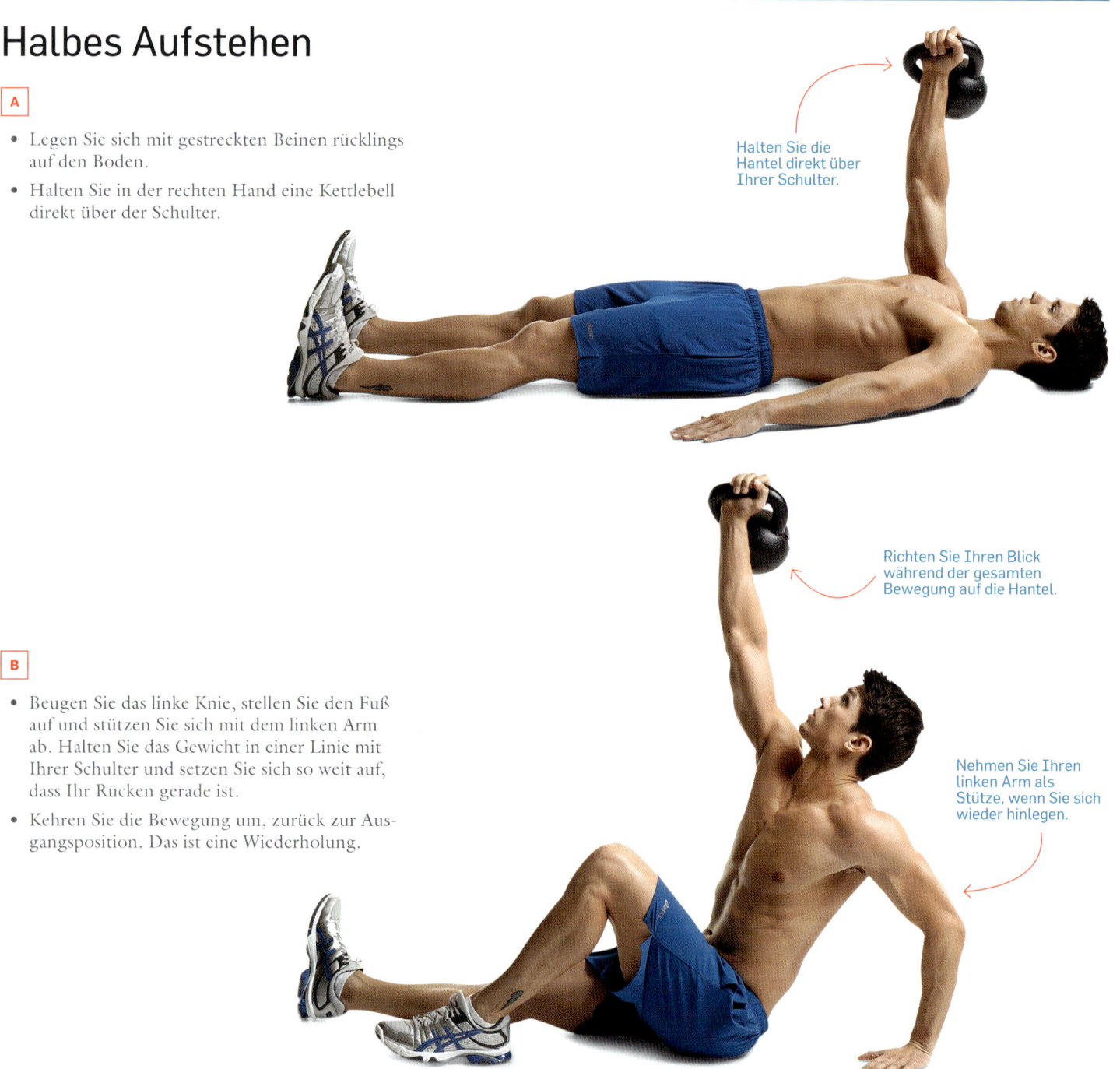

Halten Sie die Hantel direkt über Ihrer Schulter.

Richten Sie Ihren Blick während der gesamten Bewegung auf die Hantel.

Nehmen Sie Ihren linken Arm als Stütze, wenn Sie sich wieder hinlegen.

WIEDERHOLUNGEN: fünf, dann führen Sie die Übung auf der anderen Seite aus.

KAPITEL 12: 15-MINUTEN-WORKOUTS MIT TOOLS

Reißen, Ziehen und Schulterdrücken mit Beinunterstützung

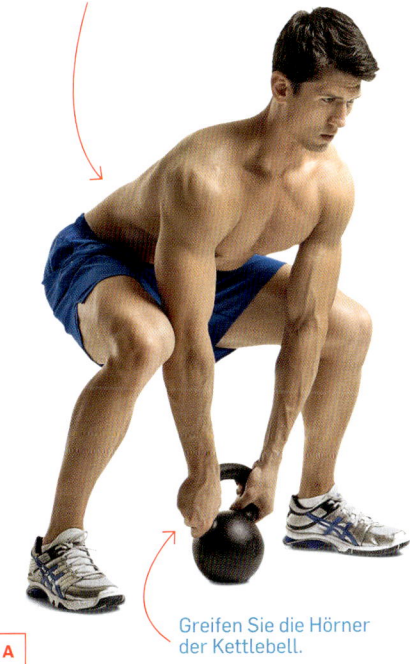

Schieben Sie die Hüfte nach hinten unten, um in die Position für das Reißen zu gelangen.

Greifen Sie die Hörner der Kettlebell.

A

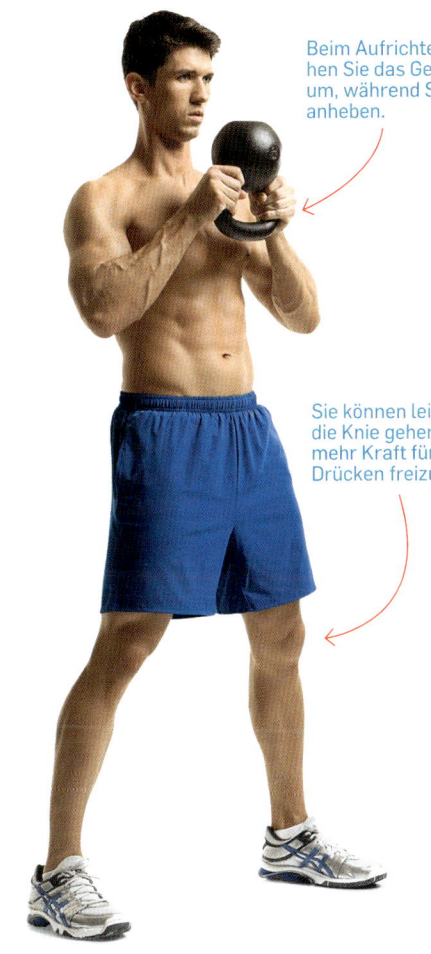

Beim Aufrichten drehen Sie das Gewicht um, während Sie es anheben.

Sie können leicht in die Knie gehen, um mehr Kraft für das Drücken freizusetzen.

B

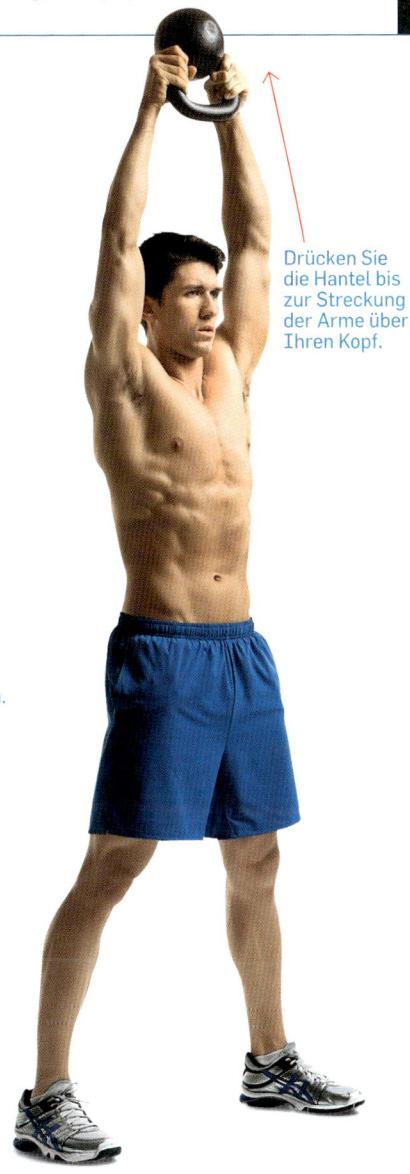

Drücken Sie die Hantel bis zur Streckung der Arme über Ihren Kopf.

C

- Greifen Sie eine Kettlebell und stellen Sie sich schulterbreit hin. Die Zehen zeigen um 45 Grad nach außen.
- Platzieren Sie die Hantel zwischen Ihren Füßen auf dem Boden.

- Richten Sie sich kraftvoll auf und beugen Sie Ihre Arme, um das Gewicht zur Brust zu heben.

- Drücken Sie die Hantel explosionsartig gerade über Ihren Kopf.
- Senken Sie das Gewicht zur Brust. Gehen Sie dann in eine Kniebeuge, um die Kettlebell mit dem Griff nach oben wieder auf den Boden zu setzen. Das ist eine Wiederholung.

WIEDERHOLUNGEN: zehn.

Fitnessband-Workout (1)

Es wäre einfach, Fitnessbänder oder Tubes als Workout-Geräte für Leichtgewichte abzutun. Aber nichts könnte falscher sein. Trotz ihrer bunten Farben und ihres geringen Gewichts beanspruchen Fitnessbänder mit einer konstanten Spannung. In einer kompletten Bandbreite von Bewegungen zielen sie auf Bereiche des Körpers, die mit freien Gewichten oftmals unbeachtet bleiben. Außerdem können Sie sowohl Bänder als auch Tubes in unterschiedlichen Zugstärken kaufen und so Ihr Training variieren. Das Ergebnis ist ein Power-Workout, das Sie überall absolvieren können.

Wenn Sie mit Bändern trainieren, werden Sie sich anfangs vielleicht etwas wackeliger als sonst fühlen. Das liegt daran, dass der Widerstand eines Bandes vom Anfang bis zum Ende einer Bewegung zunehmend größer wird, während bei freien Gewichten der Kraftaufwand in der Mitte der Hebebewegung am größten und sowohl zu Anfang als auch zum Ende geringer ist. Konzentrieren Sie sich darauf, Ihre Bewegungen langsam, fließend und kontrolliert auszuführen.

KAPITEL 12: 15-MINUTEN-WORKOUTS MIT TOOLS

UND SO GEHT'S:
Absolvieren Sie einen Satz von jeder Übung des Zirkels ohne Zwischenpause. Nach Beendigung der letzten Übung legen Sie 30 Sekunden Pause ein. Dann wiederholen Sie den ganzen Zirkel noch zweimal.

Liegestütz mit Widerstand

A
- Beginnen Sie in der Liegestütz-Position: Die Beine sind gerade nach hinten gestreckt und die Hände schulterbreit auseinander.
- Legen Sie ein Fitnessband straff gespannt über Ihre Schultern und klemmen Sie ein Ende unter jede Hand.

> **TIPP DES TRAINERS:** *Wenn Ihnen diese Übung zu leicht erscheint, nehmen Sie einfach zwei Bänder oder ein dickeres.*

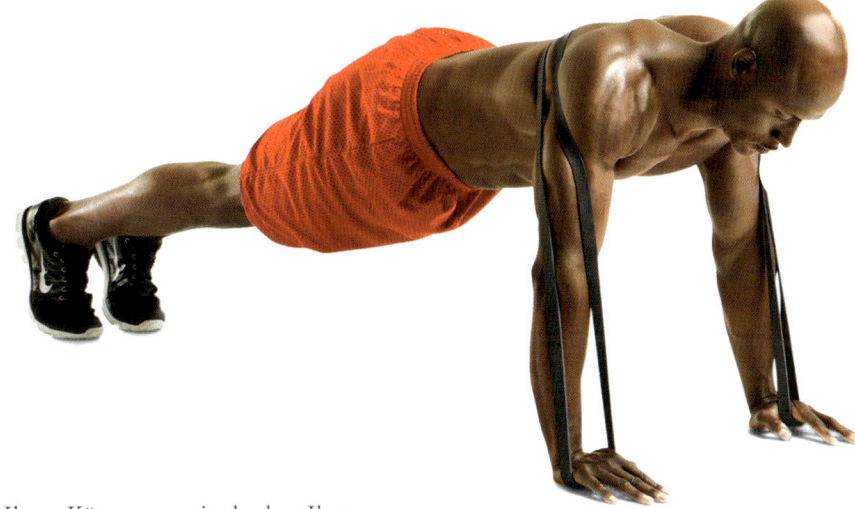

B
- Senken Sie Ihren Körper so weit ab, dass Ihre Oberarme parallel zum Boden stehen. Dann drücken Sie sich wieder in die Ausgangsposition. Das ist eine Wiederholung.

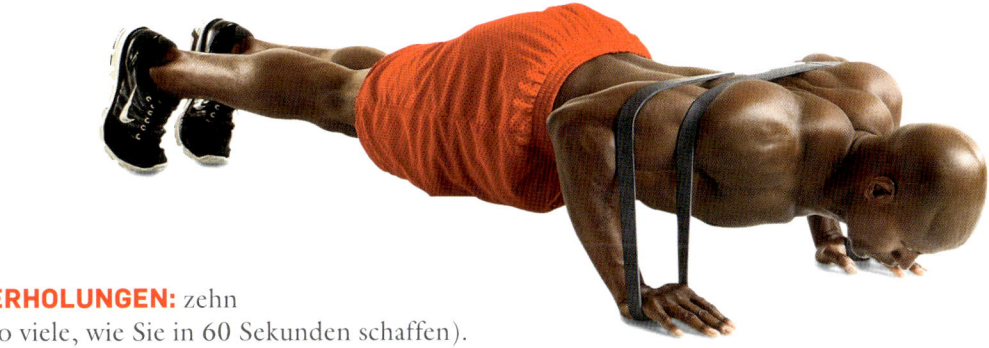

WIEDERHOLUNGEN: zehn
(oder so viele, wie Sie in 60 Sekunden schaffen).

Fitnessband-Workout (1)

Kniebeuge mit Kick zur Seite

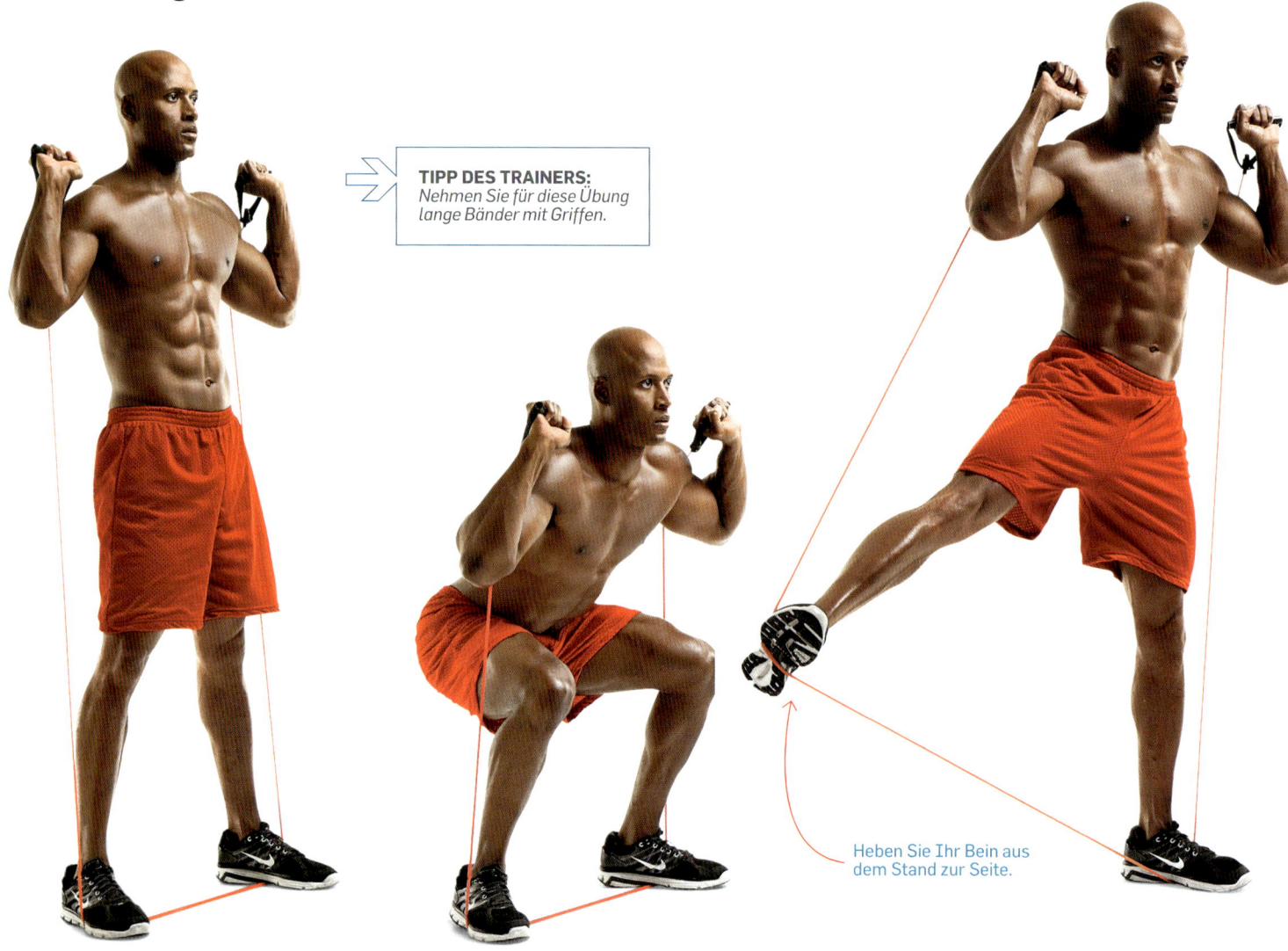

TIPP DES TRAINERS:
Nehmen Sie für diese Übung lange Bänder mit Griffen.

Heben Sie Ihr Bein aus dem Stand zur Seite.

A
- Sie stehen hüftbreit mit angespannten Bauchmuskeln und haben ein Band unter beiden Füßen eingeklemmt. Greifen Sie die Enden des Bandes und heben Sie Ihre Hände auf Schulterhöhe.

WIEDERHOLUNGEN: zehn bis zwölf.

B
- Beugen Sie Hüfte und Knie, als ob Sie sich auf einen Stuhl setzen wollten. Halten Sie die Knie etwa auf einer Linie mit den Fußgelenken.

C
- Drücken Sie sich durch die Fersen in die Ausgangsposition zurück. Sobald Sie stehen, heben Sie das rechte Bein zur Seite an. Gehen Sie wieder in die Kniebeuge und machen Sie dann mit dem linken Bein einen Kick zur Seite. Das ist eine Wiederholung.

KAPITEL 12: 15-MINUTEN-WORKOUTS MIT TOOLS

Rudern im Sitzen

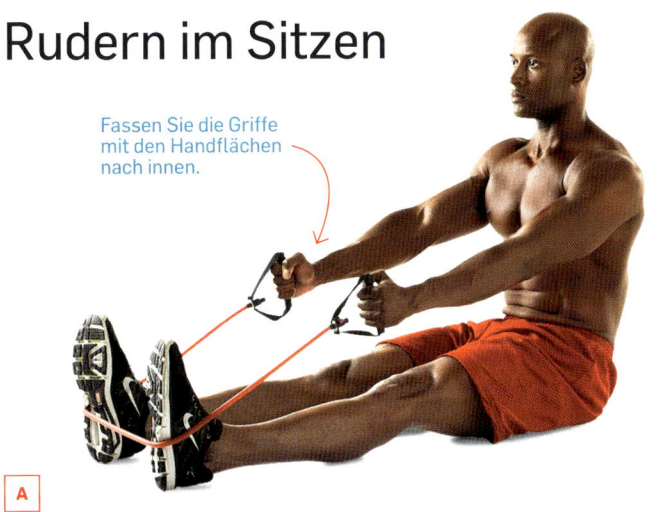

Fassen Sie die Griffe mit den Handflächen nach innen.

Halten Sie den Oberkörper senkrecht zum Boden. Lehnen Sie sich beim Rudern nicht zurück.

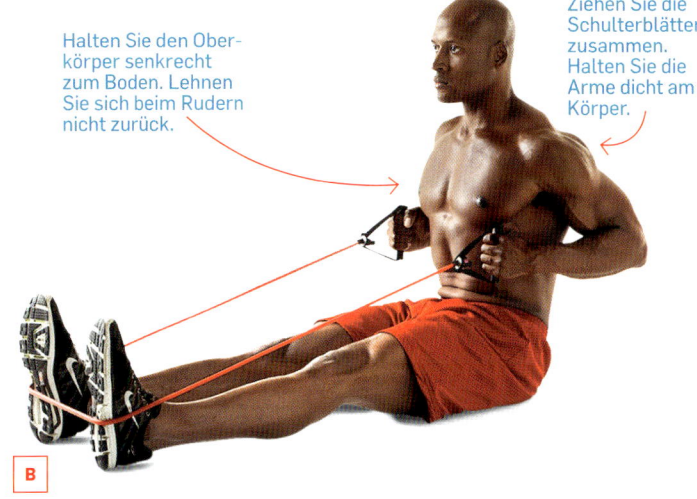

Ziehen Sie die Schulterblätter zusammen. Halten Sie die Arme dicht am Körper.

A

- Setzen Sie sich mit gestreckten Beinen auf den Boden und schlingen Sie das Fitnessband rutschsicher um die Fußsohlen. Halten Sie mit ausgestreckten Armen in jeder Hand ein Ende des Bandes.

WIEDERHOLUNGEN: zehn bis zwölf.

B

- Halten Sie die Ellbogen dicht am Körper und ziehen Sie die Bandenden zu sich. Drücken Sie dabei die Schulterblätter zusammen.
- Kurze Pause, dann kehren Sie langsam in die Ausgangsposition zurück. Das ist eine Wiederholung.

Frosch

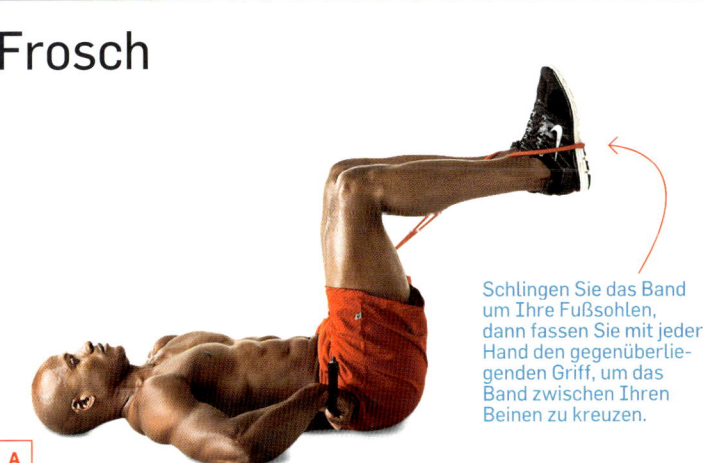

Schlingen Sie das Band um Ihre Fußsohlen, dann fassen Sie mit jeder Hand den gegenüberliegenden Griff, um das Band zwischen Ihren Beinen zu kreuzen.

Spannen Sie die Core-Muskulatur an, während Sie Ihre Beine ausstrecken.

A

- Beugen Sie, auf dem Rücken liegend, Hüfte und Knie im rechten Winkel. Führen Sie das Band um Ihre Füße und legen Sie es überkreuz.
- Halten Sie etwas über Hüfthöhe (oder Schulterhöhe, je nach Länge des Bandes) in jeder Hand ein Bandende.

WIEDERHOLUNGEN: zehn bis zwölf.

B

- Spannen Sie die Core-Muskeln an und strecken Sie die Beine gerade in die Luft.
- Kurze Pause, dann kehren Sie in die Ausgangsposition zurück, ohne mit den Füßen den Boden zu berühren. Das ist eine Wiederholung.

Fitnessband-Workout (2)

Für Abwechslung im Training kombinieren Sie das Fitnessband-Workout (1) mit diesem anspruchsvollen Ganzkörper-Zirkel, für den Sie ein Fitnessband, Tubes mit Griffen und ein geschlossenes Band brauchen.

UND SO GEHT'S:
Gehen Sie von einer Übung ohne Zwischenpause zur nächsten über. Nach Beendigung der letzten Übung legen Sie 30 Sekunden Pause ein. Dann wiederholen Sie den ganzen Zirkel noch zweimal.

Kniebeuge

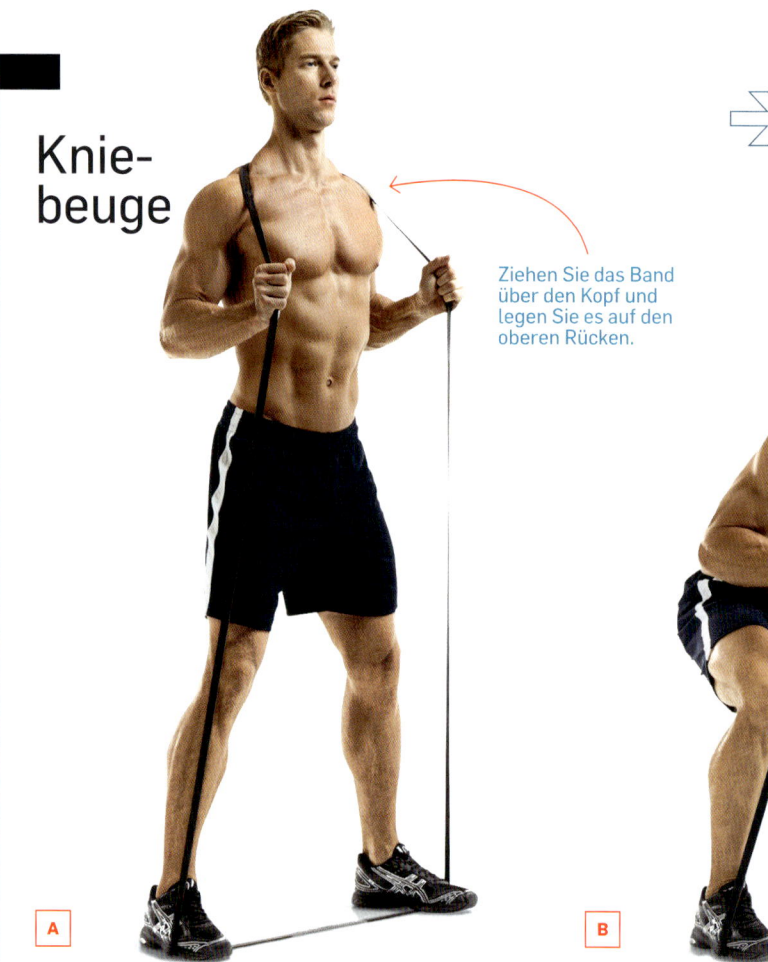

Ziehen Sie das Band über den Kopf und legen Sie es auf den oberen Rücken.

TIPP DES TRAINERS: Um die Übung härter zu gestalten, ziehen Sie das Band vom Körper weg.

A
- Stellen Sie sich auf ein geschlossenes Band, Ihre Füße sind schulterbreit auseinander.
- Ziehen Sie das Band über Ihren Kopf und platzieren Sie es auf Schultern und oberem Rücken.

WIEDERHOLUNGEN: zehn bis zwölf.

B
- Führen Sie eine Kniebeuge aus, indem Sie die Hüfte nach hinten schieben und den Körper absenken, bis sich Ihre Oberschenkel parallel zum Boden befinden.
- Drücken Sie sich dann wieder zurück in die Ausgangsposition.

KAPITEL 12: 15-MINUTEN-WORKOUTS MIT TOOLS

Umgekehrter Fly in Schrittstellung

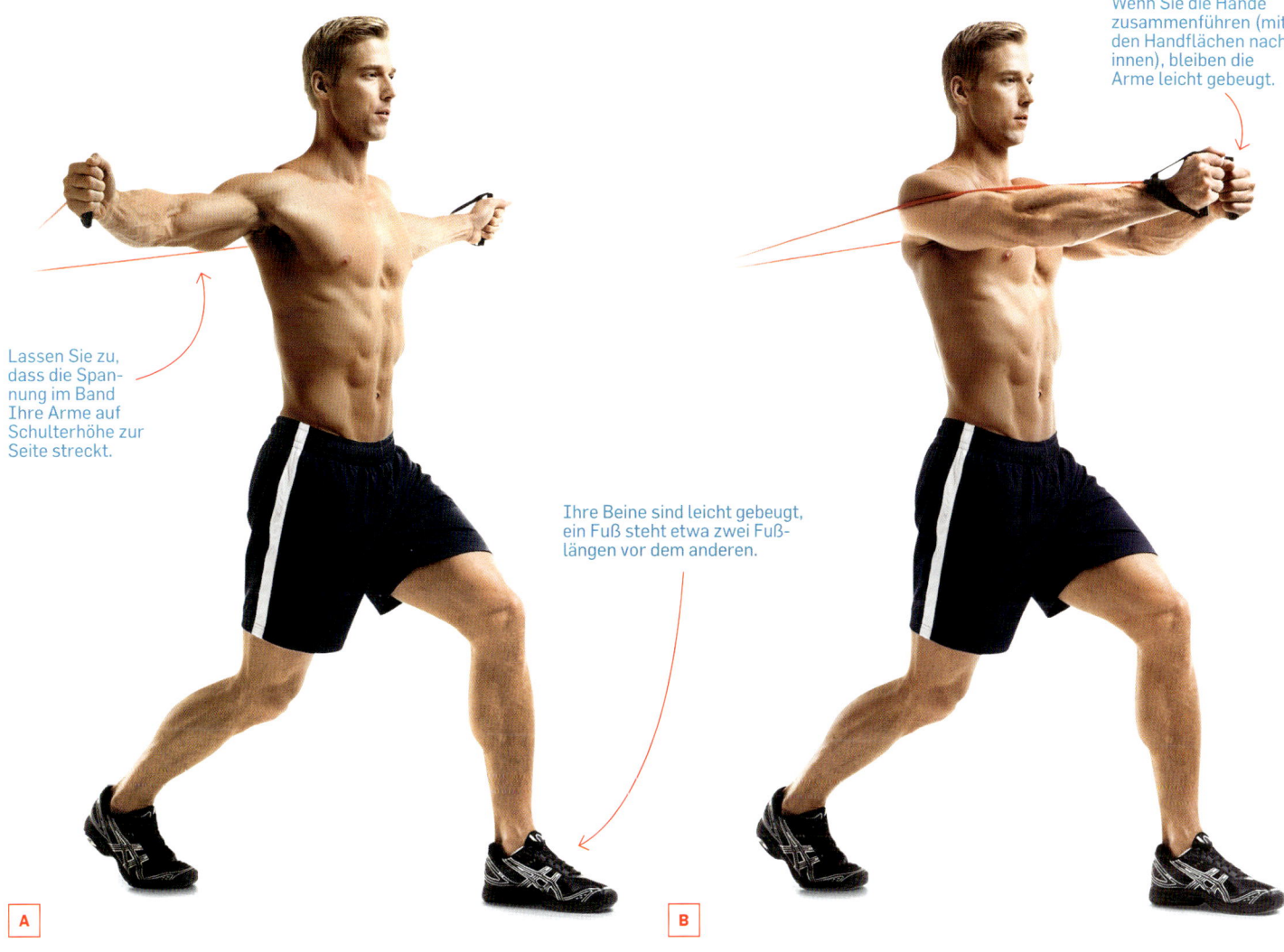

Wenn Sie die Hände zusammenführen (mit den Handflächen nach innen), bleiben die Arme leicht gebeugt.

Lassen Sie zu, dass die Spannung im Band Ihre Arme auf Schulterhöhe zur Seite streckt.

Ihre Beine sind leicht gebeugt, ein Fuß steht etwa zwei Fußlängen vor dem anderen.

A
- Befestigen Sie ein Band mit einem Türanker an einer Tür.
- Kehren Sie der Tür den Rücken zu und fassen Sie die Griffe des Bandes. Strecken Sie die Arme auf Schulterhöhe zur Seite. Bleiben Sie dabei im Ellbogen locker.
- Gehen Sie nach vorn, bis das Band straff ist.
- Behalten Sie die Schrittstellung bei. Die Arme sind leicht gebeugt.

WIEDERHOLUNGEN: zehn bis zwölf.

B
- Ohne die Beugung der Ellbogen zu verändern, ziehen Sie die Hände vor dem Körper zusammen.
- Kehren Sie in die Ausgangsposition zurück.

Fitnessband-Workout (2)

Crunch mit Widerstand

A

- Befestigen Sie Tubes mit einem Türanker sicher unten an einer Tür.
- Legen Sie sich mit dem Kopf zur Tür rücklings auf den Boden. Die Knie sind gebeugt, die Füße aufgestellt.
- Fassen Sie die Griffe der Tubes mit den Handflächen nach innen. Beugen Sie die Arme im rechten Winkel, sodass die Oberarme senkrecht zum Boden stehen. Rutschen Sie so weit von der Tür weg, dass die Tubes gespannt sind.

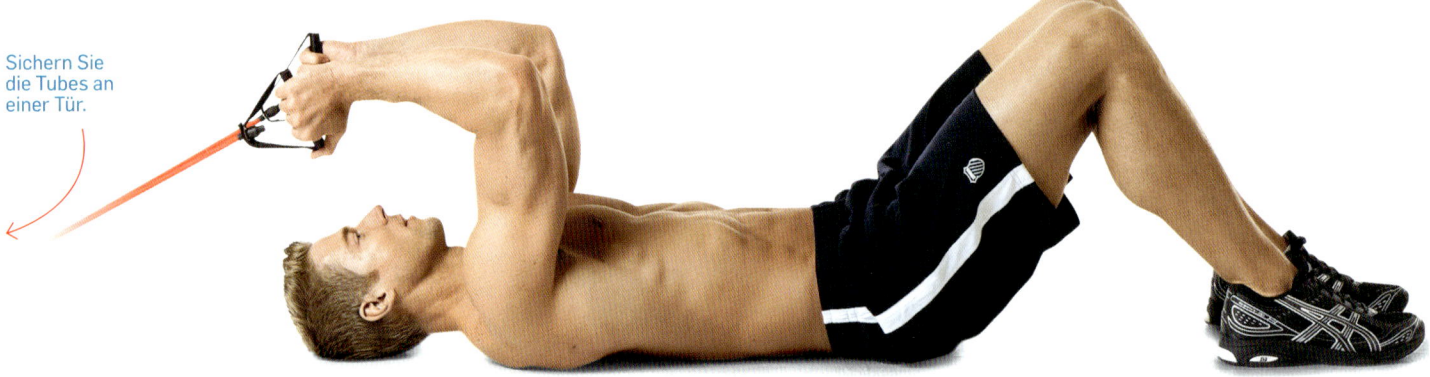

Sichern Sie die Tubes an einer Tür.

B

- Spannen Sie die Bauchmuskeln an und heben Sie den Rumpf so hoch es geht vom Boden ab, ohne die Stellung der Arme zu verändern.
- Senken Sie sich wieder in die Ausgangsposition ab und wiederholen Sie die Übung.
- Führen Sie die Bewegung so schnell wie möglich aus.

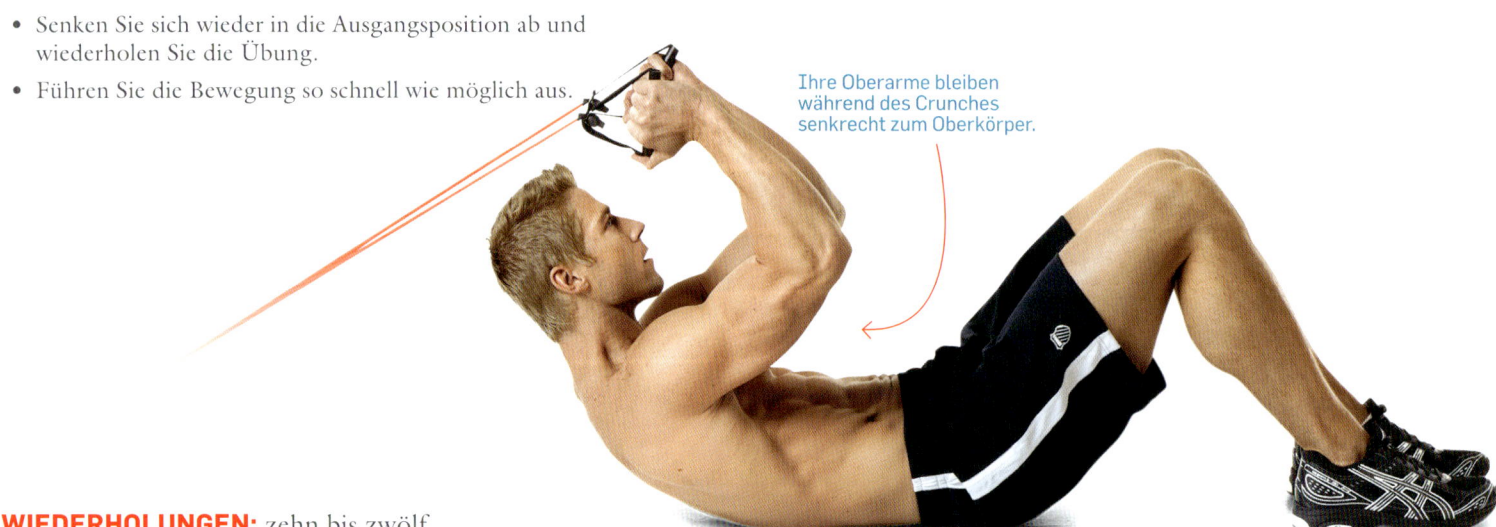

Ihre Oberarme bleiben während des Crunches senkrecht zum Oberkörper.

WIEDERHOLUNGEN: zehn bis zwölf.

KAPITEL 12: 15-MINUTEN-WORKOUTS MIT TOOLS

Schritte zur Seite

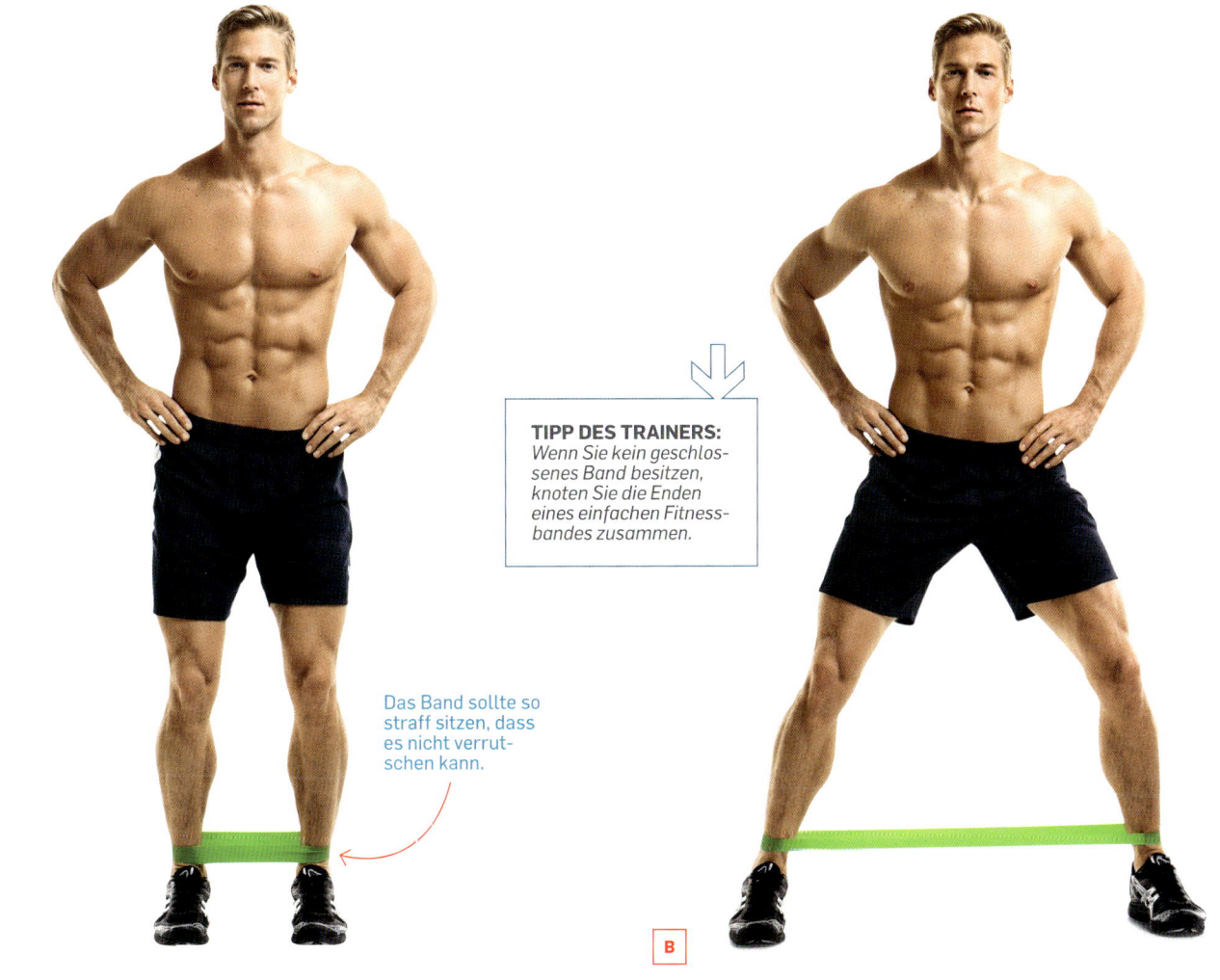

TIPP DES TRAINERS:
Wenn Sie kein geschlossenes Band besitzen, knoten Sie die Enden eines einfachen Fitnessbandes zusammen.

Das Band sollte so straff sitzen, dass es nicht verrutschen kann.

A
- Steigen Sie mit beiden Beinen in ein ringförmig geschlossenes Fitnessband und stellen Sie sich hüftbreit hin.
- Ziehen Sie das Band bis knapp über die Sprunggelenke.
- Richten Sie sich gerade auf und legen Sie die Hände auf die Hüften.

B
- Halten Sie die Knie leicht gebeugt und den Rücken gerade. Machen Sie mit dem rechten Fuß einen Riesenschritt zur Seite.
- Machen Sie jetzt einen Schritt mit dem linken Fuß nach rechts, sodass Sie wieder hüftbreit stehen. Halten Sie dabei die Spannung im Band.
- Dann machen Sie mit dem linken Fuß einen Riesenschritt nach links und anschließend mit dem rechten Fuß ebenfalls einen Schritt nach links. Das ergibt eine Wiederholung.

WIEDERHOLUNGEN: zehn bis zwölf.

Medizinball-Workout (1)

Der Medizinball ist vielleicht das zweckmäßigste Ausrüstungsstück für ein Workout, da er eine besonders große Bandbreite an fließenden Bewegungen mit Armen, Beinen und Rumpf ermöglicht, die Abläufe aus dem Schwimmen, dem Tennis und anderen Sportarten nachahmen. Das Werfen und Fangen dieser schweren Bälle stimuliert zudem Ihr zentrales Nervensystem.

Traditionell waren Medizinbälle mit Sand oder Stahlsand gefüllt und hatten eine dicke Lederhülle. Heute bestehen sie aus stabilen gummiähnlichen Kunststoffen und es gibt sie in allen Formen und Größen. Und natürlich in einem Dutzend cooler Farben – wahrscheinlich, damit sie zu Ihrer Sporthose passen.

KAPITEL 12: 15-MINUTEN-WORKOUTS MIT TOOLS

UND SO GEHT'S: Absolvieren Sie einen Satz von jeder Übung ohne Zwischenpause. Nach Beendigung des gesamten Durchgangs machen Sie 60 Sekunden Pause. Dann wiederholen Sie den Zirkel noch zweimal.

Beidhändiges Holzhacken

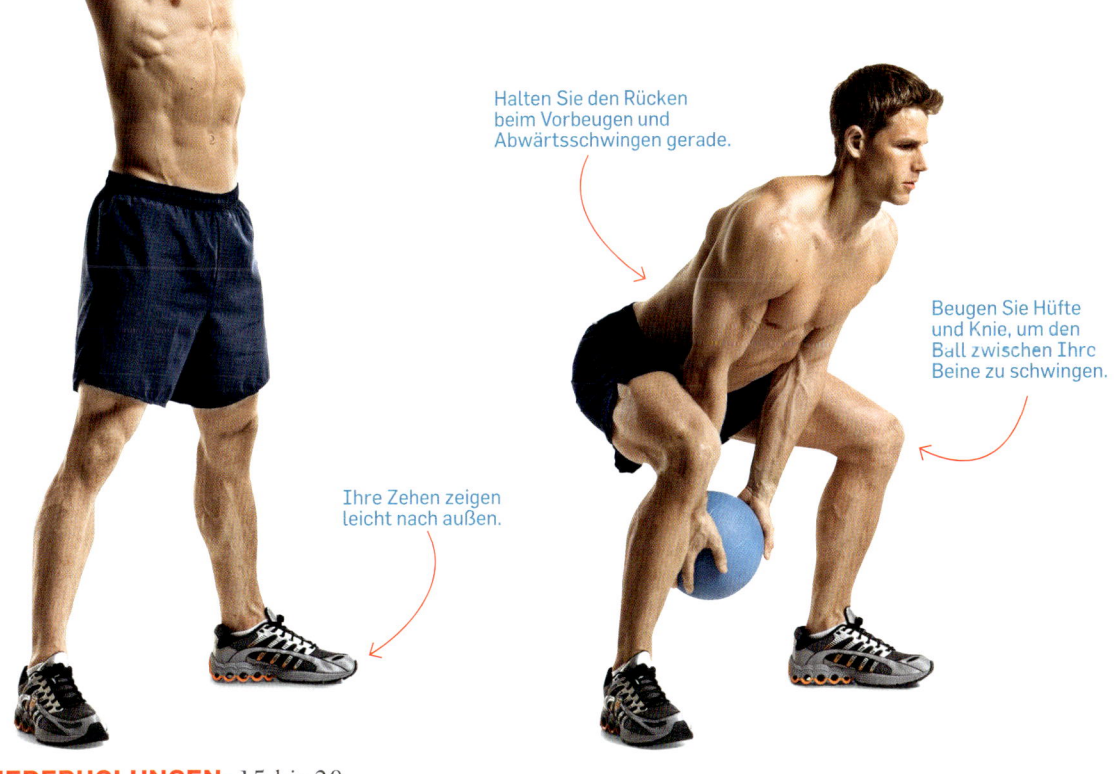

A
- Sie stehen etwas weiter als schulterbreit.
- Halten Sie einen Medizinball beidhändig mit fast gestreckten Armen über dem Kopf.

B
- Beugen Sie sich in der Hüfte vor und schwingen Sie den Ball so nach unten, als wollten Sie ihn zwischen den Beinen hindurch nach hinten werfen – Sie halten ihn aber die ganze Zeit über fest.
- Kehren Sie die Bewegung mit der gleichen Geschwindigkeit und Intensität um, zurück zur Ausgangsposition. Das ist eine Wiederholung.

Halten Sie den Rücken beim Vorbeugen und Abwärtsschwingen gerade.

Beugen Sie Hüfte und Knie, um den Ball zwischen Ihre Beine zu schwingen.

Ihre Zehen zeigen leicht nach außen.

WIEDERHOLUNGEN: 15 bis 20.

Medizinball-Workout (1)

Step-up und Strecken

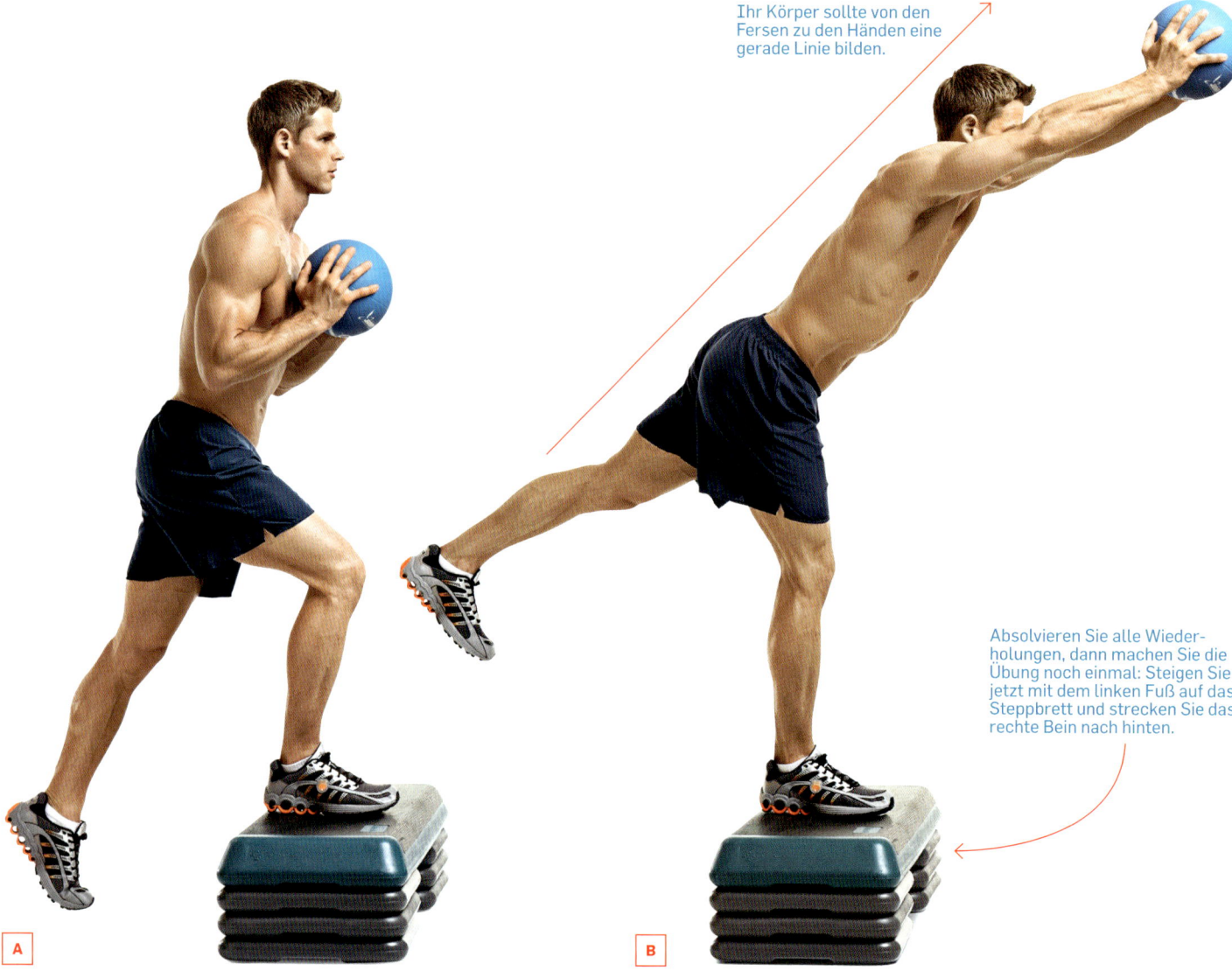

Ihr Körper sollte von den Fersen zu den Händen eine gerade Linie bilden.

Absolvieren Sie alle Wiederholungen, dann machen Sie die Übung noch einmal: Steigen Sie jetzt mit dem linken Fuß auf das Steppbrett und strecken Sie das rechte Bein nach hinten.

A
- Stellen Sie sich in etwa einer Fußlänge Entfernung vor ein Steppbrett (oder einen stabilen Kasten). Halten Sie einen Medizinball auf Brusthöhe.
- Steigen Sie mit dem rechten Fuß auf das Steppbrett.

WIEDERHOLUNGEN: mit jedem Bein zehn bis zwölf.

B
- Drücken Sie den Ball über Ihren Kopf. Dabei strecken Sie das rechte Bein, beugen sich in der Hüfte leicht vor und heben das linke Bein gerade nach hinten an.
- Kurze Pause, dann kehren Sie die Bewegung um, zurück auf den Boden. Machen Sie alle Wiederholungen, dann wechseln Sie das Bein.

KAPITEL 12: 15-MINUTEN-WORKOUTS MIT TOOLS

Große Kreise

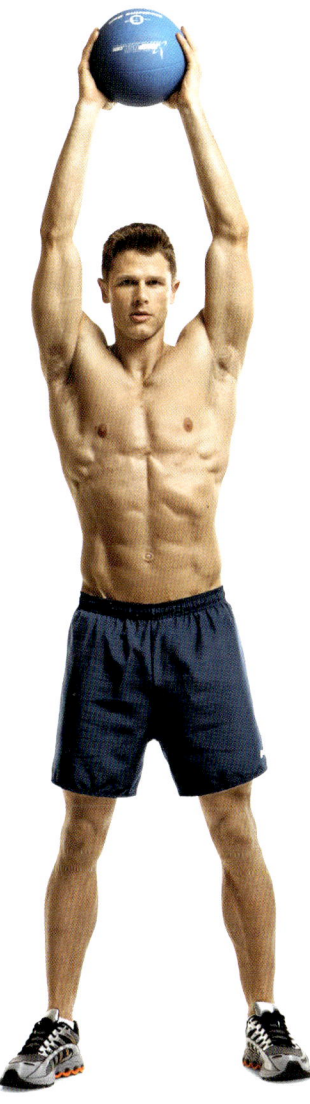
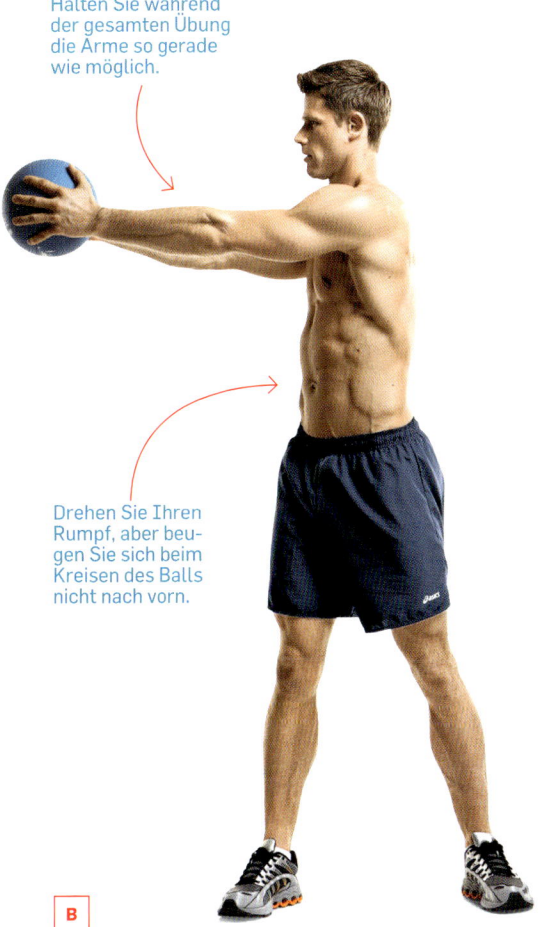

Halten Sie während der gesamten Übung die Arme so gerade wie möglich.

Drehen Sie Ihren Rumpf, aber beugen Sie sich beim Kreisen des Balls nicht nach vorn.

A
- Stellen Sie sich mit leicht gebeugten Knien schulterbreit hin und halten Sie einen Medizinball mit gestreckten Armen über Ihren Kopf.

B
- Ohne die Ellbogen zu beugen, drehen Sie die Arme im Uhrzeigersinn und machen mit dem Ball große Kreise vor Ihrem Körper.
- Nach Beendigung aller Wiederholungen fahren Sie mit Kreisen gegen den Uhrzeigersinn fort.

WIEDERHOLUNGEN: in jeder Richtung zehn.

Medizinball-Workout (1)

Kniebeuge und Drücken

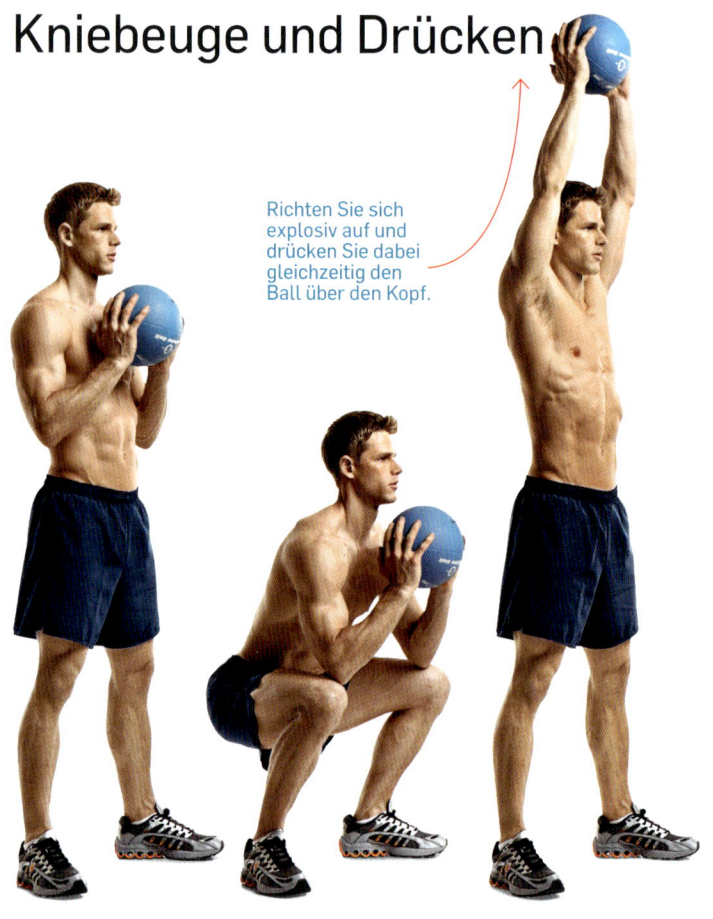

Richten Sie sich explosiv auf und drücken Sie dabei gleichzeitig den Ball über den Kopf.

A
- Im Stand halten Sie einen Medizinball mit beiden Händen eng vor der Brust. Ihre Füße stehen etwas mehr als schulterbreit auseinander.

B
- Schieben Sie die Hüfte nach hinten, beugen Sie die Knie und senken Sie Ihren Körper ab, bis Ihre Oberschenkel mindestens parallel zum Boden stehen.

C
- Gleichzeitig pressen Sie Ihre Fersen in den Boden, richten sich auf und drücken den Ball über Ihren Kopf.
- Senken Sie den Ball wieder in die Ausgangsposition. Das ist eine Wiederholung.

WIEDERHOLUNGEN: 15 bis 20.

Russische Drehung im Stehen

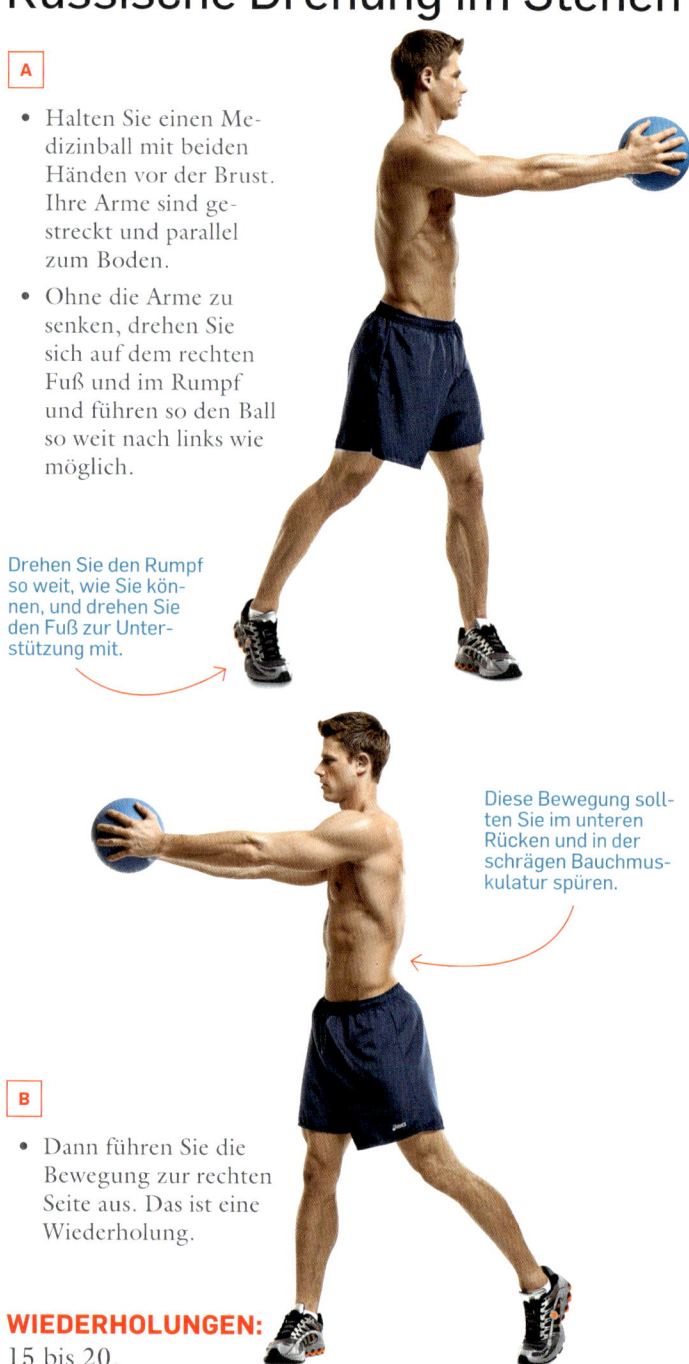

A
- Halten Sie einen Medizinball mit beiden Händen vor der Brust. Ihre Arme sind gestreckt und parallel zum Boden.
- Ohne die Arme zu senken, drehen Sie sich auf dem rechten Fuß und im Rumpf und führen so den Ball so weit nach links wie möglich.

Drehen Sie den Rumpf so weit, wie Sie können, und drehen Sie den Fuß zur Unterstützung mit.

Diese Bewegung sollten Sie im unteren Rücken und in der schrägen Bauchmuskulatur spüren.

B
- Dann führen Sie die Bewegung zur rechten Seite aus. Das ist eine Wiederholung.

WIEDERHOLUNGEN: 15 bis 20.

KAPITEL 12: 15-MINUTEN-WORKOUTS MIT TOOLS

Kreis-Crunches

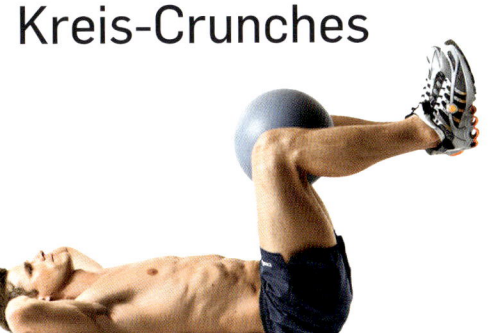
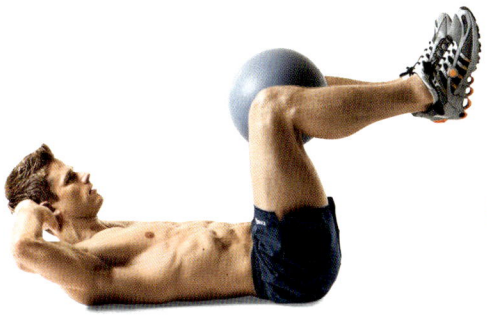
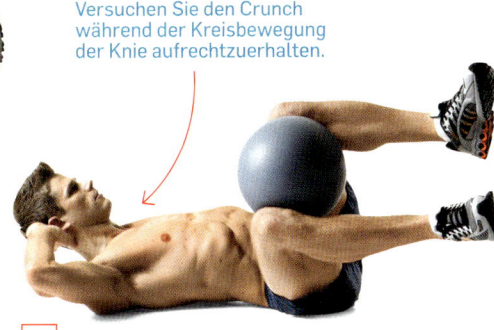

Versuchen Sie den Crunch während der Kreisbewegung der Knie aufrechtzuerhalten.

A
- Klemmen Sie einen Medizinball zwischen Ihren Knien ein und legen Sie sich mit gebeugten Beinen auf den Rücken. Ihre Oberschenkel stehen senkrecht und Ihre Unterschenkel parallel zum Boden.
- Halten Sie die Hände hinter dem Kopf. Stellen Sie die Ellbogen zur Seite aus.

B
- Spannen Sie die Bauchmuskeln an und heben Sie den oberen Rücken, die Schultern und den Kopf um etwa 30 Grad vom Boden ab.

C
- Beschreiben Sie mit den Knien einen Kreisbogen nach rechts. Wiederholen Sie die Bewegung fünfmal. Das ist ein halber Satz.
- Kurze Pause, dann machen Sie den Kreisbogen fünfmal nach links.

WIEDERHOLUNGEN: zehn (fünf nach rechts und fünf nach links).

Sit-up

A
- Greifen Sie mit beiden Händen einen Medizinball und legen Sie sich auf den Rücken. Beugen Sie die Knie im rechten Winkel und stellen Sie die Füße flach auf den Boden. Halten Sie den Ball gegen die Brust.

B
- Führen Sie einen klassischen Sit-up aus und heben Sie den Rumpf in eine sitzende Position.
- Senken Sie sich langsam ab, zurück in die Ausgangsposition. Das ist eine Wiederholung.

Das Gewicht des Medizinballs erhöht den Widerstand beim Sit-up.

TIPP DES TRAINERS: Wenn Sie einen Partner haben, können Sie sich gegenübersitzen und den Ball einander bei jedem Aufrichten zupassen.

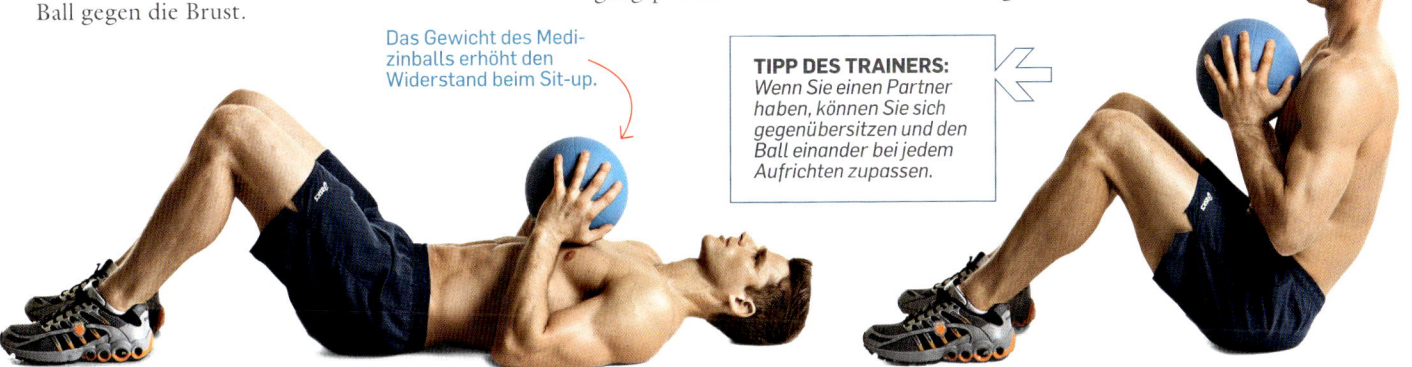

WIEDERHOLUNGEN: 15 bis 20.

Medizinball-Workout (2)

Zur Abwechslung gibt es noch ein weiteres Workout mit Medizinball. Wenn Sie dieses Trainingsgerät mögen, sollten Sie Ihren Sechs-Pfund-Allround-Ball mit 20 Zentimetern Durchmesser durch leichtere und auch schwerere Modelle ergänzen.

UND SO GEHT'S: Absolvieren Sie die Übungen von der ersten bis zur letzten ohne Zwischenpause direkt nacheinander. Erholen Sie sich dann 60 Sekunden lang und machen Sie im Anschluss den Zirkel noch zweimal.

Auf- und untergehende Sonne

A
- Grätschen Sie im Stehen die Beine, die Zehen zeigen um 45 Grad nach außen. Halten Sie einen Medizinball über dem Kopf.

B
- In einer einzigen Bewegung beugen Sie das rechte Knie und die Ellbogen. Dabei führen Sie den Ball nach unten über Ihren rechten Oberschenkel und gehen auf dieser Seite in eine Kniebeuge. Das linke Bein bleibt während der ganzen Bewegung gestreckt.
- Drücken Sie sich aus dem rechten Bein zurück in die Ausgangsposition, ohne dabei den Fuß zu bewegen.
- Machen Sie die Bewegung sofort noch einmal in die Gegenrichtung. Das ist eine Wiederholung.

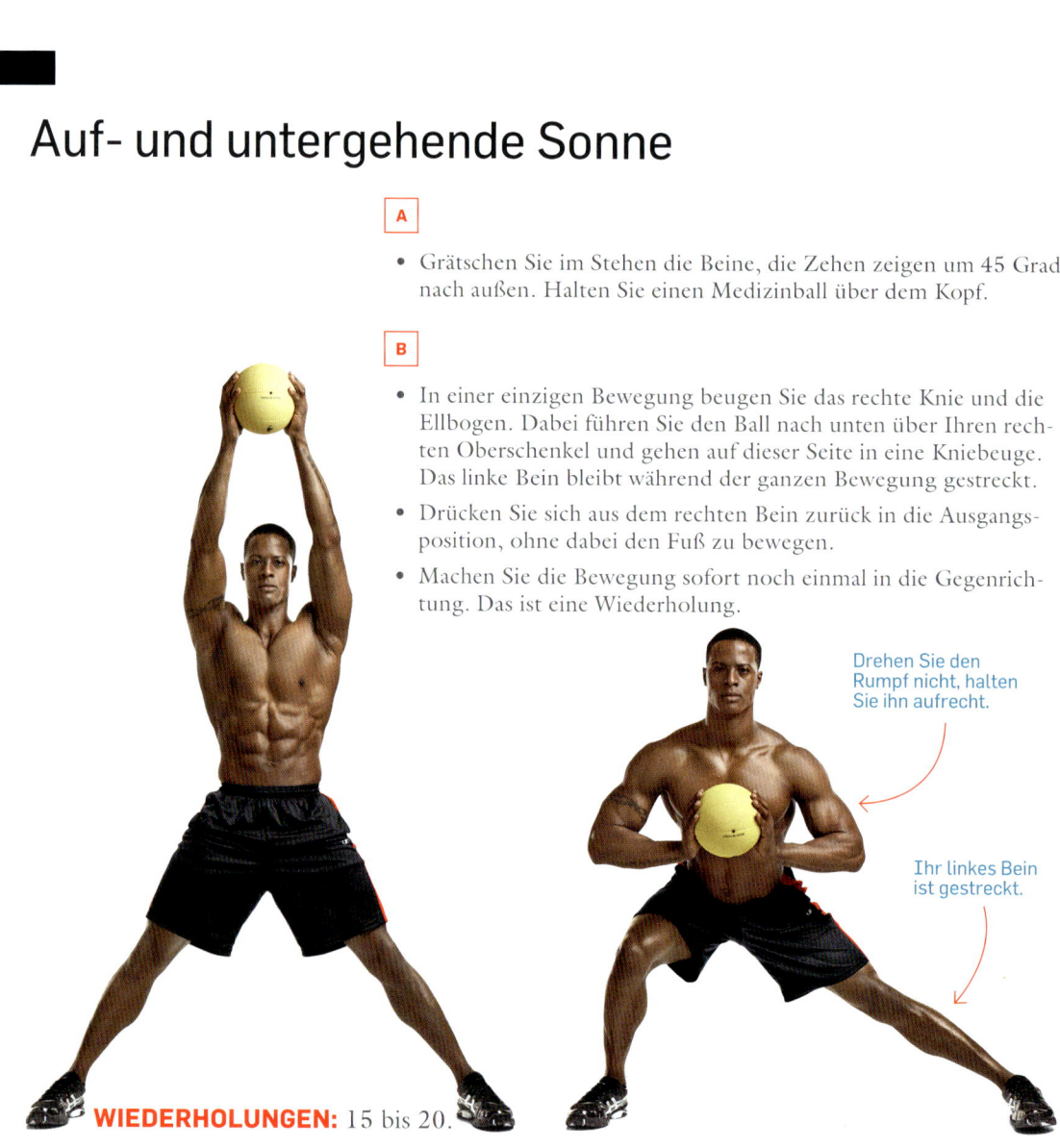

Drehen Sie den Rumpf nicht, halten Sie ihn aufrecht.

Ihr linkes Bein ist gestreckt.

WIEDERHOLUNGEN: 15 bis 20.

KAPITEL 12: 15-MINUTEN-WORKOUTS MIT TOOLS

Ausfallschritt im Gehen

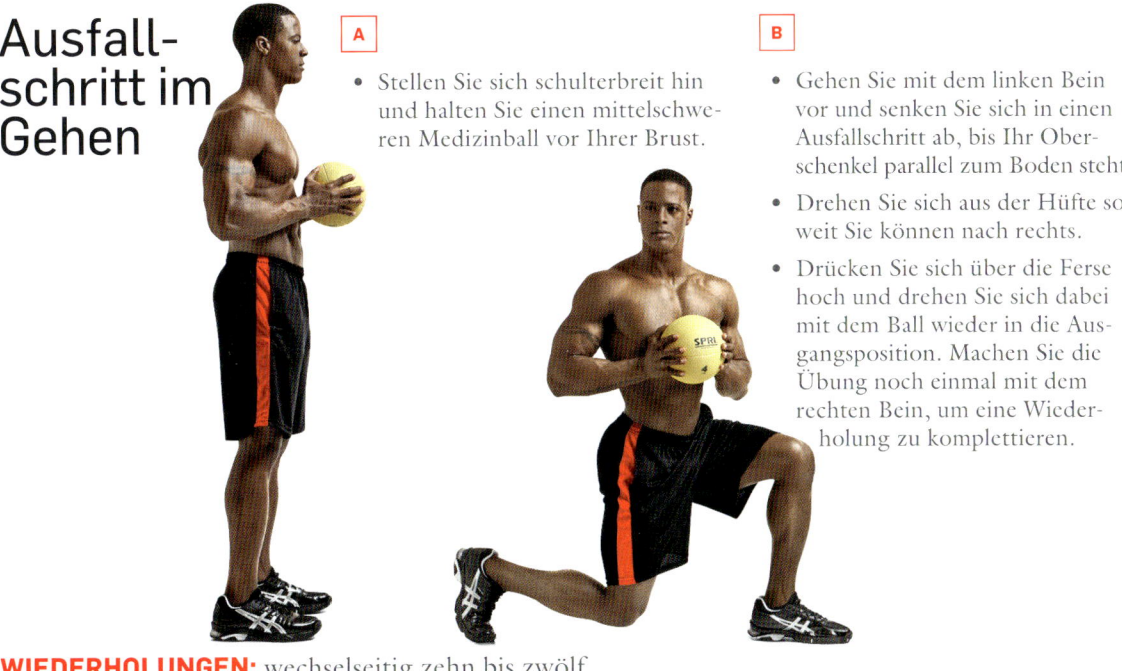

A
- Stellen Sie sich schulterbreit hin und halten Sie einen mittelschweren Medizinball vor Ihrer Brust.

B
- Gehen Sie mit dem linken Bein vor und senken Sie sich in einen Ausfallschritt ab, bis Ihr Oberschenkel parallel zum Boden steht.
- Drehen Sie sich aus der Hüfte so weit Sie können nach rechts.
- Drücken Sie sich über die Ferse hoch und drehen Sie sich dabei mit dem Ball wieder in die Ausgangsposition. Machen Sie die Übung noch einmal mit dem rechten Bein, um eine Wiederholung zu komplettieren.

WIEDERHOLUNGEN: wechselseitig zehn bis zwölf.

Crunch zu den Zehen

A
- Greifen Sie einen Medizinball, legen Sie sich auf den Rücken und heben Sie die Beine gestreckt so weit an, dass sie senkrecht zum Boden stehen. Halten Sie den Ball mit gestreckten Armen über Kopf.

B
- Ohne die Beine zu bewegen oder die Ellbogen zu beugen, heben Sie gleichzeitig Arme und Rumpf so weit an, dass der Ball Ihre Zehen berührt.
- Senken Sie sich in die Ausgangsposition ab. Das ist eine Wiederholung.

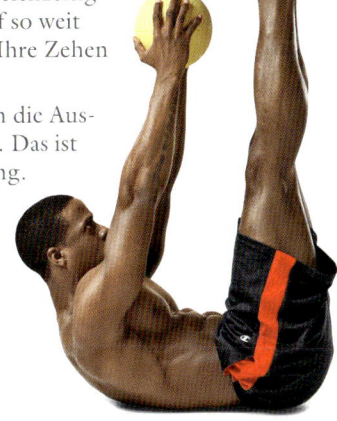

WIEDERHOLUNGEN: 10 bis 20.

PERFEKTER AUSFALLSCHRITT

Wenn eine Übung Teil Ihrer Trainingsroutine wird, ist eine makellose Ausführung von grundlegender Bedeutung. Eine der Übungen, die viele von uns falsch machen, ist der Ausfallschritt. Was läuft da schief? Manchmal lehnen wir uns vor, was dazu führt, dass die vordere Ferse vom Boden abhebt. Das können Sie vermeiden, indem Sie Ihre Schrittlänge verkürzen. Je dichter Ihre Füße beieinanderstehen, desto härter muss Ihr Körperzentrum arbeiten, um Sie zu stabilisieren. Wenn Sie einen Ausfallschritt machen, konzentrieren Sie sich nur darauf, Ihren Rumpf auf und ab zu bewegen, nicht aber darauf, ihn vorzuschieben. Dadurch bleibt Ihr Gewicht gleichmäßig ausbalanciert und Sie können die vordere Ferse in den Boden drücken, was noch mehr Muskeln der unteren Körperhälfte aktiviert.

Medizinball-Workout (2)

Wurf auf der Schrägbank

A
- Stellen Sie eine Bauchbank auf eine 45-Grad-Neigung ein. Legen Sie sich mit dem Kopf zum Boden auf die Bank. Haken Sie Ihre Füße hinter den gepolsterten Stabilisatoren ein. Halten Sie einen Medizinball vor der Brust.

B
- Heben Sie Schultern und oberen Rücken von der Bank ab. Dabei passen Sie den Ball gerade nach oben.
- In Ihrer höchsten Position fangen Sie den Ball wieder auf und senken sich ab. Dann wiederholen Sie die Übung.

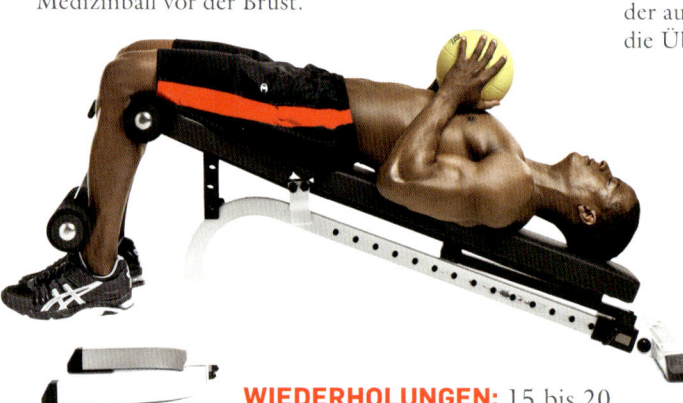
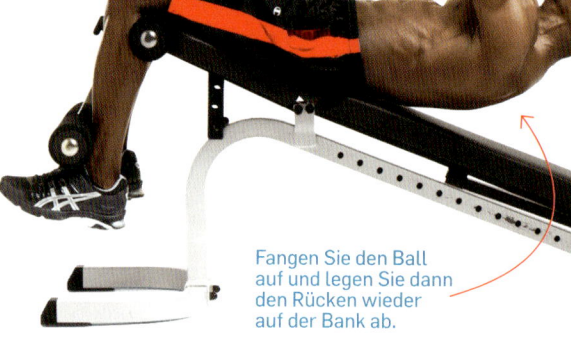

Fangen Sie den Ball auf und legen Sie dann den Rücken wieder auf der Bank ab.

WIEDERHOLUNGEN: 15 bis 20.

Koffer-Crunch

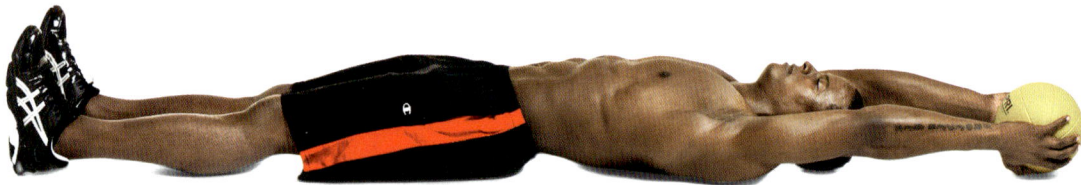
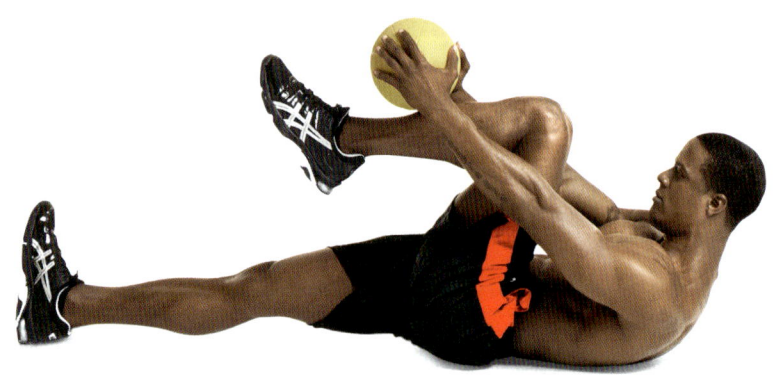

A
- Legen Sie sich mit gestreckten Beinen auf den Rücken. Halten Sie mit gestreckten Armen einen Medizinball über Kopf. Der Ball berührt dabei nicht den Boden.

B
- Heben Sie gleichzeitig Arme und Schultern an und ziehen Sie Ihr linkes Knie zur Brust. Dabei führen Sie den Ball über das Knie in Richtung Fuß. Kehren Sie die Bewegung um.
- Absolvieren Sie das Ganze noch einmal mit dem rechten Knie. Das ist eine Wiederholung.

WIEDERHOLUNGEN: 15 bis 20.

KAPITEL 12: 15-MINUTEN-WORKOUTS MIT TOOLS

Ausgrabung

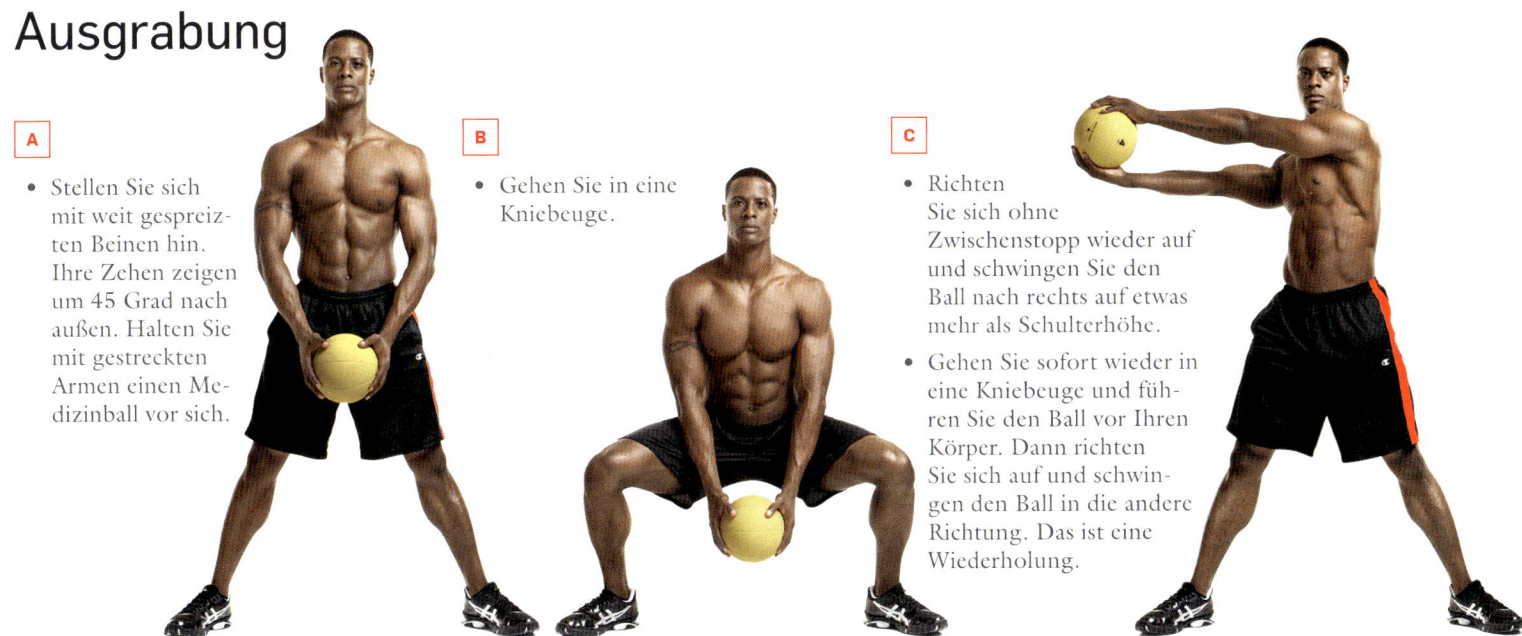

A
- Stellen Sie sich mit weit gespreizten Beinen hin. Ihre Zehen zeigen um 45 Grad nach außen. Halten Sie mit gestreckten Armen einen Medizinball vor sich.

B
- Gehen Sie in eine Kniebeuge.

C
- Richten Sie sich ohne Zwischenstopp wieder auf und schwingen Sie den Ball nach rechts auf etwas mehr als Schulterhöhe.
- Gehen Sie sofort wieder in eine Kniebeuge und führen Sie den Ball vor Ihren Körper. Dann richten Sie sich auf und schwingen den Ball in die andere Richtung. Das ist eine Wiederholung.

WIEDERHOLUNGEN: 15 bis 20.

Raupe

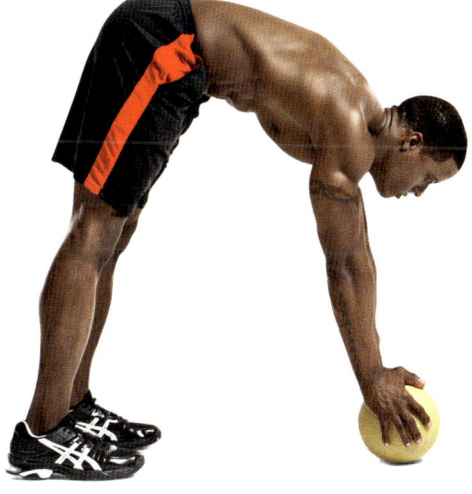

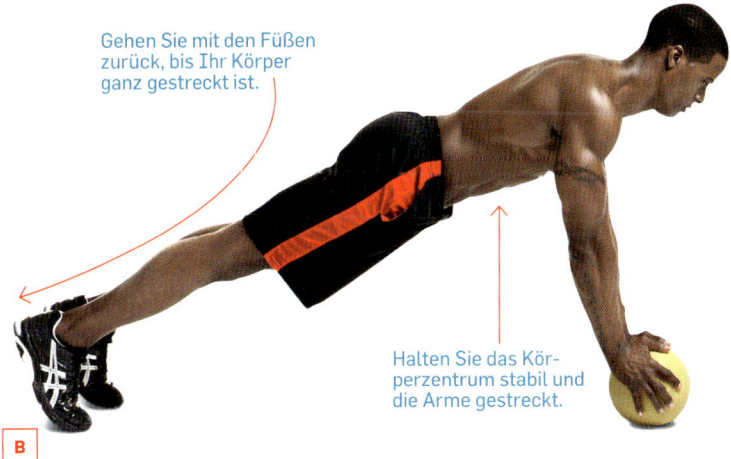

Gehen Sie mit den Füßen zurück, bis Ihr Körper ganz gestreckt ist.

Halten Sie das Körperzentrum stabil und die Arme gestreckt.

A
- Stehen Sie schulterbreit und beugen Sie sich nach vorn, um beide Hände auf einen Medizinball auf dem Boden zu legen. Die Knie sind dabei leicht gebeugt.

WIEDERHOLUNGEN: zehn.

B
- Gehen Sie mit den Füßen in ganz kleinen Schritten langsam nach hinten, bis Ihr Körper von Kopf bis Fuß eine gerade Linie bildet.
- Halten Sie diese Position für eine Sekunde, dann bringen Sie die Füße wieder in die Ausgangsposition.

279

Gymnastikball-Workout (1)

Diese großen luftgefüllten Bälle eignen sich hervorragend für Bauchmuskelübungen. Ihre schaukelnde und rollende Instabilität erhöht die Effektivität von Crunches und anderen Bewegungen des Körperzentrums, da Ihre Muskeln härter arbeiten müssen. In einer Studie haben Forscher der California State University herausgefunden, dass einfache Liegestütze auf einem Gymnastikball die geraden und schrägen Bauchmuskeln genauso gut trainieren wie Sit-ups oder Crunches, nur dass diese Übung zusätzlich noch Brust, Schultern und Arme beansprucht.

Stellen Sie sicher, dass Sie für diese Übungen einen Ball benutzen, der auch zu Ihnen „passt" und weder zu groß noch zu klein ist. Als Faustregel sollten Ihre Hüfte und Ihre Beine rechtwinklig gebeugt sein, wenn Sie auf dem Ball sitzen. Auf den folgenden Seiten finden Sie zwei Gymnastikball-Workouts, die Ihr Körperzentrum wie noch nie zuvor trainieren.

KAPITEL 12: 15-MINUTEN-WORKOUTS MIT TOOLS

UND SO GEHT'S:

Absolvieren Sie die Übungen ohne Zwischenpause direkt nacheinander. Wenn Sie die letzte Übung des Zirkels beendet haben, legen Sie eine 60 Sekunden lange Pause ein und machen dann den Zirkel noch einmal.

Roll-out

A

- Knien Sie sich vor einen Gymnastikball.
- Ballen Sie die Hände zu losen Fäusten und platzieren Sie sie auf dem Ball. Die Handflächen zeigen zueinander.
- Kreuzen Sie die Fußgelenke und heben Sie die Füße vom Boden ab.
- Lehnen Sie sich leicht nach vorn.

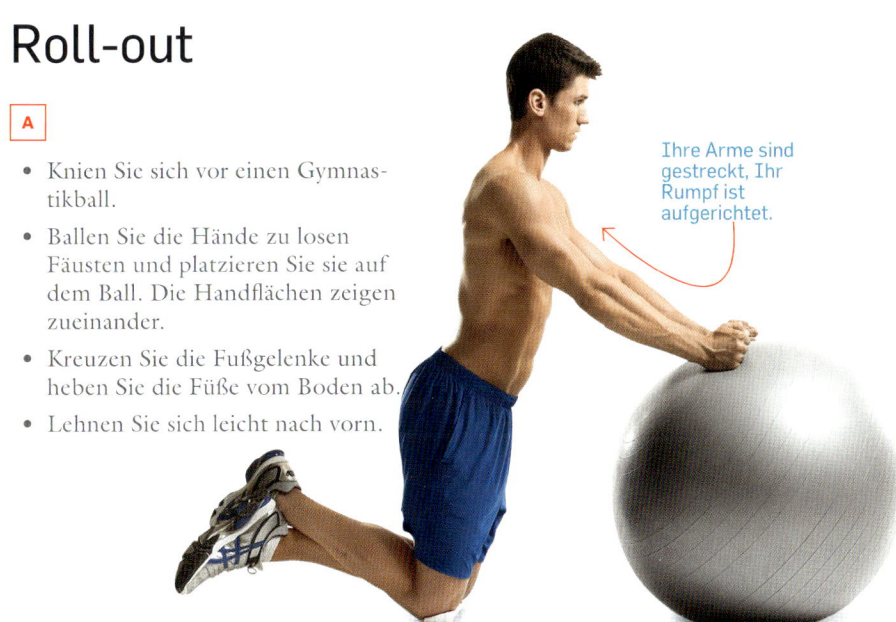

Ihre Arme sind gestreckt, Ihr Rumpf ist aufgerichtet.

B

- Mit den Knien als Drehpunkt lehnen Sie sich vor und rollen die Unterarme über den Ball. Strecken Sie dabei die Hüfte und lassen Sie die Brust zum Ball fallen.
- Spannen Sie die Bauchmuskeln an und ziehen Sie den Ball zurück zum Ausgangspunkt.

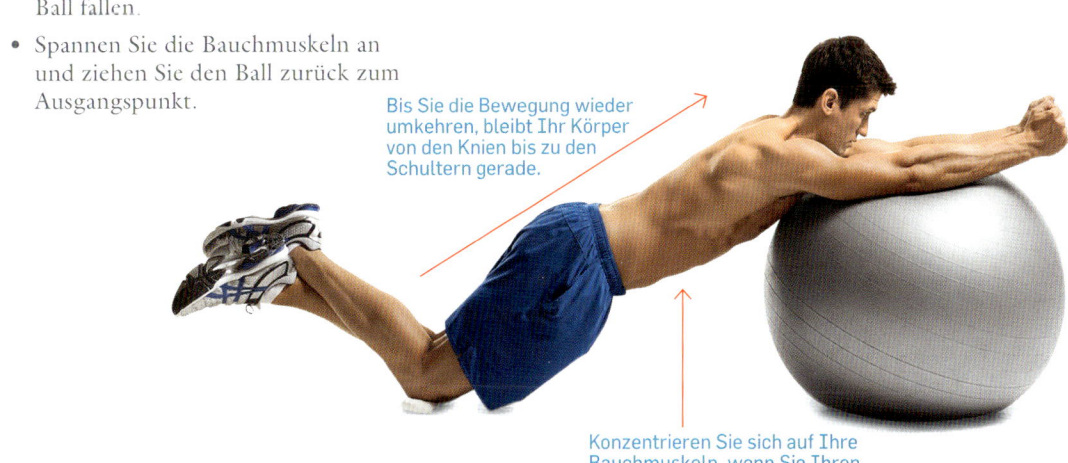

Bis Sie die Bewegung wieder umkehren, bleibt Ihr Körper von den Knien bis zu den Schultern gerade.

Konzentrieren Sie sich auf Ihre Bauchmuskeln, wenn Sie Ihren Körper wieder aufrichten.

WIEDERHOLUNGEN: 10 bis 15.

Gymnastikball-Workout (1)

Schranke

A

- Legen Sie sich bäuchlings auf einen Gymnastikball und stützen Sie sich mit beiden Händen auf dem Boden ab.
- Laufen Sie mit den Händen nach vorn, sodass der Ball unter Ihrem Körper entlangrollt, bis er sich unter den Schienbeinen befindet.
- Ihre Hände sind direkt unter Ihren Schultern, sodass es so aussieht, als wollten Sie einen Liegestütz machen.
- Ihr Körper bildet von Kopf bis Fuß eine gerade Linie.

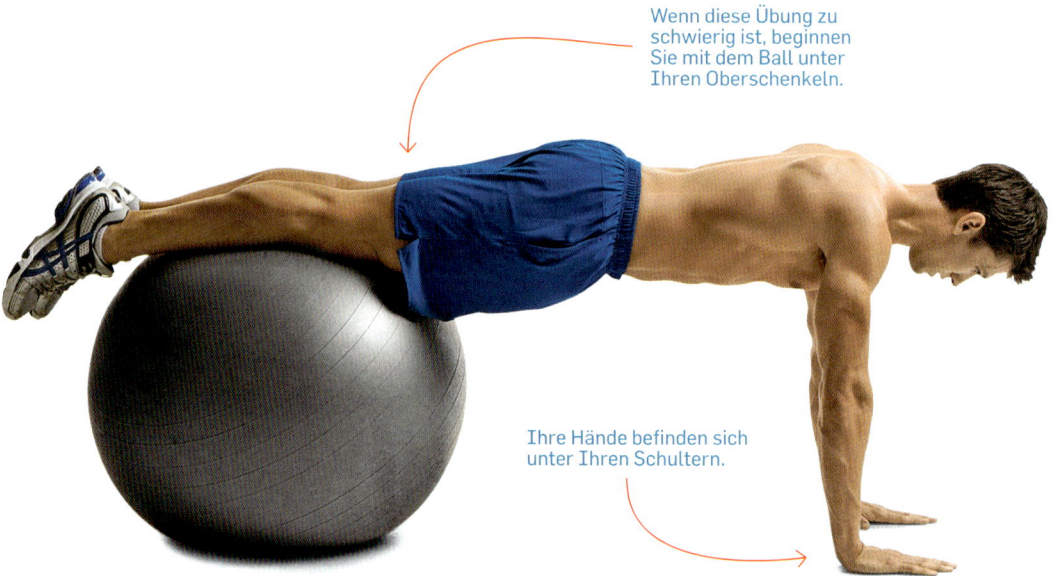

Wenn diese Übung zu schwierig ist, beginnen Sie mit dem Ball unter Ihren Oberschenkeln.

Ihre Hände befinden sich unter Ihren Schultern.

Machen Sie den Rücken nicht rund.

Schieben Sie die Hüfte zur Decke.

B

- Halten Sie die Beine gestreckt, spannen Sie die Bauchmuskeln an, atmen Sie aus und heben Sie Ihre Hüfte zur Decke. Dabei rollen Sie den Ball so weit zu Ihren Händen, wie das ohne Probleme möglich ist.
- Halten Sie diese Position für einen Moment, dann senken Sie sich wieder in die Ausgangsposition ab.

WIEDERHOLUNGEN: zehn.

KAPITEL 12: 15-MINUTEN-WORKOUTS MIT TOOLS

Skiläufer

A

- Legen Sie sich bäuchlings auf einen Gymnastikball und stützen Sie sich mit beiden Händen auf dem Boden ab.
- Laufen Sie mit den Händen nach vorn, sodass der Ball unter Ihrem Körper entlangrollt, bis er sich unter den Schienbeinen befindet.
- Platzieren Sie die Hände etwas mehr als schulterbreit auseinander.

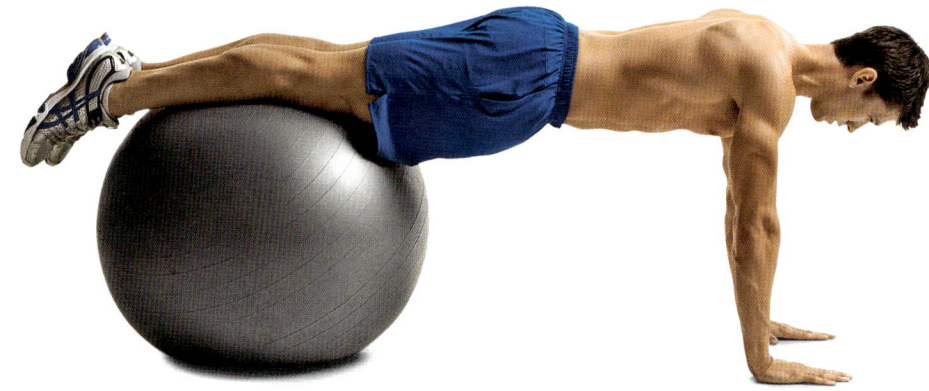

B

- Beugen Sie die Knie und ziehen Sie sie nach vorn, bis Ihre Füße oben auf dem Ball liegen und Ihre Hüfte zur Decke zeigt.

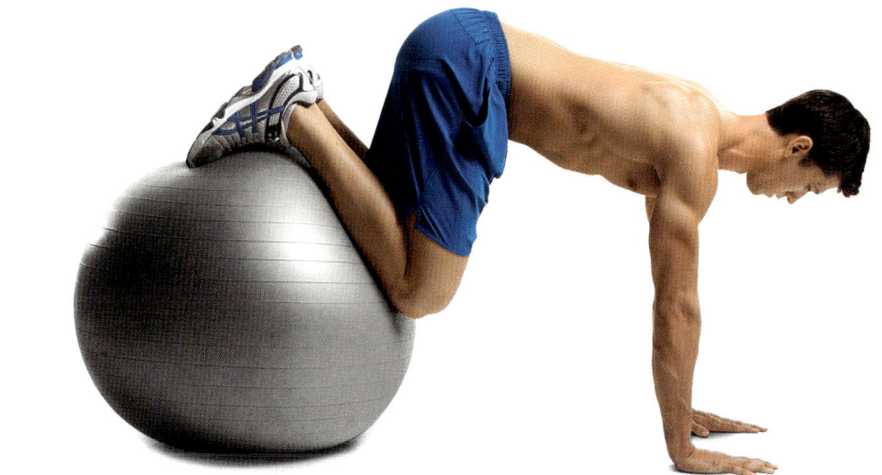

C

- Lassen Sie die Hüfte langsam zur linken Seite fallen und den Ball dabei nach rechts rollen. Dann ziehen Sie die Hüfte sofort zurück in die Ausgangsposition und lassen sie zur rechten Seite fallen. Das ist eine Wiederholung.
- Sobald Sie mit der Bewegung vertraut sind, können Sie die Geschwindigkeit erhöhen.

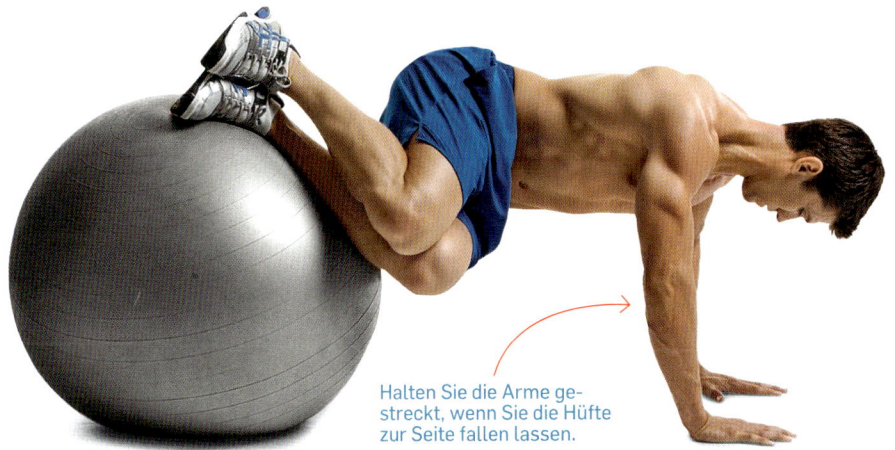

Halten Sie die Arme gestreckt, wenn Sie die Hüfte zur Seite fallen lassen.

WIEDERHOLUNGEN: 10 bis 15.

Gymnastikball-Workout (1)

Seitheben im Liegen

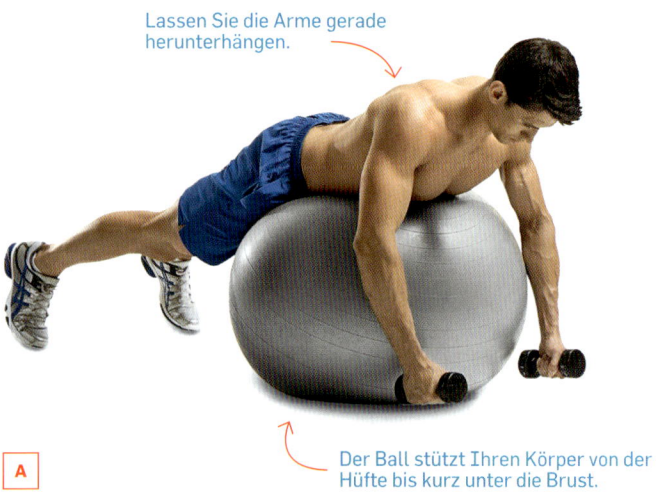

Lassen Sie die Arme gerade herunterhängen.

Der Ball stützt Ihren Körper von der Hüfte bis kurz unter die Brust.

A

- Legen Sie sich bäuchlings auf einen Gymnastikball. Greifen Sie ein Paar leichte Kurzhanteln (nicht mehr als fünf Pfund) und lassen Sie sie am langen Arm hängen. Die Handflächen zeigen zueinander.

Ihre Arme sind während der ganzen Übung leicht gebeugt.

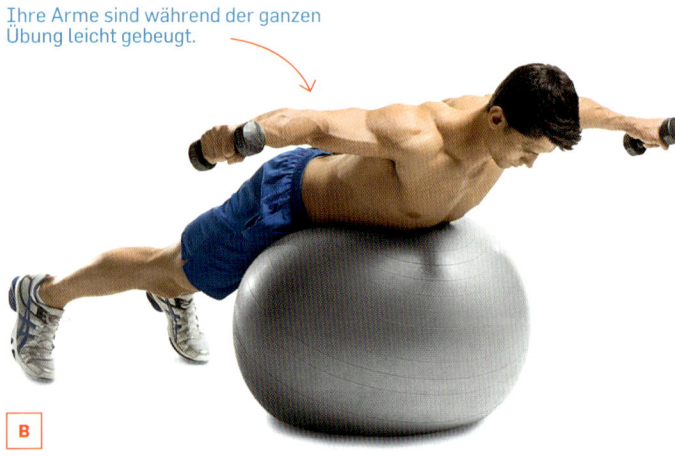

B

- Heben Sie die Arme zur Seite an, bis sie sich in einer Ebene mit Ihrem Körper befinden.
- Halten Sie diese Position zwei, drei Sekunden lang, dann senken Sie die Gewichte ab.

WIEDERHOLUNGEN: 10 bis 15.

Negativer Liegestütz

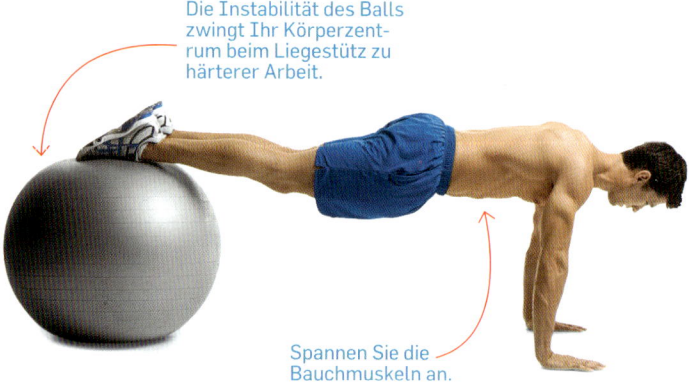

Die Instabilität des Balls zwingt Ihr Körperzentrum beim Liegestütz zu härterer Arbeit.

Spannen Sie die Bauchmuskeln an.

A

- Legen Sie sich bäuchlings auf einen Gymnastikball und stützen Sie sich mit beiden Händen auf dem Boden ab.
- Laufen Sie mit den Händen nach vorn, sodass der Ball unter Ihrem Körper entlangrollt, bis er sich unter den Fußspannen befindet.
- Ihre Hände sind direkt unter Ihren Schultern.

Ihr Kopf bleibt von Anfang bis Ende der Übung in der gleichen Position.

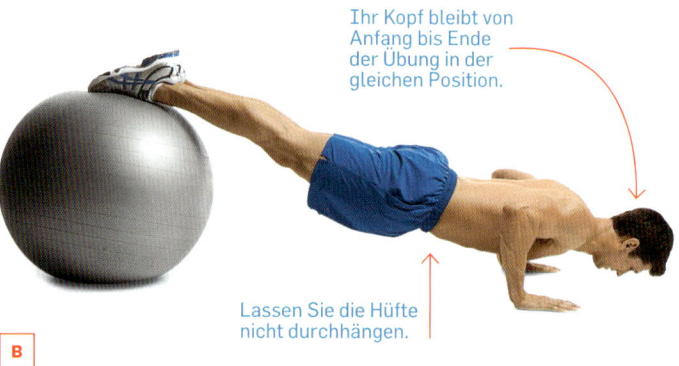

Lassen Sie die Hüfte nicht durchhängen.

B

- Halten Sie Ihren Rumpf gerade und spannen Sie die Bauchmuskeln an. Beugen Sie die Ellbogen und senken Sie Ihre Brust zum Boden.
- Stoppen Sie, wenn Ihre Oberarme parallel zum Boden stehen. Kurze Pause, dann kehren Sie zur Ausgangsposition zurück.

WIEDERHOLUNGEN: 10 bis 15.

KAPITEL 12: 15-MINUTEN-WORKOUTS MIT TOOLS

Bein-Curl

> **TIPP DES TRAINERS:**
> *Machen Sie die Übung schwerer, indem Sie sie mit jeweils einem Bein ausführen.*

Heben Sie das Becken an, sodass Ihr Körper eine gerade Linie von den Fußgelenken zu den Schultern bildet.

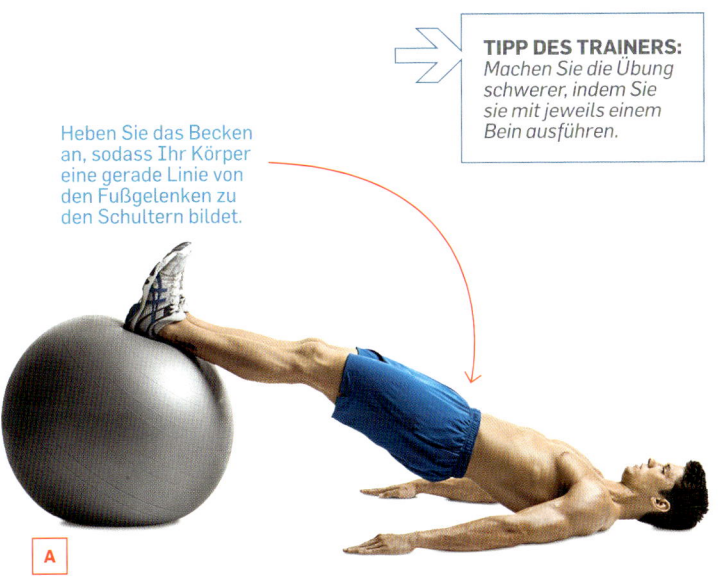

A

- Sie liegen mit den Armen seitlich neben dem Körper auf dem Boden. Legen Sie die Fersen auf einen Gymnastikball.
- Drücken Sie das Becken hoch, sodass Ihr Körper eine gerade Linie bildet.

Spannen Sie beim Beugen der Knie das Gesäß an.

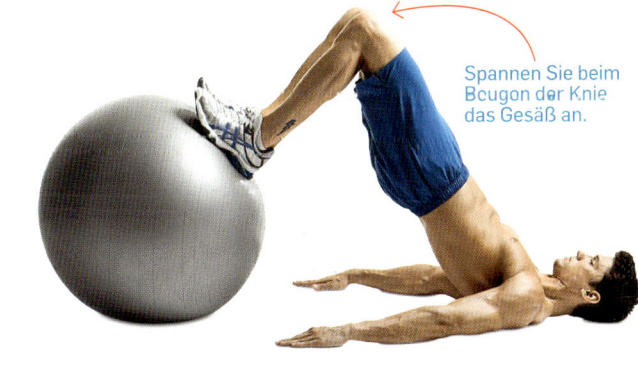

B

- Jetzt rollen Sie den Ball zu sich heran. Spannen Sie dabei die hintere Oberschenkelmuskulatur an. Anschließend rollen Sie den Ball wieder von sich weg, ohne das Becken fallen zu lassen.

WIEDERHOLUNGEN: 10 bis 15.

Gestreckter Ausfallschritt

Legen Sie den Fuß mit dem Spann hinter sich auf einem Gymnastikball ab.

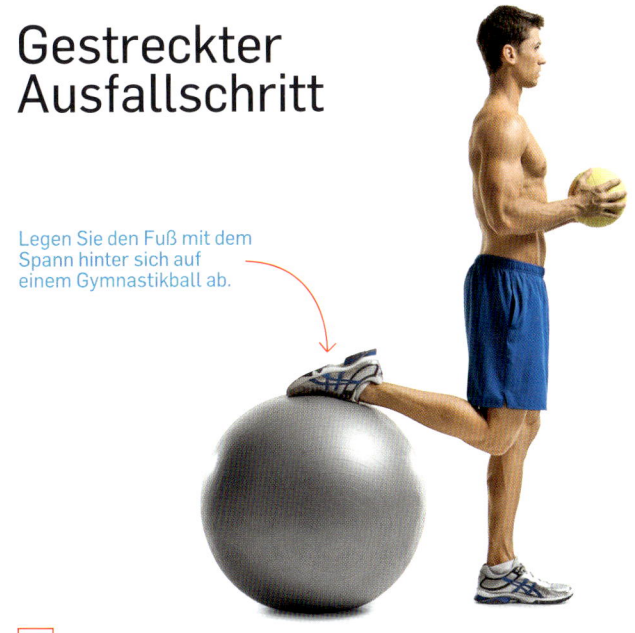

A

- Halten Sie einen Medizinball mit beiden Händen.
- Legen Sie den Spann Ihres rechten Fußes auf einen Gymnastikball. Der linke Fuß bleibt flach auf dem Boden.

Achten Sie besonders auf die Streckung von Hüfte und Quadrizeps.

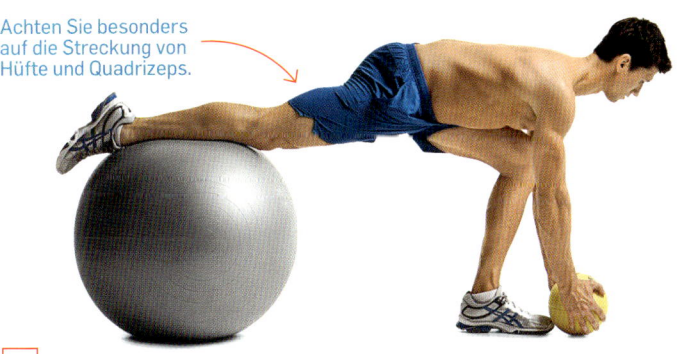

B

- Beugen Sie Ihr linkes Knie und senken Sie die Hüfte ab.
- Strecken Sie das rechte Bein nach hinten aus. Beugen Sie sich nach vorn, um mit dem Medizinball den Boden zu berühren.
- Kehren Sie in die Ausgangsposition zurück. Führen Sie alle Wiederholungen aus. Dann machen Sie die Übung mit dem linken Bein auf dem Ball.

WIEDERHOLUNGEN: jeweils acht bis zehn.

Gymnastikball-Workout (2)

Auf einem Gymnastikball können Sie Dutzende von Übungen machen. Hier sind noch ein paar, die Körperzentrum, Hüfte und hintere Oberschenkel im Visier haben. Wechseln Sie während der Woche zwischen den Workouts (1) und (2) hin und her.

UND SO GEHT'S:
Gehen Sie ohne Zwischenpause von einer Übung zur nächsten über. Wenn Sie die letzte Übung beendet haben, ruhen Sie sich 60 Sekunden lang aus, dann absolvieren Sie den Zirkel noch einmal.

Crunch mit Versetzen der Füße

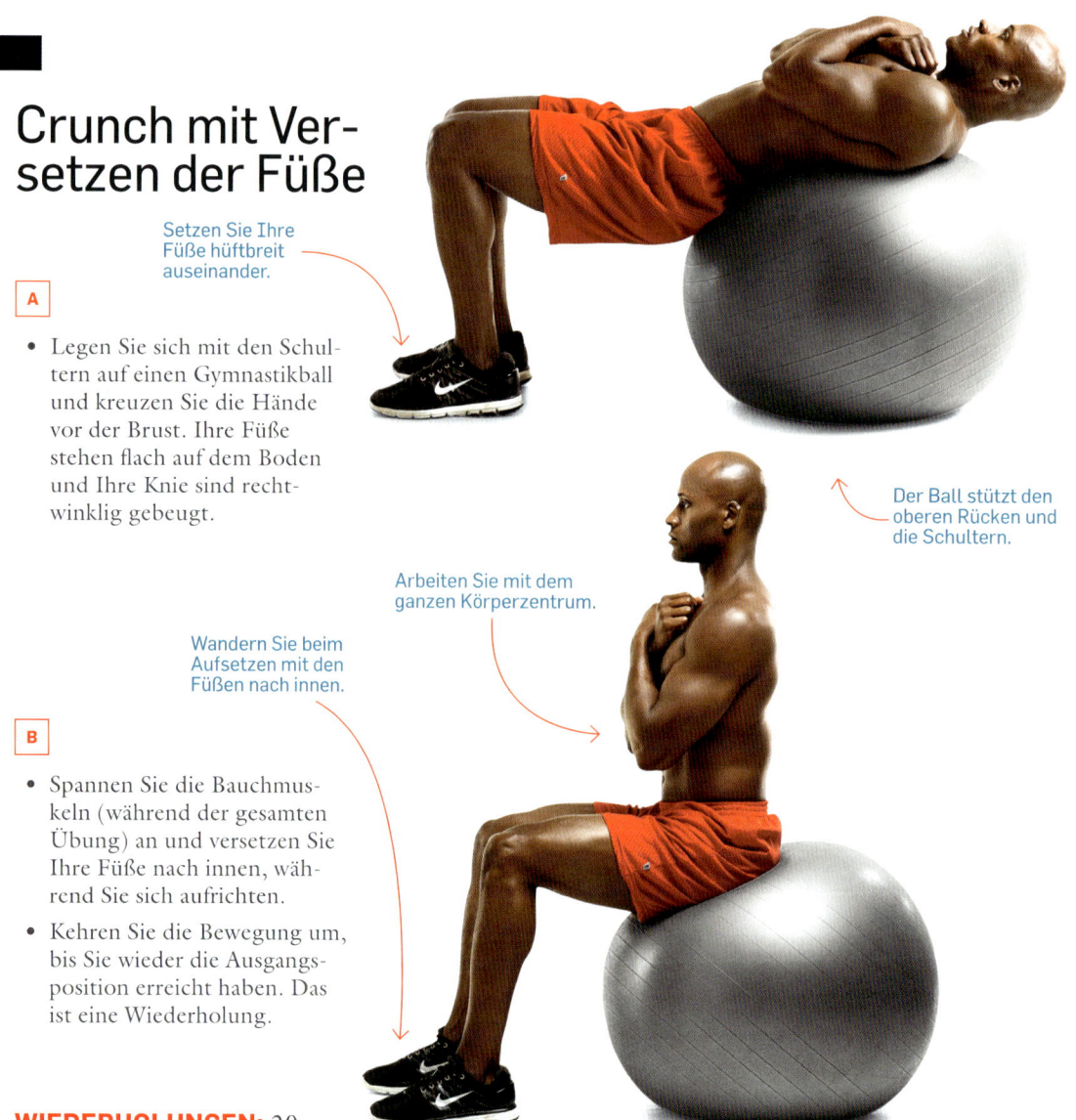

A
- Legen Sie sich mit den Schultern auf einen Gymnastikball und kreuzen Sie die Hände vor der Brust. Ihre Füße stehen flach auf dem Boden und Ihre Knie sind rechtwinklig gebeugt.

Setzen Sie Ihre Füße hüftbreit auseinander.

Der Ball stützt den oberen Rücken und die Schultern.

Arbeiten Sie mit dem ganzen Körperzentrum.

Wandern Sie beim Aufsetzen mit den Füßen nach innen.

B
- Spannen Sie die Bauchmuskeln (während der gesamten Übung) an und versetzen Sie Ihre Füße nach innen, während Sie sich aufrichten.
- Kehren Sie die Bewegung um, bis Sie wieder die Ausgangsposition erreicht haben. Das ist eine Wiederholung.

WIEDERHOLUNGEN: 20.

KAPITEL 12: 15-MINUTEN-WORKOUTS MIT TOOLS

Laufen mit den Händen

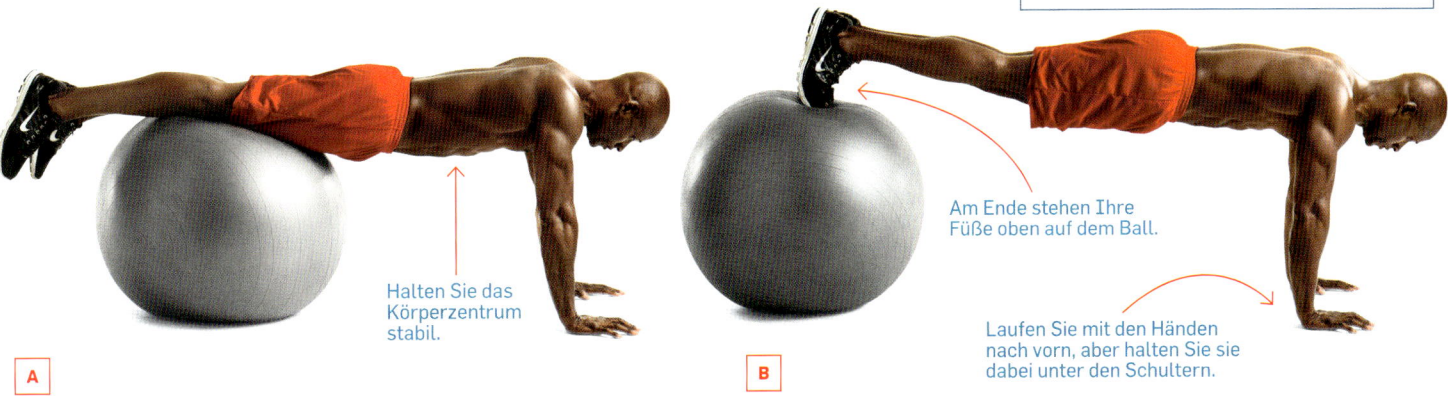

TIPP DES TRAINERS: Versuchen Sie so weit wie möglich nach vorn zu kommen, da so die Übung immer schwerer wird.

Halten Sie das Körperzentrum stabil.

Am Ende stehen Ihre Füße oben auf dem Ball.

Laufen Sie mit den Händen nach vorn, aber halten Sie sie dabei unter den Schultern.

A
- Legen Sie sich bäuchlings auf einen Gymnastikball und platzieren Sie Ihre Hände auf dem Boden. Heben Sie die Beine an und laufen Sie mit den Händen nach vorn, bis Ihre Oberschenkel auf dem Ball liegen.

WIEDERHOLUNGEN: 10 bis 15.

B
- Spannen Sie die Gesäßmuskeln an und laufen Sie vor, bis nur noch Ihre Fußspitzen auf dem Ball stehen. Ziehen Sie den Bauch ein, um Ihren Körper stabil zu halten.
- Halten Sie die Position für fünf Sekunden, dann laufen Sie auf den Händen zur Ausgangsposition. Das ist eine Wiederholung.

Beinheben

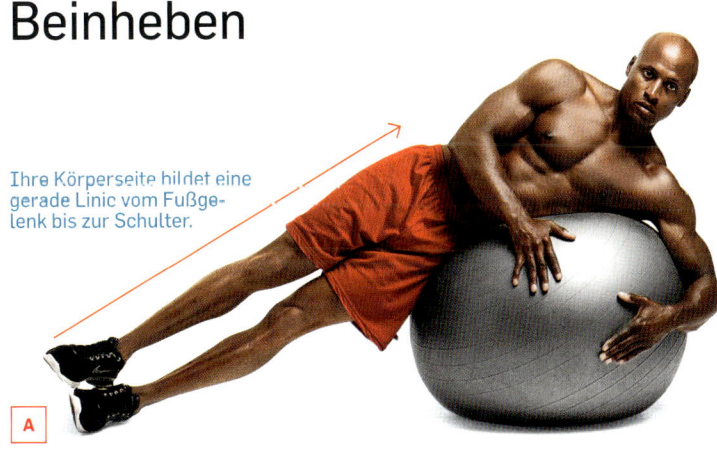
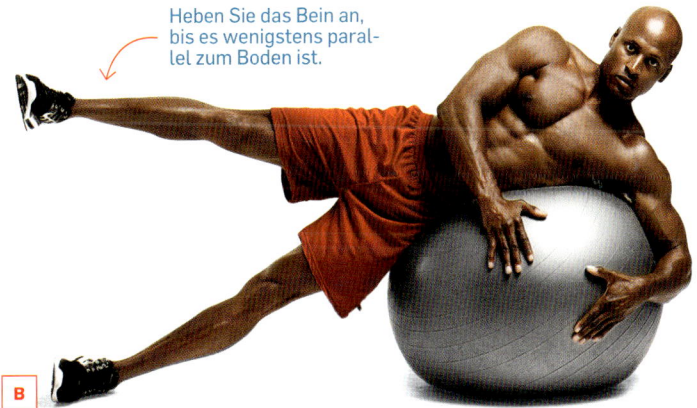

Ihre Körperseite bildet eine gerade Linie vom Fußgelenk bis zur Schulter.

Heben Sie das Bein an, bis es wenigstens parallel zum Boden ist.

A
- Sie liegen mit Ihrer linken Seite auf einem Gymnastikball. Strecken Sie die Beine aus und legen Sie die Füße aufeinander.
- Platzieren Sie Ihre linke Hand auf einer für Sie angenehmen Stelle des Balls. Heben Sie das Becken an, sodass Ihr Körper eine gerade Linie bildet.

B
- Halten Sie Ihren Körper in dieser Position und heben Sie langsam das rechte Bein an. Kurze Pause, dann kehren Sie ebenso langsam in die Ausgangsposition zurück.

WIEDERHOLUNGEN: so viele Sie in 60 Sekunden schaffen, und dann noch einmal auf der anderen Seite.

Gymnastikball-Workout (2)

Ruder-Kombination

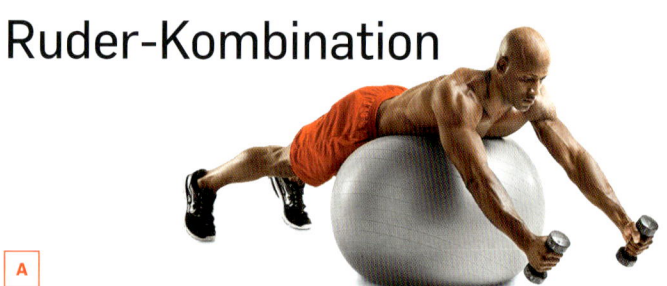

A

- Legen Sie sich bäuchlings auf einen Gymnastikball und halten Sie ein Paar Kurzhanteln (höchstens 2,5 Kilo). Die Arme hängen in einem 45-Grad-Winkel nach vorn herab, die Daumen zeigen nach oben.

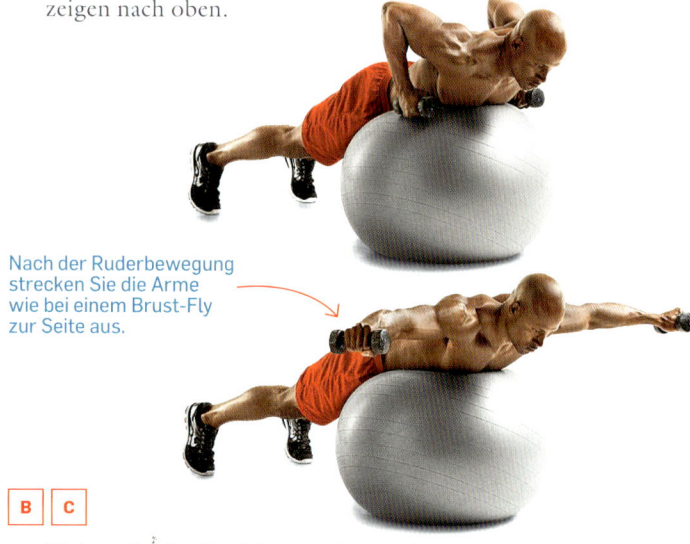

Nach der Ruderbewegung strecken Sie die Arme wie bei einem Brust-Fly zur Seite aus.

B **C**

- Ziehen Sie die Gewichte zur Brust, dann strecken Sie die Arme zur Seite aus.

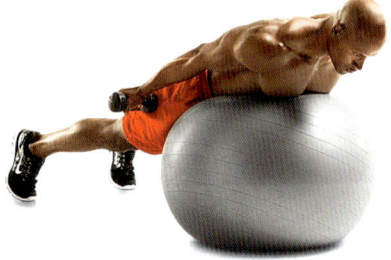

D

- Führen Sie die Gewichte zum Gesäß.
- Kehren Sie dann in die Ausgangsposition zurück. Das ist eine Wiederholung.

WIEDERHOLUNGEN: 10 bis 15.

Pflug

TIPP DES TRAINERS: *Die Übung wird schwerer, wenn Sie die Hände auf ein Steppbrett oder eine Bank setzen.*

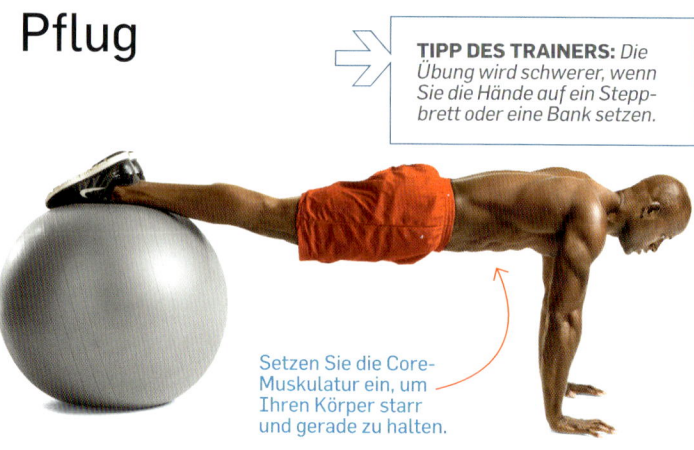

Setzen Sie die Core-Muskulatur ein, um Ihren Körper starr und gerade zu halten.

A

- Legen Sie sich bäuchlings auf einen Gymnastikball und stützen Sie sich mit beiden Händen auf dem Boden ab.
- Laufen Sie mit den Händen nach vorn, sodass der Ball unter Ihrem Körper entlangrollt, bis er sich unter den Schienbeinen befindet.
- Ihre Hände sind direkt unter Ihren Schultern: Es sieht so aus, als wollten Sie einen Liegestütz machen.

Halten Sie den Rücken gerade.

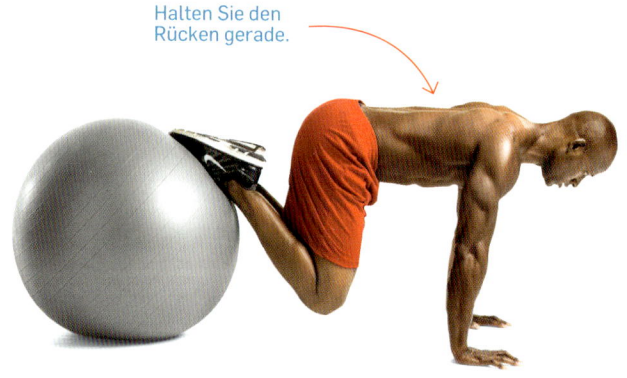

B

- Spannen Sie die Bauchmuskeln an. Beugen Sie die Knie und ziehen Sie sie nach vorn. Bringen Sie so Beine und Ball dichter zum Rumpf. Halten Sie diese Position eine Sekunde lang.
- Strecken Sie die Beine und rollen Sie den Ball wieder zum Ausgangspunkt zurück.

WIEDERHOLUNGEN: 10 bis 15.

KAPITEL 12: 15-MINUTEN-WORKOUTS MIT TOOLS

Einbeinige Balancebrücke

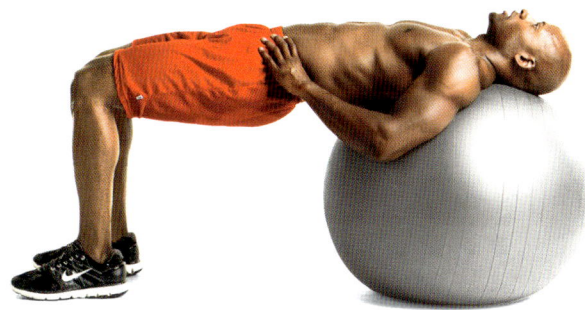

A

- Legen Sie sich rücklings auf einen Gymnastikball. Die Beine sind gebeugt, das Becken angehoben und die Füße flach auf dem Boden.
- Legen Sie die Hände auf die Hüften. Die Ellbogen zeigen seitlich zum Boden.
- Laufen Sie mit den Füßen vor, bis Sie mit den Schulterblättern auf dem Ball balancieren.
- Schließen Sie die Füße.

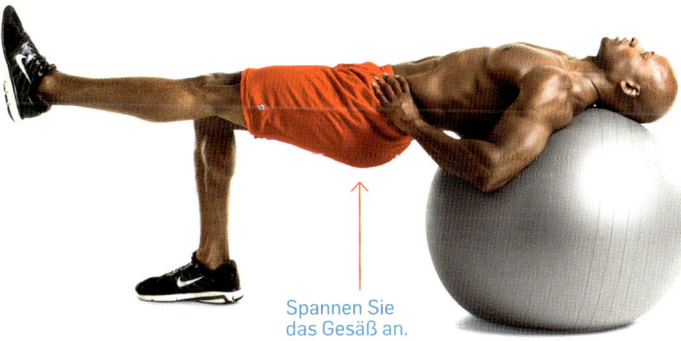

Spannen Sie das Gesäß an.

B

- Spannen Sie das Gesäß an. Heben Sie langsam den linken Fuß und strecken Sie das Bein.
- Zählen Sie bis zehn. Dann wiederholen Sie die Übung auf der anderen Seite.

WIEDERHOLUNGEN: wechselseitig fünf bis sechs.

Radfahren und Balancieren

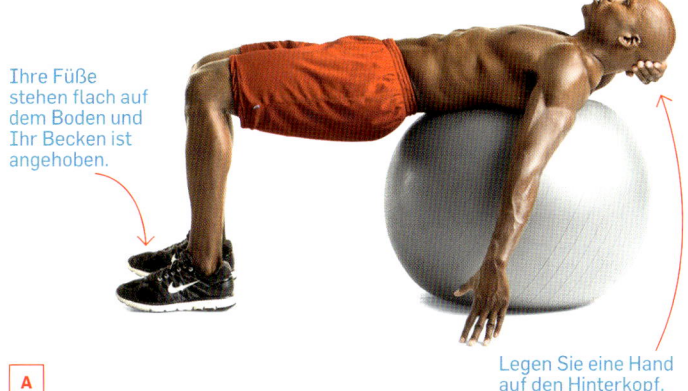

Ihre Füße stehen flach auf dem Boden und Ihr Becken ist angehoben.

Legen Sie eine Hand auf den Hinterkopf.

A

- Legen Sie sich rücklings auf einen Gymnastikball. Die Beine sind gebeugt, das Becken angehoben und die Füße stehen flach auf dem Boden.
- Legen Sie die rechte Hand hinter den Kopf und strecken Sie den linken Arm seitlich nach unten. Stützen Sie sich mit den Fingerspitzen auf dem Boden ab, um das Gleichgewicht zu halten.

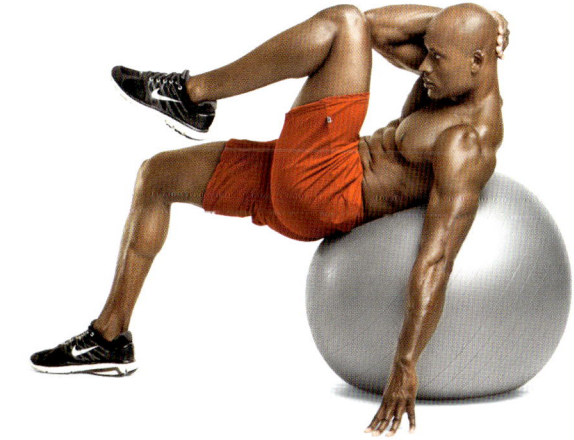

B

- Spannen Sie die Bauchmuskeln an. Heben Sie die rechte Schulter nach links an und ziehen Sie gleichzeitig das linke Knie zum rechten Ellbogen. Kehren Sie in die Ausgangsposition zurück.

WIEDERHOLUNGEN: zehn, dann wechseln Sie die Seite.

Kapitel 13:
15-Minuten-Workouts für besseren Sex

Holen Sie sich Ausdauer, Beweglichkeit und Kraft für lang andauernde, sensationelle Erlebnisse im Bett.

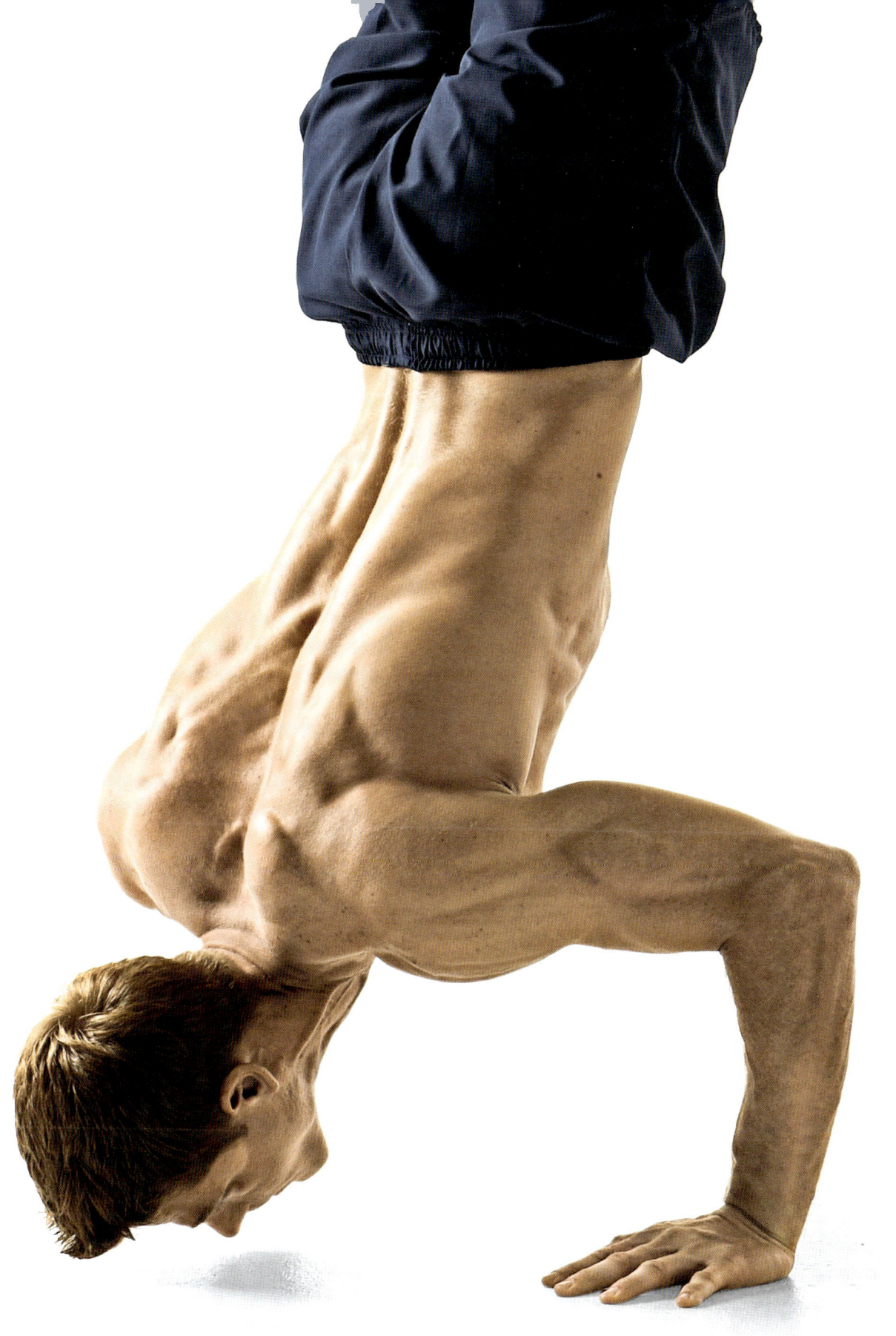

Superschnelle Workouts für besseren Sex

Großartiger Sex ist eine sportliche Veranstaltung. Er beansprucht Arme, Beine, Brust, Rücken, Bauch, Gesäß und eine ganze Reihe von winzigen Muskeln, die Sie im Spiegel nicht sehen können – Muskeln, die Sie nicht jeden Tag gebrauchen. Um in der Lage zu sein, geschickt die Stellung zu wechseln, die Hüften richtig zu bewegen (ohne den Po rauszustrecken) und das Unvermeidliche hinauszuzögern, hilft es, einen Körper zu haben, der nicht nur einfach fit ist, sondern auch fit für den Sex. Die folgenden Workouts sind darauf ausgelegt, Beweglichkeit für anspruchsvollere Positionen aufzubauen, außerdem Kraft im Oberkörper, um Ihr Gewicht zu stützen, Kraft im Körperzentrum für stoßende Bewegungen und natürlich eine gute Kondition. Aber das müssen nur Sie wissen. Diese Übungen könnten zu irgendeinem beliebigen Trainingsprogramm gehören, sodass niemand Ihre eigentlichen Motive erkennen wird.

Die Sexübung für überall

Es dauert nur fünf Minuten. Niemand wird merken, dass Sie es tun, und es könnte Ihre Orgasmen intensiver machen. Gemeint ist das Beckenbodentraining; es stärkt Ihren Musculus pubococcygeus oder PC-Muskel, mit dem Sie den Urinfluss unterbrechen können. Diese einfache Übung kann auch ganz nützlich sein, um die Erektionskontrolle zu verbessern und das sexuelle Vergnügen zu steigern, da Ejakulationen stärker und Orgasmen genussvoller werden.

Und so geht's: Ohne den Einsatz Ihrer Gesäßmuskeln spannen Sie die Muskeln, die den Harn stoppen, 15 Sekunden lang an, lassen dann los und wiederholen die Übung noch einmal. Absolvieren Sie drei Sätze mit je zehn Wiederholungen. Verlängern Sie die Muskelanspannung im Lauf der Zeit auf 30 Sekunden oder sogar eine Minute. Es wird niemand merken, dass Sie diese Übungen machen. Und es geht zu jeder Zeit – überall.

KAPITEL 13: 15-MINUTEN-WORKOUTS FÜR BESSEREN SEX

Im Überblick: Ihre 15-Minuten-Workouts für besseren Sex

Seite 294
Das Stehvermögen-Workout
Fauststoß und Kniebeuge mit Kurzhanteln (Aufwärmung)
Liegestütz und Rudern
Sprung-Kniebeuge und Curl

Seite 298
Das Workout für den letzten Kick
Eigengewicht-Sprung-Kniebeuge
Isometrische Kniebeuge
Einarmiger Kurzhantel-Swing
Beinstoß aus der Hocke
Explosiver Liegestütz

Seite 302
Das Missionars-Workout
Scharnier
Umgekehrter Liegestütz auf dem Gymnastikball
Beckenheben
Gleiten auf Socken
Beinüberkreuzen im Knien

Seite 306
Das Flexi-Workout
Vorschieben der Hüfte im Stehen
Anziehen der Beine im Liegen
Hüftstrecken auf dem Gymnastikball
Tiefer Ausfallschritt von Seite zu Seite
Korkenzieher-Liegestütz

Seite 310
Das Rhythmus-Workout
Überkreuzdehnen im Liegen
Raupe in Bewegung
Rudern aus dem Liegestütz
Aufstehen mit Sandsack

EIN VOGEL IN DER HOSE?

Die Stärke Ihrer Erektion ist ein entscheidender Hinweis auf den gesundheitlichen Zustand Ihres Herzens und Ihrer Blutgefäße: ein Frühwarnsystem – wie die Kanarienvögel, die früher die Bergleute vor Schlagwettern gewarnt haben –, das Sie über eine drohende Gefahr schon dann informiert, wenn es noch Zeit ist, präventiv tätig zu werden. Das liegt daran, dass die Arterie im Penis viel enger ist als das Herzkranzgefäß. Dass Ablagerungen an den Arterien vorliegen, zeigt sich daher wahrscheinlich zuerst in einer schwachen Erektion.

Das Stehvermögen-Workout

Sex dauert im Durchschnitt ungefähr 15 bis 20 Minuten. (Keine Angst, darin ist das Vorspiel schon enthalten.) Das könnte für sich genommen bereits ein Ausdauer-Workout darstellen, je nachdem, wie leidenschaftlich Sie die Sache angehen, wie viele Stellungen Sie ausprobieren und wie komplex Ihre Körperverrenkungen sind. Stellen Sie mit diesen Ausdauer-Trainingseinheiten nach dem Pyramidenprinzip sicher, dass Sie nicht schlappmachen, wenn sie gerade warm wird.

UND SO GEHT'S:
Bei Pyramidenwiederholungen wärmen Sie sich zunächst mit dem ersten Übungspaar auf. Dann machen Sie eine Wiederholung des zweiten Übungspaars, dann zwei Wiederholungen, dann drei, dann vier; dann arbeiten Sie sich wieder herunter auf eine Wiederholung. Nach demselben Muster führen Sie das dritte Übungspaar aus. Das ist ein ganzer Durchgang. Absolvieren Sie so viele Durchgänge, wie in 15 Minuten machbar sind.

KAPITEL 13: 15-MINUTEN-WORKOUTS FÜR BESSEREN SEX

PAAR 1
Fauststoß und Kniebeuge mit Kurzhanteln (Aufwärmung)

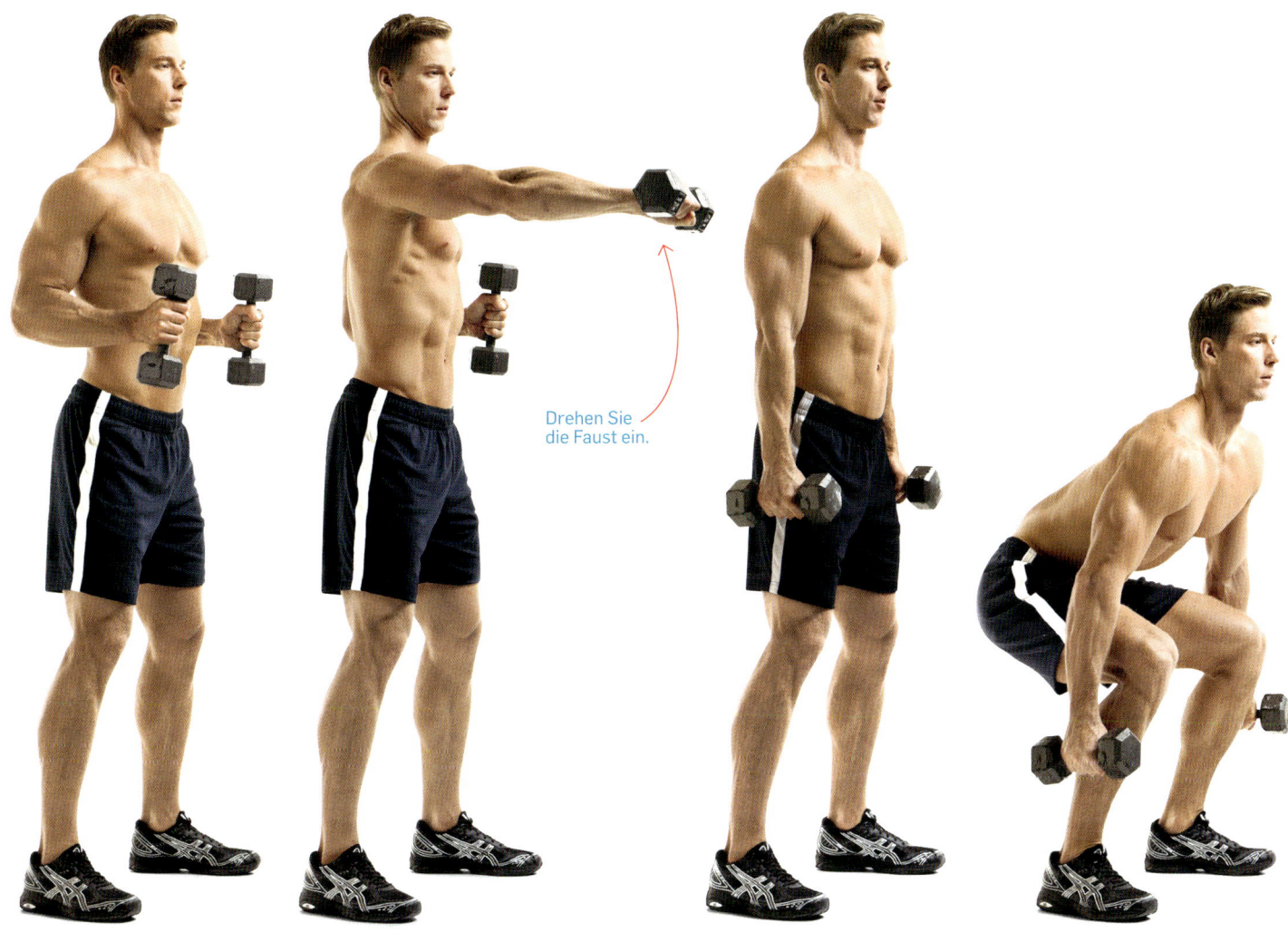

Drehen Sie die Faust ein.

A B
- Machen Sie wechselseitig rechts und links 32 Fauststöße mit einer Fünf-Pfund-Kurzhantel in jeder Hand.

C
- Lassen Sie die Arme locker herunterhängen und stellen Sie Ihre Füße etwas weiter als hüftbreit auseinander.

D
- Beugen Sie Hüfte und Knie, um Ihren Körper so weit abzusenken, dass Ihre Oberschenkel parallel zum Boden sind. Dann drücken Sie sich wieder hoch.
- Machen Sie 16 Kniebeugen. Dann wiederholen Sie die ganze Sequenz.

WIEDERHOLUNGEN: 32 Fauststöße und 16 Kniebeugen.

Das Stehvermögen-Workout

PAAR 2
Liegestütz und Rudern

- Platzieren Sie zwei Hexa-Kurzhanteln auf dem Boden. Nehmen Sie eine Liegestütz-Position ein und greifen Sie die Hanteln. Die Handflächen zeigen nach innen.

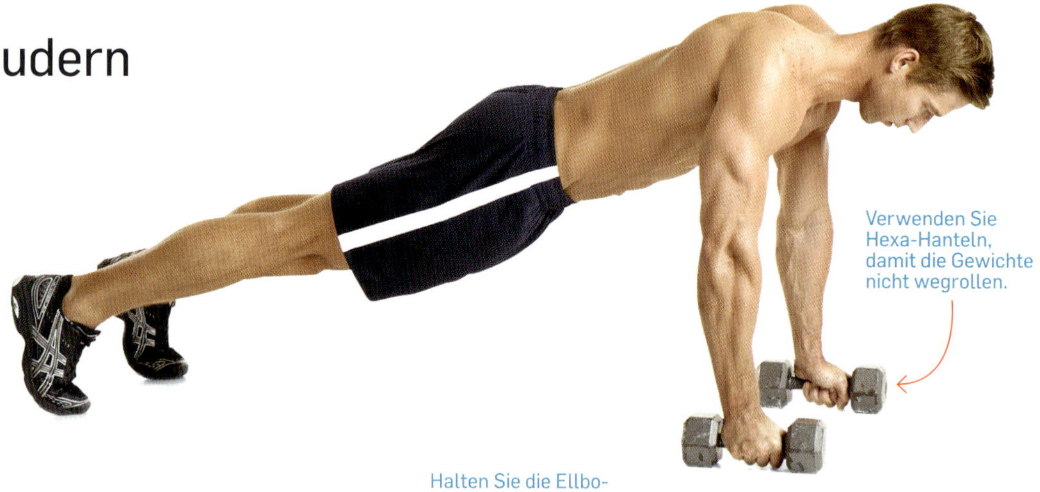

- Nehmen Sie sich zwei Sekunden, um Ihren Körper so weit abzusenken, dass Ihre Brust sich ungefähr fünf Zentimeter über dem Boden befindet.
- Drücken Sie sich mit aller Kraft hoch.

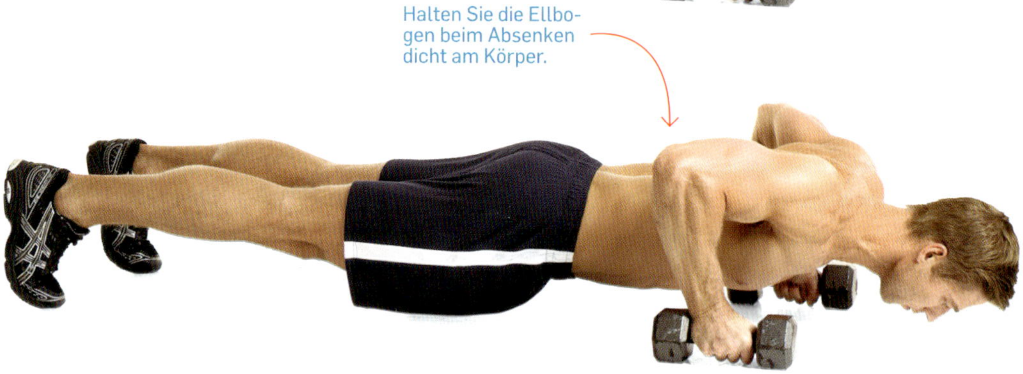

C

- In der höchsten Position des Liegestütz (Sie halten nach wie vor die Hanteln) heben Sie das rechte Gewicht zur Achsel und ziehen das Schulterblatt zurück. Dabei balancieren Sie auf der linken Hantel.
- Senken Sie das Gewicht ab und wiederholen Sie die Bewegung mit dem linken Arm. (Nehmen Sie sich eine Sekunde, um das Gewicht zu heben, und zwei, um es abzusenken.)

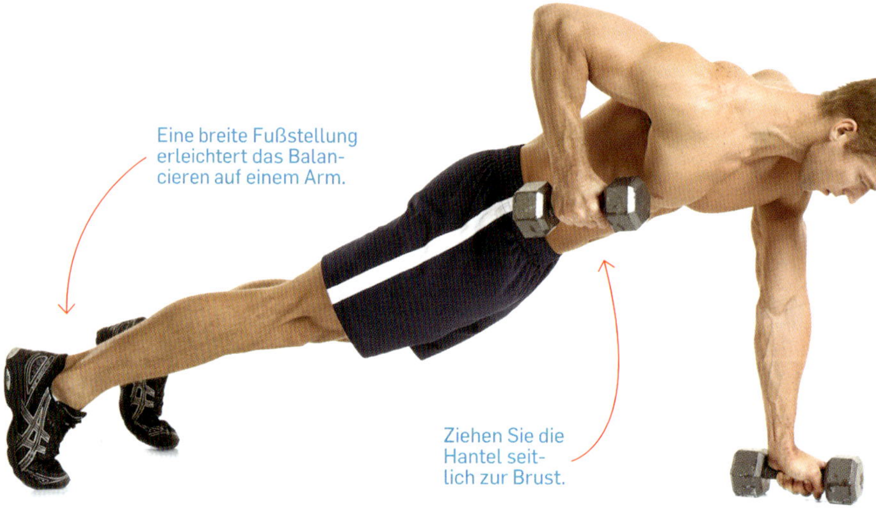

Verwenden Sie Hexa-Hanteln, damit die Gewichte nicht wegrollen.

Halten Sie die Ellbogen beim Absenken dicht am Körper.

Eine breite Fußstellung erleichtert das Balancieren auf einem Arm.

Ziehen Sie die Hantel seitlich zur Brust.

WIEDERHOLUNGEN: Pyramiden (vergleiche Seite 294: „Und so geht's").

KAPITEL 13: 15-MINUTEN-WORKOUTS FÜR BESSEREN SEX

PAAR 3
Sprung-Kniebeuge und Curl

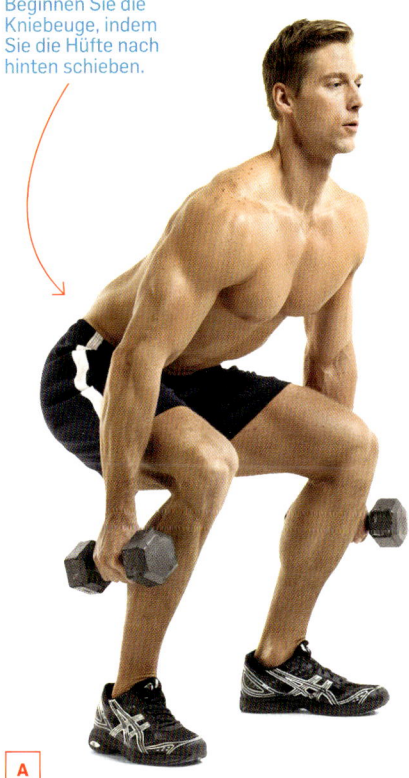

Beginnen Sie die Kniebeuge, indem Sie die Hüfte nach hinten schieben.

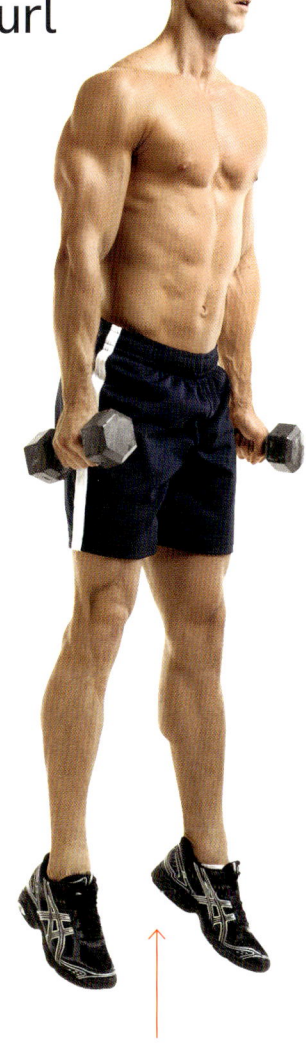

Springen Sie explosionsartig so hoch Sie können.

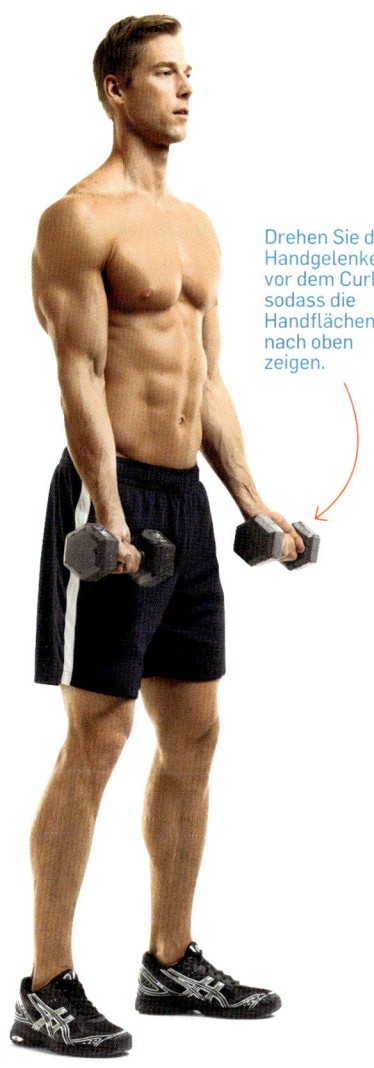

Drehen Sie die Handgelenke vor dem Curl, sodass die Handflächen nach oben zeigen.

A
- Gehen Sie mit Kurzhanteln am langen Arm in eine Kniebeuge. Ihre Füße sind etwas mehr als hüftbreit auseinander.

WIEDERHOLUNGEN: Pyramiden (vergleiche Seite 294: „Und so geht's").

B
- Drücken Sie sich aus den Fersen explosionsartig ab. Landen Sie weich auf den Fußballen und setzen Sie dann auch die Fersen ab.

C
- Lassen Sie die Hanteln nach der Landung seitlich hängen.
- Führen Sie mit den Gewichten einen Curl aus, ohne die Oberarme zu bewegen. (Nehmen Sie sich eine Sekunde, um die Hanteln zu heben, und zwei, um sie abzusenken.)

Das Workout für den letzten Kick

Dieses schnelle Kardio-Training bezeichnet man als „Finisher", wenn es am Ende einer längeren Übungseinheit ausgeführt wird. Aber es funktioniert auch hervorragend als eigenständiges 15-Minuten-Workout, wenn Sie drei Runden durchlaufen. Es schmilzt besonders wirksam Körperfett; auf diese Weise werden Sie kein zusätzliches Gepäck mit ins Bett schleppen.

UND SO GEHT'S:
Absolvieren Sie diese Übungen nacheinander ohne Zwischenpause. Dann wiederholen Sie den Zirkel noch zweimal.

Eigengewicht-Sprung-Kniebeuge

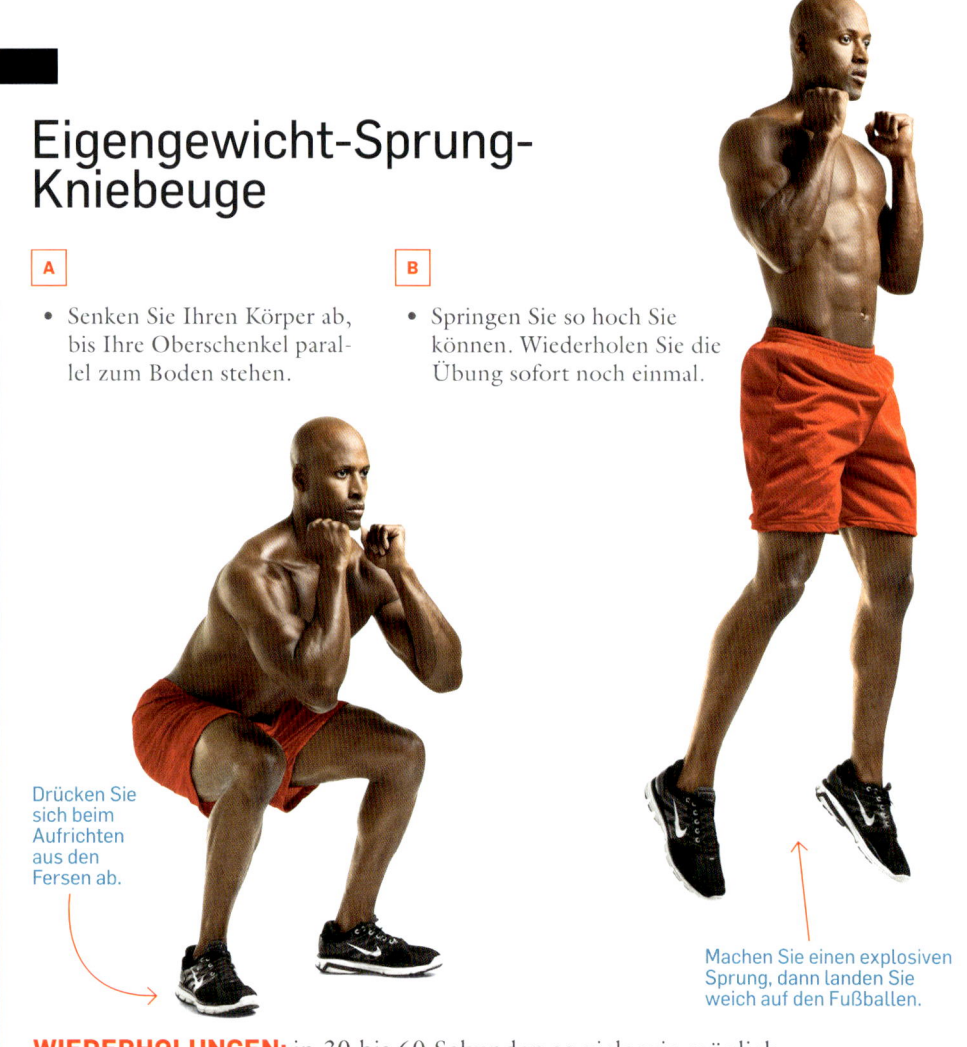

A
- Senken Sie Ihren Körper ab, bis Ihre Oberschenkel parallel zum Boden stehen.

B
- Springen Sie so hoch Sie können. Wiederholen Sie die Übung sofort noch einmal.

Drücken Sie sich beim Aufrichten aus den Fersen ab.

Machen Sie einen explosiven Sprung, dann landen Sie weich auf den Fußballen.

WIEDERHOLUNGEN: in 30 bis 60 Sekunden so viele wie möglich.

KAPITEL 13: 15-MINUTEN-WORKOUTS FÜR BESSEREN SEX

Isometrische Kniebeuge

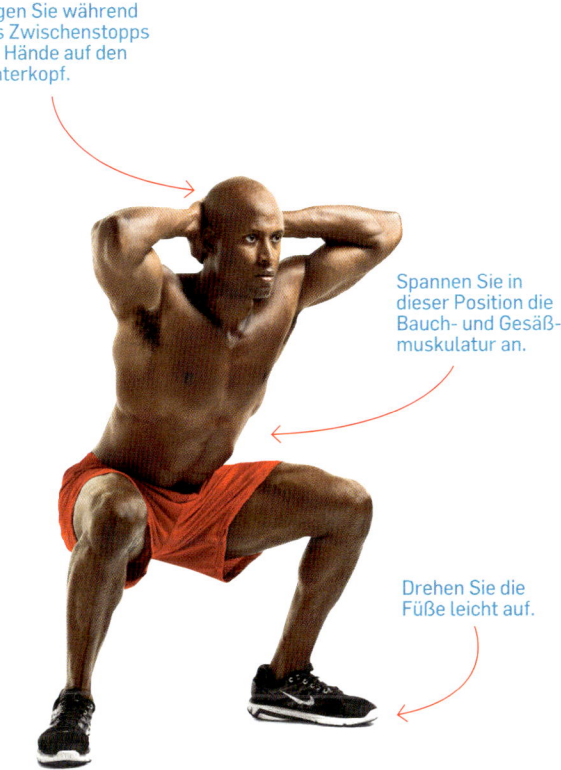

Legen Sie während des Zwischenstopps die Hände auf den Hinterkopf.

Spannen Sie in dieser Position die Bauch- und Gesäßmuskulatur an.

Drehen Sie die Füße leicht auf.

AUSFÜHRUNG

- Senken Sie Ihren Körper so weit ab, bis Ihre Oberschenkel parallel zum Boden stehen. Halten Sie diese Position 30 bis 60 Sekunden lang.
- Drücken Sie sich in die Ausgangsposition hoch, um die Übung zu beenden.

WIEDERHOLUNGEN: eine.

Einarmiger Kurzhantel-Swing

A **B**

- Fassen Sie eine Kurzhantel im Obergriff und halten Sie sie am langen Arm vor dem Körper.
- Beugen Sie Hüfte und Knie und senken Sie Ihren Oberkörper in einen 45-Grad-Winkel zum Boden ab.
- Schwingen Sie die Hantel zwischen Ihre Beine.
- Schieben Sie die Hüfte vor und schwingen Sie die Hantel bis auf Brusthöhe, während Sie sich aufrichten. Kehren Sie die Bewegung um und wiederholen Sie sie.
- Auf halbem Weg wechseln Sie den Arm.

WIEDERHOLUNGEN:
30 oder 60 Sekunden lang so viele, wie Sie können.

Das Workout für den letzten Kick

Beinstoß aus der Hocke

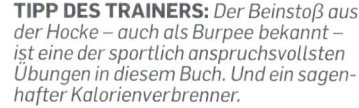

TIPP DES TRAINERS: *Der Beinstoß aus der Hocke – auch als Burpee bekannt – ist eine der sportlich anspruchsvollsten Übungen in diesem Buch. Und ein sagenhafter Kalorienverbrenner.*

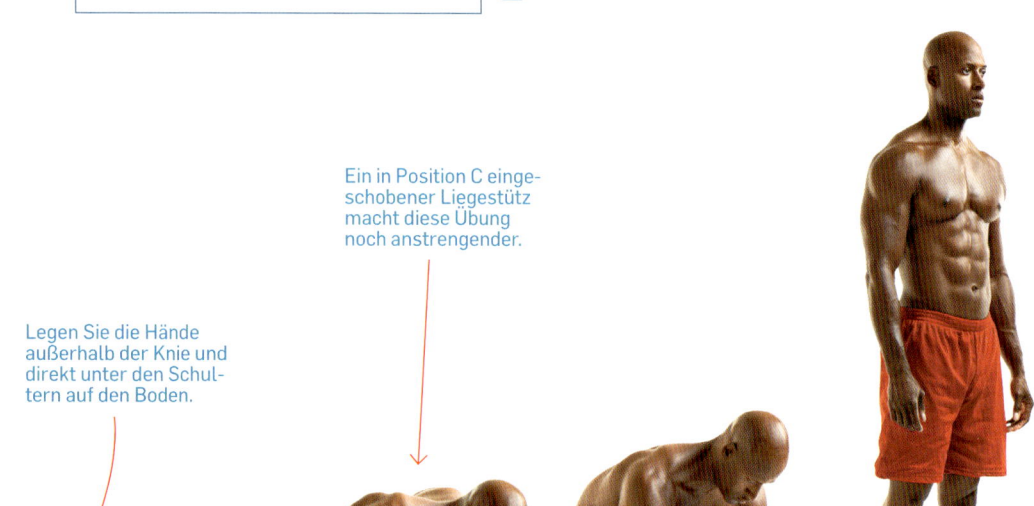

Ein in Position C eingeschobener Liegestütz macht diese Übung noch anstrengender.

Legen Sie die Hände außerhalb der Knie und direkt unter den Schultern auf den Boden.

A
- Stehen Sie schulterbreit und mit den Armen an den Seiten.

B
- Schieben Sie die Hüfte zurück, beugen Sie die Knie und gehen in eine möglichst tiefe Hocke.

C
- Stoßen Sie die Beine nach hinten, sodass Sie dann eine Liegestütz-Position einnehmen.

D
- Ziehen Sie die Beine blitzartig wieder zur Hocke.

E
- Stehen Sie schnell auf und wiederholen Sie den gesamten Bewegungsablauf.

WIEDERHOLUNGEN: in 30 bis 60 Sekunden so viele wie möglich.

KAPITEL 13: 15-MINUTEN-WORKOUTS FÜR BESSEREN SEX

Explosiver Liegestütz

A
- Nehmen Sie die Standardliegestütz-Position ein. Ihre Hände sind etwas mehr als schulterbreit auseinander.

Ihr Körper sollte von Kopf bis Fuß eine gerade Linie bilden.

B
- Beugen Sie die Ellbogen und senken Sie den Körper, bis Ihre Brust fast den Boden berührt.

Halten Sie die Ellbogen dicht am Körper.

Ihre Füße sind schulterbreit auseinander.

C
- Drücken Sie sich so kräftig ab, dass Ihre Hände vom Boden abheben. Wiederholen Sie die Übung.

Eine besondere Herausforderung ist es, wenn Sie in der Luft einmal klatschen.

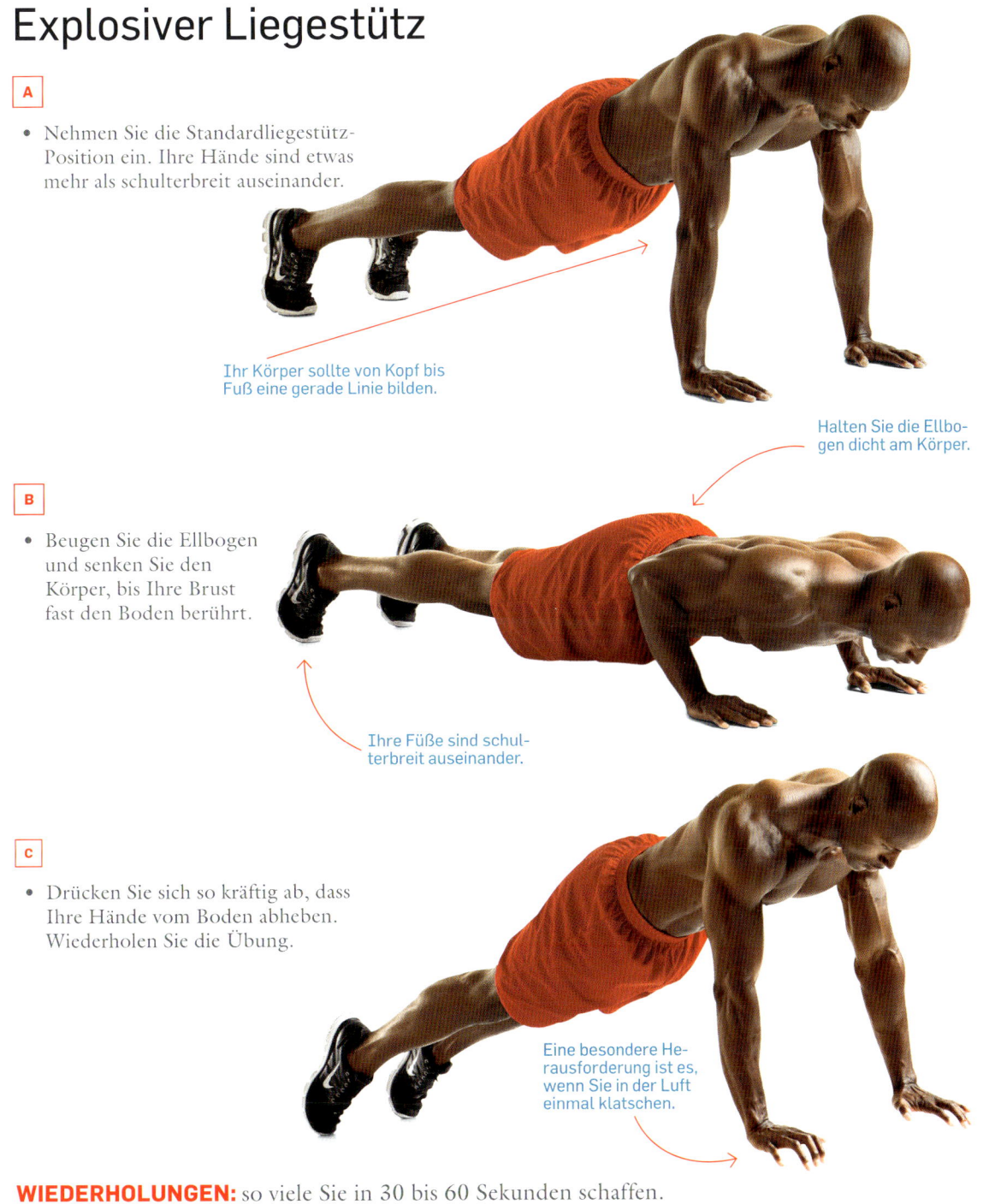

WIEDERHOLUNGEN: so viele Sie in 30 bis 60 Sekunden schaffen.

EREKTIONSSÄTZE

Tägliche Spaziergänge halten erektile Dysfunktionen in Schach, jedenfalls laut einer Studie der Harvard University an 31 000 Männern. Den Forschern zufolge senkten Männer, die täglich drei Kilometer stramm marschierten oder sich einer entsprechenden anderen Ausdaueraktivität widmeten, das Risiko von Erektionsproblemen um 30 Prozent. Ein gutes Walking-Workout schaffen Sie sogar in 15 Minuten, wenn Sie in Intervallen vorgehen: Wechseln Sie zwischen einer moderaten Geschwindigkeit, strammem Gehen und Speed-Walking in Intervallen von anderthalb bis drei Minuten. Wenn Sie eine gewisse Ausdauer erreicht haben, laufen Sie auch mal.

Das Missionars-Workout

Selbst wenn Sie ein Kenner des *Kamasutra* sind, nehmen Sie beim Sex aller Wahrscheinlichkeit nach am häufigsten die Missionarsstellung ein. Kümmern Sie sich also um mehr und längeres Vergnügen für Sie beide, und zwar mit diesem Training, das für ein größeres Stehvermögen die Kraft in Armen und Brust verbessert und in Gesäß und unterem Rücken die Voraussetzung für stetige starke Stöße schafft.

UND SO GEHT'S: Absolvieren Sie diese Übungen ohne Zwischenpause nacheinander als Zirkel. Erholen Sie sich nach der Beendigung jedes Durchgangs 60 Sekunden lang. Machen Sie insgesamt drei Durchgänge.

Scharnier

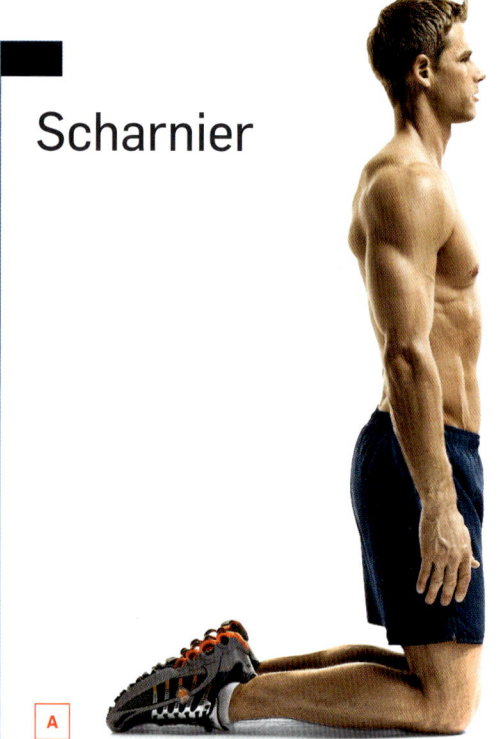
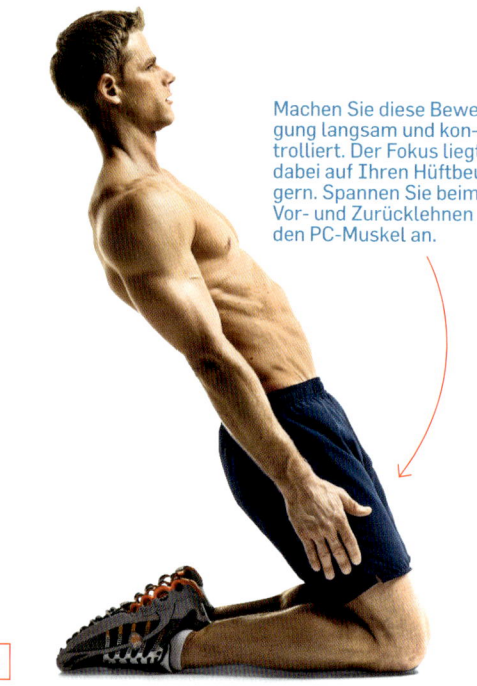

Machen Sie diese Bewegung langsam und kontrolliert. Der Fokus liegt dabei auf Ihren Hüftbeugern. Spannen Sie beim Vor- und Zurücklehnen den PC-Muskel an.

A
- Knien Sie sich auf den Boden. Die Arme hängen gerade herunter.
- Widerstehen Sie dem Drang, sich hinzusetzen und Ihr Gewicht auf die Fersen zu verlagern.
- Achten Sie auf einen geraden Rücken und rechtwinklig gebeugte Knie.

WIEDERHOLUNGEN: zehn bis zwölf.

B
- Lehnen Sie sich langsam einige Zentimeter zurück. Halten Sie dabei Kopf und Rücken immer in einer Linie mit Ihren Oberschenkeln.
- Halten Sie diese Position zwei bis drei Sekunden, dann kehren Sie langsam in die Ausgangsposition zurück.

KAPITEL 13: 15-MINUTEN-WORKOUTS FÜR BESSEREN SEX

Umgekehrter Liegestütz auf dem Gymnastikball

A

- Knien Sie sich mit dem Rücken zu einem Gymnastikball hin und setzen Sie Ihre Hände in Schulterbreite flach auf den Boden.
- Legen Sie Ihre Schienbeine auf den Ball und nehmen Sie die Standardliegestütz-Position ein: die Arme gestreckt und die Hände direkt unter den Schultern.
- Der Rücken ist gerade und der Bauch eingezogen.

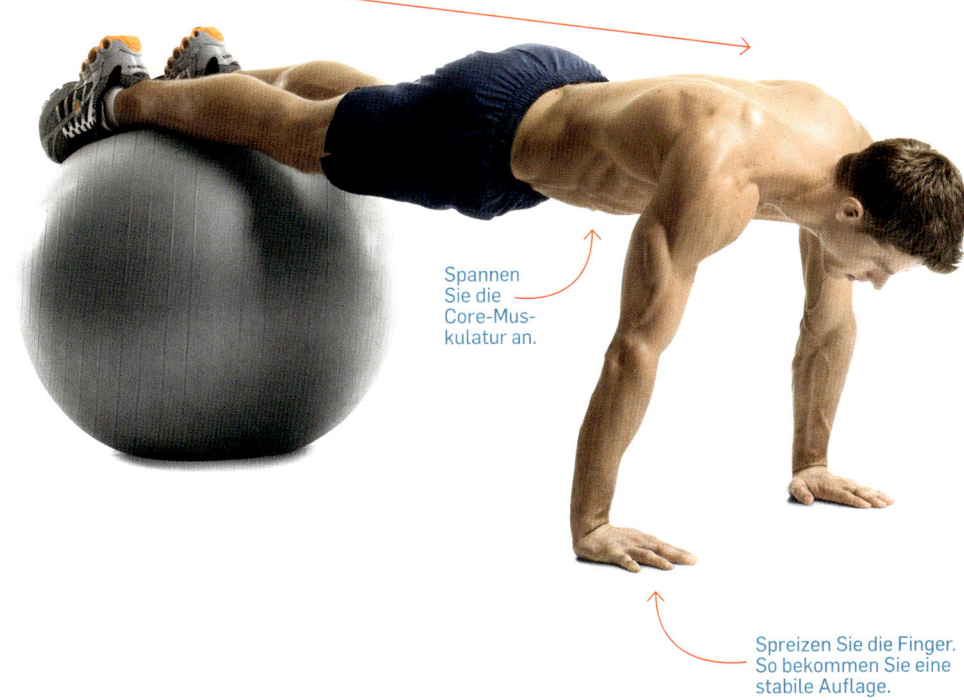

Ihr Rücken sollte von den Fersen zu den Schulterblättern so gerade wie ein Bügelbrett sein.

Spannen Sie die Core-Muskulatur an.

Spreizen Sie die Finger. So bekommen Sie eine stabile Auflage.

B

- Nehmen Sie das Kinn hoch und senken Sie dann Ihre Brust zum Boden.
- Drücken Sie sich wieder hoch und wiederholen Sie die Übung.

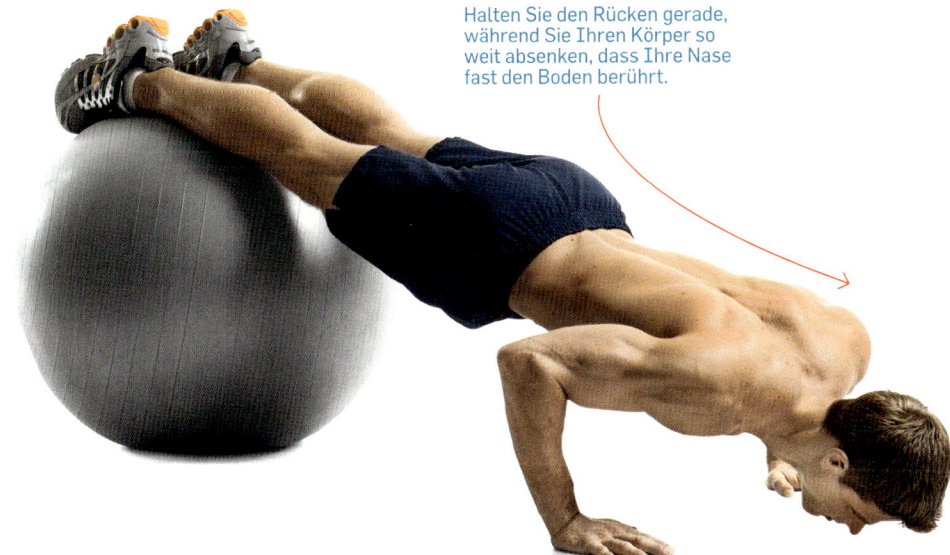

Halten Sie den Rücken gerade, während Sie Ihren Körper so weit absenken, dass Ihre Nase fast den Boden berührt.

Die Instabilität des Balls zwingt Sie dazu, mehr Muskeln zum Halten des Gleichgewichts einzusetzen.

WIEDERHOLUNGEN: 10 bis 20.

Das Missionars-Workout

Beckenheben

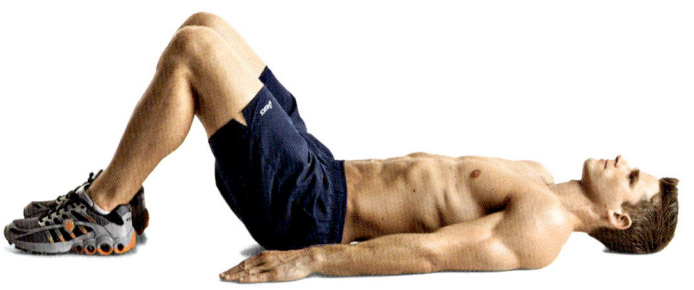

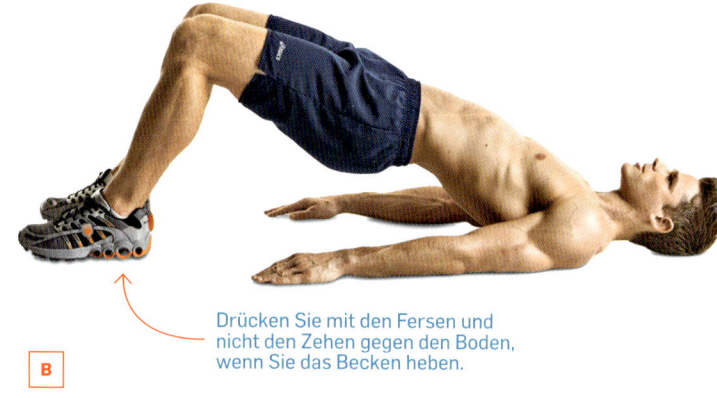

Drücken Sie mit den Fersen und nicht den Zehen gegen den Boden, wenn Sie das Becken heben.

A
- Legen Sie sich auf den Rücken. Ihre Knie sind gebeugt, Ihre Füße stehen flach auf dem Boden.
- Legen Sie die Arme mit den Handflächen nach unten neben dem Körper ab.

WIEDERHOLUNGEN: zehn bis zwölf.

B
- Ziehen Sie das Gesäß zusammen und heben Sie es so weit vom Boden ab, dass Ihr Körper eine gerade Linie von den Schultern zu den Knien bildet.
- Halten Sie diese Position für drei bis fünf Sekunden, dann senken Sie sich langsam wieder zum Boden.

Gleiten auf Socken

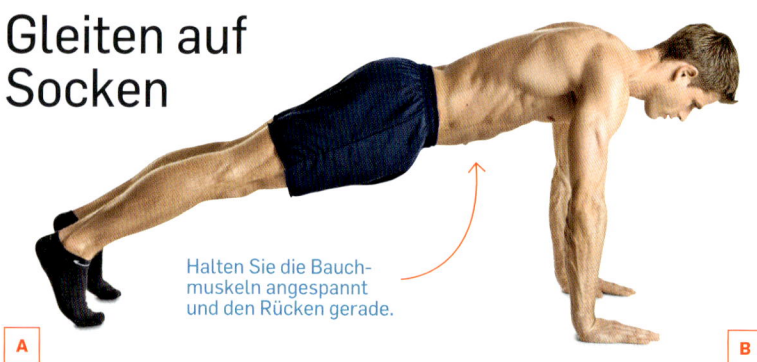

Halten Sie die Bauchmuskeln angespannt und den Rücken gerade.

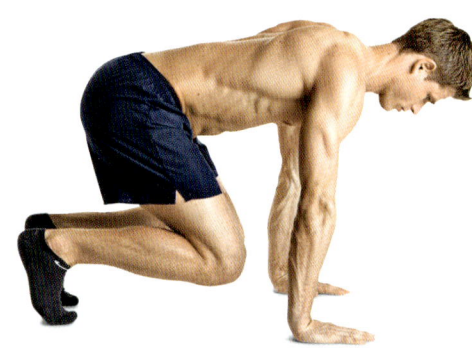

A
- Für diese Übung brauchen Sie Socken und einen glatten Bodenbelag.
- Gehen Sie in eine Liegestütz-Position: die Hände schulterbreit auseinander und flach auf dem Boden, Arme und Beine gestreckt und die Füße geschlossen.
- Ohne die Hände zu verrücken, rutschen Sie mit dem Körper nach hinten und unten, bis Ihre Nase auf die Fläche zwischen den Händen zeigt.

WIEDERHOLUNGEN: 10 bis 15.

B
- Gleiten Sie mit den Füßen langsam nach vorn, indem Sie die Knie beugen und die Bauchmuskeln anspannen. Das ist eine Wiederholung.

KAPITEL 13: 15-MINUTEN-WORKOUTS FÜR BESSEREN SEX

Beinüberkreuzen im Knien

A

- Knien Sie sich hin und setzen Sie Ihre Hände auf den Boden. Knie und Hände sind jeweils schulterbreit auseinander. Blicken Sie zum Boden.
- Strecken Sie das rechte Bein nach hinten aus und halten Sie es während der gesamten Übung gerade.

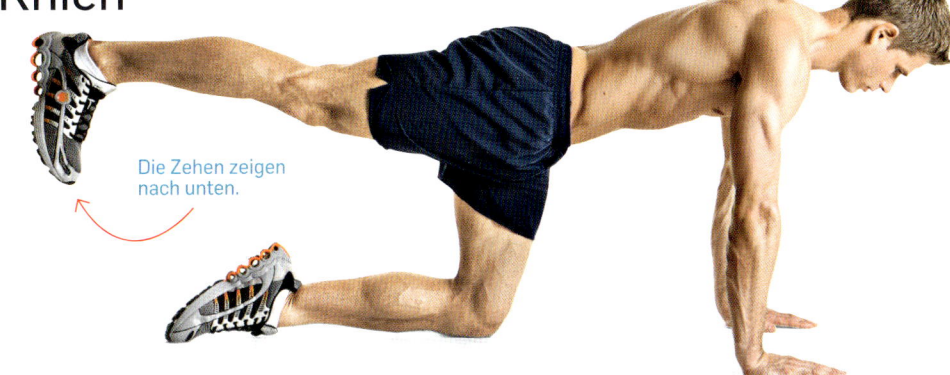

Die Zehen zeigen nach unten.

B

- Kreuzen Sie das rechte Bein über das linke und führen Sie es nach unten, bis die Fußspitze den Boden berührt.
- Kehren Sie in die Ausgangsposition zurück, halten Sie aber das rechte Bein gestreckt in der Luft.

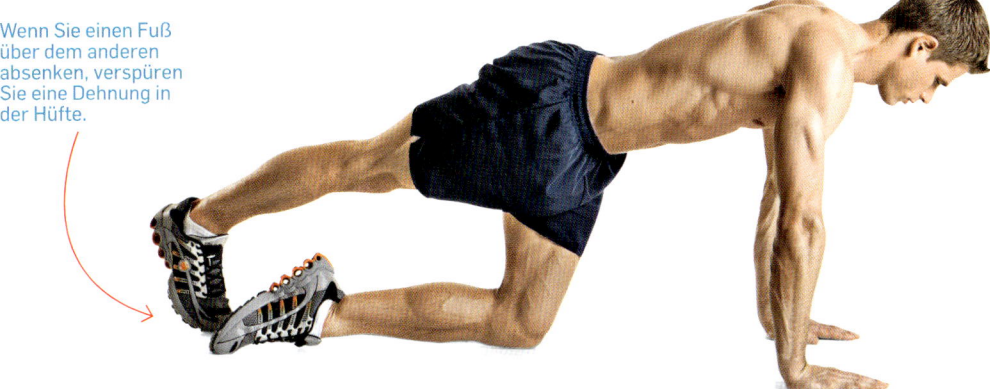

Wenn Sie einen Fuß über dem anderen absenken, verspüren Sie eine Dehnung in der Hüfte.

C

- Führen Sie das rechte Bein nach rechts und senken es dann ab, bis die Fußspitze den Boden berührt. Das ist eine Wiederholung.
- Absolvieren Sie alle Wiederholungen, dann geht es weiter mit dem linken Bein.

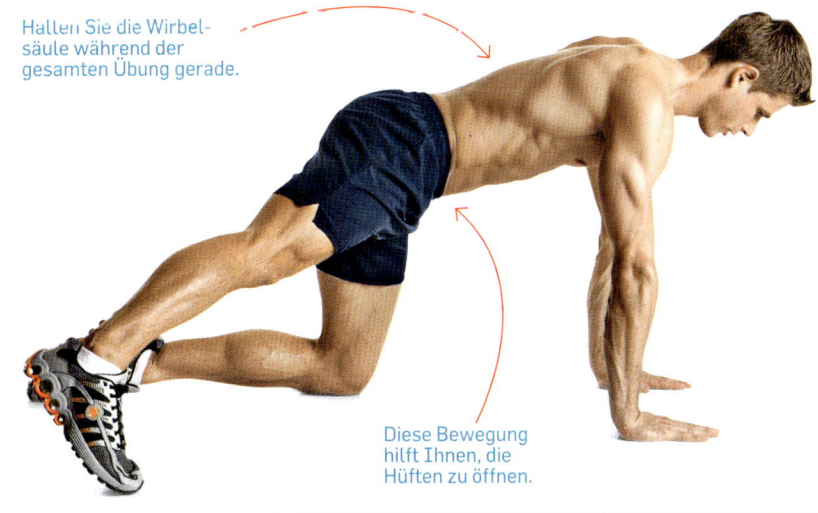

Halten Sie die Wirbelsäule während der gesamten Übung gerade.

Diese Bewegung hilft Ihnen, die Hüften zu öffnen.

WIEDERHOLUNGEN: mit jedem Bein zehn.

Das Flexi-Workout

Es ist nicht so leicht, mit Sexstellungen wie der Liebesschaukel zu beeindrucken, wenn das Kreuz schmerzt und die Oberschenkel verspannt sind. Für großartigen Sex muss Ihr Körper biegsam sein. Das folgende Workout dehnt und kräftigt alle wichtigen Muskeln für Dreh- und Stoßbewegungen. Und dann können Sie auf jeden Fall die ganze Nacht lang durchhalten.

UND SO GEHT'S: Absolvieren Sie diese Übungen nacheinander ohne Zwischenpause. Anschließend wiederholen Sie den Zirkel noch zwei oder drei weitere Male.

Vorschieben der Hüfte im Stehen

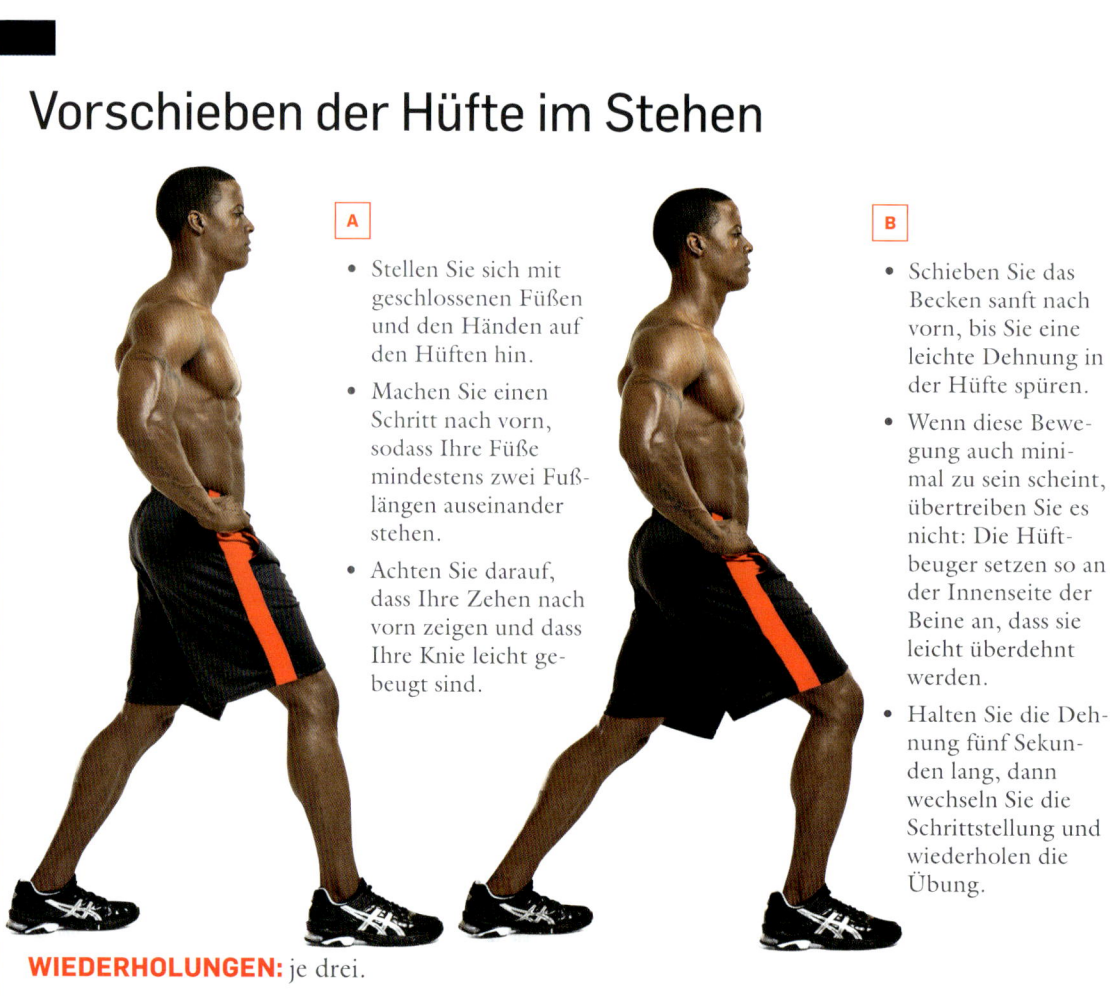

A
- Stellen Sie sich mit geschlossenen Füßen und den Händen auf den Hüften hin.
- Machen Sie einen Schritt nach vorn, sodass Ihre Füße mindestens zwei Fußlängen auseinander stehen.
- Achten Sie darauf, dass Ihre Zehen nach vorn zeigen und dass Ihre Knie leicht gebeugt sind.

B
- Schieben Sie das Becken sanft nach vorn, bis Sie eine leichte Dehnung in der Hüfte spüren.
- Wenn diese Bewegung auch minimal zu sein scheint, übertreiben Sie es nicht: Die Hüftbeuger setzen so an der Innenseite der Beine an, dass sie leicht überdehnt werden.
- Halten Sie die Dehnung fünf Sekunden lang, dann wechseln Sie die Schrittstellung und wiederholen die Übung.

WIEDERHOLUNGEN: je drei.

KAPITEL 13: 15-MINUTEN-WORKOUTS FÜR BESSEREN SEX

Anziehen der Beine im Liegen

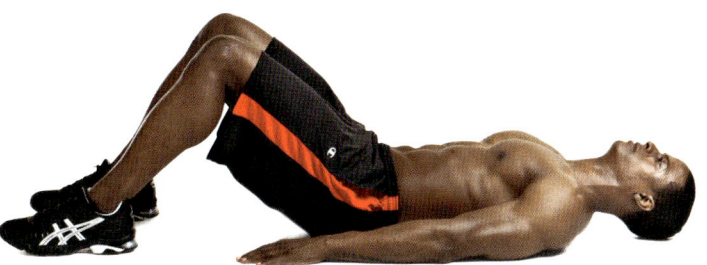

A
- Legen Sie sich flach auf den Rücken. Beugen Sie die Knie, stellen Sie die Füße flach auf den Boden und legen Sie die Arme seitlich ab.

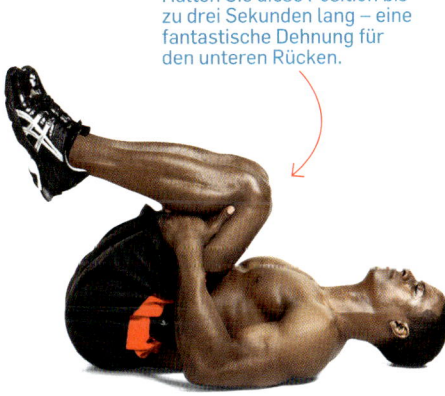

Halten Sie diese Position bis zu drei Sekunden lang – eine fantastische Dehnung für den unteren Rücken.

B
- Heben Sie die Beine zur Brust. Fassen Sie leicht die Oberschenkel direkt über den Knien.
- Ziehen Sie jetzt beide Knie langsam so weit zur Brust, wie es ohne Probleme machbar ist. Bleiben Sie dabei mit dem Rücken die ganze Zeit über flach auf dem Boden.
- Halten Sie die Dehnung für zwei bis drei Sekunden, dann senken Sie die Beine langsam ab.

WIEDERHOLUNGEN: 12 bis 15.

Hüftstrecken auf dem Gymnastikball

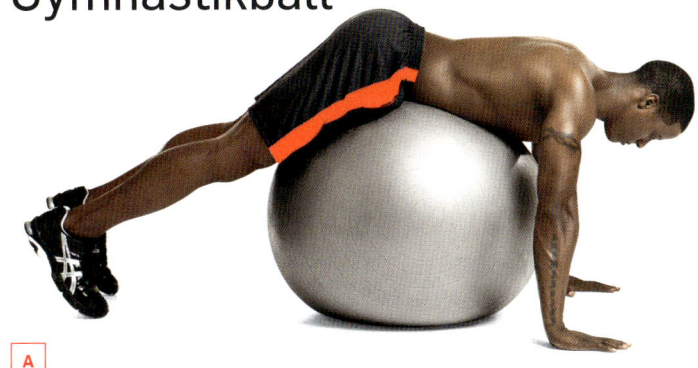

A
- Legen Sie sich bäuchlings so auf einen Gymnastikball, dass Ihre Hüfte auf dem höchsten Punkt des Balls liegt.
- Setzen Sie die Hände direkt unter Ihren Schultern flach auf den Boden.
- Strecken Sie die Beine aus und halten Sie mit den Fußspitzen das Gleichgewicht. Ihre Füße sind hüftbreit auseinander.

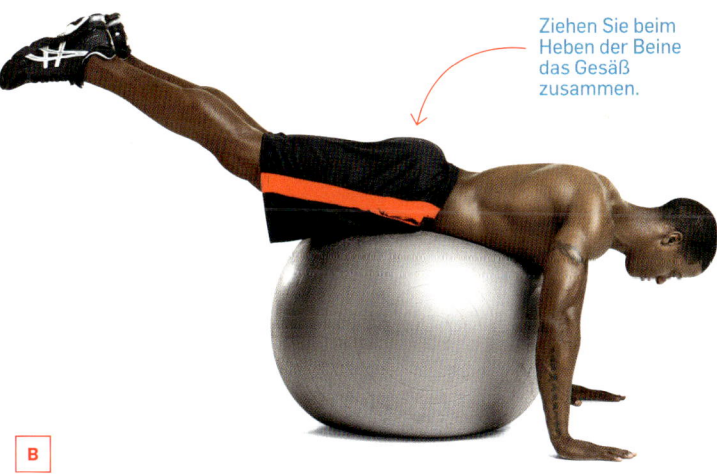

Ziehen Sie beim Heben der Beine das Gesäß zusammen.

B
- Spannen Sie Ihr Gesäß an und heben Sie die Beine so weit an, dass sie auf einer Linie mit Ihrem Rumpf sind (oder darüber).
- Kehren Sie zur Ausgangsposition zurück. Das ist eine Wiederholung.

WIEDERHOLUNGEN: 12 bis 15.

Das Flexi-Workout

Tiefer Ausfallschritt von Seite zu Seite

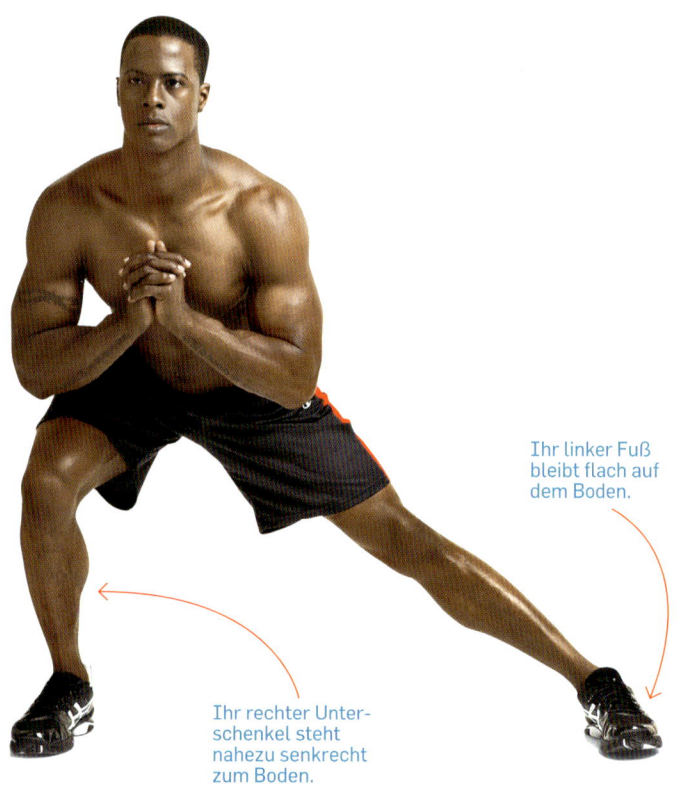

Ihr linker Fuß bleibt flach auf dem Boden.

Ihr rechter Unterschenkel steht nahezu senkrecht zum Boden.

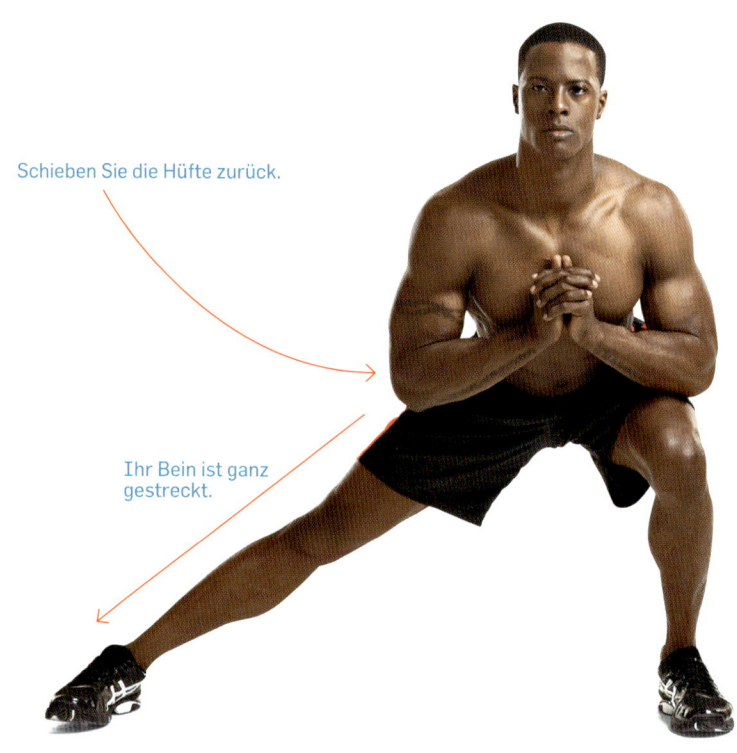

Schieben Sie die Hüfte zurück.

Ihr Bein ist ganz gestreckt.

A

- Stehen Sie doppelt schulterbreit, die Fußspitzen zeigen nach vorn.
- Beugen Sie sich in der Hüfte leicht vor und falten Sie die Hände vor der Brust.
- Verlagern Sie das Gewicht auf das rechte Bein, während Sie die Hüfte nach hinten schieben. Senken Sie Ihren Körper ab, indem Sie die Hüfte fallen lassen und das rechte Knie beugen.
- Ohne Zwischenstopp kehren Sie die Bewegung um und richten sich auf.

WIEDERHOLUNGEN: 10 bis 20 zu jeder Seite.

B

- Wiederholen Sie die Bewegung zur linken Seite. Denken Sie daran, den rechten Fuß flach auf dem Boden zu halten, während Sie Ihr Gewicht auf den linken verlagern.
- Wechseln Sie hin und her.

KAPITEL 13: 15-MINUTEN-WORKOUTS FÜR BESSEREN SEX

Korkenzieher-Liegestütz

A

- Gehen Sie in einen Liegestütz. Setzen Sie dann Ihre Füße so weit vor, dass Ihre Knie im rechten Winkel gebeugt sind. Ihre Hüfte ist jetzt etwas höher als Ihr Kopf.

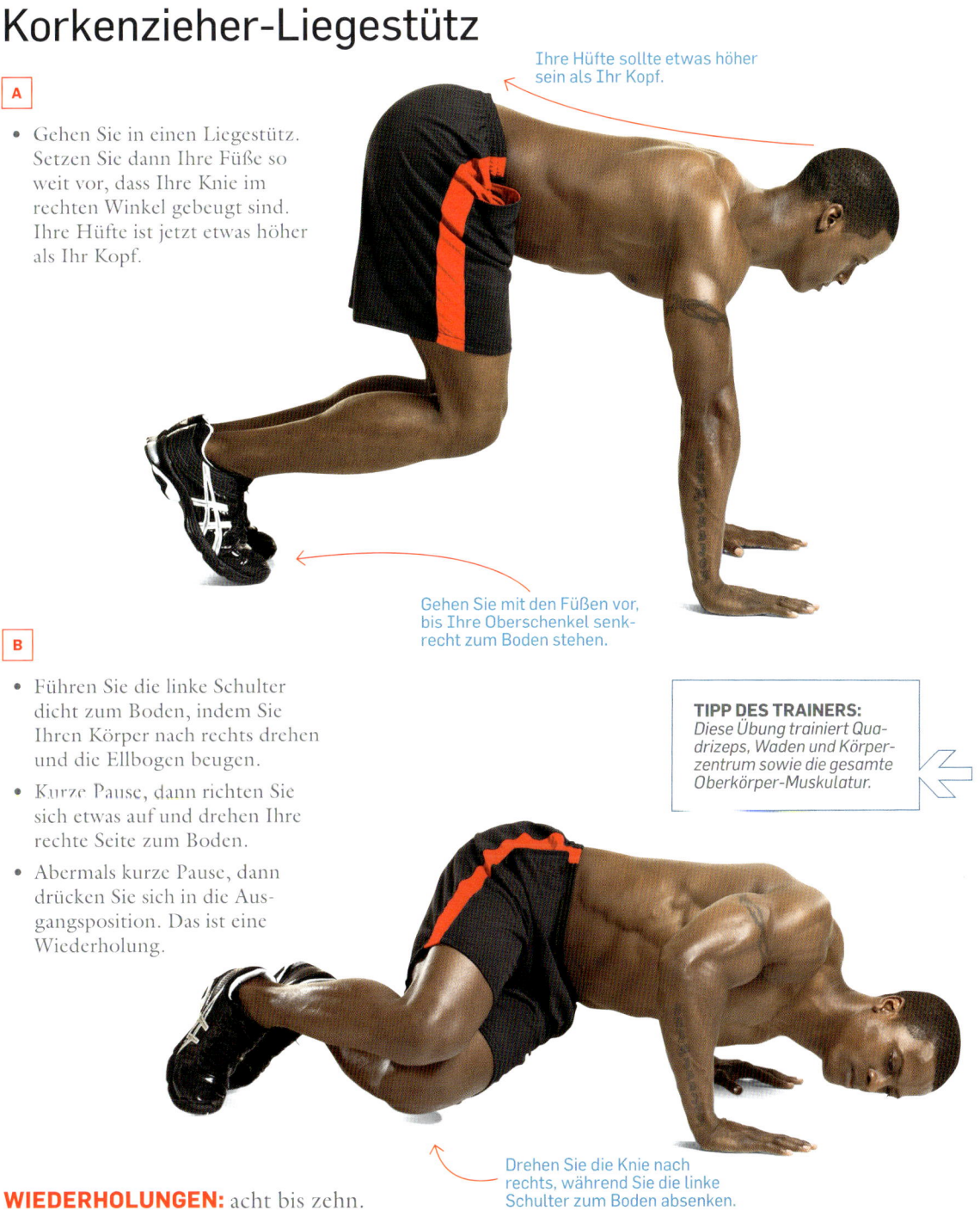

Ihre Hüfte sollte etwas höher sein als Ihr Kopf.

Gehen Sie mit den Füßen vor, bis Ihre Oberschenkel senkrecht zum Boden stehen.

TIPP DES TRAINERS:
Diese Übung trainiert Quadrizeps, Waden und Körperzentrum sowie die gesamte Oberkörper-Muskulatur.

B

- Führen Sie die linke Schulter dicht zum Boden, indem Sie Ihren Körper nach rechts drehen und die Ellbogen beugen.
- Kurze Pause, dann richten Sie sich etwas auf und drehen Ihre rechte Seite zum Boden.
- Abermals kurze Pause, dann drücken Sie sich in die Ausgangsposition. Das ist eine Wiederholung.

Drehen Sie die Knie nach rechts, während Sie die linke Schulter zum Boden absenken.

WIEDERHOLUNGEN: acht bis zehn.

WENIGER GEWICHT, MEHR SEX

Übergewichtig zu sein kann das Sexualleben belasten. Forscher am Duke University Medical Center im amerikanischen Durham erklärten nach einer Reihenuntersuchung von 1210 Probanden, dass fettleibige Menschen mit 25-mal größerer Wahrscheinlichkeit mit ihrem Sexualleben unzufrieden sind als Menschen mit einem gesunden Gewicht. Die gute Nachricht ist, dass guter Sex auch ohne eine gewaltige Veränderung des Körperbaus erlangt werden kann. Andere Studien verkünden nämlich, dass man seine sexuelle Zufriedenheit bereits mit einem nur zehnprozentigen Gewichtsverlust wesentlich verbessern kann.

Das Rhythmus-Workout

Das Rhythmus-Workout besteht aus drei ausgesprochen athletischen Übungen und einer ausgezeichneten Dehnübung, um Ihre Hüften zu öffnen und Ihren Musculus piriformis zu beugen. Sowohl das Rudern aus dem Liegestütz als auch die Raupe trainieren die Ausdauer Ihrer Körpermitte, Ihres Rückens und Ihrer Brust – für die Stellungen, bei denen Sie oben sind –, während das Aufstehen mit Sandsack die Kraft in Arm und Bein aufbaut – für die Momente, in denen Sie Ihre Partnerin heben und halten müssen. Darüber hinaus sind sie tolle Übungen für eine höhere Leistungsfähigkeit außerhalb des Schlafzimmers.

UND SO GEHT'S:
Absolvieren Sie diese Übungen nacheinander als Zirkel ohne Zwischenpause. Erst nach Beendigung eines Durchgangs legen Sie 60 Sekunden Pause ein. Machen Sie insgesamt drei Durchgänge.

Überkreuzdehnen im Liegen

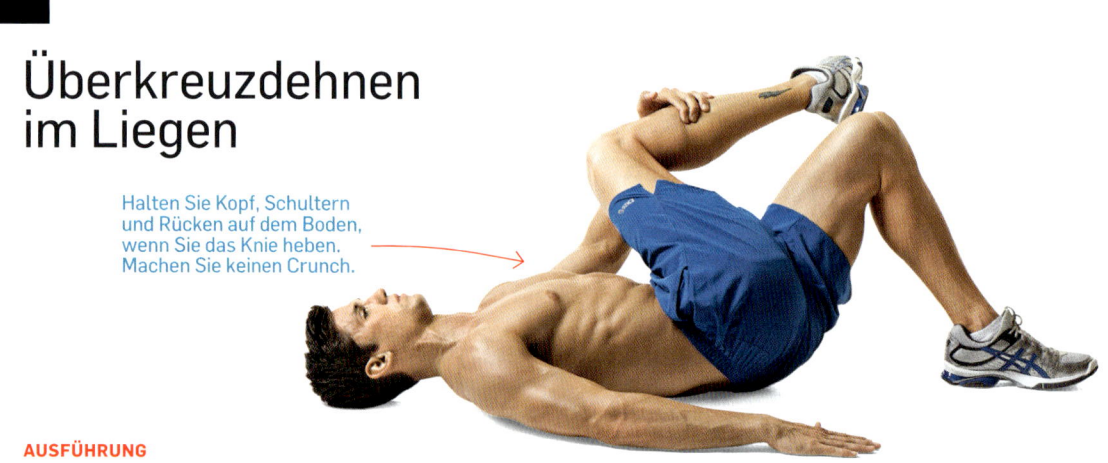

Halten Sie Kopf, Schultern und Rücken auf dem Boden, wenn Sie das Knie heben. Machen Sie keinen Crunch.

AUSFÜHRUNG

- Legen Sie sich mit gebeugten Knien auf den Rücken. Die Füße stehen flach auf dem Boden, die Hände liegen mit den Handflächen nach unten neben dem Körper.
- Heben Sie langsam das rechte Knie zur Brust.
- Fassen Sie die Außenseite des Beins unterhalb des Knies mit der linken Hand und ziehen Sie das Bein vorsichtig so weit zur Schulter, wie es ohne Probleme geht.
- Halten Sie die Position 20 Sekunden lang, dann senken Sie das Bein in die Ausgangsposition ab.
- Wiederholen Sie die Übung. Dieses Mal heben Sie das linke Knie und ziehen es zur rechten Schulter. Das ist eine Wiederholung.

WIEDERHOLUNGEN: zwei.

KAPITEL 13: 15-MINUTEN-WORKOUTS FÜR BESSEREN SEX

Raupe in Bewegung

A
- Stellen Sie sich mit gestreckten Beinen schulterbreit hin.

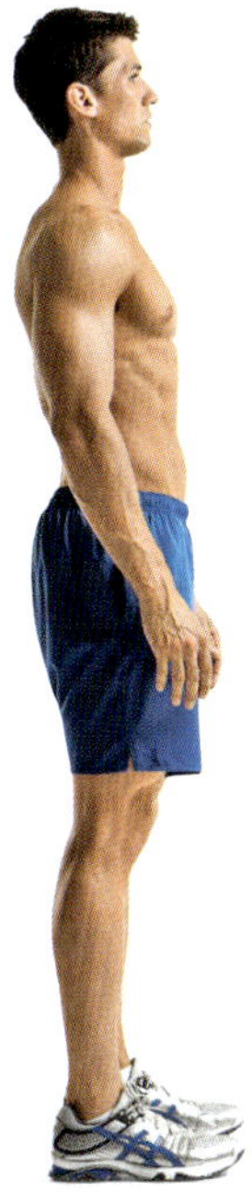

B
- Beugen Sie sich in der Hüfte vor und setzen Sie die Hände flach auf den Boden.

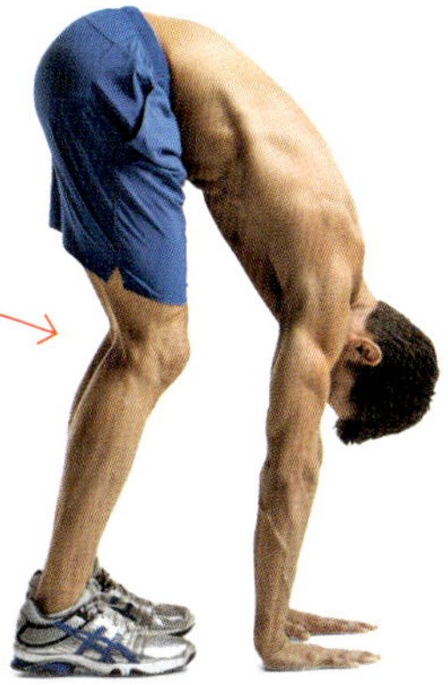

C
- Halten Sie die Bauchmuskeln angespannt und den unteren Rücken stabil. Laufen Sie mit den Händen nach vorn. Lassen Sie die Beine dabei gestreckt.

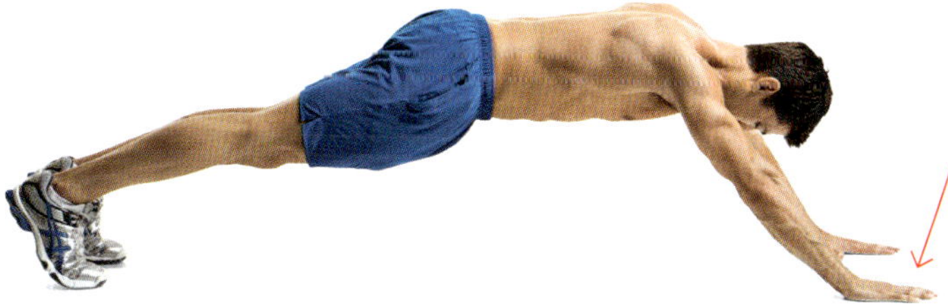

D
- In winzigen Schritten bringen Sie die Füße wieder zu den Händen. Das ist eine Wiederholung. Fahren Sie damit fort, mit den Händen vor- und mit den Füßen nachzulaufen.

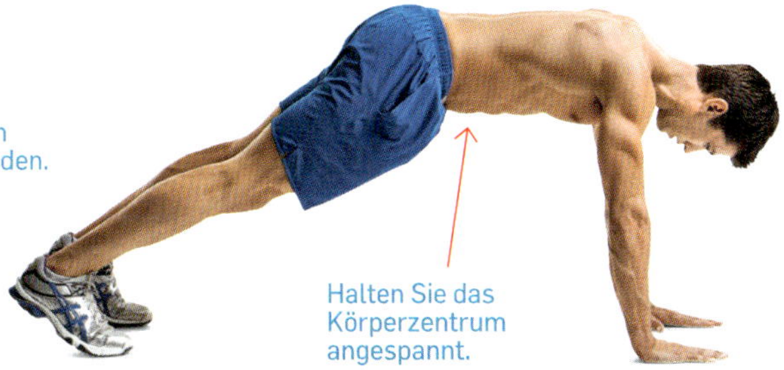

WIEDERHOLUNGEN: sechs.

TIPP DES TRAINERS:
Die Raupe ist auch eine hervorragende Aufwärmübung, die die Muskeln der Oberschenkel und der Hüften sowie die schrägen Bauchmuskeln lockert.

Beugen Sie die Knie leicht, wenn Sie sie nicht gestreckt halten können.

Gehen Sie mit den Händen so weit vor, wie Sie können, ohne mit der Hüfte einzusacken.

Laufen Sie mit den Füßen zu den Händen.

Halten Sie das Körperzentrum angespannt.

Das Rhythmus-Workout

Rudern aus dem Liegestütz

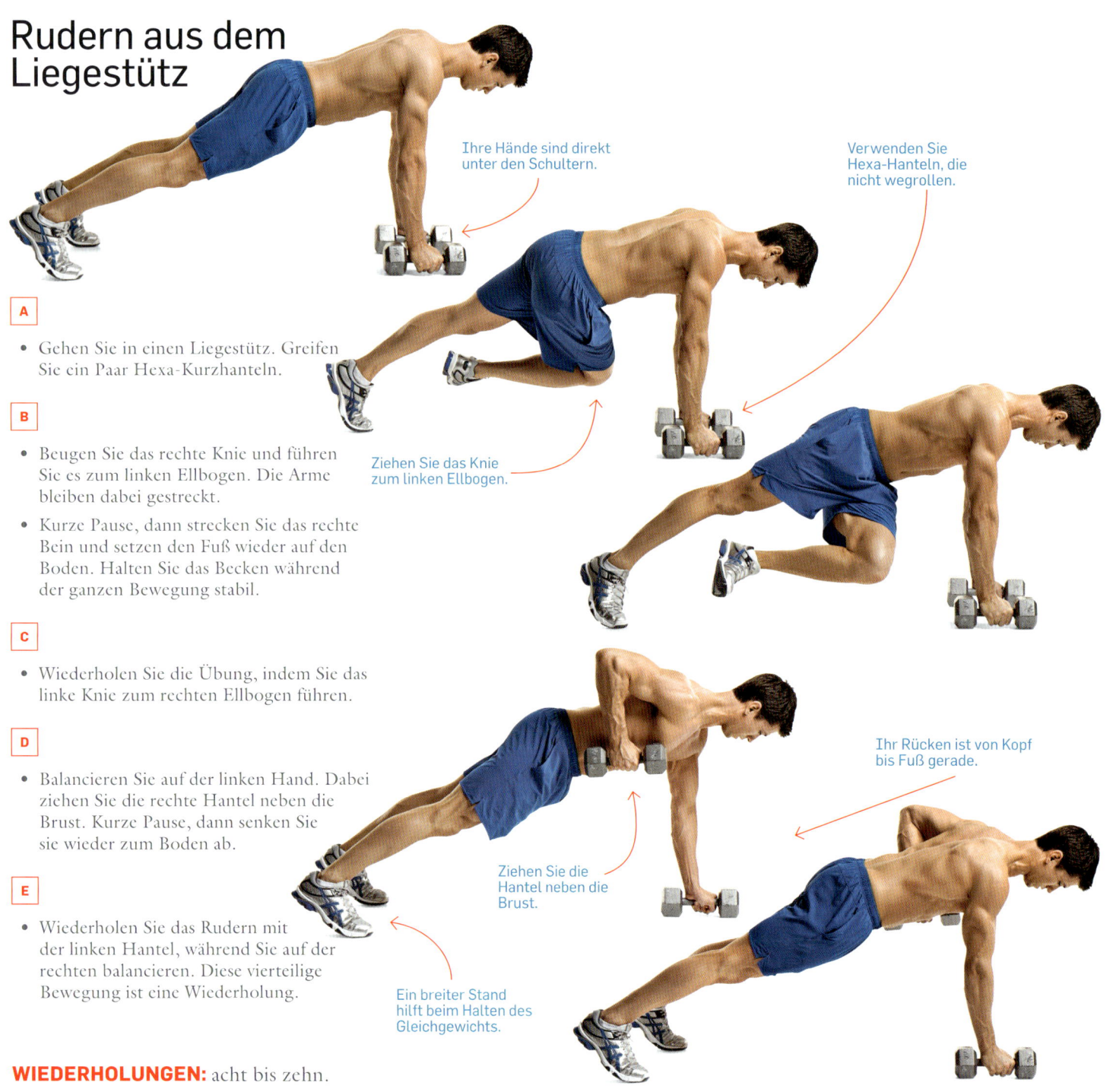

Ihre Hände sind direkt unter den Schultern.

Verwenden Sie Hexa-Hanteln, die nicht wegrollen.

Ziehen Sie das Knie zum linken Ellbogen.

Ihr Rücken ist von Kopf bis Fuß gerade.

Ziehen Sie die Hantel neben die Brust.

Ein breiter Stand hilft beim Halten des Gleichgewichts.

A
- Gehen Sie in einen Liegestütz. Greifen Sie ein Paar Hexa-Kurzhanteln.

B
- Beugen Sie das rechte Knie und führen Sie es zum linken Ellbogen. Die Arme bleiben dabei gestreckt.
- Kurze Pause, dann strecken Sie das rechte Bein und setzen den Fuß wieder auf den Boden. Halten Sie das Becken während der ganzen Bewegung stabil.

C
- Wiederholen Sie die Übung, indem Sie das linke Knie zum rechten Ellbogen führen.

D
- Balancieren Sie auf der linken Hand. Dabei ziehen Sie die rechte Hantel neben die Brust. Kurze Pause, dann senken Sie sie wieder zum Boden ab.

E
- Wiederholen Sie das Rudern mit der linken Hantel, während Sie auf der rechten balancieren. Diese vierteilige Bewegung ist eine Wiederholung.

WIEDERHOLUNGEN: acht bis zehn.

KAPITEL 13: 15-MINUTEN-WORKOUTS FÜR BESSEREN SEX

Aufstehen mit Sandsack

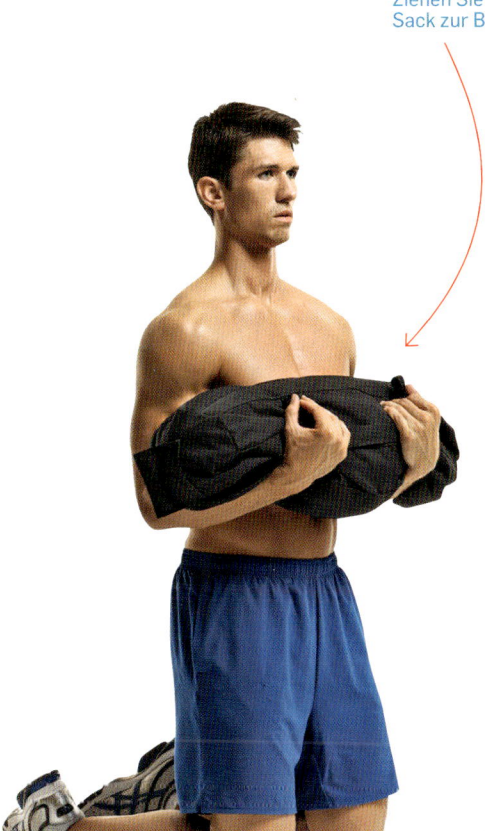
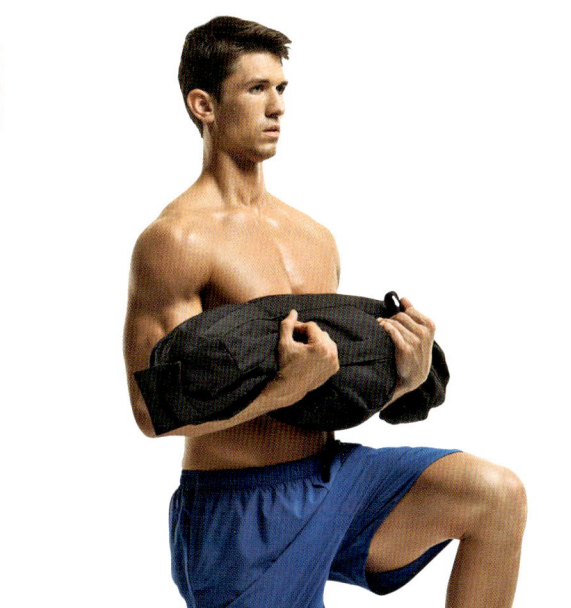
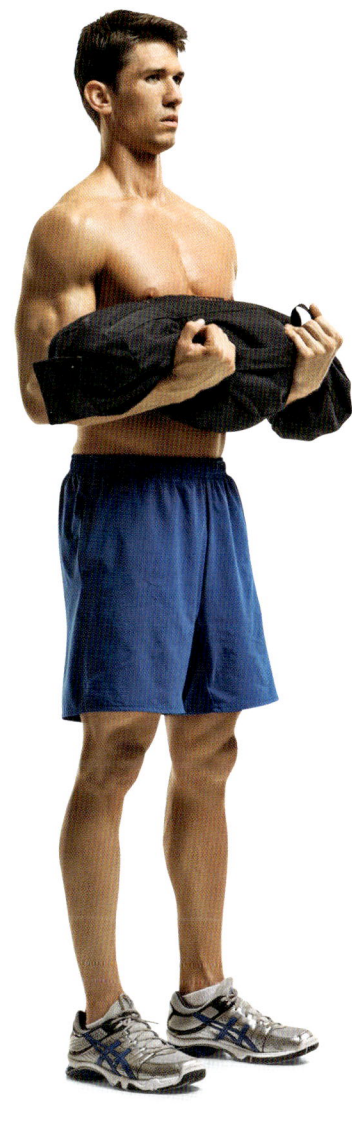

Ziehen Sie den Sack zur Brust.

Drücken Sie sich über die Ferse hoch.

A
- Knien Sie auf dem Boden und halten Sie einen schweren Sandsack.
- Der Sack liegt auf den Unterarmen auf, die Handflächen zeigen nach oben und Ihre Hände greifen um den Sack herum.

B
- Stellen Sie das linke Bein auf. Der Fuß steht flach auf dem Boden.

C
- Drücken Sie sich über die Ferse hoch und ziehen Sie den rechten Fuß zum linken heran.
- Gehen Sie in die Hocke und setzen Sie erst das linke und dann das rechte Knie auf den Boden. Wiederholen Sie das Aufstehen. Fangen Sie dieses Mal mit dem rechten Bein an.

WIEDERHOLUNGEN: mit jedem Bein acht bis zehn.

Kapitel 14:
15-Minuten-Workouts für Ihre Gesundheit

Wer braucht schon Ibuprofen, wenn er Endorphine hat. Nehmen Sie sich dieses Kapitel vor, wenn Schmerzen Ihr Training zu verhindern drohen. Hier sind Übungen gegen das, was Sie plagt.

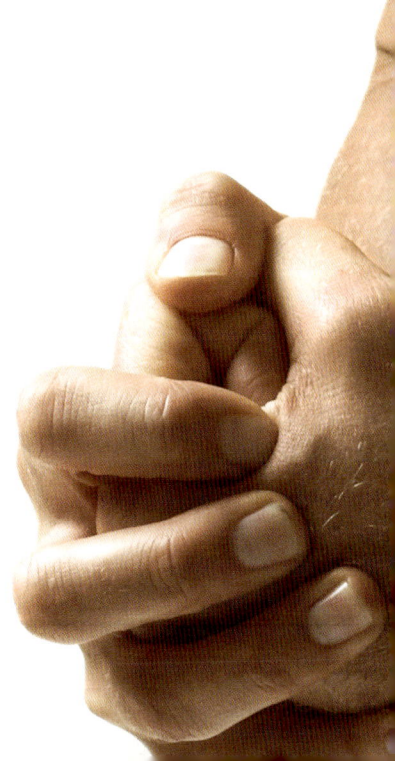

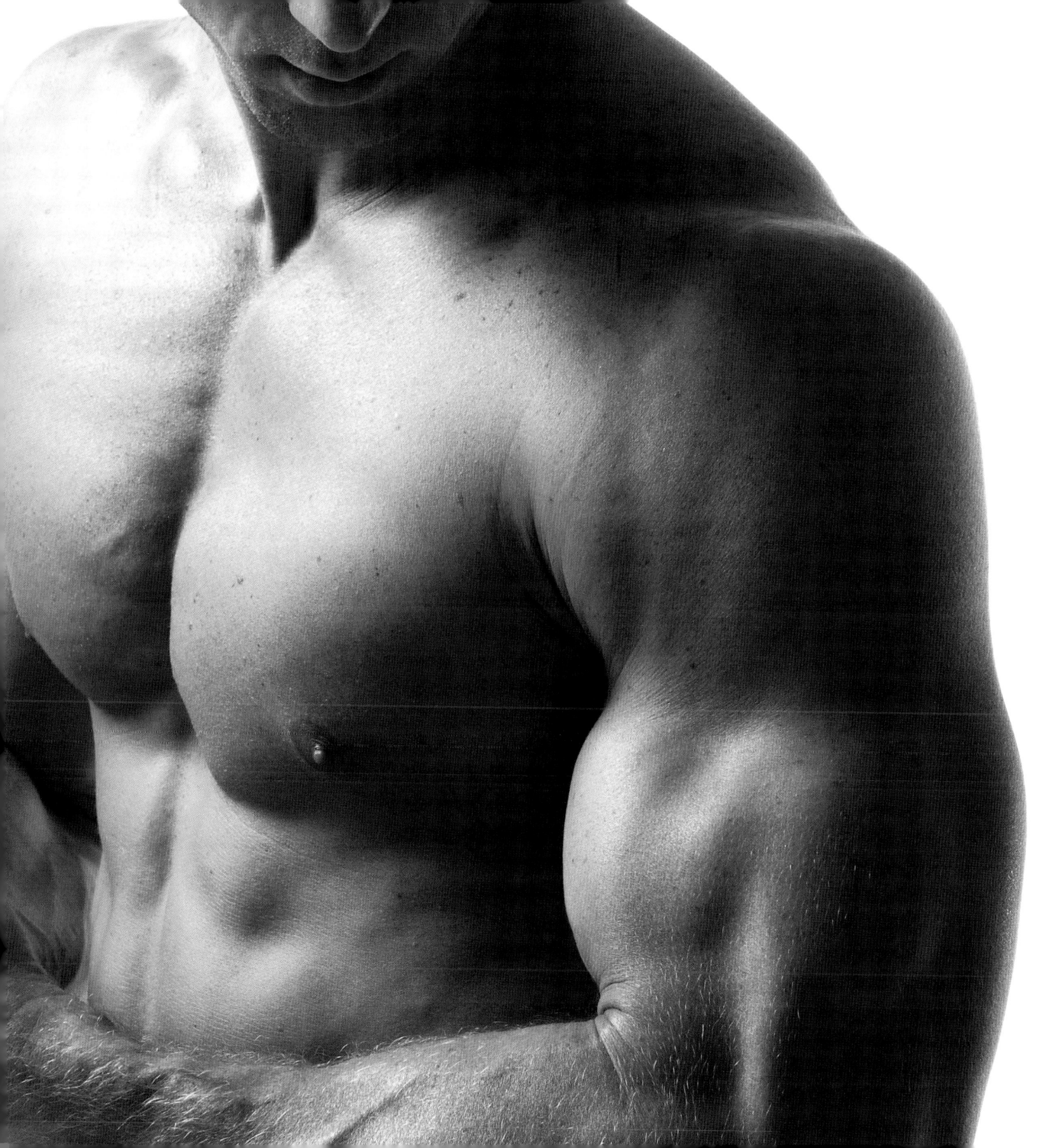

Superschnelle Workouts, die Sie gesund erhalten

„Angriff ist die beste Verteidigung." Das wusste schon General Clausewitz. Sein berühmtes Zitat passt auch auf den menschlichen Körper: Eigeninitiative zeigen – Angriff –, das ist der beste Weg, um sich gegen Schmerz, Krankheit, ja sogar gegen das Altern zu wappnen. An dieser Stelle kommt das Training ins Spiel. Untersuchungen haben gezeigt, dass Menschen, die regelmäßig trainieren, sich gesund ernähren und ihren Stress begrenzen, ein besseres Immunsystem haben. Nutzen Sie die Workouts in diesem Kapitel also nicht nur dazu, das zu behandeln, was Sie plagt, sondern auch dazu, gesundheitliche Probleme zu verhindern, die Ihr Leben beeinträchtigen würden. Ein 15-Minuten-Workout, das jeder in seinen monatlichen Fitnessplan integrieren sollte, ist geradezu ideal dafür: das Jungbrunnen-Workout, das auf Seite 332 beginnt. Es wendet eine besondere Trainingstechnik an: die Plyometrie – hochintensive Sprünge und Beweglichkeitsübungen –, um die schnell kontrahierenden Muskelfasern zu kräftigen, die mit zunehmendem Alter schwächer werden.

KAPITEL 14: 15-MINUTEN-WORKOUTS FÜR IHRE GESUNDHEIT

Im Überblick: Ihre 15-Minuten-Gesundheitszirkel

Seite 318
Dehnen und Kräftigen der Schulter
Dehnen der Schulteradduktoren
Brustdehnung
T-Heben auf dem Gymnastikball
Latissimus-Dehnung im Knien
Y-Heben auf der Schrägbank
PNF-Heben
Umgekehrter Fly im Stehen am Kabelzug

Seite 324
Der Retter der Knie
Ausfallschritt und Tritt nach vorn
Head-Crusher
Einbeinige Kniebeuge mit Kurzhantel
Einbeiniger Unterarmstütz
Beinschwingen von Seite zu Seite

Seite 328
Kraft für den unteren Rücken
Unterarmstütz
Seitstütz
Unterarmstütz mit Armheben
Flugzeug
Superman
Kobra

Seite 332
Das Jungbrunnen-Workout
Eisläufer
Hampelmann-Variation
Uhrzeiger
Seitspringen mit Steppbrett

Seite 336
Das Foam-Roll-Workout
Wadenmassage
Massage der hinteren Oberschenkel
Quadrizepsmassage
Gesäßmassage
Rückenmassage
Hüft- und Oberschenkelmassage

TRAINING BEI MUSKELKATER

Im Allgemeinen ist es empfehlenswert, zwischen harten Workouts einen Tag Pause einzulegen, aber wenn Sie einen schlimmen Muskelkater haben, können ein, zwei Runden Eigengewicht-Übungen oder ein anderes leichtes Training Abhilfe schaffen. Australischen Forschern zufolge konnte man bei Männern, die am Tag nach einem harten Workout leichte Gewichte gehoben hatten, einen 40-prozentigen Rückgang ihres Muskelkaters gegenüber einer Vergleichsgruppe ausmachen, die nur pausierte. Leichtes Training kann die Erholung beschleunigen, da es zu einer besseren Durchblutung des beschädigten Muskelgewebes führt. Zwei Sätze von je zehn Liegestützen am Tag nach einem strapaziösen Brust-Workout oder Eigengewicht-Kniebeugen nach einer intensiven Einheit für die Beine sollten aber genügen.

Dehnen und Kräftigen der Schulter

Der erstaunliche Bewegungsumfang der Schulter ermöglicht es Ihnen, einen Ball zu passen, einen Angelhaken auszuwerfen oder sich den Rücken zu kratzen. Aber eine solche Komplexität birgt auch Instabilität in sich. Und schlimmer noch, dieses Gelenk wird oft missbraucht oder falsch eingesetzt, vor allem, wenn Sie einem Schreibtischjob nachgehen. Der durchschnittliche menschliche Kopf wiegt vier Kilo. Wenn Ihr Kinn sich nun gerade einmal zehn Zentimeter nach vorn bewegt – und das passiert häufig beim Arbeiten am Computer –, dann müssen die Muskeln von Nacken, Schultern und oberem Rücken schon 5,5 Kilo halten: ein Anstieg um 38 Prozent, und das oft stundenlang. Ohne Behandlung führt ein chronisches Zusammensacken am Schreibtisch zu Haltungsfehlern wie vorgerollten Schultern oder einem Rundrücken. Kehren Sie diese Entwicklung mit dem folgenden Training für gesunde Schultern um.

UND SO GEHT'S:
Absolvieren Sie diese Übungen nacheinander ohne Zwischenpause. Dann führen Sie den ganzen Zirkel noch einmal aus.

KAPITEL 14: 15-MINUTEN-WORKOUTS FÜR IHRE GESUNDHEIT

Dehnen der Schulteradduktoren

A

- Legen Sie sich mit aufgestellten Beinen auf den Rücken. Halten Sie die Arme gestreckt nach oben.

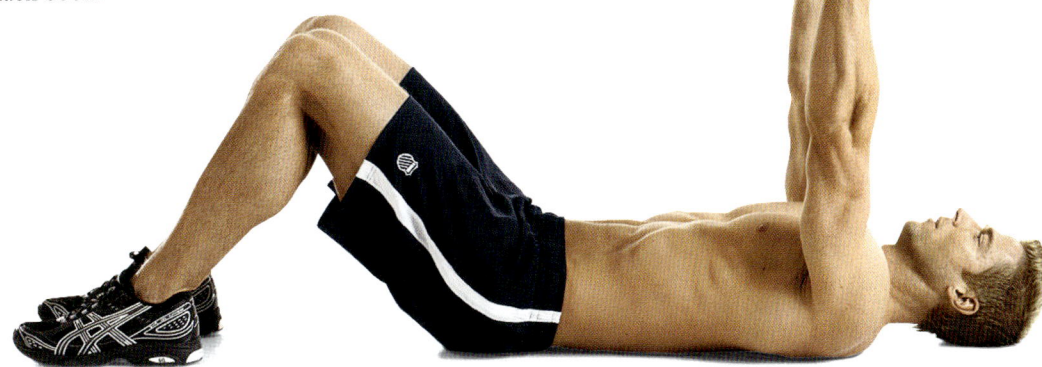

B

- Bleiben Sie mit dem ganzen Rücken in Bodenkontakt. Bewegen Sie die Arme langsam nach hinten in Richtung Boden. Lassen Sie sie dabei gestreckt und dicht am Kopf. Halten Sie die Endposition für 20 Sekunden.

Halten Sie die Arme dicht an den Ohren.

Reichen Sie mit den Armen so weit zurück, wie Sie können. Konzentrieren Sie sich dabei auf das Strecken der Wirbelsäule.

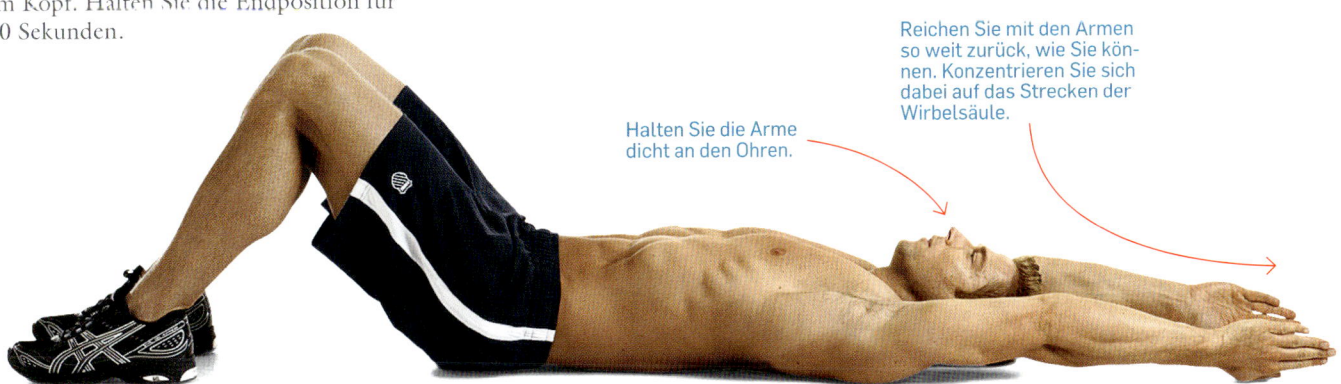

WIEDERHOLUNGEN: zwölf.

319

Dehnen und Kräftigen der Schulter

Brustdehnung

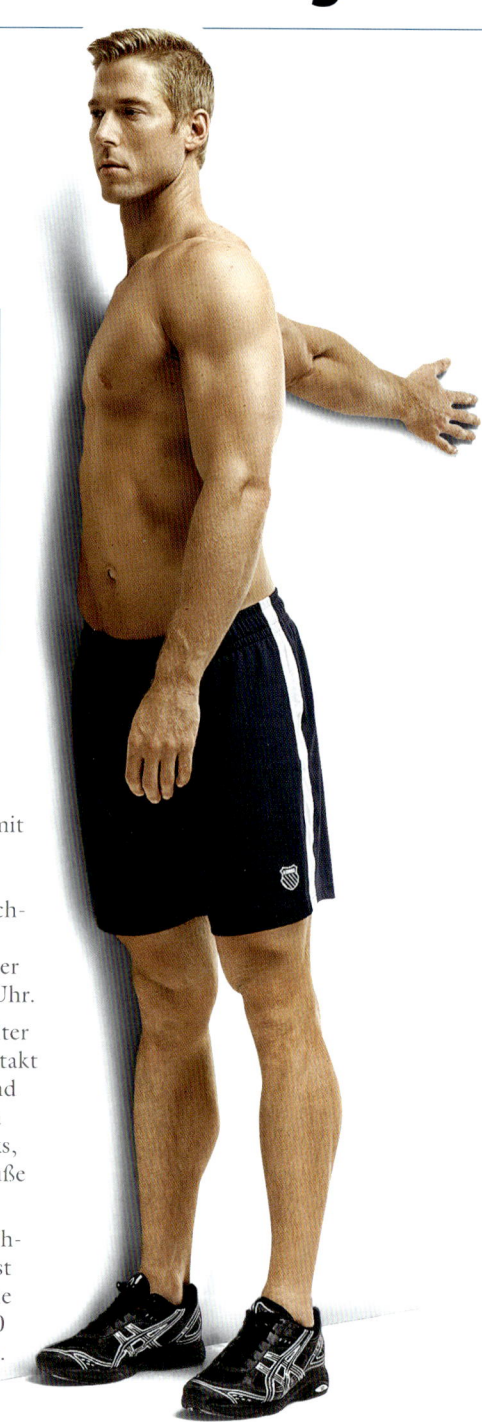

TIPP DES TRAINERS: Wenn Sie genügend Dehnung haben, um die Übung mit dem Arm waagerecht zum Boden auszuführen, dann gehen Sie mit dem Arm auf die Zwei-Uhr-Position und weiter auf ein Uhr.

AUSFÜHRUNG

- Stellen Sie sich mit dem Gesicht zu einer Wand und legen Sie den rechten Arm auf die Wand. Ihre Finger zeigen auf drei Uhr.
- Halten Sie Schulter und Arm in Kontakt mit der Wand und drehen Sie Ihren Körper nach links, indem Sie die Füße bewegen.
- Wenn Sie die Dehnung in der Brust spüren, halten Sie diese Position 20 bis 30 Sekunden.

WIEDERHOLUNGEN: mit jedem Arm sechs.

T-Heben auf dem Gymnastikball

A

- Greifen Sie ein Paar zwei bis fünf Pfund schwere Kurzhanteln und legen Sie sich bäuchlings auf einen Gymnastikball.
- Ihr Rücken ist gerade und Ihre Brust ragt über den Ball hinaus. Ihre Arme hängen gerade herab und die Handflächen zeigen nach vorn.

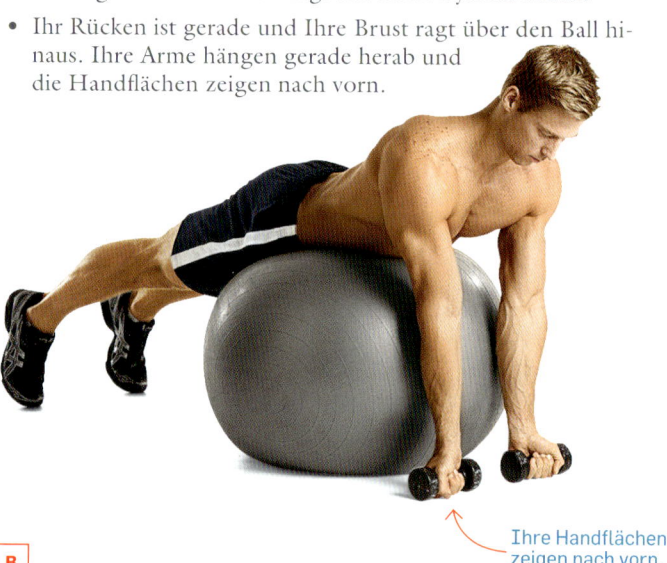

Ihre Handflächen zeigen nach vorn.

B

- Ziehen Sie die Schulterblätter zusammen und nach unten. Dabei heben Sie die Arme gestreckt zur Seite und bilden mit Ihrem Körper ein T.
- Kurze Pause, dann kehren Sie in die Ausgangsposition zurück.

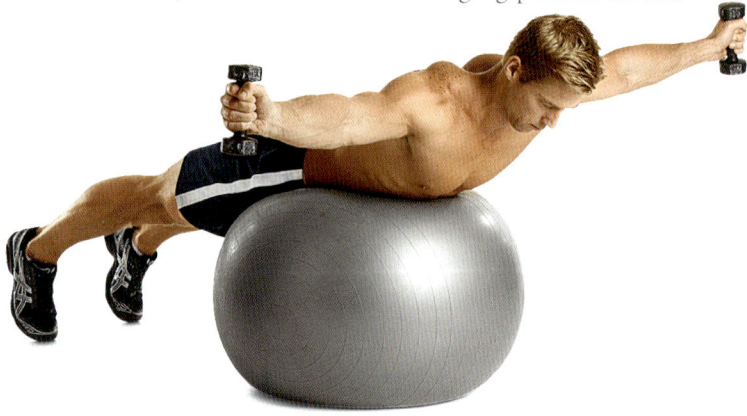

WIEDERHOLUNGEN: zwölf.

KAPITEL 14: 15-MINUTEN-WORKOUTS FÜR IHRE GESUNDHEIT

Latissimus-Dehnung im Knien

AUSFÜHRUNG

- Knien Sie sich vor einen Gymnastikball. Legen Sie den linken Arm auf den Ball und die rechte Hand auf den Boden.
- Bewegen Sie den linken Arm nach vorn, bis Sie eine leichte Spannung spüren. Halten Sie diese Position 20 bis 30 Sekunden lang.
- Führen Sie die Übung noch einmal mit dem rechten Arm aus, um eine Wiederholung abzuschließen.

WIEDERHOLUNGEN: zwölf.

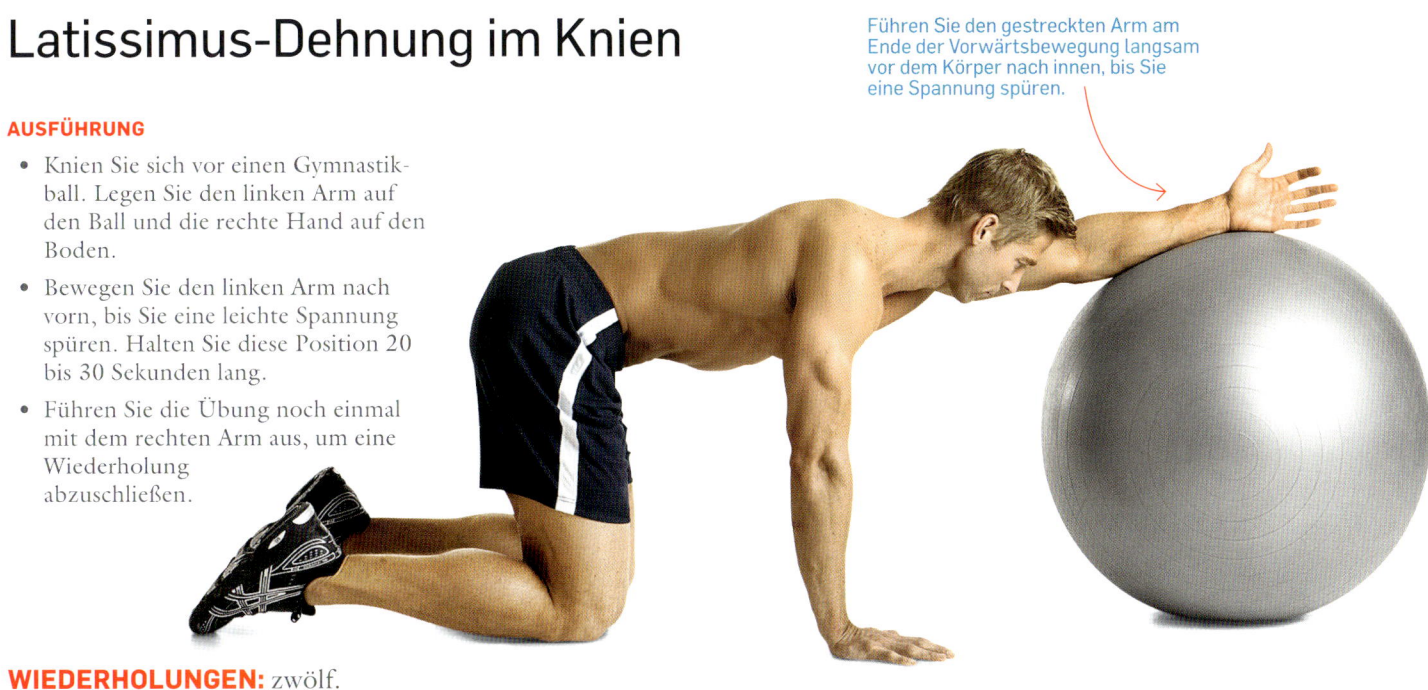

Führen Sie den gestreckten Arm am Ende der Vorwärtsbewegung langsam vor dem Körper nach innen, bis Sie eine Spannung spüren.

Y-Heben auf der Schrägbank

A
- Legen Sie sich bäuchlings auf eine Schrägbank mit einer 45-Grad-Neigung.
- Halten Sie ein Paar leichte Kurzhanteln am langen Arm. Die Handflächen zeigen nach innen.

B
- Heben Sie die Gewichte in einem 45-Grad-Winkel mit gestreckten Armen bis auf Schulterhöhe an. Ihr Körper bildet jetzt ein Y.
- Kurze Pause, dann senken Sie die Gewichte wieder ab.

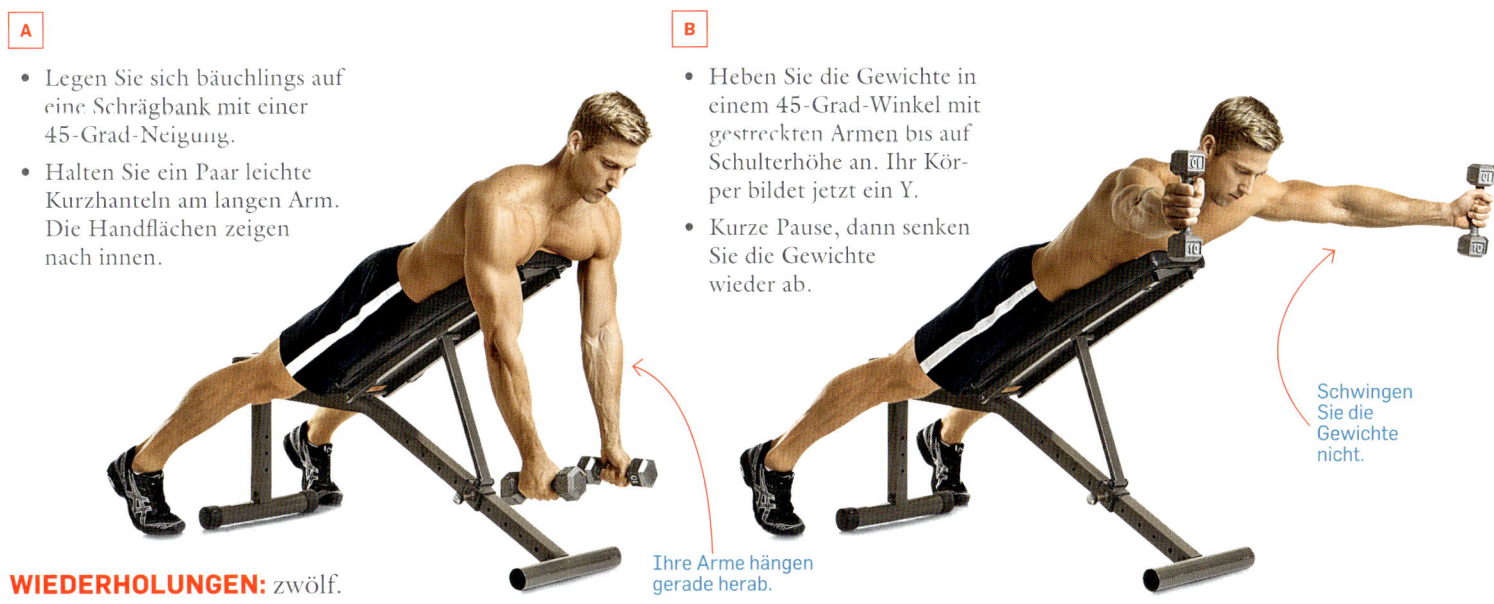

Ihre Arme hängen gerade herab.

Schwingen Sie die Gewichte nicht.

WIEDERHOLUNGEN: zwölf.

Dehnen und Kräftigen der Schulter

PNF-Heben

TIPP DES TRAINERS:
PNF steht für propriozeptive neuromuskuläre Fazilitation, eine Form der aktiven Dehnung, die von Physiotherapeuten in der medizinischen Rehabilitation eingesetzt wird. Ihr Ziel ist es, Verschleißverletzungen zu behandeln und zu vermeiden, indem Muskeln und Gelenke komplexe Bewegungsabläufe trainieren – in diesem Fall ein diagonales Muster für eine gesunde Biomechanik der Schulter.

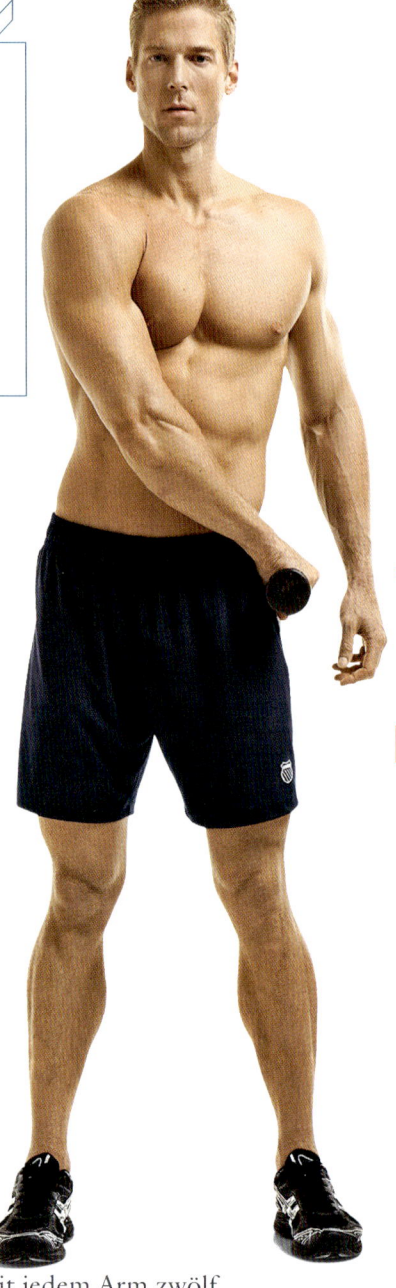

Heben Sie die Hantel diagonal über Ihren Kopf nach rechts. Drehen Sie dabei die Hand so, dass die Fingerknöchel zur Decke zeigen.

Die Fingerknöchel zeigen zum Boden.

A
- Halten Sie mit der rechten Hand eine leichte Kurzhantel neben der linken Hüfte.

B
- Ziehen Sie die Hantel vor dem Körper diagonal nach oben. Dabei dreht sich Ihr Daumen nach rechts, sodass Ihr Arm in der Endposition gestreckt ist und in einem 45-Grad-Winkel zur Decke zeigt.
- Kehren Sie die Bewegung um, zurück zur Ausgangsposition. Beenden Sie zuerst den ganzen Satz, ehe Sie den Arm wechseln.

WIEDERHOLUNGEN: mit jedem Arm zwölf.

KAPITEL 14: 15-MINUTEN-WORKOUTS FÜR IHRE GESUNDHEIT

Umgekehrter Fly im Stehen am Kabelzug

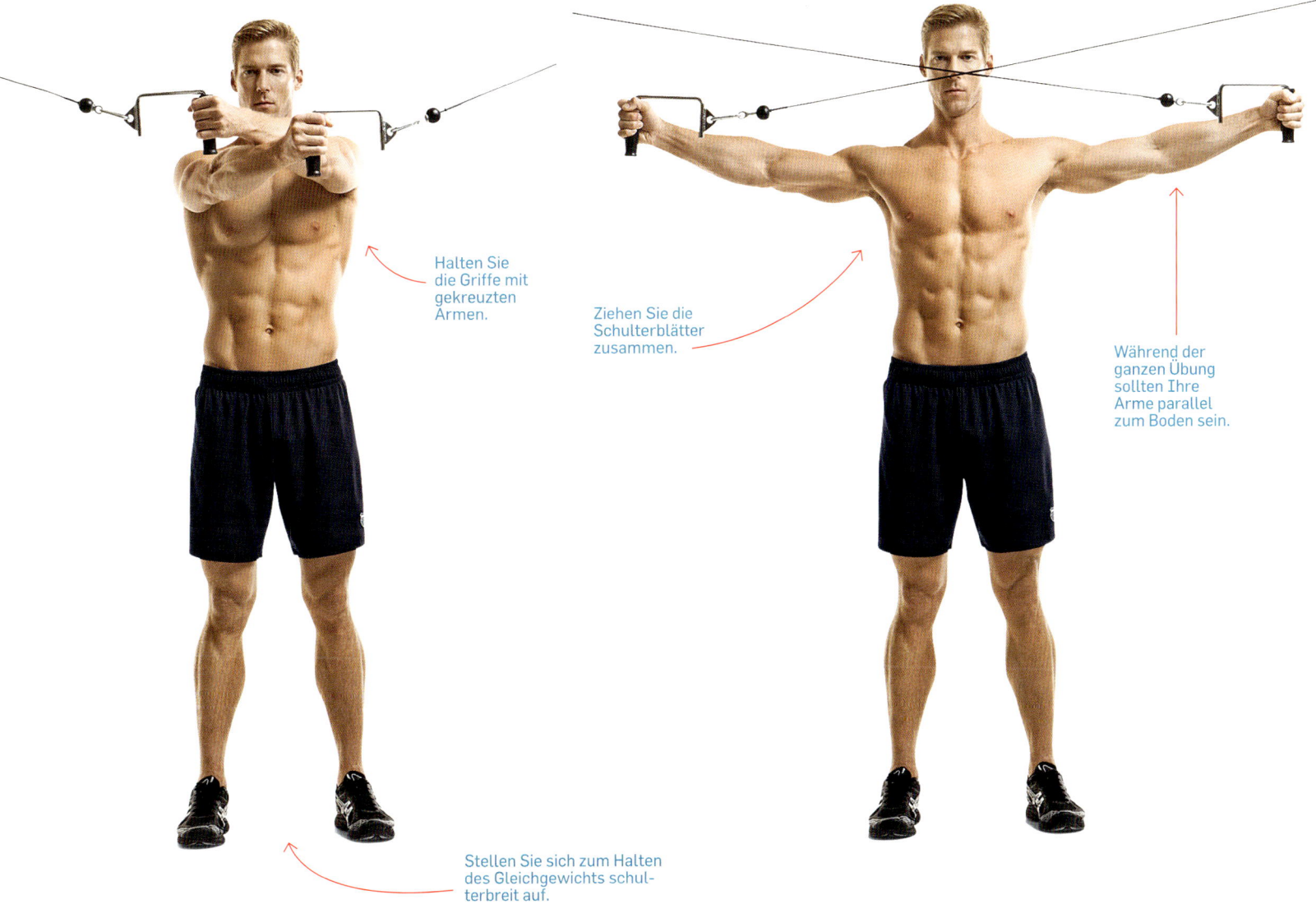

Halten Sie die Griffe mit gekreuzten Armen.

Ziehen Sie die Schulterblätter zusammen.

Während der ganzen Übung sollten Ihre Arme parallel zum Boden sein.

Stellen Sie sich zum Halten des Gleichgewichts schulterbreit auf.

A
- Stehen Sie schulterbreit und fassen Sie den linken Zug einer Crossover-Kabelstation mit der rechten Hand und den rechten Zug mit der linken.

WIEDERHOLUNGEN: zwölf.

B
- Lehnen Sie sich leicht zurück und strecken Sie die Arme zur Seite – Sie bilden dabei ein T mit Ihrem Körper. Gleichzeitig ziehen Sie die Schulterblätter zusammen.
- Kurze Pause und dann kehren Sie in die Ausgangsposition zurück.

Der Retter der Knie

Dies könnte ein möglicher Grund dafür sein, dass Mr Miyagi aus dem Film *Karate Kid* so unverwüstlich war: Tritte vermindern Ihr Risiko einer Knieverletzung. Das ist die Schlussfolgerung einer kürzlich im *Journal of Strength and Conditioning Research* veröffentlichten Studie. Aber wie soll das funktionieren? Durch Kräftigung der hinteren Oberschenkel, die die Knie beim Treppensteigen, Laufen und Tragen von Lasten unterstützen und stabilisieren. Die Studie zeigt, dass Kampfsportler über etwa 20 Prozent mehr Kraft in den hinteren Oberschenkeln verfügen als eine durchtrainierte Kontrollgruppe. Aufgebaut wird diese Kraft durch all die Tritte, die die Kampfsportler im Training absolvieren. Aus diesem Grund haben wir einige in das folgende Workout integriert.

UND SO GEHT'S: Absolvieren Sie diese Übungen nacheinander ohne Zwischenpause. Dann wiederholen Sie den ganzen Zirkel noch zwei weitere Male.

KAPITEL 14: 15-MINUTEN-WORKOUTS FÜR IHRE GESUNDHEIT

Ausfallschritt und Tritt nach vorn

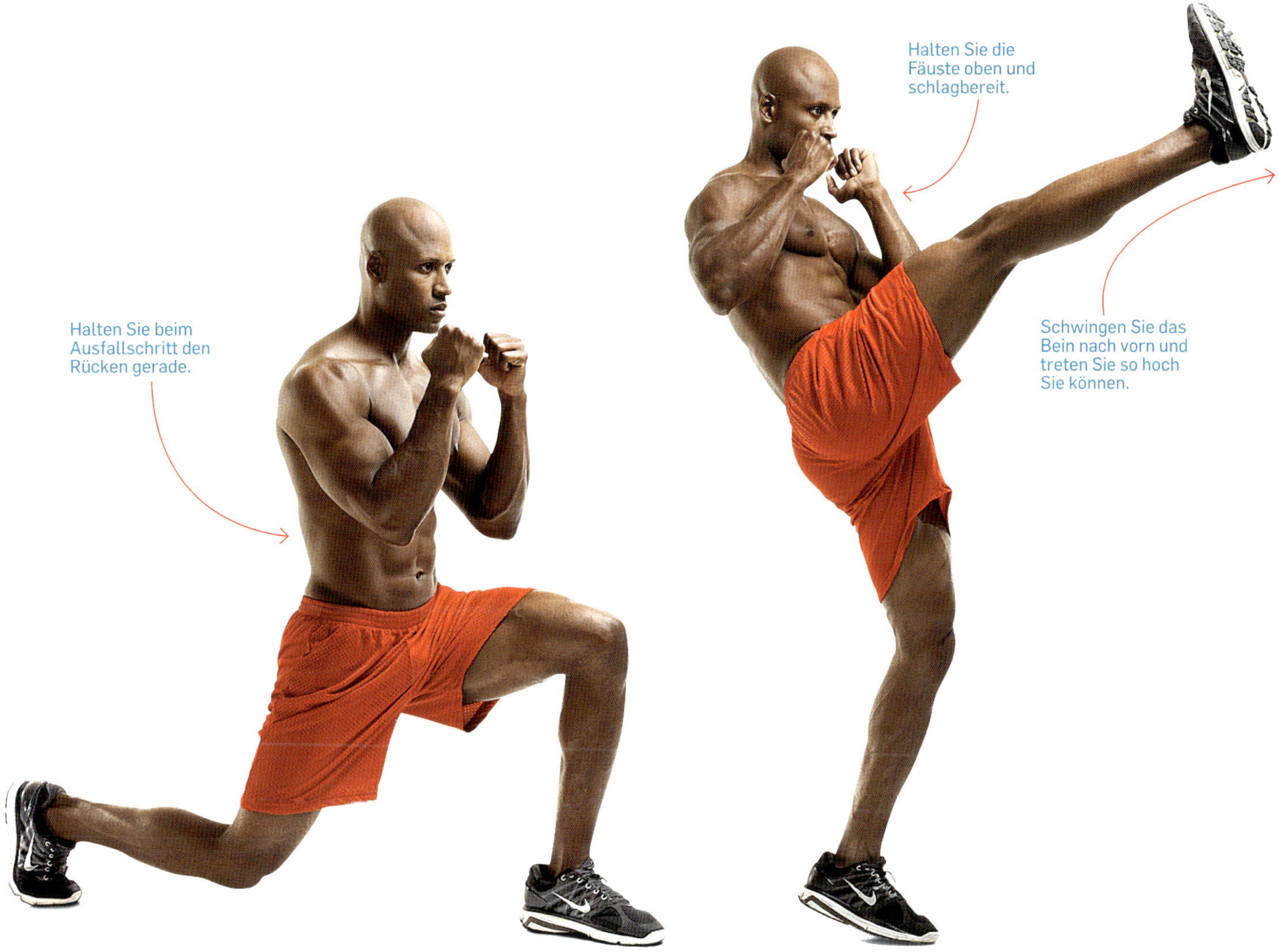

Halten Sie beim Ausfallschritt den Rücken gerade.

Halten Sie die Fäuste oben und schlagbereit.

Schwingen Sie das Bein nach vorn und treten Sie so hoch Sie können.

A
- Machen Sie mit dem rechten Bein einen tiefen Ausfallschritt nach hinten, sodass Ihr rechtes Knie fast den Boden berührt.
- Halten Sie den Rücken gerade.

B
- Mit dem linken Fuß fest auf dem Boden richten Sie sich auf und treten mit dem rechten Fuß so hoch Sie können nach vorn (dabei darf die linke Ferse vom Boden abheben).
- Kehren Sie in den Stand zurück und wiederholen Sie die Übung mit dem linken Bein.

WIEDERHOLUNGEN: mit jedem Bein zwölf.

Der Retter der Knie

Head-Crusher

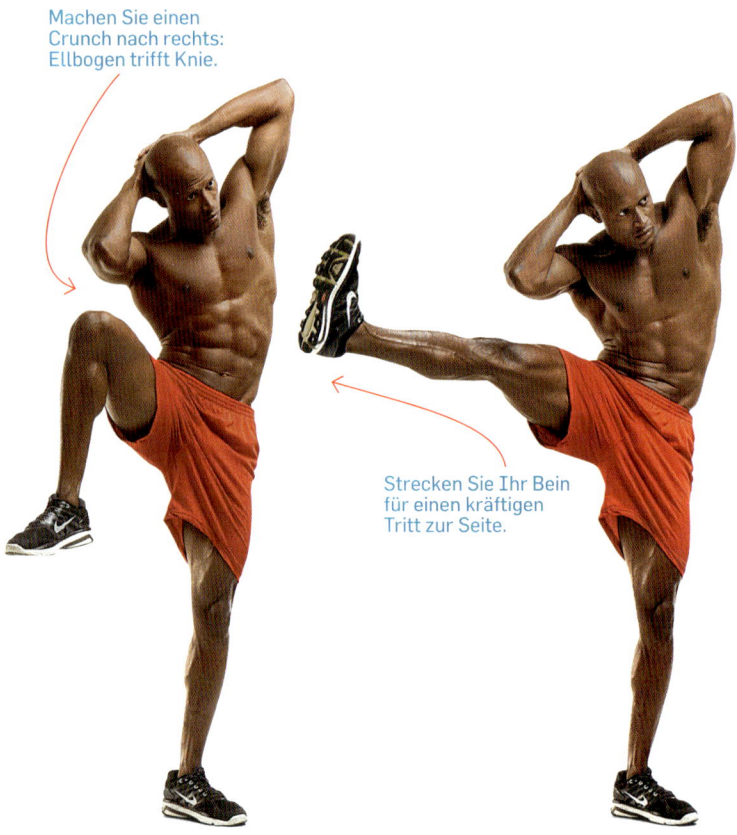

Machen Sie einen Crunch nach rechts: Ellbogen trifft Knie.

Strecken Sie Ihr Bein für einen kräftigen Tritt zur Seite.

A
- Sie stehen mit den Händen hinter dem Kopf.
- Heben Sie das rechte Knie zum rechten Ellbogen, während Sie einen Crunch nach rechts ausführen.

B
- Treten Sie mit dem rechten Fuß zur Seite, dann schnappen Sie den Unterschenkel wieder zurück.
- Kehren Sie in die Ausgangsposition zurück und wiederholen Sie die Übung mit linkem Knie und Ellbogen und treten Sie mit dem linken Fuß.

WIEDERHOLUNGEN: auf jedem Bein zwölf.

Einbeinige Kniebeuge mit Kurzhantel

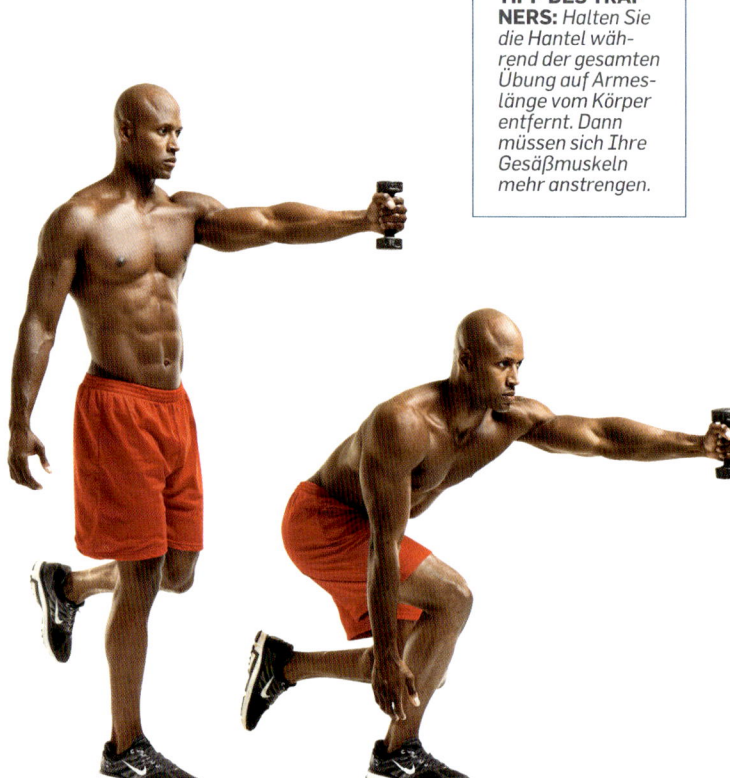

TIPP DES TRAINERS: *Halten Sie die Hantel während der gesamten Übung auf Armeslänge vom Körper entfernt. Dann müssen sich Ihre Gesäßmuskeln mehr anstrengen.*

A
- Nehmen Sie eine fünf bis acht Pfund schwere Kurzhantel in die linke Hand und heben Sie sie gerade vor dem Körper an, bis Ihr Arm parallel zum Boden ist.
- Heben Sie das linke Bein nach hinten an und balancieren Sie auf dem rechten.

B
- Beugen Sie das rechte Knie. Gehen Sie so tief in eine Kniebeuge wie möglich.
- Halten Sie diese Position eine Sekunde lang, dann drücken Sie sich wieder hoch in die Ausgangsposition.

WIEDERHOLUNGEN: mit jedem Bein acht bis zehn.

KAPITEL 14: 15-MINUTEN-WORKOUTS FÜR IHRE GESUNDHEIT

Einbeiniger Unterarmstütz

A

- Gehen Sie in einen Unterarmstütz. Die Füße sind aufgestellt und die Unterarme liegen auf dem Boden, mit den Ellbogen direkt unter den Schultern.

B

- Spannen Sie die Bauchmuskulatur an und heben Sie das rechte Bein um gut 35 Zentimeter an.
- Halten Sie das Gleichgewicht mit den Unterarmen und dem stabilisierenden Bein. Bleiben Sie bis zu 60 Sekunden in dieser Position.

WIEDERHOLUNGEN: eine mit jedem Bein.

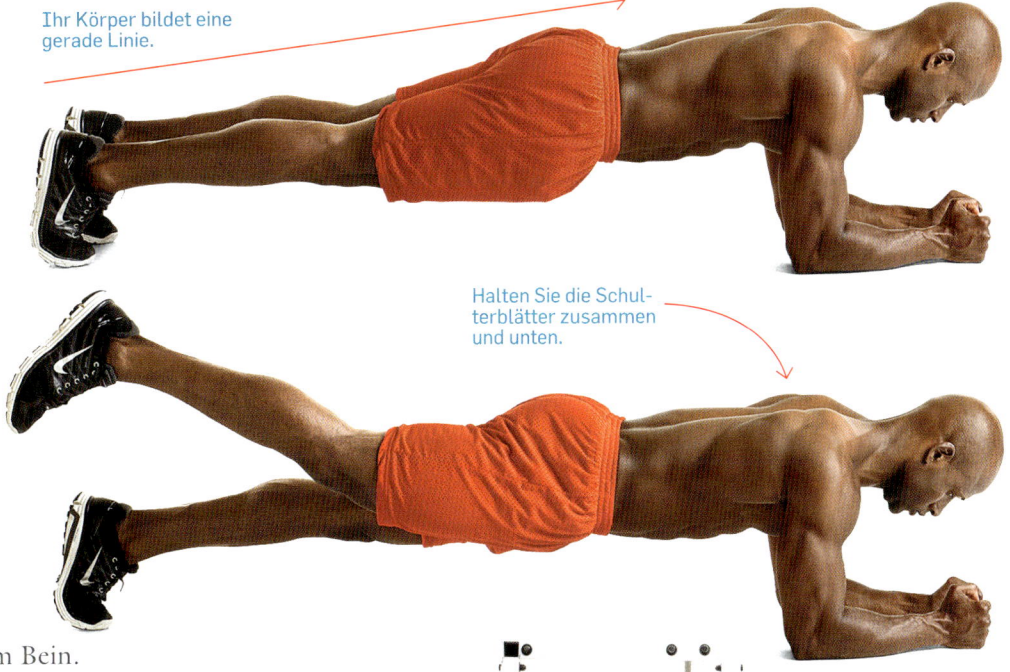

Ihr Körper bildet eine gerade Linie.

Halten Sie die Schulterblätter zusammen und unten.

Beinschwingen von Seite zu Seite

AUSFÜHRUNG

- Stellen Sie sich vor einen stabilen Gegenstand und fassen Sie ihn mit beiden Händen.
- Schwingen Sie Ihr rechtes Bein so hoch wie möglich nach rechts. Dann schwingen Sie es zurück und am linken Bein vorbei. Das ist eine Wiederholung.

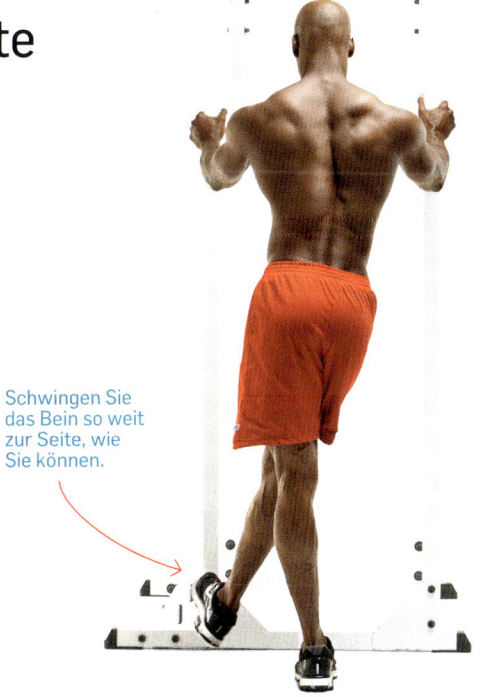

Schwingen Sie das Bein so weit zur Seite, wie Sie können.

WIEDERHOLUNGEN: 12 bis 20, dann wechseln Sie das Bein.

327

Kraft für den unteren Rücken

Schützen Sie Ihren unteren Rücken, indem Sie Ihr gesamtes Körperzentrum kräftigen – sowohl die gerade als auch die schräge Bauchmuskulatur –, und Sie werden in der Lage sein, auch länger dauernde Aktivitäten ohne Ermüdung durchzustehen. Die beste Vorbereitung darauf sind lang anhaltende Muskelkontraktionen. Dieses Workout enthält isometrische Übungen für alle Muskeln, die die Wirbelsäule stützen.

UND SO GEHT'S:
Absolvieren Sie zwei Sätze jeder Übung und legen Sie je 30 Sekunden Pause zwischen den Übungen ein.

Unterarmstütz

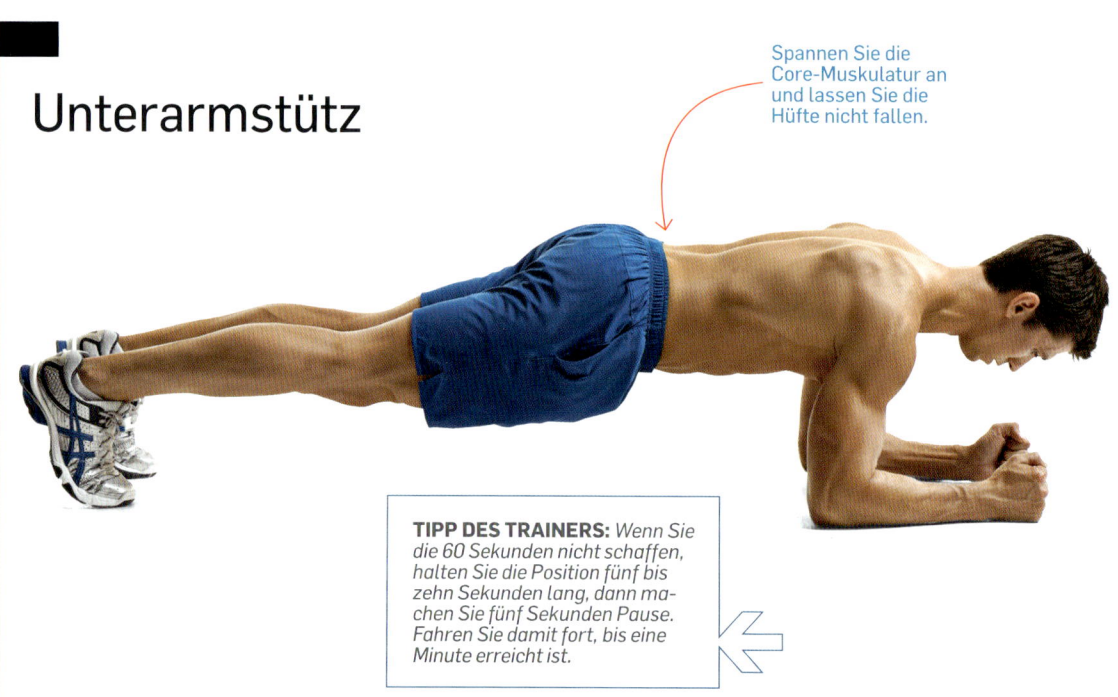

Spannen Sie die Core-Muskulatur an und lassen Sie die Hüfte nicht fallen.

TIPP DES TRAINERS: Wenn Sie die 60 Sekunden nicht schaffen, halten Sie die Position fünf bis zehn Sekunden lang, dann machen Sie fünf Sekunden Pause. Fahren Sie damit fort, bis eine Minute erreicht ist.

AUSFÜHRUNG

- Nehmen Sie die hohe Liegestütz-Position ein, beugen Sie die Ellbogen und senken Sie sich so weit ab, dass Sie Ihr Gewicht von den Händen auf die Unterarme verlagern können.
- Ihr Körper bildet eine gerade Linie. Lassen Sie die Hüfte nicht sacken und strecken Sie auch nicht das Gesäß raus.
- Spannen Sie die Bauchmuskeln an (stellen Sie sich vor, jemand wollte Ihnen einen Faustschlag verpassen) und halten Sie die Position für 60 Sekunden.

WIEDERHOLUNGEN: eine von 60 Sekunden Länge.

KAPITEL 14: 15-MINUTEN-WORKOUTS FÜR IHRE GESUNDHEIT

Seitstütz

A

- Legen Sie sich mit gestreckten Beinen und aufeinandergelegten Füßen auf Ihre linke Seite.
- Stützen Sie sich auf den linken Unterarm, sodass Ihr Rumpf eine Diagonale bildet. Legen Sie die rechte Hand auf die Hüfte.

Legen Sie die Füße aufeinander.

Ihr Ellbogen befindet sich genau unter der Schulter.

B

- Spannen Sie die Bauchmuskeln an und heben Sie das Becken vom Boden ab. Halten Sie diese Position für 60 Sekunden.
- Wenn Sie die 60 Sekunden nicht schaffen, halten Sie die Position fünf bis zehn Sekunden lang und pausieren dann für fünf Sekunden. Fahren Sie damit fort, bis eine Minute erreicht ist.
- Wiederholen Sie anschließend die Übung auf der anderen Seite.

Halten Sie Knie und Becken angehoben.

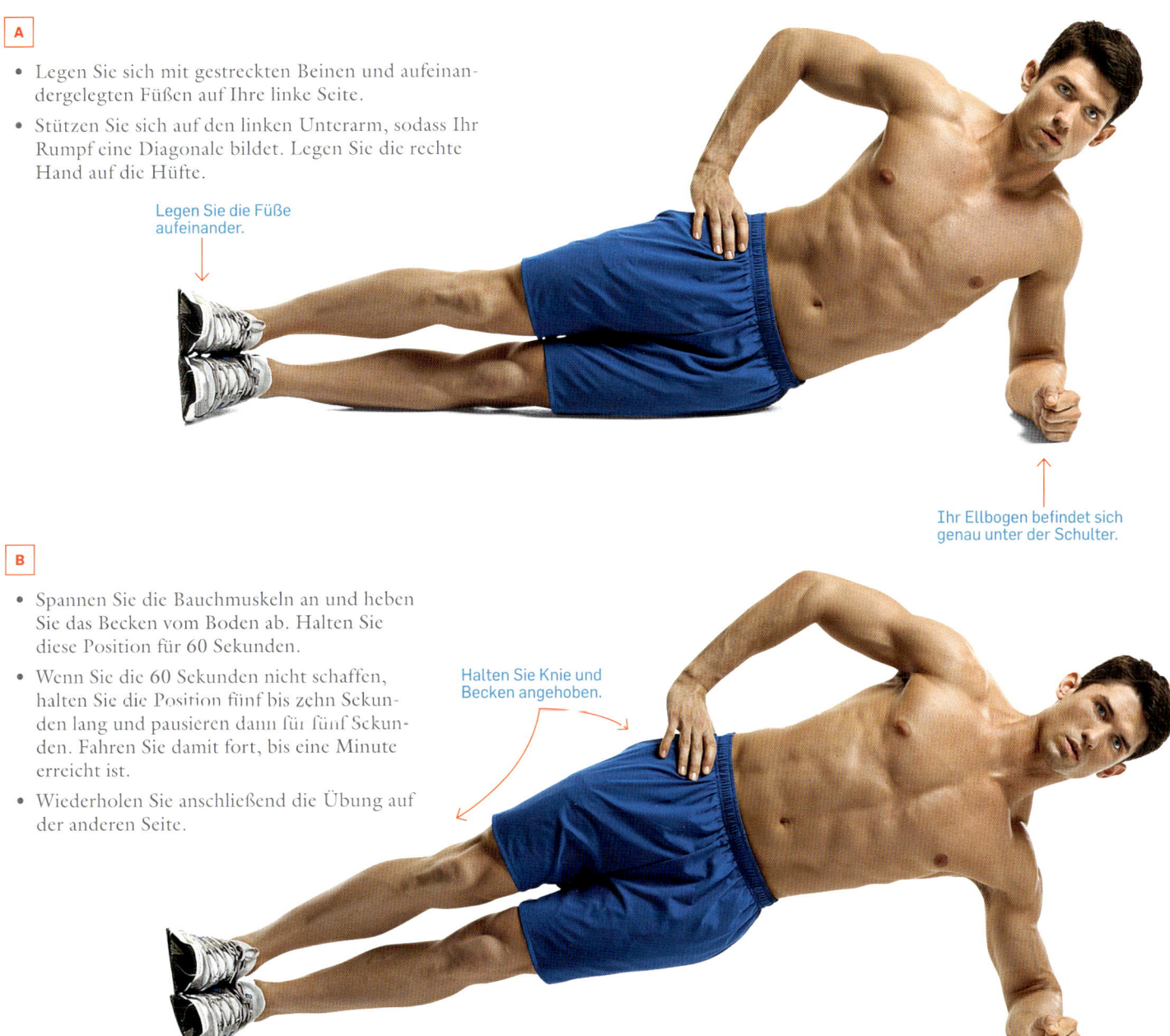

WIEDERHOLUNGEN: eine von 60 Sekunden Länge.

Kraft für den unteren Rücken

Unterarmstütz mit Armheben

A

- Gehen Sie in einen Unterarmstütz: Zehen und Unterarme auf dem Boden, Körper angehoben.
- Ihr Körper bildet eine gerade Linie.

B

- Spannen Sie die Bauchmuskeln an und verlagern Sie Ihr Gewicht vorsichtig auf den linken Unterarm.
- Strecken Sie den rechten Arm nach vorn aus und halten Sie die Position für drei bis zehn Sekunden.
- Ziehen Sie den Arm langsam wieder zurück.
- Machen Sie die Übung jetzt mit dem linken Arm. Das ist eine Wiederholung.

WIEDERHOLUNGEN: fünf bis zehn.

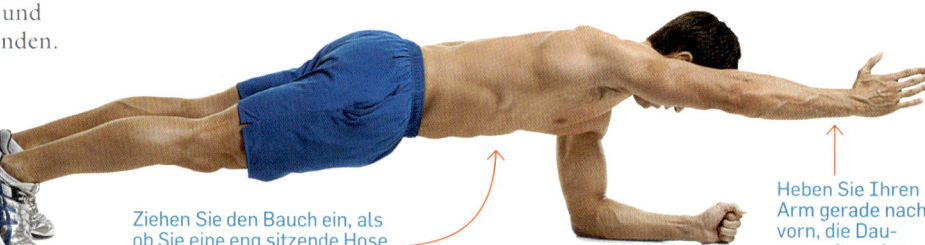

Ziehen Sie den Bauch ein, als ob Sie eine eng sitzende Hose zuknöpfen wollten.

Heben Sie Ihren Arm gerade nach vorn, die Daumenseite zeigt nach oben.

Flugzeug

AUSFÜHRUNG

- Im Stand gehen Sie leicht in die Knie und beugen sich in der Hüfte so weit vor, dass Ihr Rücken parallel zum Boden ist.
- Strecken Sie die Arme seitlich aus, um Ihrem Rücken einen Widerstand entgegenzusetzen.
- Stellen Sie sich vor, Sie hielten mit dem Kinn eine Orange. Ziehen Sie den Bauch zur Wirbelsäule, um Ihren Rücken so weit es geht abzuflachen. Halten Sie diese Position 10 bis 20 Sekunden lang.
- Richten Sie sich wieder auf. Dabei strecken Sie auch die Beine.

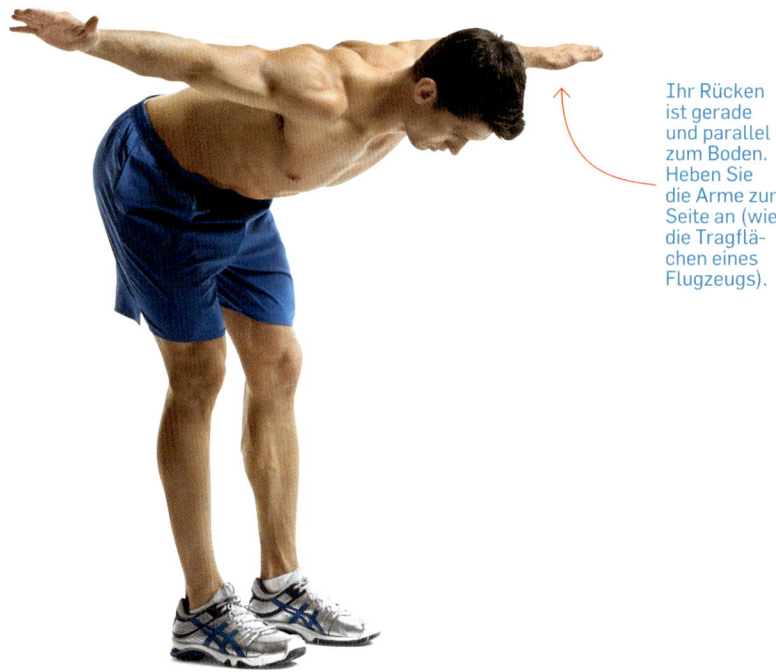

Ihr Rücken ist gerade und parallel zum Boden. Heben Sie die Arme zur Seite an (wie die Tragflächen eines Flugzeugs).

WIEDERHOLUNGEN: fünf.

KAPITEL 14: 15-MINUTEN-WORKOUTS FÜR IHRE GESUNDHEIT

Superman

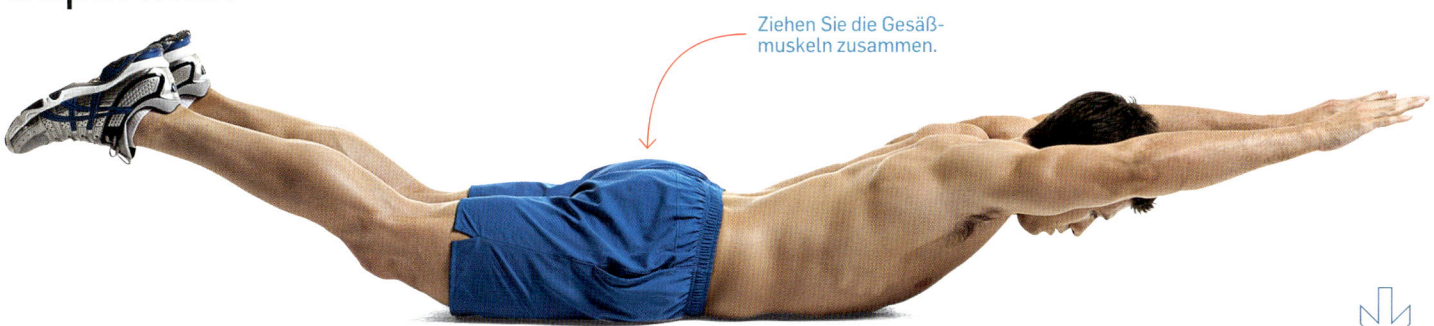

Ziehen Sie die Gesäßmuskeln zusammen.

AUSFÜHRUNG

- Legen Sie sich bäuchlings auf den Boden. Strecken Sie die Arme nach vorn aus und heben Sie sie zusammen mit den Beinen an, als wären Sie der Mann aus Stahl beim Flug über Metropolis.
- Halten Sie diese Position drei Sekunden lang, dann entspannen Sie sich und legen Arme und Beine ab.
- Heben Sie nur den rechten Arm und das linke Bein an. Halten Sie die Position für drei Sekunden. Heben Sie dann den linken Arm und das rechte Bein und halten Sie auch diese Position für drei Sekunden. Das ist eine Wiederholung.

WIEDERHOLUNGEN: zehn.

TIPP DES TRAINERS: *Strecken Sie sich im zweiten Teil der Übung in Arm und Bein, um eine starke diagonale Dehnung zu erreichen.*

Kobra

AUSFÜHRUNG

- Legen Sie sich mit gestreckten Beinen bäuchlings hin. Die Hände liegen unter den Schultern auf dem Boden. Atmen Sie ein und heben Sie Kopf und Rumpf vom Boden ab. Beugen Sie den Rumpf vorsichtig nach hinten.
- Halten Sie die Ellbogen dicht am Körper und die Schultern unten. Bleiben Sie fünf Atemzüge lang in dieser Position.
- Beim Ausatmen senken Sie sich wieder ab, bis Ihre Stirn den Boden berührt.

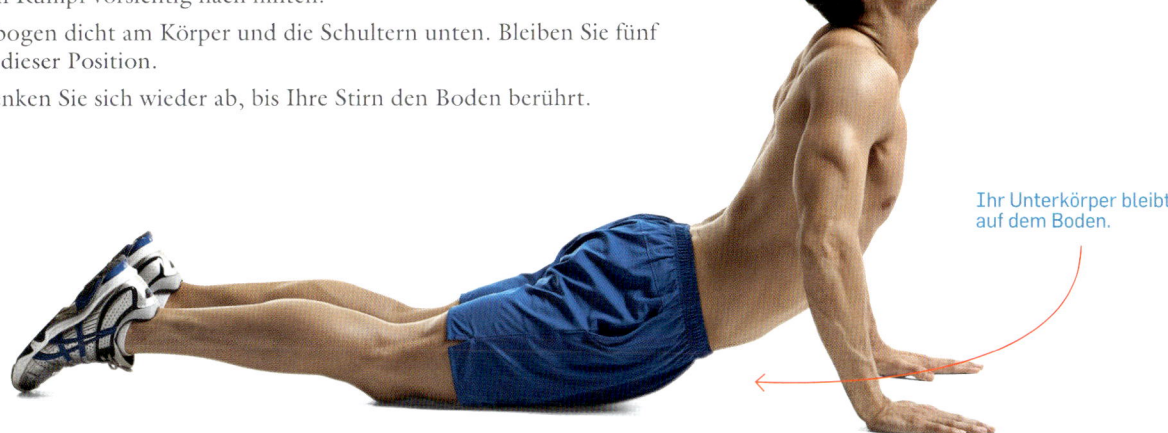

Ihr Unterkörper bleibt auf dem Boden.

WIEDERHOLUNGEN: fünf.

Das Jungbrunnen-Workout

Die besten Workouts, um gegen das Altern vorzugehen, sind plyometrische Übungen – kraftvolles Springen, Hüpfen und andere explosive Übungen, die die schnell kontrahierenden Muskelfasern besonders effektiv beanspruchen.
Der Bonus: Wenn Sie Ihr Skelett mit explosiven Bewegungen stressen, lösen Sie damit ein Knochenwachstum aus. Außerdem baut das ganze Herumspringen Muskelmasse auf.

UND SO GEHT'S:
Absolvieren Sie alle Übungen ohne Zwischenpause. Danach erholen Sie sich 60 Sekunden lang. Anschließend wiederholen Sie den Zirkel noch zweimal.

Eisläufer

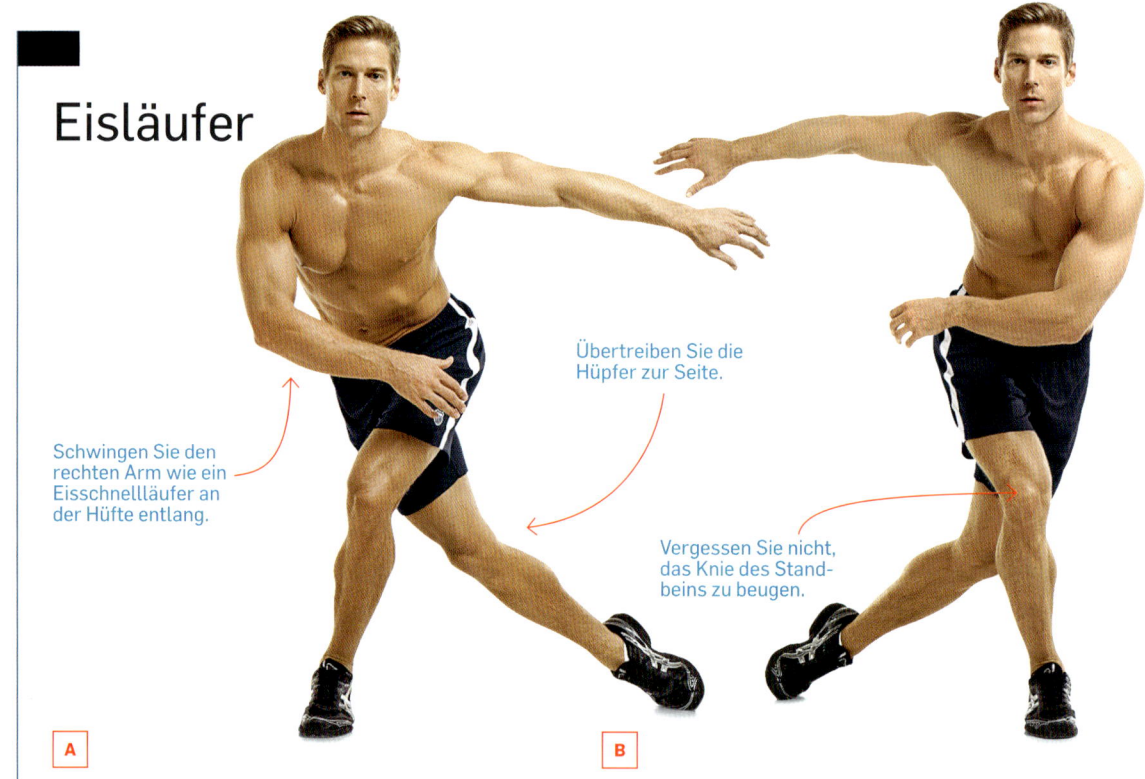

Schwingen Sie den rechten Arm wie ein Eisschnellläufer an der Hüfte entlang.

Übertreiben Sie die Hüpfer zur Seite.

Vergessen Sie nicht, das Knie des Standbeins zu beugen.

A
- Stellen Sie sich schulterbreit hin. Springen Sie nach links. Kreuzen Sie dabei das rechte Bein hinter dem linken, während Sie mit dem linken Knie in eine hohe Kniebeuge gehen.

B
- Hüpfen Sie ein paar Fußlängen nach rechts, dann wechseln Sie die Position von Armen und Beinen. Das ist eine Wiederholung.
- Hüpfen Sie weiter von Seite zu Seite – ohne Pause und ohne die Füße neu auszurichten.

WIEDERHOLUNGEN: zehn.

KAPITEL 14: 15-MINUTEN-WORKOUTS FÜR IHRE GESUNDHEIT

Hampelmann-Variation

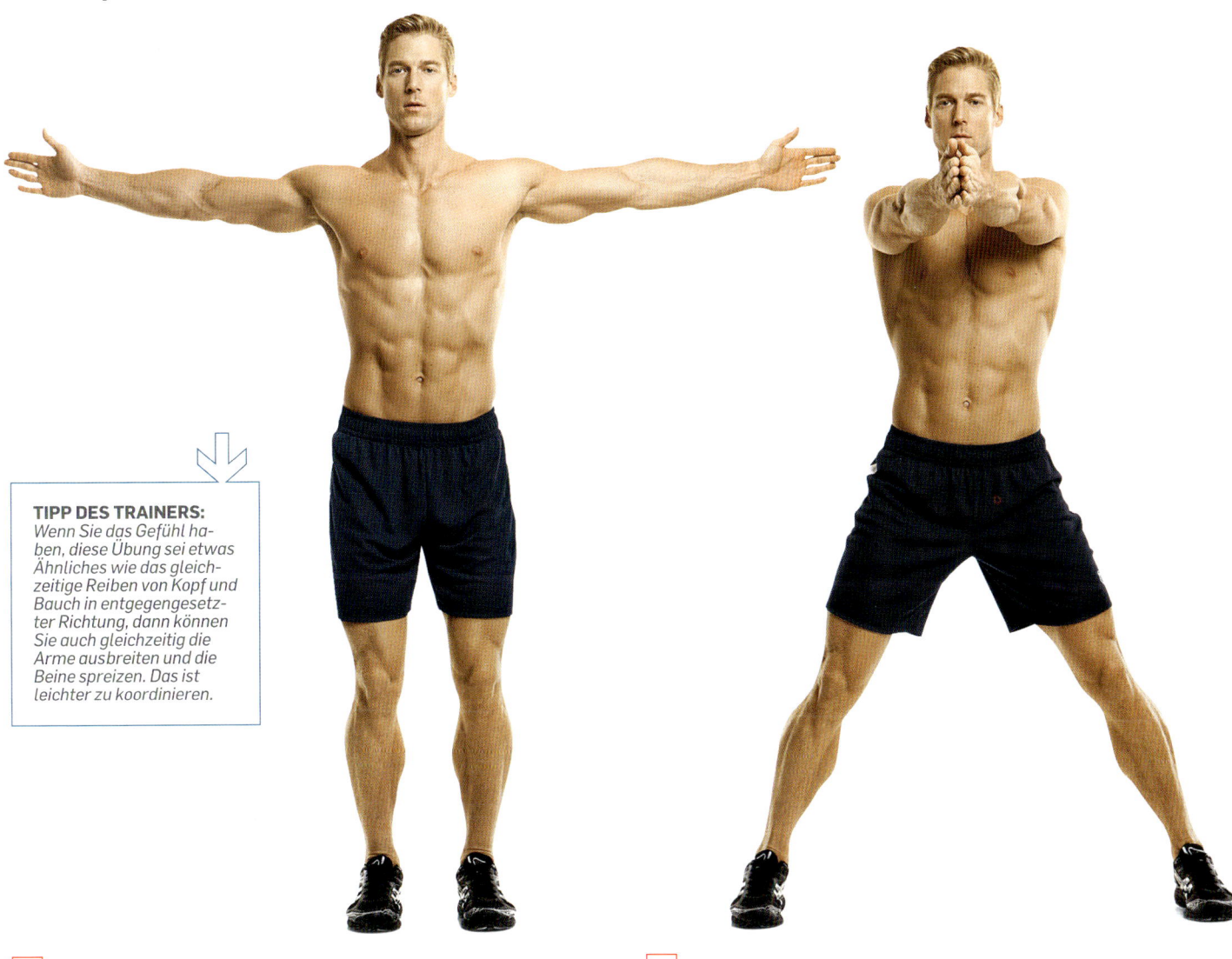

TIPP DES TRAINERS:
Wenn Sie das Gefühl haben, diese Übung sei etwas Ähnliches wie das gleichzeitige Reiben von Kopf und Bauch in entgegengesetzter Richtung, dann können Sie auch gleichzeitig die Arme ausbreiten und die Beine spreizen. Das ist leichter zu koordinieren.

A
- Beginnen Sie mit einem hüftbreiten Stand, die Arme sind auf Schulterhöhe zur Seite ausgestreckt.

B
- Springen Sie hoch genug, um die Beine zu spreizen, während Sie gleichzeitig vor der Brust in die Hände klatschen.
- Ohne Pause kehren Sie in die Ausgangsposition zurück und wiederholen die Übung.

WIEDERHOLUNGEN: 20, und zwar so schnell, wie Sie das kontrolliert können.

Das Jungbrunnen-Workout

Uhrzeiger

A **B**

- Nehmen Sie die Standardliegestütz-Position ein. Ihre Füße sind hüftbreit auseinander und Ihre Hände befinden sich genau unter den Schultern.
- Statt die Arme zum Absenken zu beugen, setzen Sie die rechte Hand nach außen, sodass Sie jetzt die Position für einen breiten Liegestütz einnehmen. Folgen Sie mit der linken Hand nach, um die schulterbreite Handstellung wiederherzustellen.

C **D**

- Verfahren Sie weiter nach diesem Muster, bis Sie einen vollständigen Kreis durchlaufen haben. Dann machen Sie einen ganzen Kreis gegen den Uhrzeigersinn, wobei die linke Hand die Führung übernimmt.

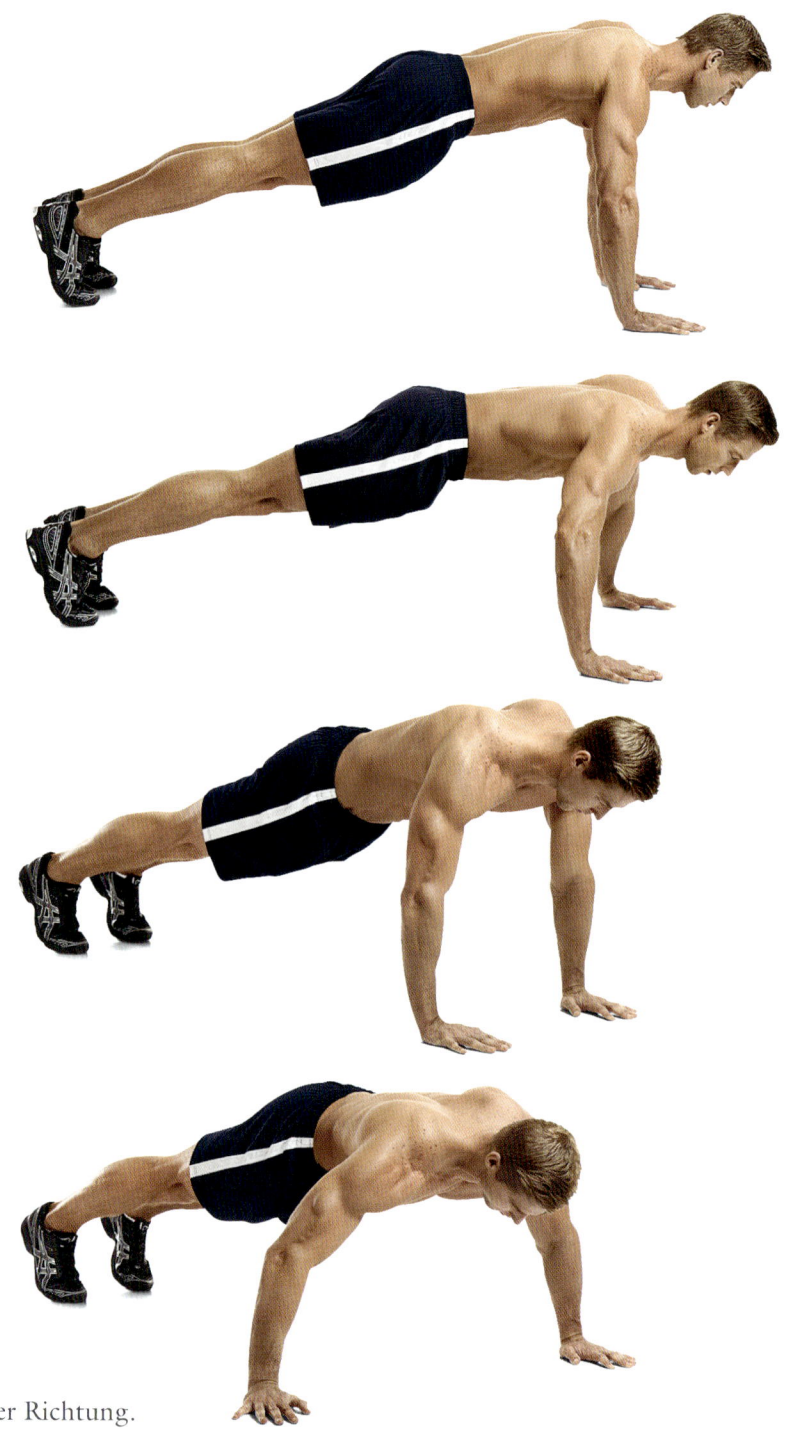

WIEDERHOLUNGEN: einen vollständigen Kreis in jeder Richtung.

KAPITEL 14: 15-MINUTEN-WORKOUTS FÜR IHRE GESUNDHEIT

Seitspringen mit Steppbrett

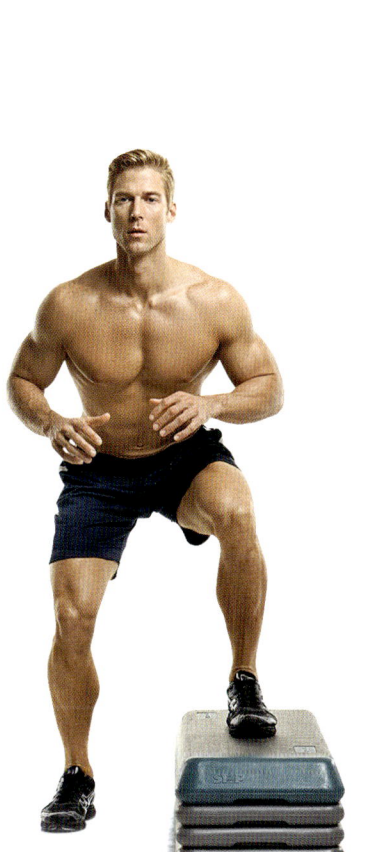

Halten Sie den Kopf gerade. Schauen Sie nicht auf Ihre Füße.

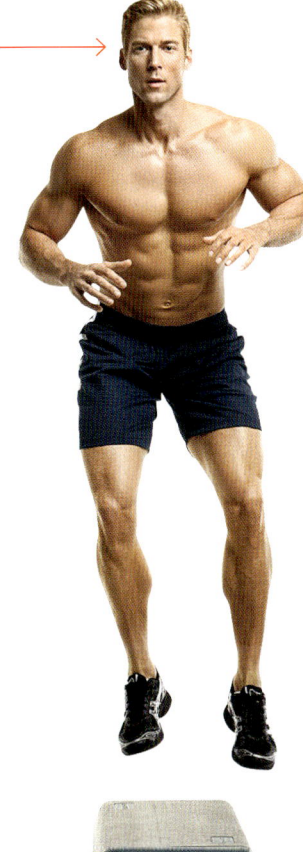

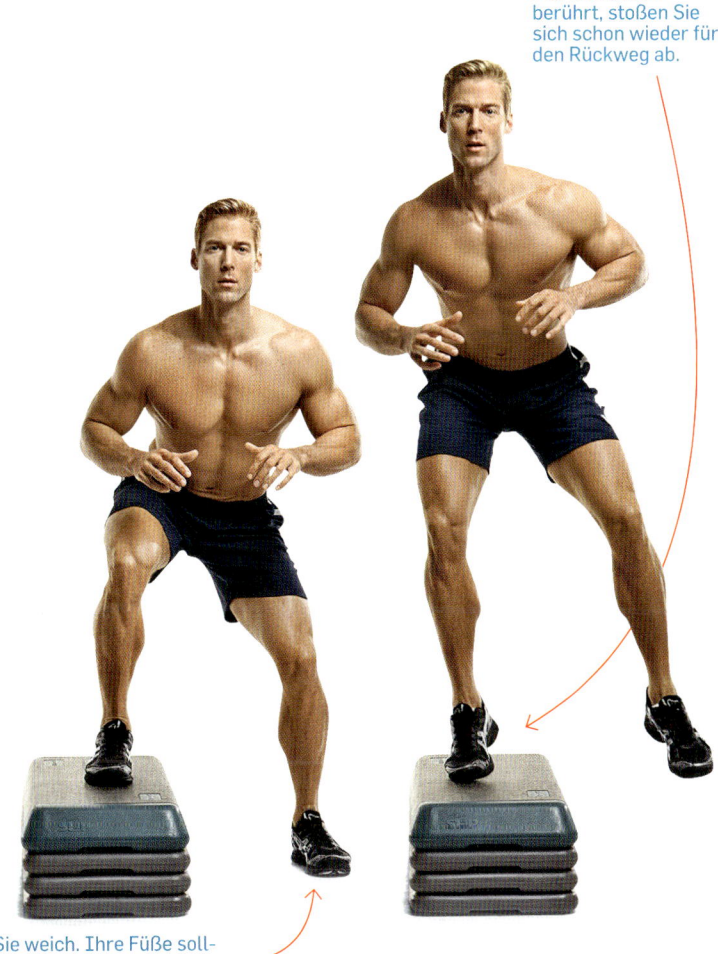

Bewegen Sie sich schnell. Sobald Ihr Fuß den Boden berührt, stoßen Sie sich schon wieder für den Rückweg ab.

Landen Sie weich. Ihre Füße sollten weder auf dem Boden noch auf dem Brett laut auftreffen.

A

- Stellen Sie sich mit dem linken Fuß auf ein niedriges Steppbrett und mit dem rechten Fuß ungefähr eine Fußlänge rechts neben dem Brett auf den Boden.
- Beugen Sie die Knie leicht, halten Sie die Brust aufrecht und die Arme im rechten Winkel.

WIEDERHOLUNGEN: zehn.

B **C**

- Stoßen Sie sich mit dem linken Fuß ab und springen Sie nach links. Landen Sie mit dem rechten Fuß auf dem Brett und dem linken auf dem Boden. Die Knie sind gebeugt.

D

- Stoßen Sie sich mit dem rechten Fuß ab, um zum Ausgangspunkt zurückzuspringen. Das ist eine Wiederholung.

Das Foam-Roll-Workout

Wenn Sie nur lang genug trainieren, werden Sie irgendwann festsitzen, und zwar wortwörtlich. Ihre Muskeln verspannen sich und Sie fühlen sich steif und haben Schmerzen. Schaumstoffrollen wirken wie eine Massage, die Sie sich selbst verabreichen. Sie können Verspannungen lösen und Muskeln dehnen und sie verschaffen augenblicklich Erleichterung. (Außerdem sind sie um einiges kostengünstiger als eine Massagestunde. Eine Foam-Roll ist bereits für ein Viertel des Preises erhältlich, den Sie für eine Massage zahlen müssten.) Ein Tipp: Wenn eine Stelle besonders empfindlich ist, beginnen Sie unterhalb dieses Bereichs, arbeiten sich heran, halten für einige Sekunden inne und rollen erst dann über den Problempunkt.

UND SO GEHT'S:
Rollen Sie den jeweiligen Körperteil fünf- bis zehnmal über die Rolle. Absolvieren Sie zunächst alle Wiederholungen, ehe Sie dem nächsten Körperteil eine Massage angedeihen lassen.

KAPITEL 14: 15-MINUTEN-WORKOUTS FÜR IHRE GESUNDHEIT

Wadenmassage

A
- Sie sitzen mit gestreckten Beinen auf dem Boden. Setzen Sie die Hände zum Abstützen hinter sich.
- Platzieren Sie eine Rolle unter den Waden. Dann legen Sie das linke Bein über das rechte.

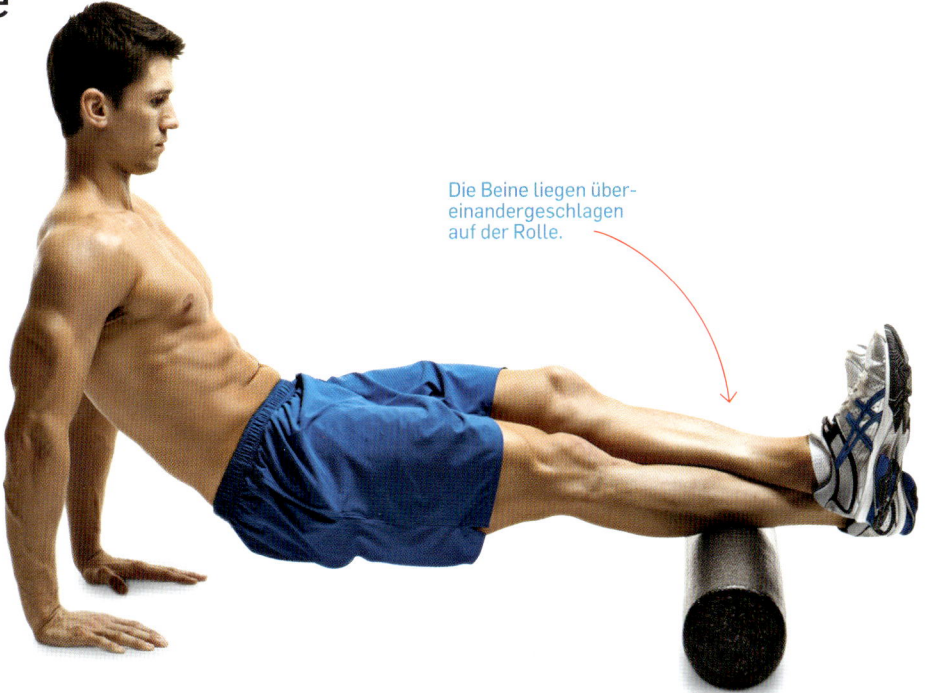

Die Beine liegen übereinandergeschlagen auf der Rolle.

B
- Rollen Sie langsam mit dem rechten Bein vom Knie zum Fußgelenk über die Rolle und zurück.
- Absolvieren Sie alle Wiederholungen, dann machen Sie die Übung noch einmal mit dem rechten Bein auf dem linken.

WIEDERHOLUNGEN: fünf bis zehn.

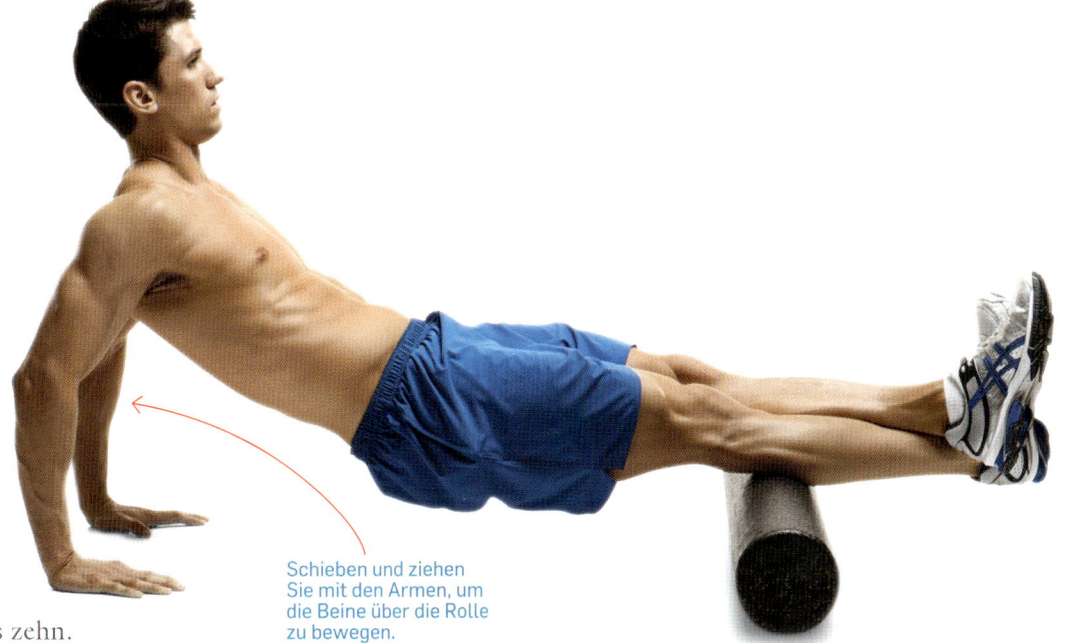

Schieben und ziehen Sie mit den Armen, um die Beine über die Rolle zu bewegen.

Das Foam-Roll-Workout

Massage der hinteren Oberschenkel

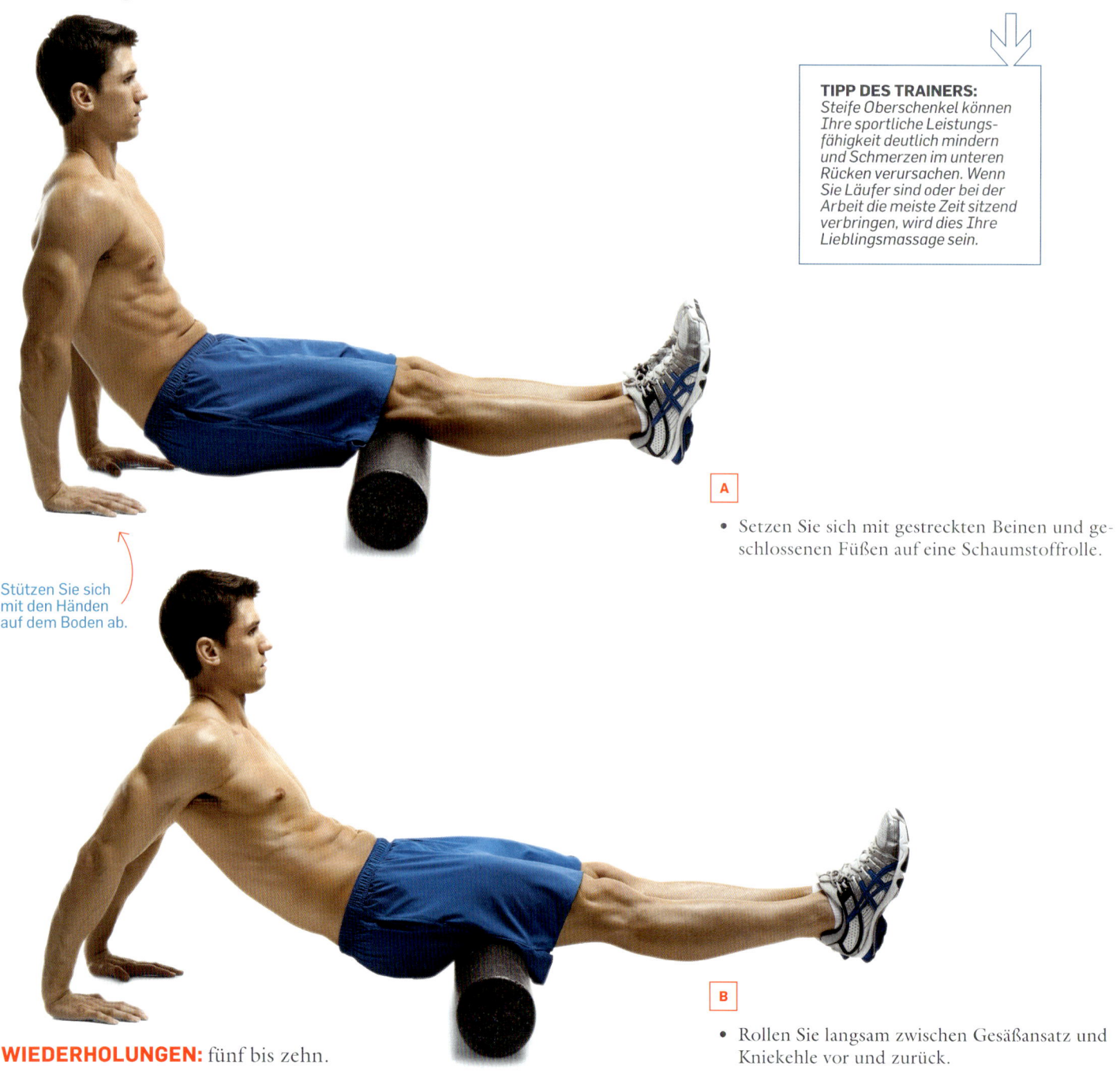

TIPP DES TRAINERS:
Steife Oberschenkel können Ihre sportliche Leistungsfähigkeit deutlich mindern und Schmerzen im unteren Rücken verursachen. Wenn Sie Läufer sind oder bei der Arbeit die meiste Zeit sitzend verbringen, wird dies Ihre Lieblingsmassage sein.

Stützen Sie sich mit den Händen auf dem Boden ab.

- Setzen Sie sich mit gestreckten Beinen und geschlossenen Füßen auf eine Schaumstoffrolle.

- Rollen Sie langsam zwischen Gesäßansatz und Kniekehle vor und zurück.

WIEDERHOLUNGEN: fünf bis zehn.

KAPITEL 14: 15-MINUTEN-WORKOUTS FÜR IHRE GESUNDHEIT

Quadrizepsmassage

A

- Legen Sie sich bäuchlings auf den Boden und platzieren Sie eine Schaumstoffrolle unter dem Becken.
- Verlagern Sie Ihr Gewicht auf das rechte Bein.

B

- Rollen Sie vom Becken zum Knie vor und zurück. Wechseln Sie dann das Bein.

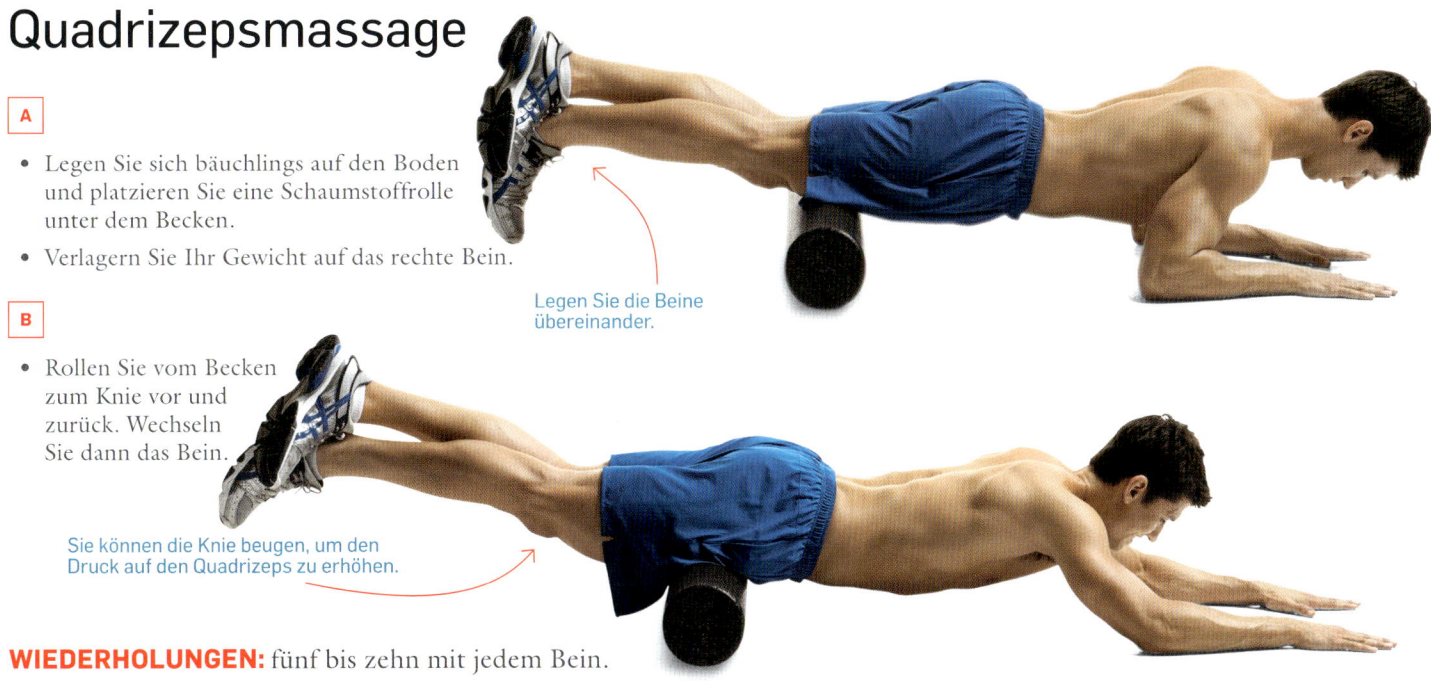

Legen Sie die Beine übereinander.

Sie können die Knie beugen, um den Druck auf den Quadrizeps zu erhöhen.

WIEDERHOLUNGEN: fünf bis zehn mit jedem Bein.

Gesäßmassage

AUSFÜHRUNG

- Setzen Sie sich auf eine Schaumstoffrolle, legen Sie das rechte Bein über das linke Knie und lehnen Sie sich zurück.
- Platzieren Sie Ihre rechte Hand zum Abstützen hinter sich.
- Rollen Sie über den Musculus piriformis vor und zurück. Wechseln Sie nach Beendigung aller Wiederholungen die Seite.

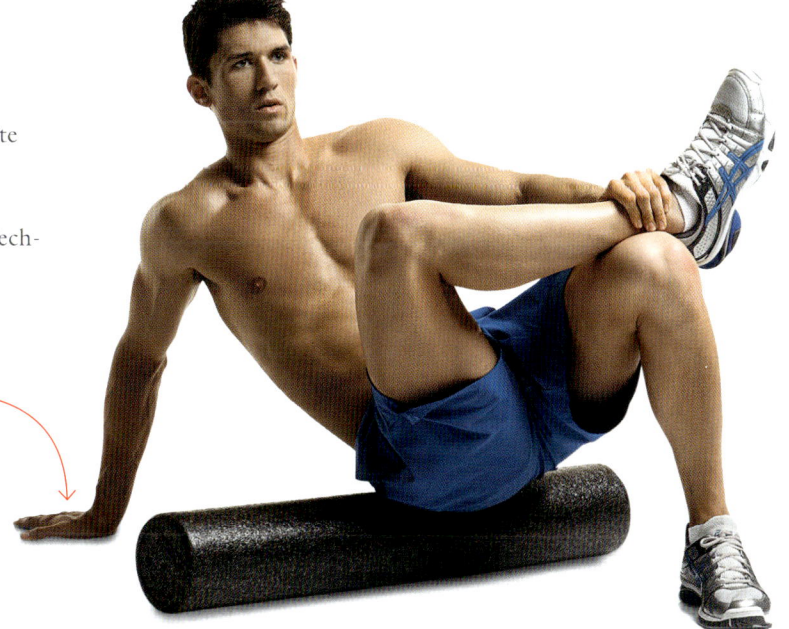

Stützen Sie sich mit der rechten Hand ab.

WIEDERHOLUNGEN: fünf bis zehn auf jeder Seite.

Das Foam-Roll-Workout

Rückenmassage

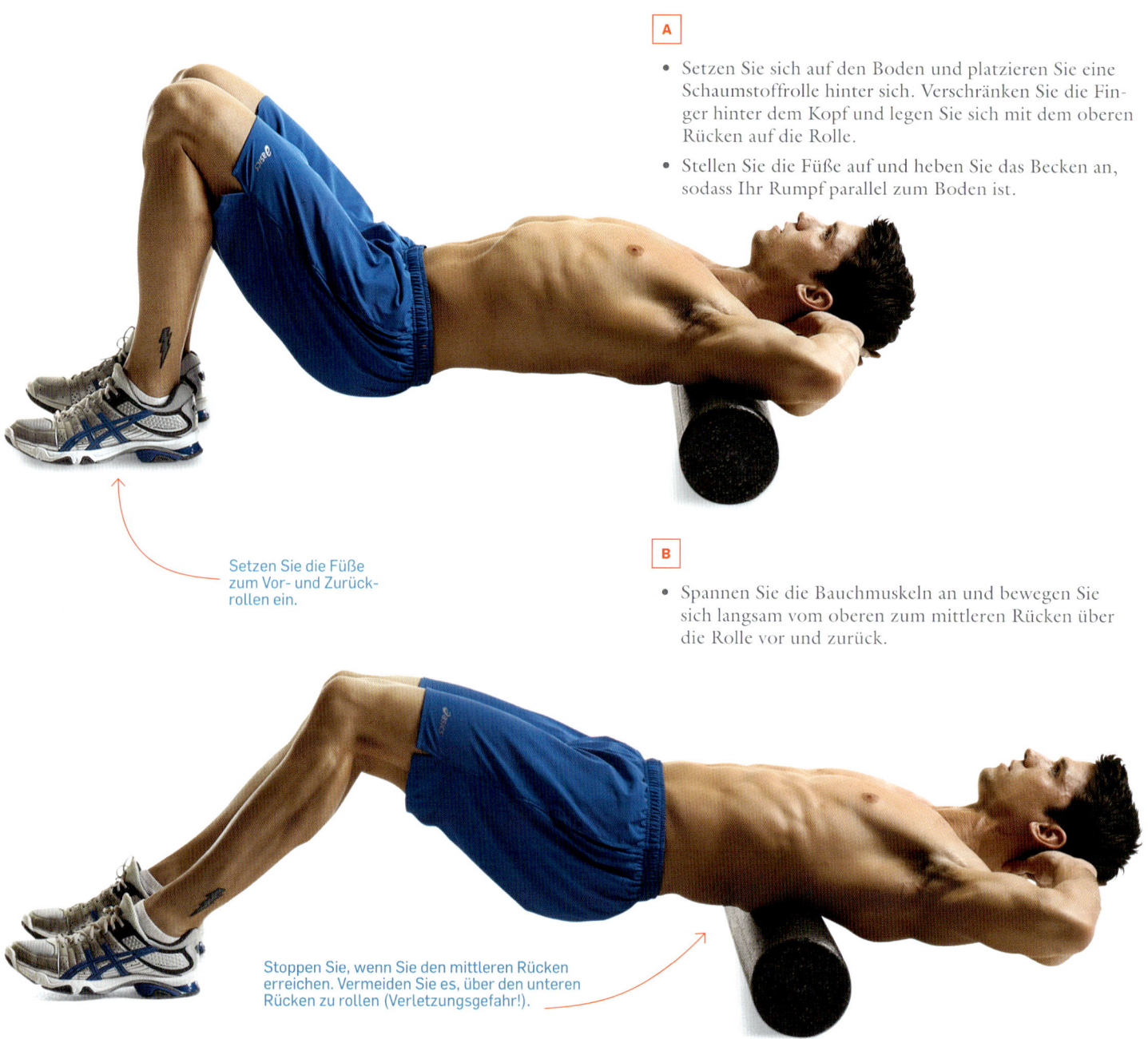

A
- Setzen Sie sich auf den Boden und platzieren Sie eine Schaumstoffrolle hinter sich. Verschränken Sie die Finger hinter dem Kopf und legen Sie sich mit dem oberen Rücken auf die Rolle.
- Stellen Sie die Füße auf und heben Sie das Becken an, sodass Ihr Rumpf parallel zum Boden ist.

Setzen Sie die Füße zum Vor- und Zurückrollen ein.

B
- Spannen Sie die Bauchmuskeln an und bewegen Sie sich langsam vom oberen zum mittleren Rücken über die Rolle vor und zurück.

Stoppen Sie, wenn Sie den mittleren Rücken erreichen. Vermeiden Sie es, über den unteren Rücken zu rollen (Verletzungsgefahr!).

WIEDERHOLUNGEN: fünf bis zehn.

KAPITEL 14: 15-MINUTEN-WORKOUTS FÜR IHRE GESUNDHEIT

Hüft- und Oberschenkelmassage

A

- Legen Sie sich auf Ihre linke Seite und platzieren Sie eine Schaumstoffrolle unter Ihrer linken Hüfte.
- Kreuzen Sie das rechte Bein über das gestreckte linke, indem Sie das Knie beugen und den Fuß flach auf den Boden stellen.

TIPP DES TRAINERS: *Diese Übung massiert das Iliotibialband, das an der Außenseite des Beins von der Hüfte zum Schienbein verläuft. Sie ist ideal im Fall eines sogenannten Läuferknies, wenn das Iliotibialband überlastet und gereizt ist.*

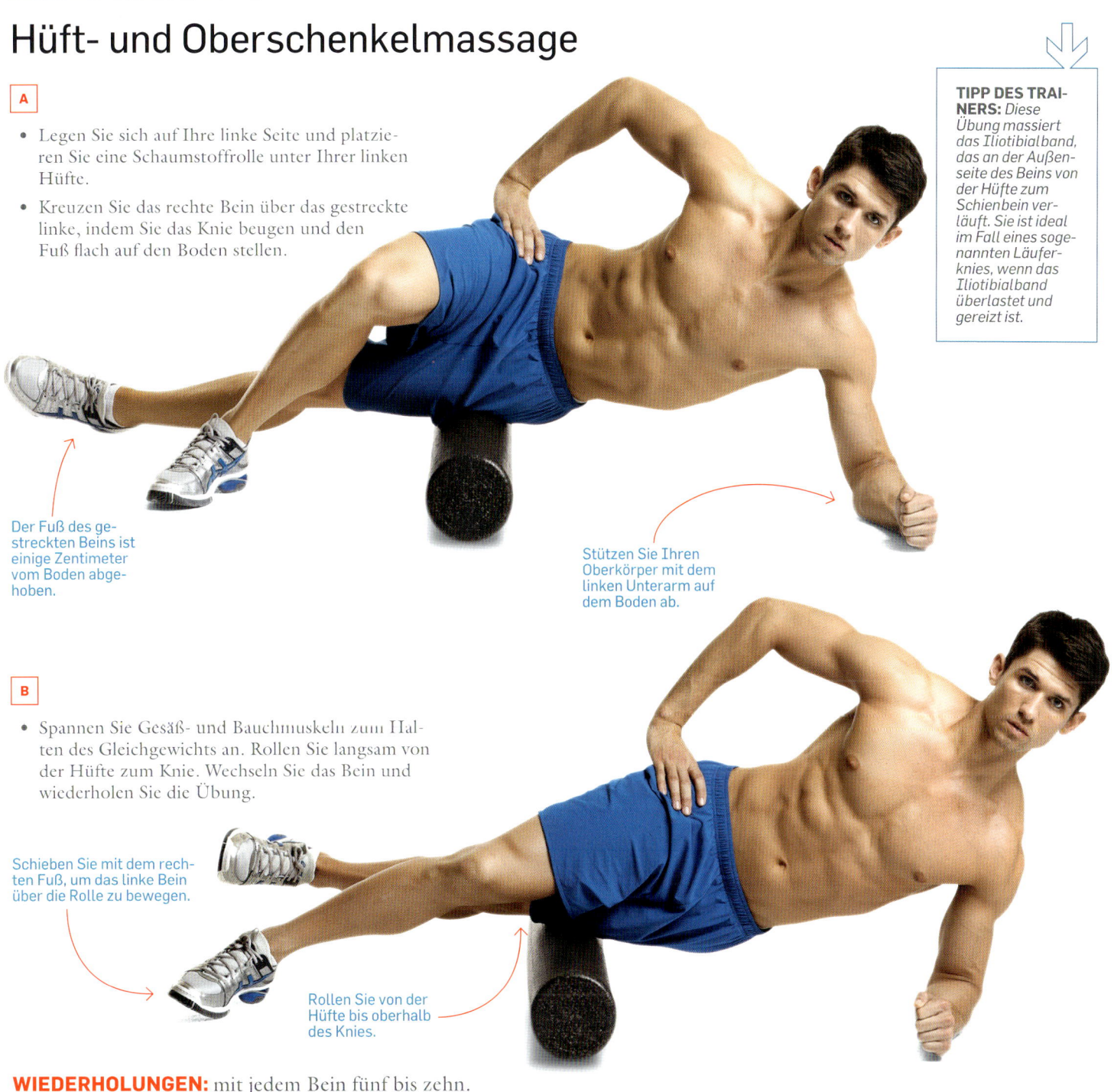

Der Fuß des gestreckten Beins ist einige Zentimeter vom Boden abgehoben.

Stützen Sie Ihren Oberkörper mit dem linken Unterarm auf dem Boden ab.

B

- Spannen Sie Gesäß- und Bauchmuskeln zum Halten des Gleichgewichts an. Rollen Sie langsam von der Hüfte zum Knie. Wechseln Sie das Bein und wiederholen Sie die Übung.

Schieben Sie mit dem rechten Fuß, um das linke Bein über die Rolle zu bewegen.

Rollen Sie von der Hüfte bis oberhalb des Knies.

WIEDERHOLUNGEN: mit jedem Bein fünf bis zehn.

Kapitel 15:
15-Minuten-Workouts für verschiedene Sportarten

Verbessern Sie Ihre Leistungsfähigkeit in Ihrer Lieblingssportart (und vermeiden Sie Verletzungen, mit denen auch gleich die Saison beendet ist). Hier kommen die Übungen, die Sie darauf vorbereiten, wie Sie sich am besten auf dem Spielfeld bewegen.

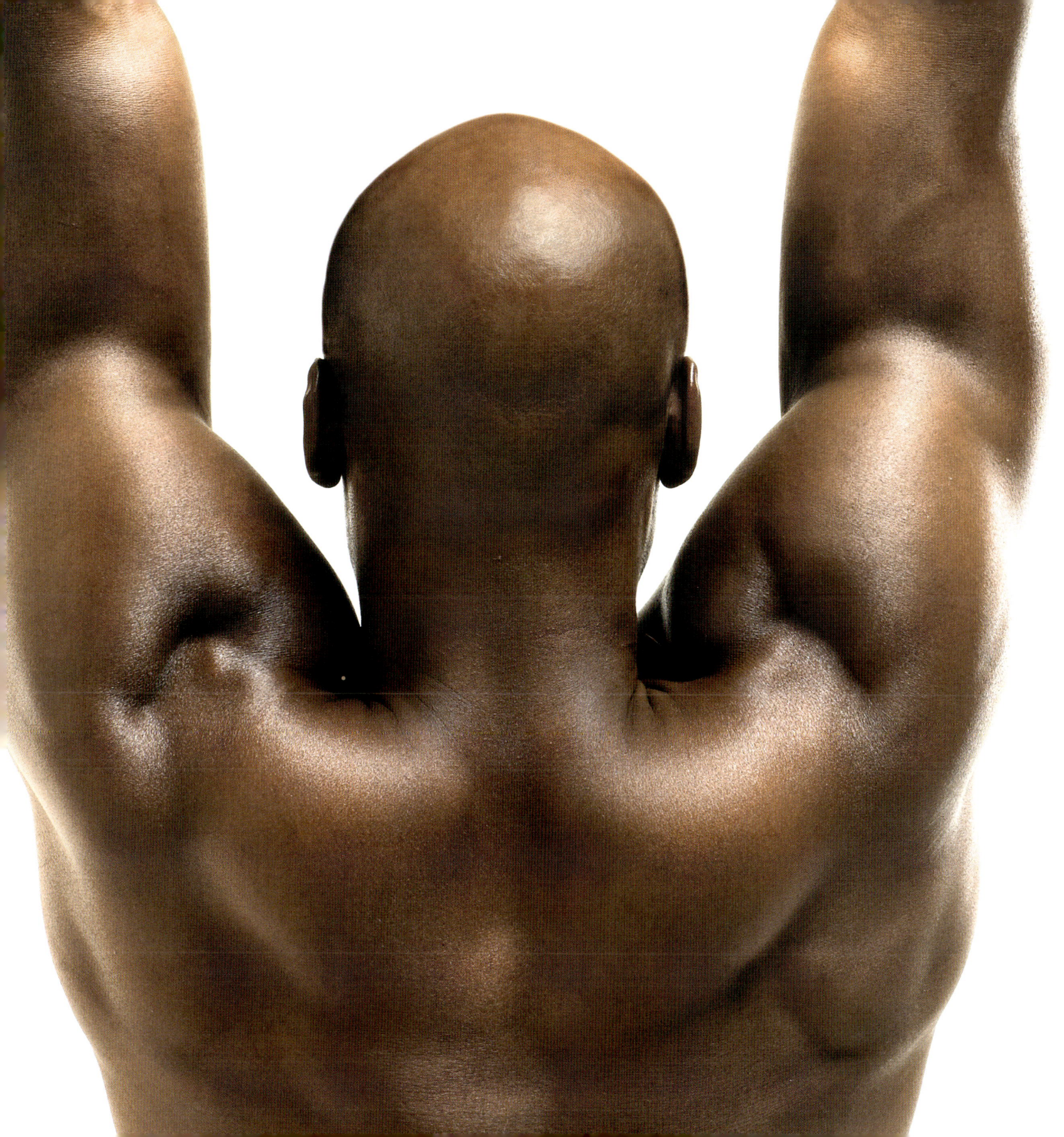

Superschnelle Workouts für den Sport

Wenn Sie viel beschäftigt sind, fällt Ihnen vielleicht gar nicht mehr auf, dass Ihre Leistungen in Ihrer Lieblingssportart nur noch darauf beschränkt sind, gewisse Grundkenntnisse immer wieder abzurufen. Es sind einfache Grundlagen, sie sind reine Routine. Sie haben sie bereits viele Tausend Mal ausgeführt und deshalb trainieren Sie sie auch nicht. Genau aus diesem Grund gestaltet sich dann auch Ihre erste Golfpartie der Saison so ausgesprochen peinlich – und oft auch schmerzhaft. Im Sport dreht sich alles um das motorische Gedächtnis und um die richtige Vorbereitung der Muskeln. Daher haben wir dieses Kapitel mit Trainingsprogrammen zusammengestellt, die ganz besonders auf jene Muskeln ausgerichtet sind, die man in verschiedenen Sportarten hauptsächlich beansprucht. Diese Übungen bilden die Muskelarbeit im Sport nach. Sie ersetzen nicht das Training von Kurzspiel oder Parallelschwung, aber sie werden Ihre Muskeln mit vergleichbaren Bewegungen kräftigen.

KAPITEL 15: 15-MINUTEN-WORKOUTS FÜR VERSCHIEDENE SPORTARTEN

Im Überblick: Superschnelle Zirkel für Ihr Sporttraining

Seite 346
Das Golf-Workout
Rasenmäher
Windmühle
Aufgestützter Oberschenkel-Curl
Medizinball-Transfer

Seite 350
Das Tennis-Workout
Kurzhantelzug
Wadenheben
Swing mit Körperdrehung
Seitlicher Sprung mit Griff zum Fuß

Seite 354
Das Ski- und Snowboard-Workout
Bosu-Sprünge
Skisprünge
Seitsprünge mit Medizinball
Ausfallschritt überkreuz
Bosu-Twist mit Medizinball

Seite 358
Das Lauf-Workout
Sprung-Kniebeuge
Beinheben im Stehen
Bulgarische Split-Kniebeuge mit Langhantel
Hüftheben
Gewichtsschieben

Seite 362
Das Triathlon-Workout
Radfahren
Staubsauger
Wechsel-Ausfallschritt
Überstrecken mit Drehung

Seite 366
Das Radfahr-Workout
Spinne
Kniebeuge und Drücken
Balance, Dip, Strecken
Einbeiniges Absteigen

Seite 370
Das Basketball-Workout
Sumo-Slide
Zwei vor, einer zurück
Power-Clean mit Kurzhanteln

SPORTLICHER WERDEN

Große Sportler zeichnen sich durch die Fähigkeit aus, blitzschnell Tempo und Richtung zu wechseln. Eine Verbesserung der Beweglichkeit ist in jeder Sportart von Nutzen. Aus diesem Grund empfehlen wir, eine ganz alte Bewegungsübung ans Ende Ihres Workouts zu stellen. Sie baut Schnelligkeit und Ausdauer auf und verbessert Ihre Reflexe.

Der Aufbau: Bilden Sie mit vier Kegeln ein großes T. Der waagerechte Balken besteht aus drei Kegeln, die je sieben Meter auseinanderstehen. Der vierte steht doppelt so weit vom mittleren der drei anderen entfernt am Ende des senkrechten Balkens.

Der Ablauf: Sprinten Sie vom vierten Kegel zum mittleren des oberen Balkens, dann geht es im Seitlauf sofort nach links. Machen Sie kurze, schnelle Schritte, ohne die Füße zu kreuzen. Berühren Sie jeden Kegel. Bewegen Sie sich im Seitlauf zu dem anderen Außenkegel und wieder in die Mitte. Von dort sprinten Sie zum Ausgangspunkt zurück. Und das Ganze noch einmal.

Das Golf-Workout

Selbst bei einer entspannten Runde Golf müssen Sie sich drehen und wenden und mit den Hüften und der schrägen Bauchmuskulatur eine ziemliche Kraft entwickeln – mit Muskeln also, die im Alltag weitgehend ungenutzt bleiben. Die folgenden Übungen zielen auf genau diese Muskeln des Körperzentrums, ebenso wie auf Ihre hinteren Oberschenkel und Ihre Schultern, damit Sie in jeden Abschlag mehr Power legen können.

UND SO GEHT'S:
Führen Sie das Training als Zirkel aus. Absolvieren Sie die vorgegebene Anzahl von Wiederholungen und gehen Sie dann sofort zur nächsten Übung über. Machen Sie nach Beendigung eines Durchgangs 60 Sekunden Pause, dann wiederholen Sie den Zirkel noch zweimal.

Rasenmäher

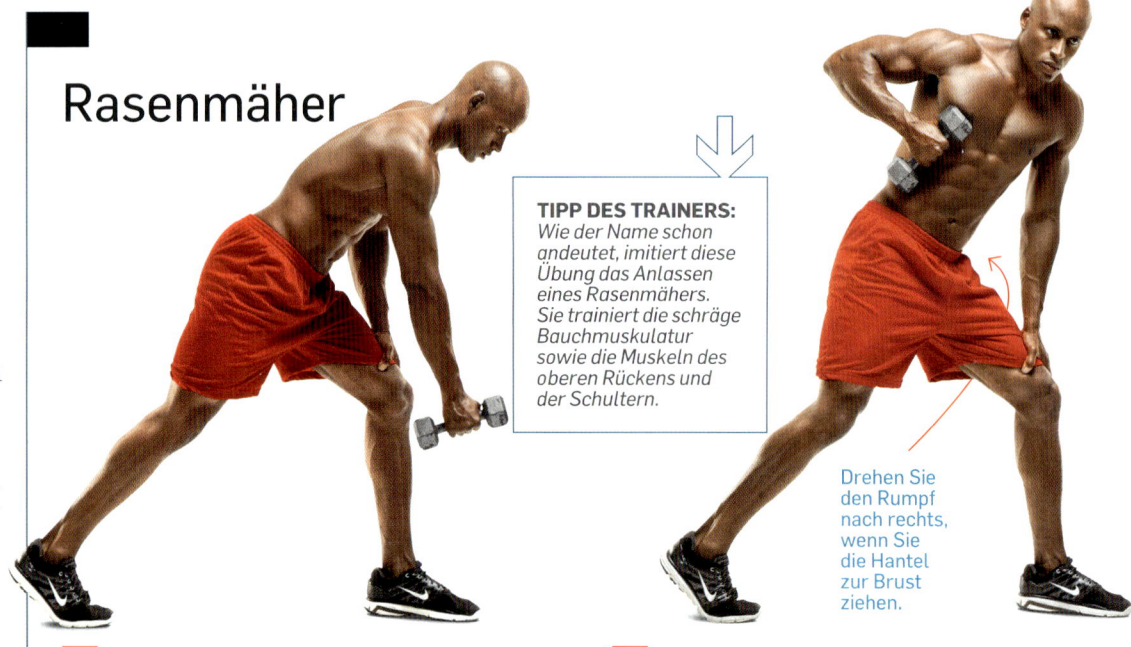

TIPP DES TRAINERS: Wie der Name schon andeutet, imitiert diese Übung das Anlassen eines Rasenmähers. Sie trainiert die schräge Bauchmuskulatur sowie die Muskeln des oberen Rückens und der Schultern.

Drehen Sie den Rumpf nach rechts, wenn Sie die Hantel zur Brust ziehen.

A
- Greifen Sie mit der rechten Hand eine 10 bis 20 Pfund schwere Kurzhantel im Hammergriff und lassen Sie sie am langen Arm hängen.
- Machen Sie mit dem linken Bein einen so weiten Ausfallschritt, dass das rechte Bein gestreckt ist. Beugen Sie sich in der Hüfte vor.
- Legen Sie die linke Hand auf das linke Knie.

WIEDERHOLUNGEN: zwölf auf jeder Seite.

B
- Beugen Sie den rechten Arm, um das Gewicht zur Brust zu ziehen. Dabei drehen Sie Ihren Rumpf nach rechts.
- Senken Sie das Gewicht ab und kehren Sie in die Ausgangsposition zurück. Das ist eine Wiederholung.

KAPITEL 15: 15-MINUTEN-WORKOUTS FÜR VERSCHIEDENE SPORTARTEN

Windmühle

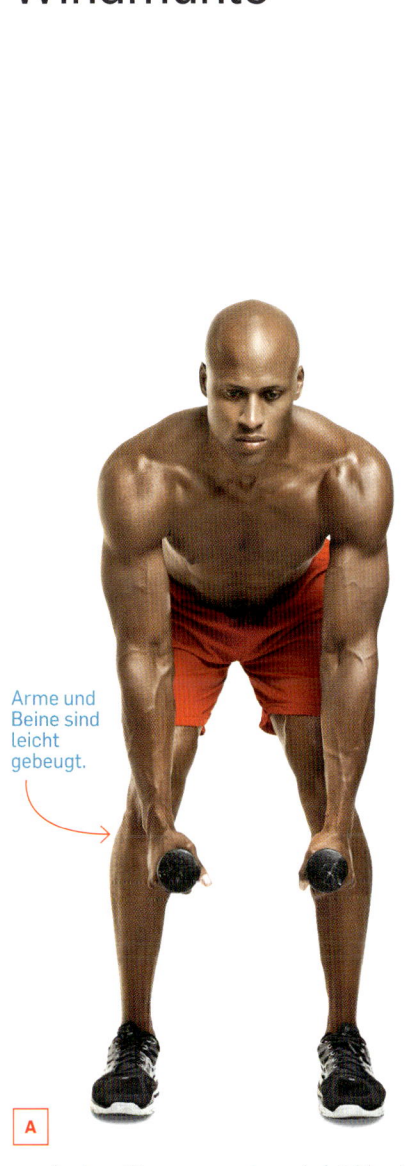
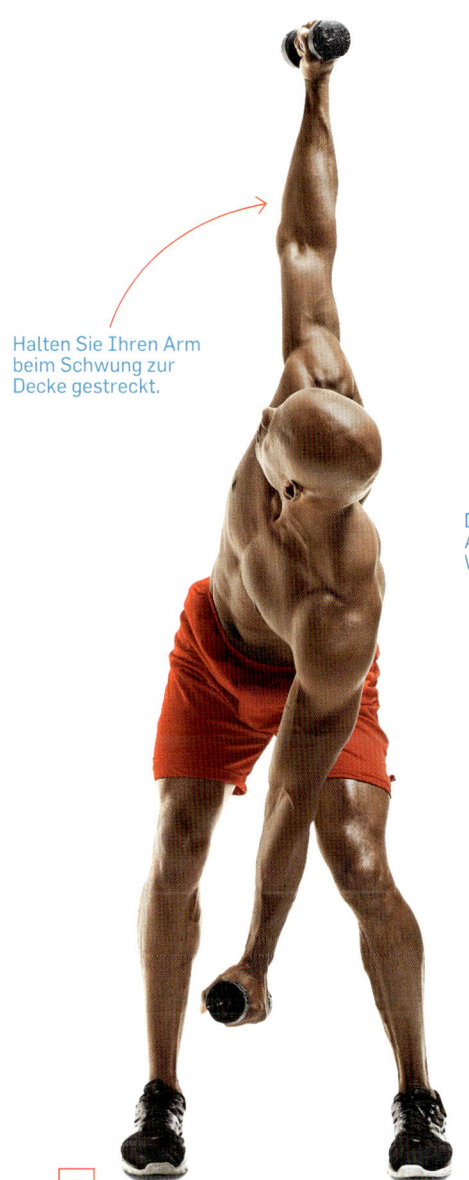
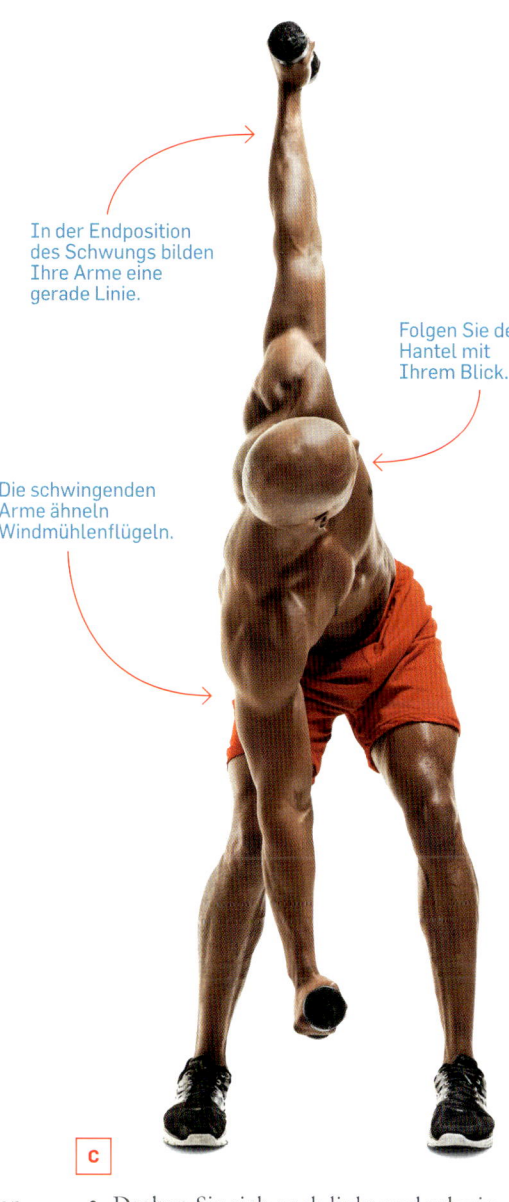

A
- Stehen Sie etwas weiter als hüftbreit und halten Sie ein Paar Kurzhanteln vor dem Körper. Die Ellbogen sind leicht gebeugt, die Handflächen zeigen zueinander. Beugen Sie den Oberkörper vor.

WIEDERHOLUNGEN: wechselseitig 20.

B
- Drehen Sie sich nach rechts und heben Sie den rechten Arm dabei zur Decke.
- Halten Sie kurz inne, ehe Sie die Hantel wieder zum Ausgangspunkt absenken.

C
- Drehen Sie sich nach links und schwingen Sie dabei die Hantel in der linken Hand zur Decke.
- Fahren Sie wechselseitig fort.

Das Golf-Workout

Aufgestützter Oberschenkel-Curl

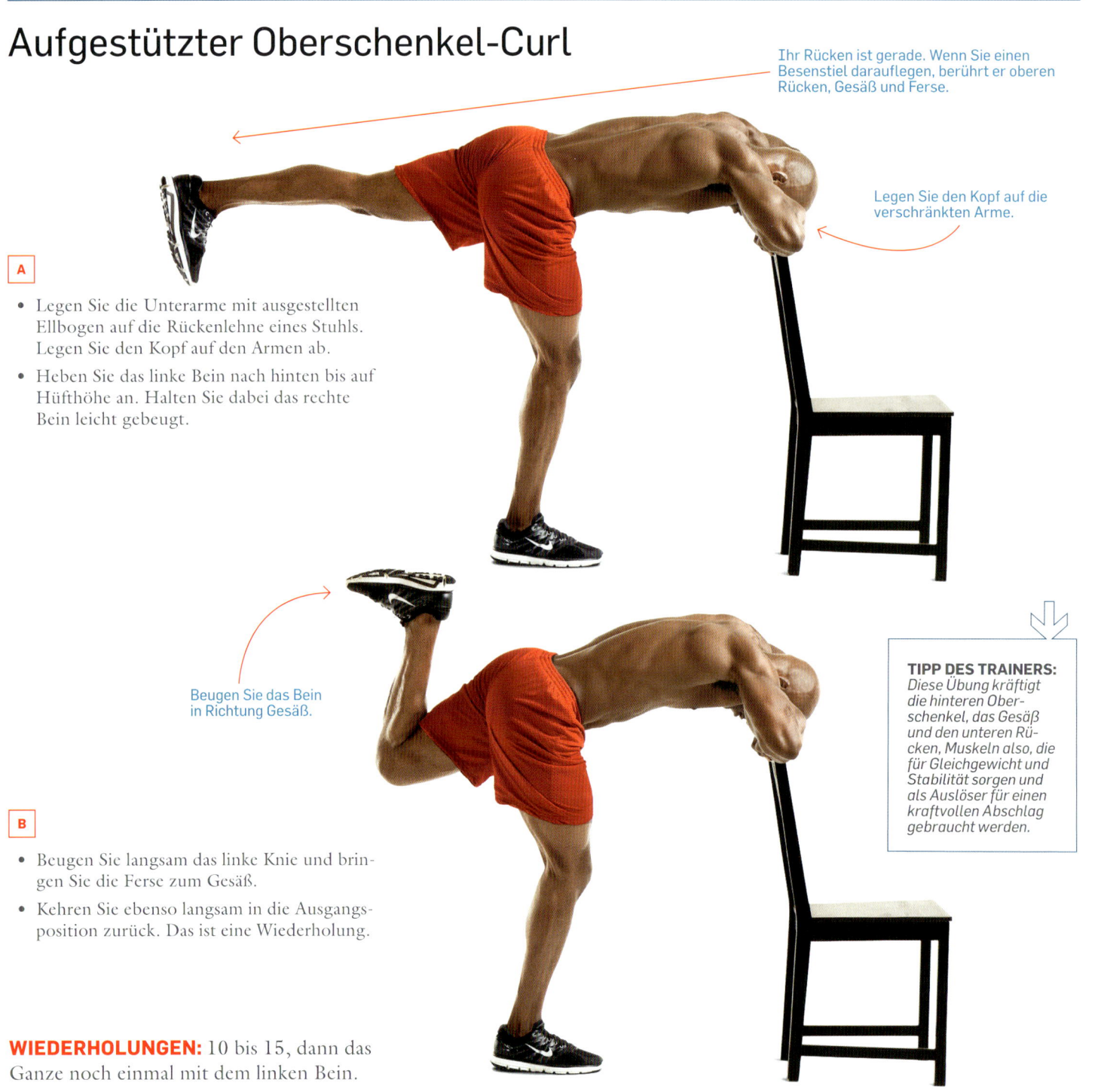

Ihr Rücken ist gerade. Wenn Sie einen Besenstiel darauflegen, berührt er oberen Rücken, Gesäß und Ferse.

Legen Sie den Kopf auf die verschränkten Arme.

A
- Legen Sie die Unterarme mit ausgestellten Ellbogen auf die Rückenlehne eines Stuhls. Legen Sie den Kopf auf den Armen ab.
- Heben Sie das linke Bein nach hinten bis auf Hüfthöhe an. Halten Sie dabei das rechte Bein leicht gebeugt.

Beugen Sie das Bein in Richtung Gesäß.

B
- Beugen Sie langsam das linke Knie und bringen Sie die Ferse zum Gesäß.
- Kehren Sie ebenso langsam in die Ausgangsposition zurück. Das ist eine Wiederholung.

TIPP DES TRAINERS: *Diese Übung kräftigt die hinteren Oberschenkel, das Gesäß und den unteren Rücken, Muskeln also, die für Gleichgewicht und Stabilität sorgen und als Auslöser für einen kraftvollen Abschlag gebraucht werden.*

WIEDERHOLUNGEN: 10 bis 15, dann das Ganze noch einmal mit dem linken Bein.

KAPITEL 15: 15-MINUTEN-WORKOUTS FÜR VERSCHIEDENE SPORTARTEN

Medizinball-Transfer

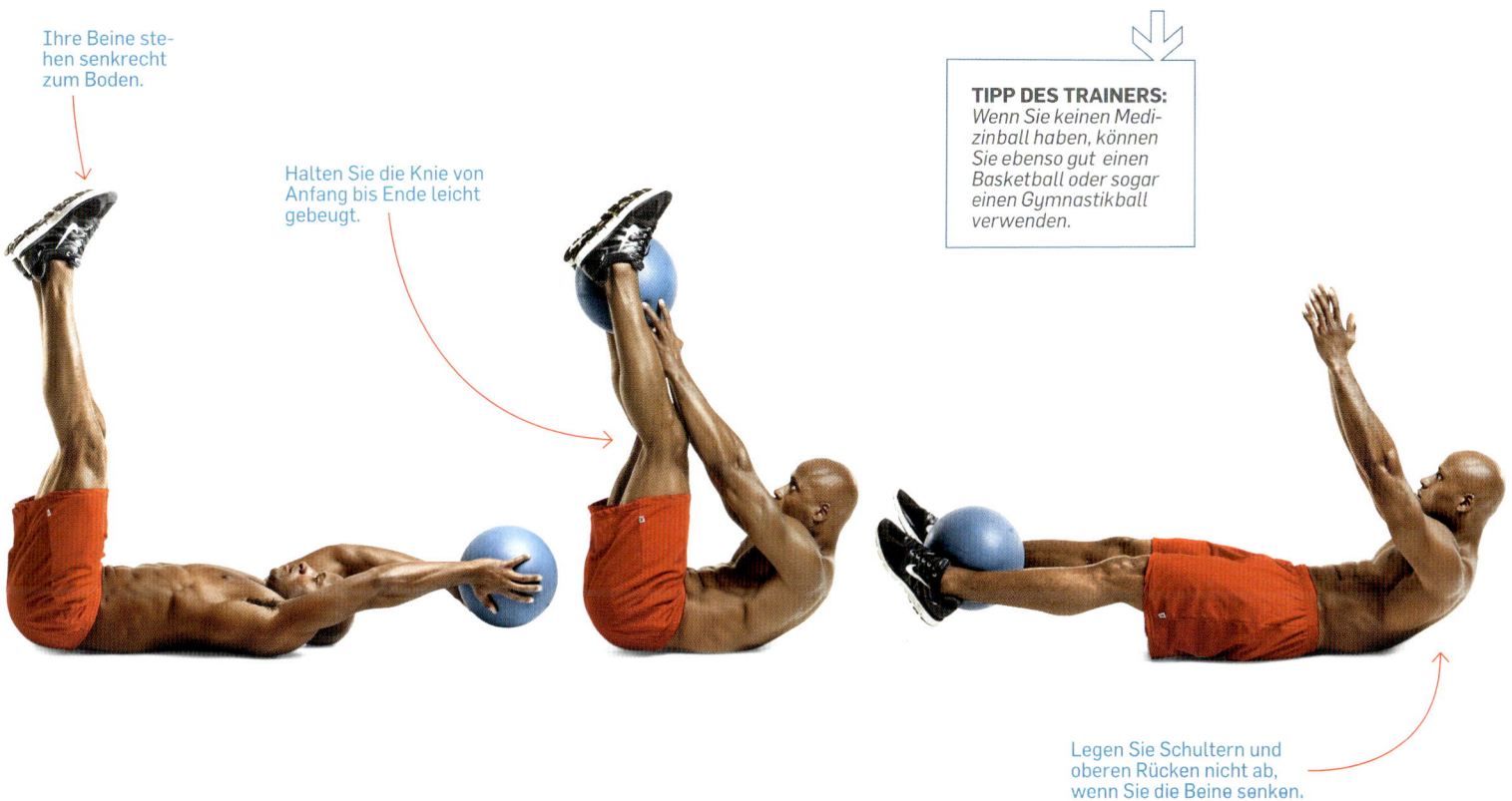

Ihre Beine stehen senkrecht zum Boden.

Halten Sie die Knie von Anfang bis Ende leicht gebeugt.

TIPP DES TRAINERS: Wenn Sie keinen Medizinball haben, können Sie ebenso gut einen Basketball oder sogar einen Gymnastikball verwenden.

Legen Sie Schultern und oberen Rücken nicht ab, wenn Sie die Beine senken.

A
- Legen Sie sich rücklings auf den Boden und halten Sie einen Medizinball so über Kopf, dass Ihre Arme eine gerade Linie mit Ihrem Rumpf bilden.
- Heben Sie Ihre Beine zur Decke, sodass sie mit Ihrem Oberkörper im rechten Winkel stehen.

B
- Heben Sie Kopf und Schultern vom Boden ab.
- Klemmen Sie den Medizinball zwischen Ihre Füße.

C
- Senken Sie die Beine mit dem Ball, aber halten Sie sie einige Zentimeter über dem Boden. Legen Sie auch die Schultern nicht auf dem Boden ab und halten Sie die gestreckten Arme hoch.
- Kurze Pause, dann heben Sie die Füße zu den Händen, die den Ball wieder übernehmen.
- Senken Sie Schultern und Arme in die Ausgangsposition.

WIEDERHOLUNGEN: 10 bis 15.

Das Tennis-Workout

Im Tennis können Beweglichkeit und Tempo zumindest teilweise mangelndes Talent ausgleichen. Auch Kraft in den Schultern ist ganz nützlich. Dieses Workout ist darauf ausgerichtet, Ihre Reflexe zu beschleunigen. Außerdem werden Sie besser von Seite zu Seite flitzen können, um den Ball doch noch zu erreichen – und das ist schließlich schon die halbe Miete. Kraft und Wendigkeit werden in Beinen, Hüften und Schultern sowie im Körperzentrum aufgebaut.

UND SO GEHT'S:
Absolvieren Sie diese Übungen als Zirkel ohne Zwischenpause. Erholen Sie sich am Ende 60 Sekunden lang. Dann machen Sie noch zwei weitere Durchgänge.

Kurzhantelzug

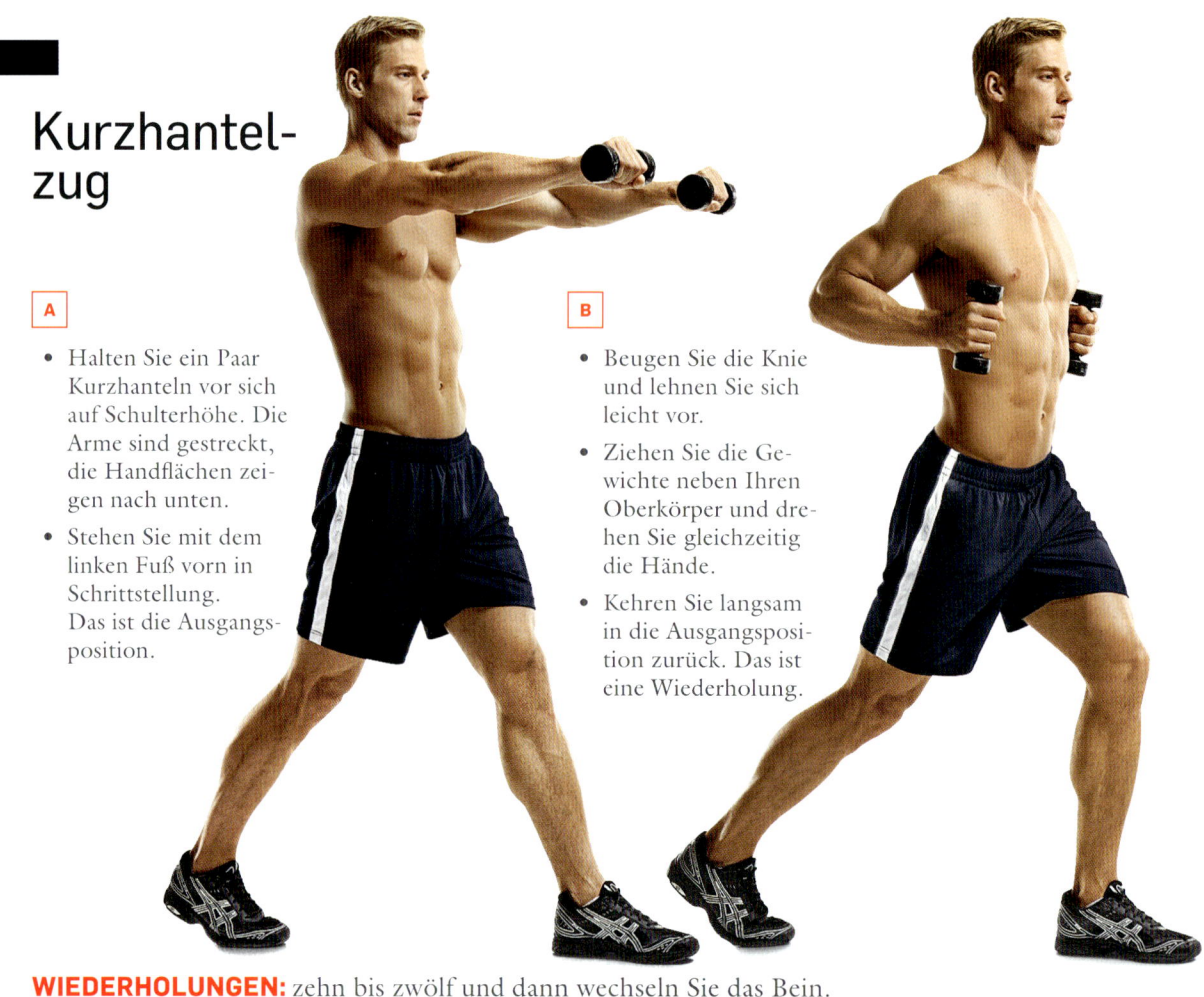

A
- Halten Sie ein Paar Kurzhanteln vor sich auf Schulterhöhe. Die Arme sind gestreckt, die Handflächen zeigen nach unten.
- Stehen Sie mit dem linken Fuß vorn in Schrittstellung. Das ist die Ausgangsposition.

B
- Beugen Sie die Knie und lehnen Sie sich leicht vor.
- Ziehen Sie die Gewichte neben Ihren Oberkörper und drehen Sie gleichzeitig die Hände.
- Kehren Sie langsam in die Ausgangsposition zurück. Das ist eine Wiederholung.

WIEDERHOLUNGEN: zehn bis zwölf und dann wechseln Sie das Bein.

KAPITEL 15: 15-MINUTEN-WORKOUTS FÜR VERSCHIEDENE SPORTARTEN

Wadenheben

A
- Halten Sie in jeder Hand eine Kurzhantel am langen Arm. Stellen Sie die Fußballen auf ein etwa fünf Zentimeter hohes Steppbrett.

B
- Stellen Sie sich auf die Zehenspitzen, so hoch Sie können.
- Kurze Pause, dann senken Sie sich langsam in die Ausgangsposition ab.

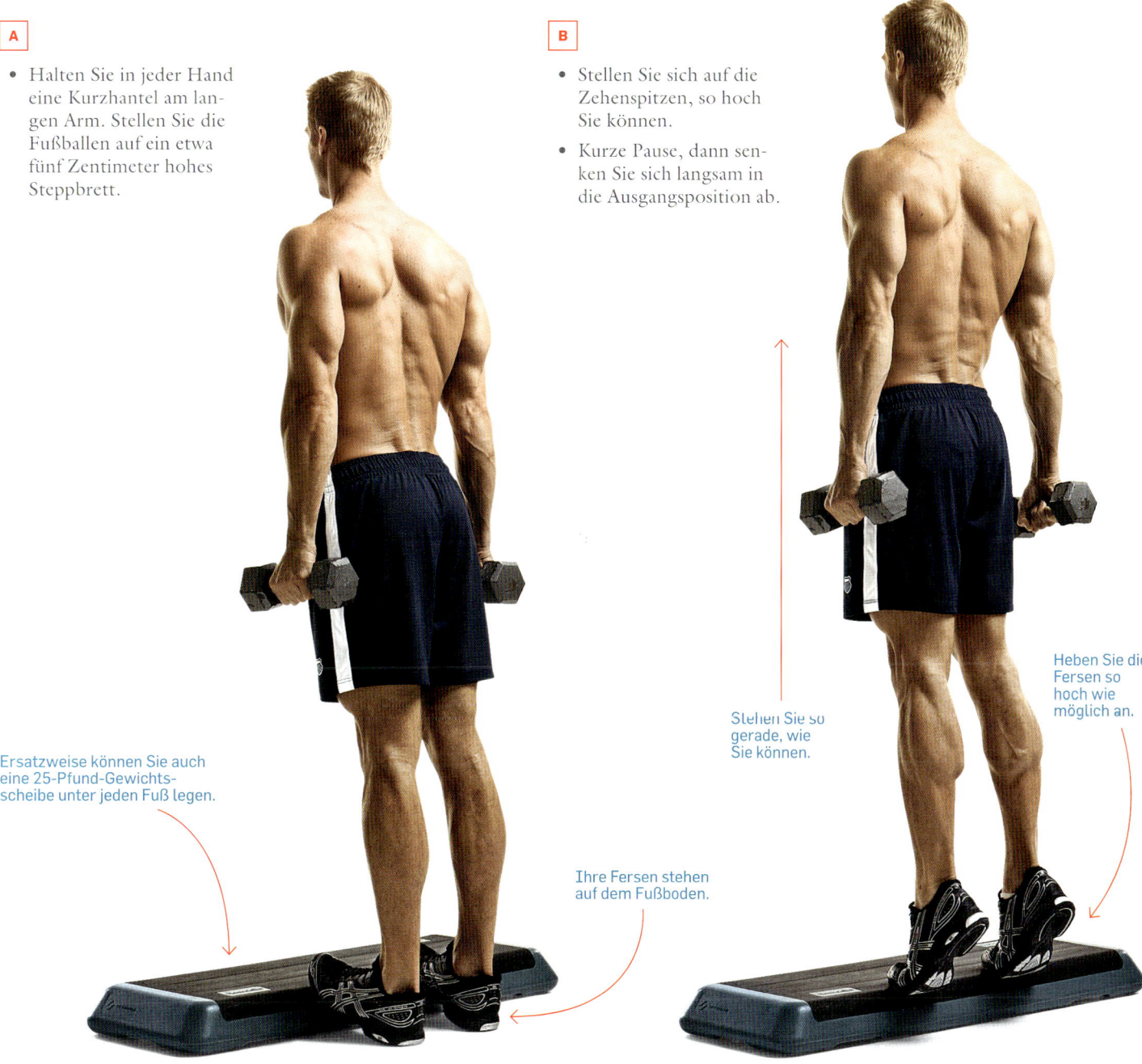

Ersatzweise können Sie auch eine 25-Pfund-Gewichtsscheibe unter jeden Fuß legen.

Ihre Fersen stehen auf dem Fußboden.

Stehen Sie so gerade, wie Sie können.

Heben Sie die Fersen so hoch wie möglich an.

WIEDERHOLUNGEN: zehn bis zwölf.

Das Tennis-Workout

Swing mit Körperdrehung

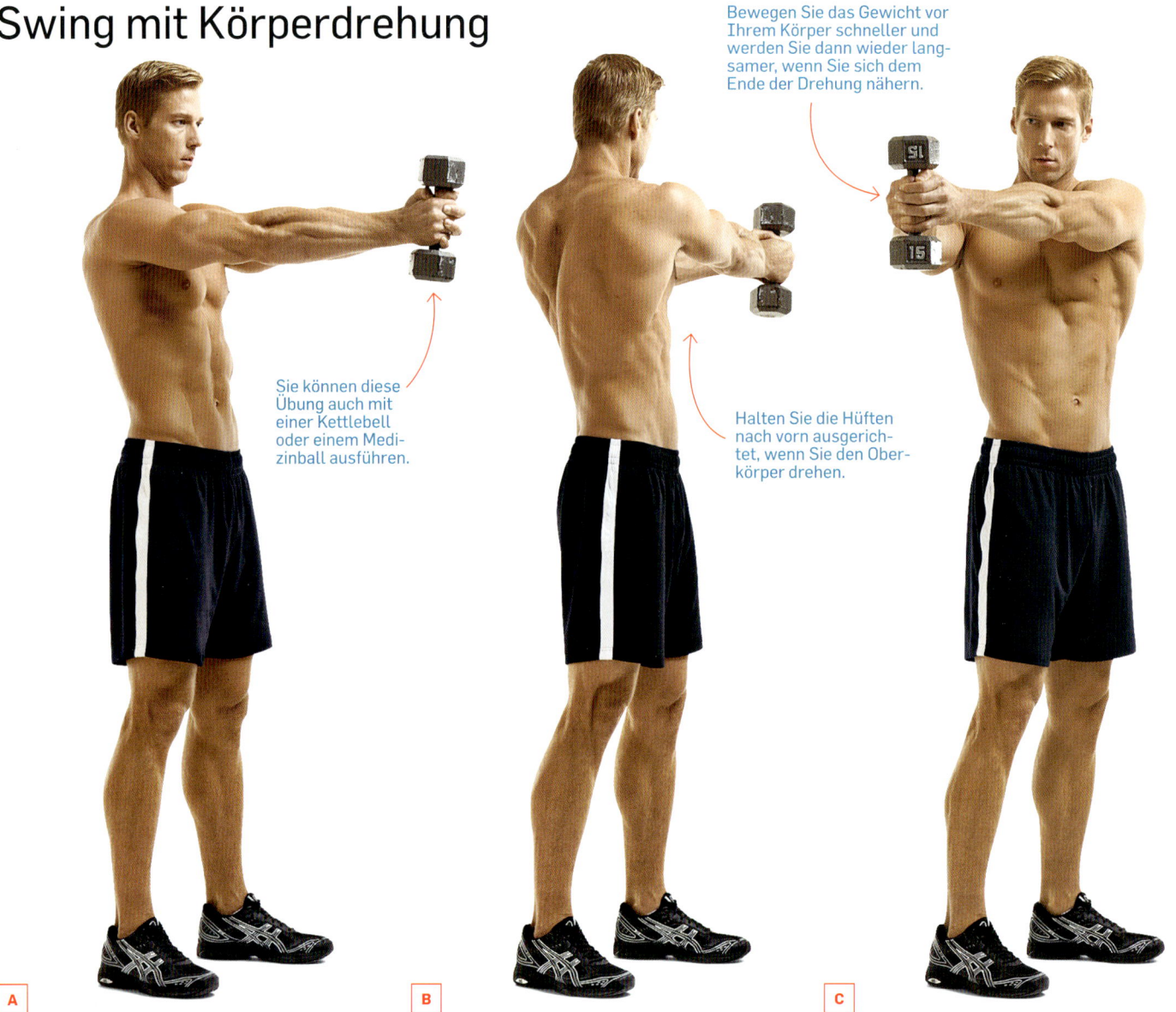

Sie können diese Übung auch mit einer Kettlebell oder einem Medizinball ausführen.

Halten Sie die Hüften nach vorn ausgerichtet, wenn Sie den Oberkörper drehen.

Bewegen Sie das Gewicht vor Ihrem Körper schneller und werden Sie dann wieder langsamer, wenn Sie sich dem Ende der Drehung nähern.

A
- Greifen Sie mit beiden Händen eine fünf bis zehn Pfund schwere Kurzhantel und stellen Sie sich schulterbreit hin.
- Strecken Sie die Arme auf Schulterhöhe vor Ihrem Körper aus.

B
- Ohne die Hüften zu bewegen, drehen Sie Ihren Oberkörper und die gestreckten Arme so weit nach links, wie Sie können.

C
- Schwingen Sie die Hantel dann so weit nach rechts wie möglich. Beschleunigen Sie die Bewegung vor Ihrem Körper und werden Sie zur Seite wieder langsamer. Das ist eine Wiederholung.

WIEDERHOLUNGEN: zehn, wechseln Sie dann die Startseite und machen weitere zehn.

KAPITEL 15: 15-MINUTEN-WORKOUTS FÜR VERSCHIEDENE SPORTARTEN

Seitlicher Sprung mit Griff zum Fuß

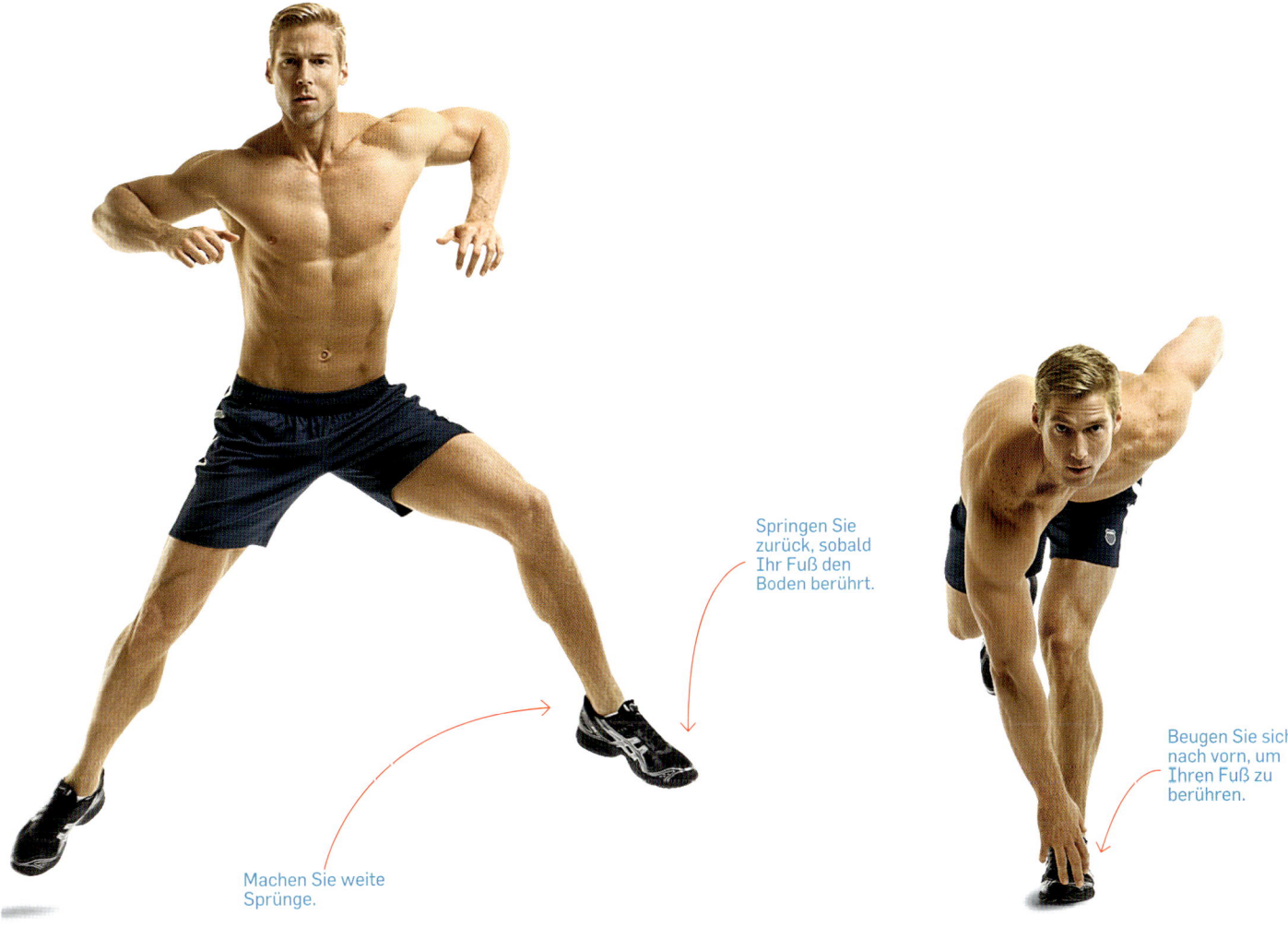

Machen Sie weite Sprünge.

Springen Sie zurück, sobald Ihr Fuß den Boden berührt.

Beugen Sie sich nach vorn, um Ihren Fuß zu berühren.

A

- Stellen Sie sich mit geschlossenen Füßen hin und halten Sie die Hände vor dem Körper. Die Knie sind leicht gebeugt, die Ellbogen bilden einen rechten Winkel.
- Springen Sie nach links und landen Sie auf dem linken Fuß. Dann springen Sie nach rechts und landen auf dem rechten Fuß. Wiederholen Sie das fünfmal.

B

- Als Nächstes springen Sie wieder nach links und gehen so tief in eine einbeinige Kniebeuge, dass Sie die Spitze Ihres linken Fußes mit der rechten Hand berühren können.
- Springen Sie dann nach rechts und berühren die rechte Fußspitze mit der linken Hand. Das ist eine Wiederholung.

WIEDERHOLUNGEN: fünf, wechseln Sie dann die Startseite und machen weitere fünf.

Das Ski- und Snowboard-Workout

Wer nach einem Tag auf der Piste jemals Gummibeine gehabt hat, weiß, dass Wintersport unvergleichlich viel Beinkraft erfordert. Die Beine fungieren in Zusammenarbeit mit dem Körperzentrum als Stoßdämpfer, wenn Sie bergab wedeln. Ob Sie nun Snowboard fahren oder Ski, wird dieses Workout Ihnen dabei helfen, auch bei der letzten Abfahrt des Tages die Kontrolle zu behalten.

UND SO GEHT'S:
Führen Sie das Training als Zirkel aus. Absolvieren Sie die vorgegebene Anzahl von Wiederholungen und gehen Sie dann sofort zur nächsten Übung über. Machen Sie nach Beendigung eines Durchgangs 60 Sekunden Pause, dann wiederholen Sie den Zirkel noch zweimal.

Bosu-Sprünge

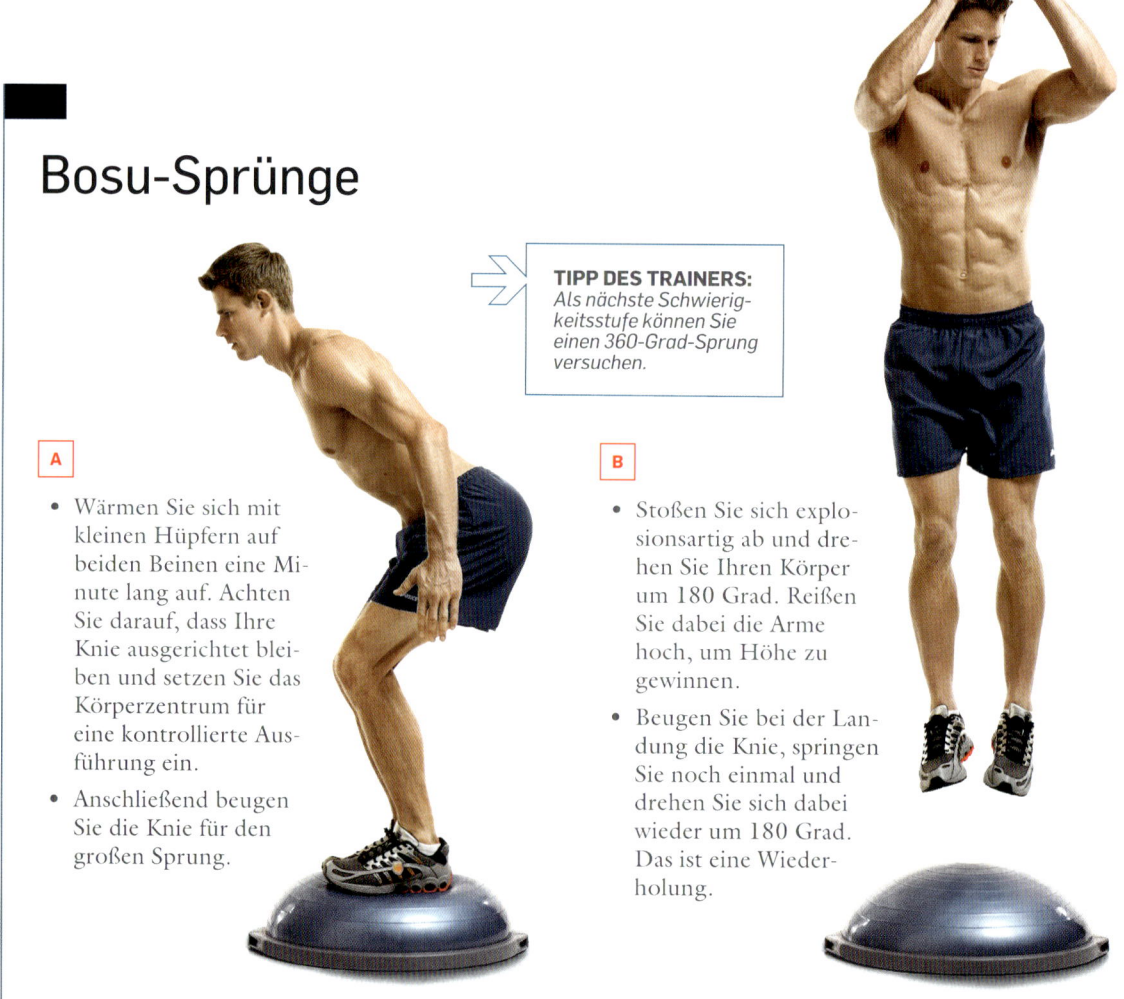

TIPP DES TRAINERS: Als nächste Schwierigkeitsstufe können Sie einen 360-Grad-Sprung versuchen.

A
- Wärmen Sie sich mit kleinen Hüpfern auf beiden Beinen eine Minute lang auf. Achten Sie darauf, dass Ihre Knie ausgerichtet bleiben und setzen Sie das Körperzentrum für eine kontrollierte Ausführung ein.
- Anschließend beugen Sie die Knie für den großen Sprung.

B
- Stoßen Sie sich explosionsartig ab und drehen Sie Ihren Körper um 180 Grad. Reißen Sie dabei die Arme hoch, um Höhe zu gewinnen.
- Beugen Sie bei der Landung die Knie, springen Sie noch einmal und drehen Sie sich dabei wieder um 180 Grad. Das ist eine Wiederholung.

WIEDERHOLUNGEN: zehn.

KAPITEL 15: 15-MINUTEN-WORKOUTS FÜR VERSCHIEDENE SPORTARTEN

Skisprünge

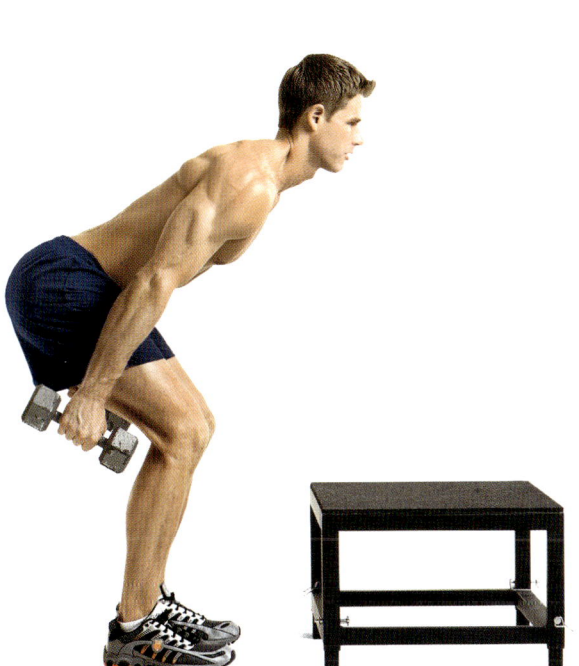
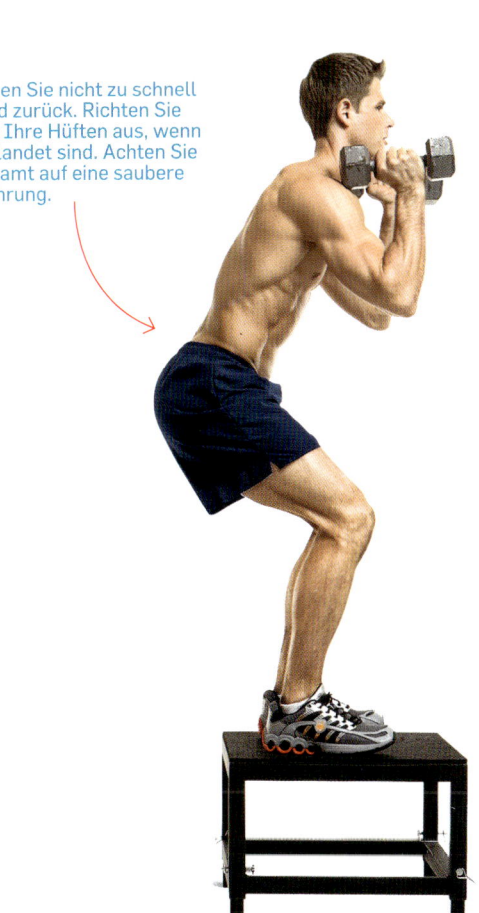
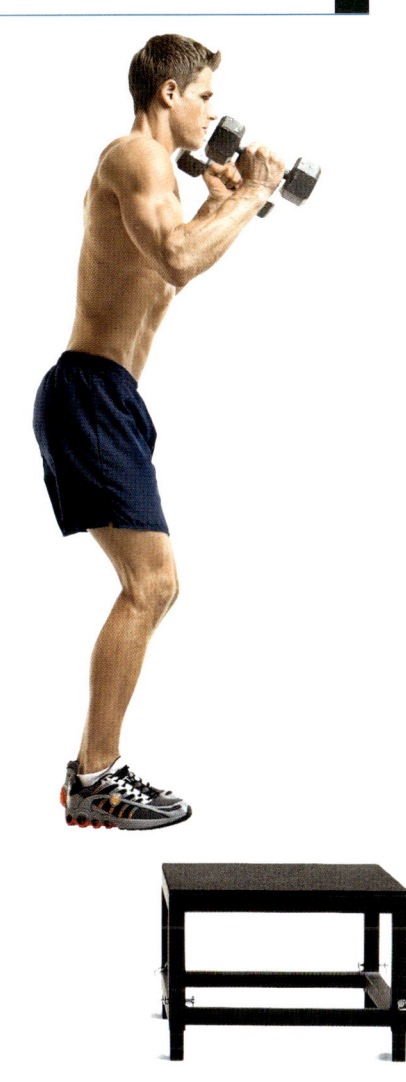

Springen Sie nicht zu schnell vor und zurück. Richten Sie zuerst Ihre Hüften aus, wenn Sie gelandet sind. Achten Sie insgesamt auf eine saubere Ausführung.

A

- Halten Sie in jeder Hand eine Zehn-Pfund-Kurzhantel am langen Arm. Die Handflächen zeigen zu den Beinen.
- Stellen Sie sich hüftbreit vor einen stabilen Kasten oder ein Steppbrett von etwa 45 Zentimetern Höhe.
- Beugen Sie die Knie und lehnen Sie sich in Vorbereitung auf den Sprung vor.

WIEDERHOLUNGEN: 20.

B

- Drücken Sie Ihre Füße in den Boden und springen Sie explosiv ab.
- Während Sie auf den Kasten springen, beugen Sie die Ellbogen, um die Gewichte zu den Schultern zu heben.
- Landen Sie weich auf den Fußballen und gehen Sie sofort für den nächsten Sprung in die Knie.

C

- Stoßen Sie sich mit den Füßen ab und strecken Sie die Beine, um nach hinten in die Ausgangsposition zu springen.
- Landen Sie auch jetzt weich und beugen Sie die Knie, um den Aufprall zu dämpfen. Senken Sie die Gewichte wieder ab. Das ist eine Wiederholung.

Das Ski- und Snowboard-Workout

Seitsprünge mit Medizinball

A
- Stellen Sie sich mit geschlossenen Füßen hin und halten Sie einen Medizinball vor der Brust.
- Springen Sie nach rechts zur Seite. 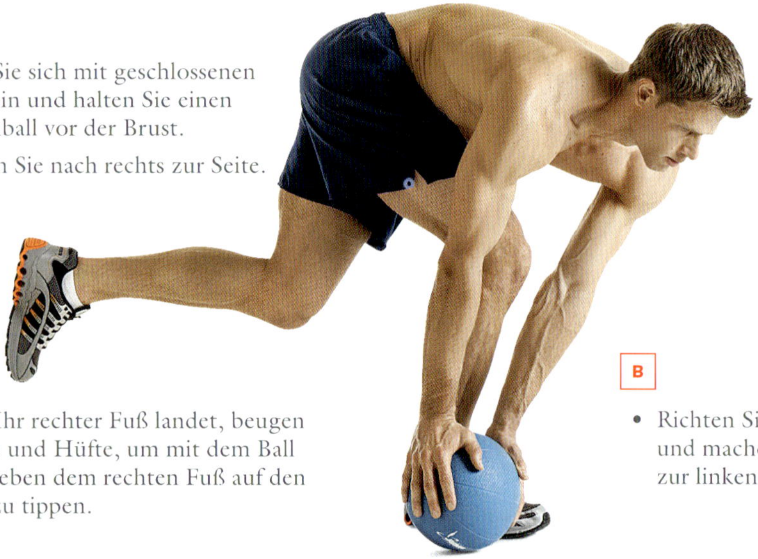
- Sobald Ihr rechter Fuß landet, beugen Sie Knie und Hüfte, um mit dem Ball außen neben dem rechten Fuß auf den Boden zu tippen.

B
- Richten Sie sich wieder auf und machen Sie die Übung zur linken Seite.

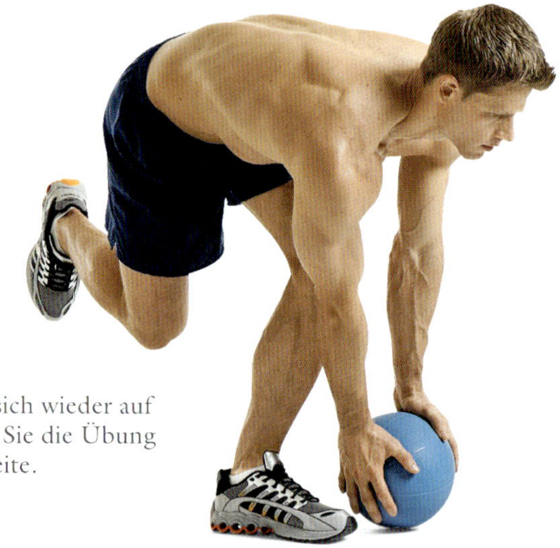

WIEDERHOLUNGEN: fünf bis sechs auf jeder Seite.

Ausfallschritt überkreuz

TIPP DES TRAINERS: Sie können die Hantel auch wie bei der Frontkniebeuge vorn an den Schultern halten.

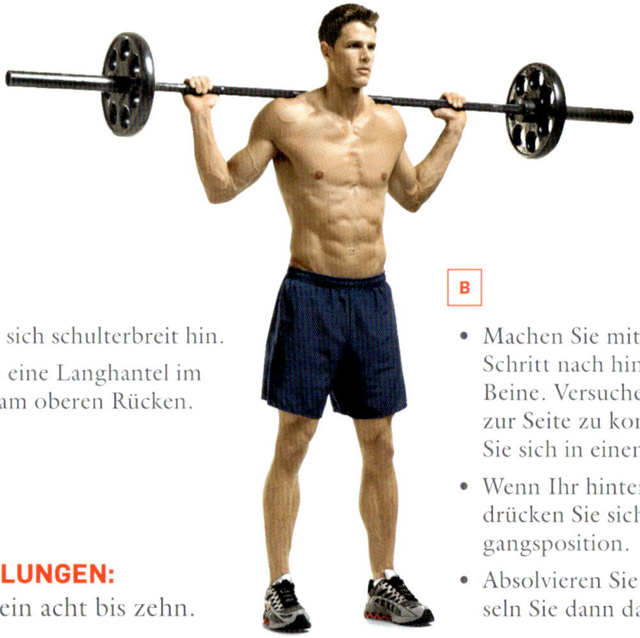

A
- Stellen Sie sich schulterbreit hin.
- Halten Sie eine Langhantel im Obergriff am oberen Rücken.

B
- Machen Sie mit dem rechten Fuß einen Schritt nach hinten. Kreuzen Sie dabei die Beine. Versuchen Sie so weit nach hinten und zur Seite zu kommen, wie es geht, und senken Sie sich in einen tiefen Ausfallschritt.
- Wenn Ihr hinteres Knie fast den Boden berührt, drücken Sie sich sofort wieder hoch in die Ausgangsposition.
- Absolvieren Sie alle Wiederholungen und wechseln Sie dann das Bein.

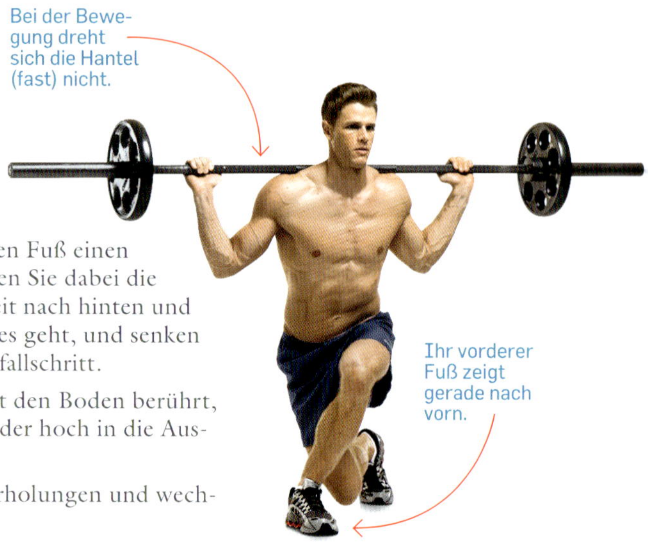

Bei der Bewegung dreht sich die Hantel (fast) nicht.

Ihr vorderer Fuß zeigt gerade nach vorn.

WIEDERHOLUNGEN: mit jedem Bein acht bis zehn.

KAPITEL 15: 15-MINUTEN-WORKOUTS FÜR VERSCHIEDENE SPORTARTEN

Bosu-Twist mit Medizinball

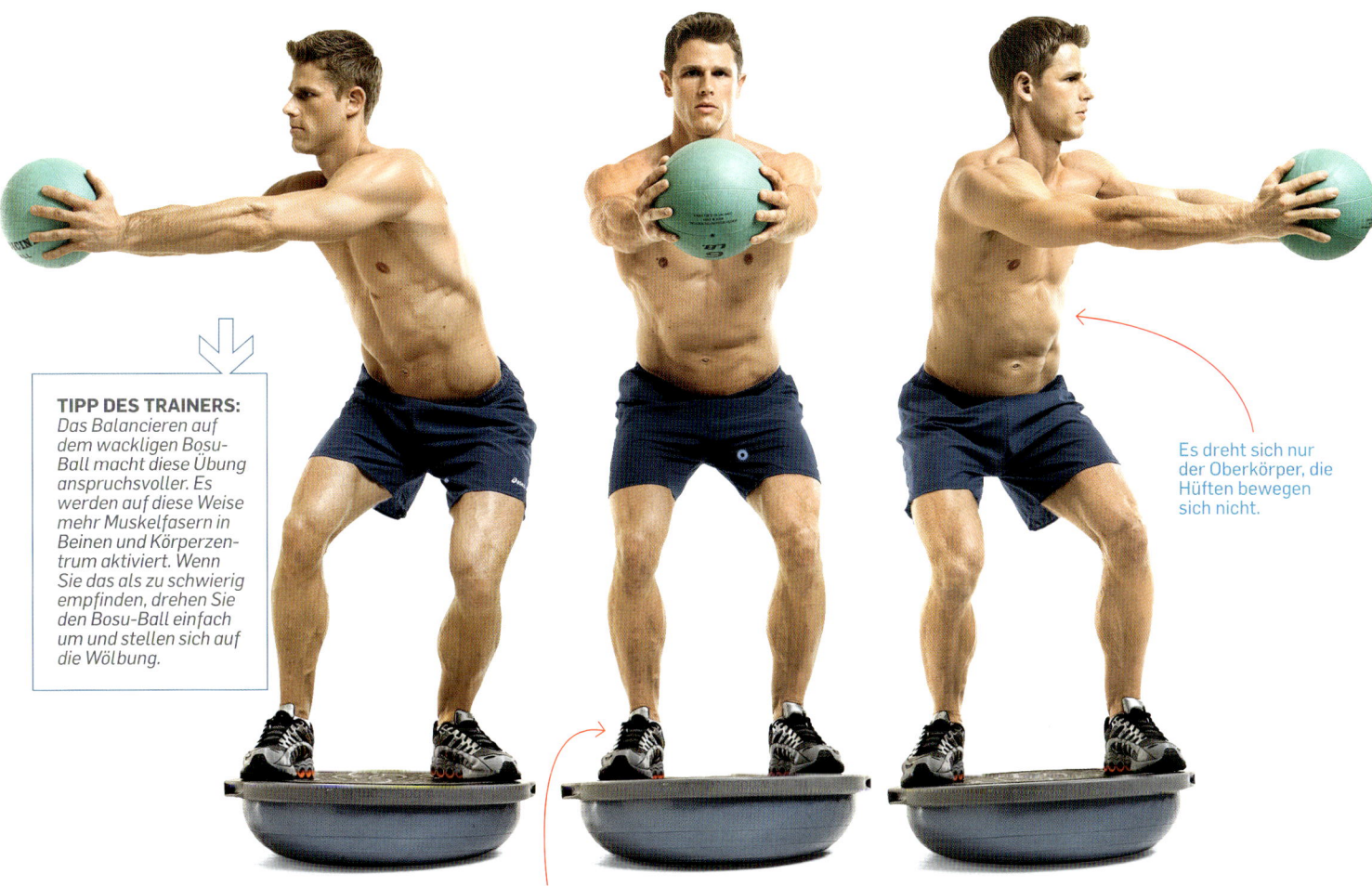

TIPP DES TRAINERS:
Das Balancieren auf dem wackligen Bosu-Ball macht diese Übung anspruchsvoller. Es werden auf diese Weise mehr Muskelfasern in Beinen und Körperzentrum aktiviert. Wenn Sie das als zu schwierig empfinden, drehen Sie den Bosu-Ball einfach um und stellen sich auf die Wölbung.

Nehmen Sie eine Sprunghaltung ein.

Es dreht sich nur der Oberkörper, die Hüften bewegen sich nicht.

A
- Stellen Sie sich in Sprunghaltung auf die flache Seite eines Bosu-Balls. Hüfte und Knie sind leicht gebeugt.
- Halten Sie einen Medizinball mit gestreckten Armen auf Brusthöhe mittig vor dem Körper.

WIEDERHOLUNGEN: fünf bis acht.

B
- Drehen Sie den Oberkörper unter Einsatz der Core-Muskulatur so weit nach rechts wie möglich. Halten Sie die Hüften dabei nach vorn ausgerichtet.

C
- Kehren Sie in die Ausgangsposition zurück. Dann drehen Sie den Oberkörper so weit wie möglich nach links. Das ist eine Wiederholung.

Das Lauf-Workout

Zum Laufen braucht man viel mehr als nur die Beine. Kräftige Bauch- und Rückenmuskeln sind nötig, um zu verhindern, dass Sie bei Ermüdung zusammenklappen. Sogar Ihre Schultern übernehmen einen wichtigen Part, da kraftvolle Armbewegungen für einen runden Lauf unabdingbar sind. Dieses Workout kümmert sich um all diese Muskeln.

UND SO GEHT'S:
Führen Sie das Training als Zirkel aus. Absolvieren Sie bei jeder Übung die vorgegebenen Wiederholungen und gehen Sie dann sofort zur nächsten Übung über. Machen Sie nach Beendigung eines Durchgangs 60 Sekunden Pause, dann wiederholen Sie den Zirkel. Durchlaufen Sie das Programm insgesamt dreimal.

Sprung-Kniebeuge

A
- Stellen Sie sich mit den Händen hinter dem Kopf schulterbreit hin.
- Gehen Sie in eine Kniebeuge.

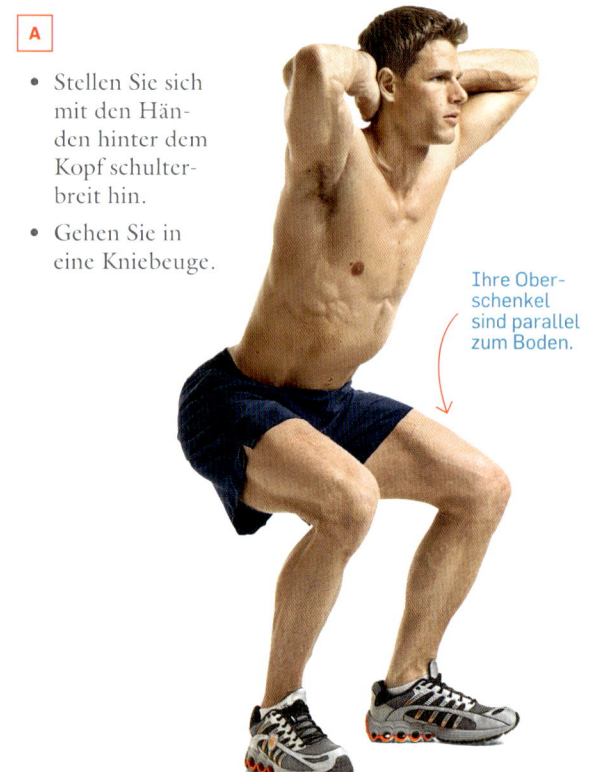

Ihre Oberschenkel sind parallel zum Boden.

B
- Stoßen Sie sich aus den Fersen ab, um die Beine zu strecken, und springen Sie explosionsartig so hoch Sie können.
- Geben Sie bei der Landung in den Knien nach, um den Aufprall abzufangen.
- Springen Sie sofort noch einmal.

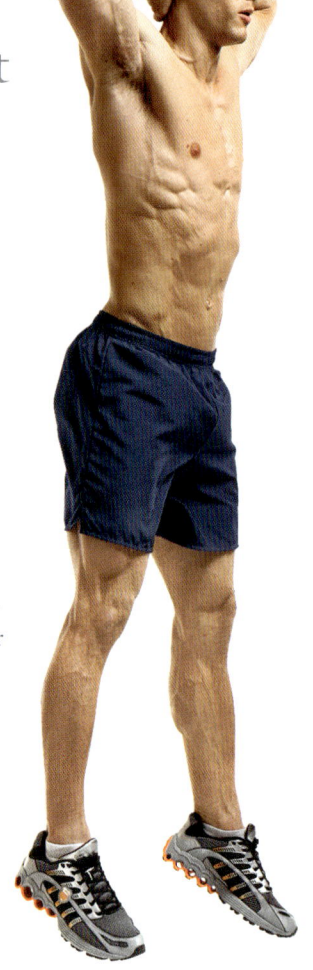

TIPP DES TRAINERS:
Um mehr Höhe zu gewinnen, reißen Sie beim Sprung die Arme zur Decke.

WIEDERHOLUNGEN: so viele, wie Sie in 60 Sekunden schaffen.

KAPITEL 15: 15-MINUTEN-WORKOUTS FÜR VERSCHIEDENE SPORTARTEN

Beinheben im Stehen

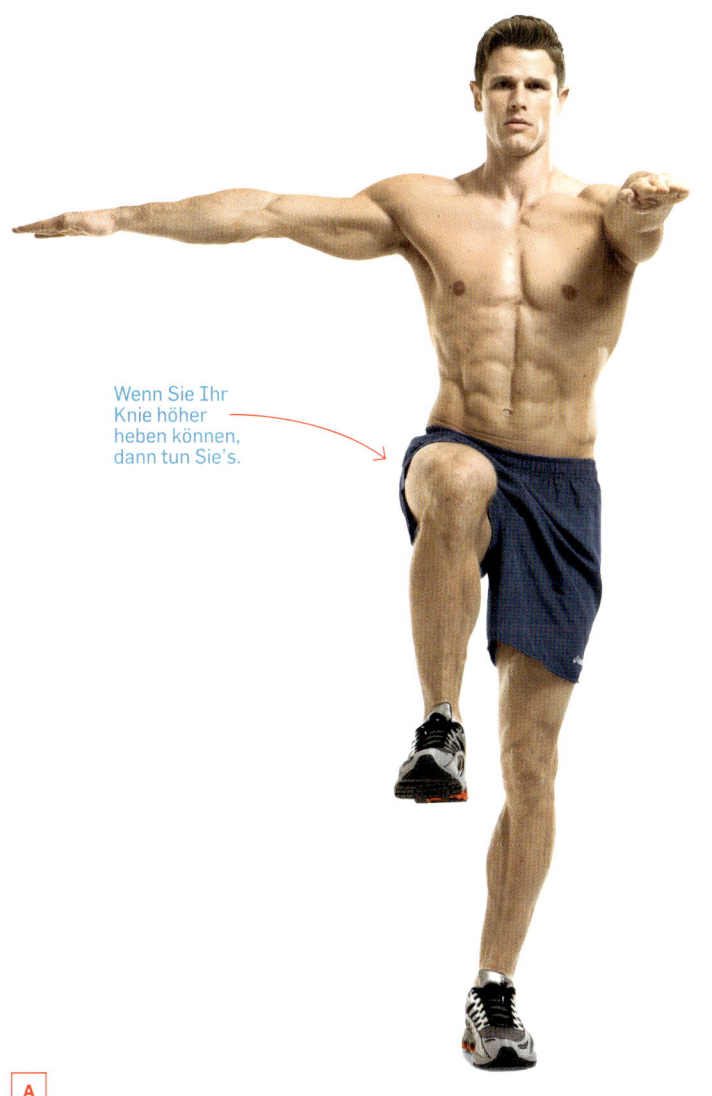

Wenn Sie Ihr Knie höher heben können, dann tun Sie's.

A

- Stellen Sie sich schulterbreit hin und strecken Sie Ihre Arme auf Schulterhöhe zur Seite aus.
- Heben Sie das rechte Knie so hoch Sie können und schwingen Sie den linken Arm nach vorn.

WIEDERHOLUNGEN: in 60 Sekunden so viele wie möglich.

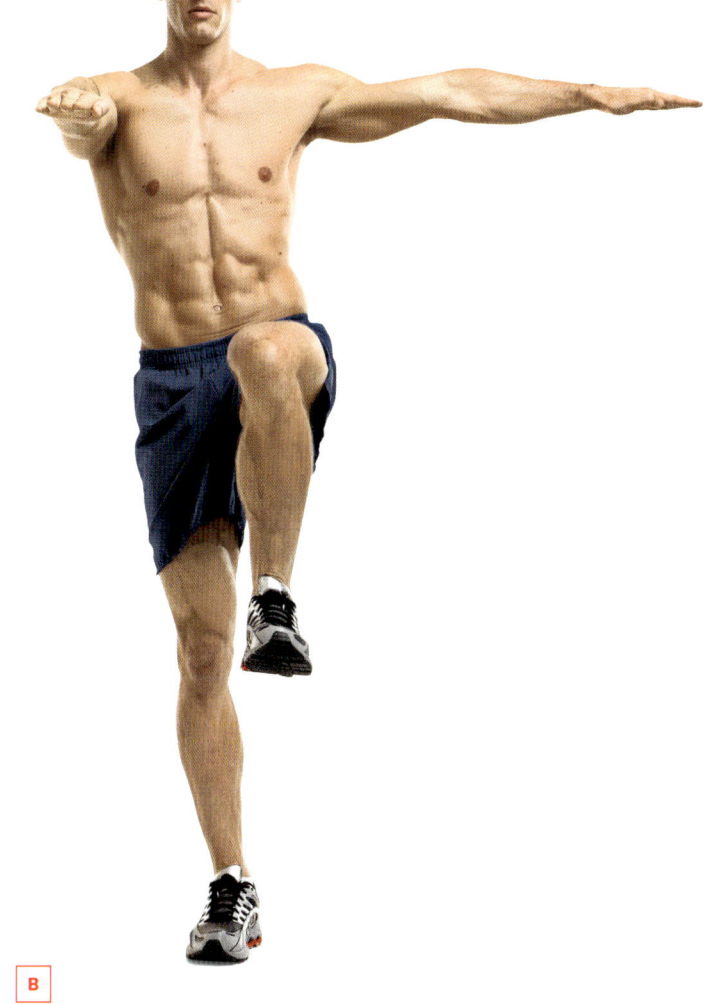

B

- Kehren Sie in die Ausgangsposition zurück und wiederholen Sie die Übung mit linkem Knie und rechtem Arm.
- Fahren Sie wechselseitig fort und achten Sie dabei auf eine saubere Ausführung.

Das Lauf-Workout

Bulgarische Split-Kniebeuge mit Langhantel

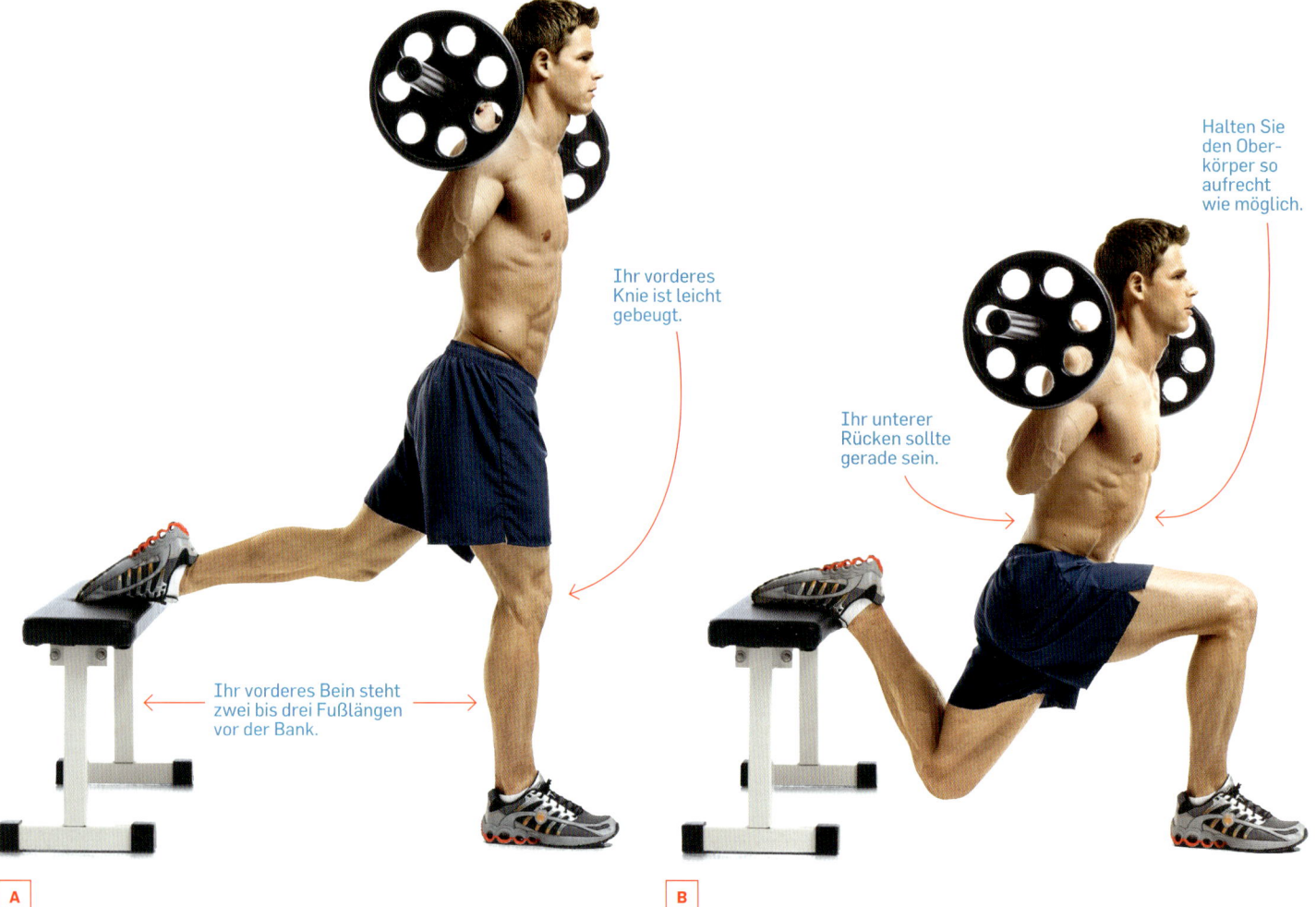

A

- Halten Sie eine Langhantel im Obergriff am oberen Rücken.
- Stellen Sie sich mit dem Rücken in zwei bis drei Fußlängen Entfernung vor eine Bank. Legen Sie einen Fuß mit dem Spann auf der Bank ab. Das Hauptgewicht ruht auf dem Standbein.
- Spannen Sie die Core-Muskeln an.
- Ziehen Sie Ihre Schultern zurück, sodass die Hantelstange auf der Ablage ruhen kann, die Sie mit den Schulterblättern bilden.

B

- Senken Sie Ihren Körper langsam ab, bis der vordere Oberschenkel etwa parallel zum Boden steht.
- Kurze Pause, dann drücken Sie sich explosionsartig hoch, zurück in die Ausgangsposition.
- Absolvieren Sie die vorgegebene Anzahl an Wiederholungen, dann wechseln Sie das Bein.

WIEDERHOLUNGEN: acht bis zehn mit jedem Bein.

KAPITEL 15: 15-MINUTEN-WORKOUTS FÜR VERSCHIEDENE SPORTARTEN

Hüftheben

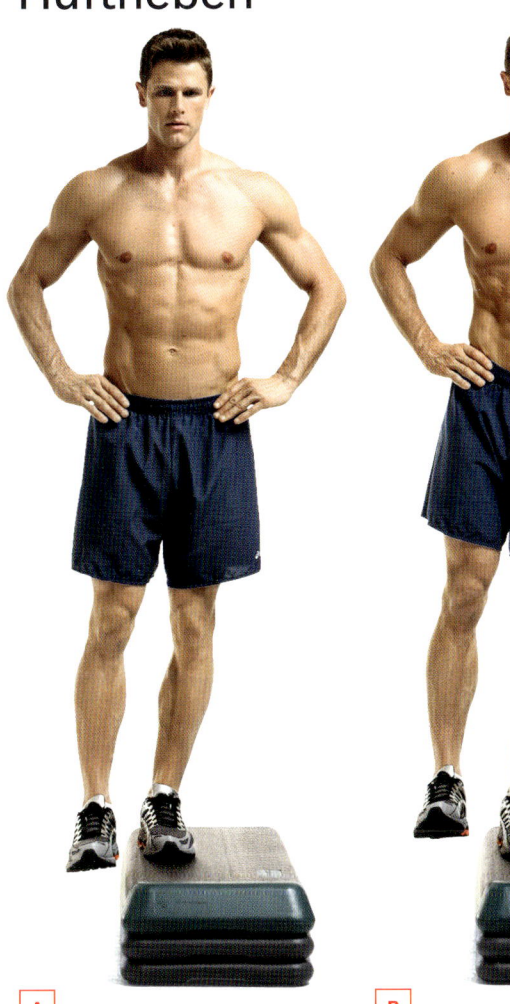

A

- Stellen Sie sich seitwärts an den Rand eines Steppbretts. Ihr linker Fuß steht fest auf dem Brett, während der rechte in der Luft baumelt.
- Legen Sie Ihre Hände auf die Hüften.

WIEDERHOLUNGEN:
12 bis 15 mit jedem Bein.

B

- Heben Sie mit der Gesäßmuskulatur die rechte Hüfte an. Halten Sie dabei die Schultern auf einer Höhe, die Hüften nach vorn ausgerichtet und beide Beine gestreckt.
- Senken Sie das Bein.
- Kehren Sie zur Ausgangsposition zurück. Das ist eine Wiederholung.

Gewichtsschieben

 TIPP DES TRAINERS: *Ziehen Sie ein Bein zur Brust, während Sie sich mit dem anderen so fest wie möglich abstoßen. Schieben Sie die Gewichtsscheibe so schnell Sie können. Vermeiden Sie es, den Kopf anzuheben, damit Sie Nacken und Rücken nicht unnötig belasten.*

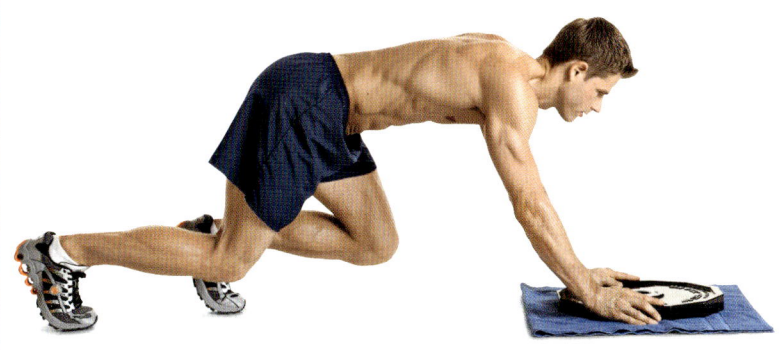

AUSFÜHRUNG

- Legen Sie eine 45-Pfund-Gewichtsscheibe mit einem Handtuch auf einen glatten Boden.
- Gehen Sie auf Hände und Fußballen (wie ein Bär, der auf allen vieren läuft). Ihr Rücken ist parallel zum Boden und die Hände liegen auf der Gewichtsscheibe.
- Drücken Sie die Fußballen in den Boden, um das Gewicht vorwärts zu schieben. Bewegen Sie sich auf diese Weise gut 25 Meter vor. Halten Sie dabei die Hüften gerade und schauen Sie zum Boden.
- Ruhen Sie sich 30 Sekunden aus, dann schieben Sie die Gewichtsscheibe zum Ausgangspunkt zurück. Das ist eine Wiederholung.

WIEDERHOLUNGEN: ein bis zwei.

Das Triathlon-Workout

Seinem Aufbau entsprechend stellt der Triathlon – Schwimmen, Radfahren und Laufen – jeden einzelnen Muskel auf den Prüfstand. Dieses Trainingsprogramm trägt dem Rechnung: Es enthält explosive Übungen, um Kraft für das Laufen zu entwickeln, Übungen zur Stabilisierung des Körperzentrums, damit Sie in der Lage sind, beim Radfahren mitzuhalten, und Kraft- und Dehnübungen, damit Sie mit langen Zügen durchs Wasser pflügen können.

UND SO GEHT'S:
Führen Sie das Training als Zirkel aus. Absolvieren Sie bei jeder Übung die vorgegebenen Wiederholungen und gehen Sie dann sofort zur nächsten Übung über. Machen Sie nach Beendigung eines Durchgangs 60 Sekunden Pause, dann wiederholen Sie den Zirkel. Durchlaufen Sie das Programm insgesamt dreimal.

Radfahren

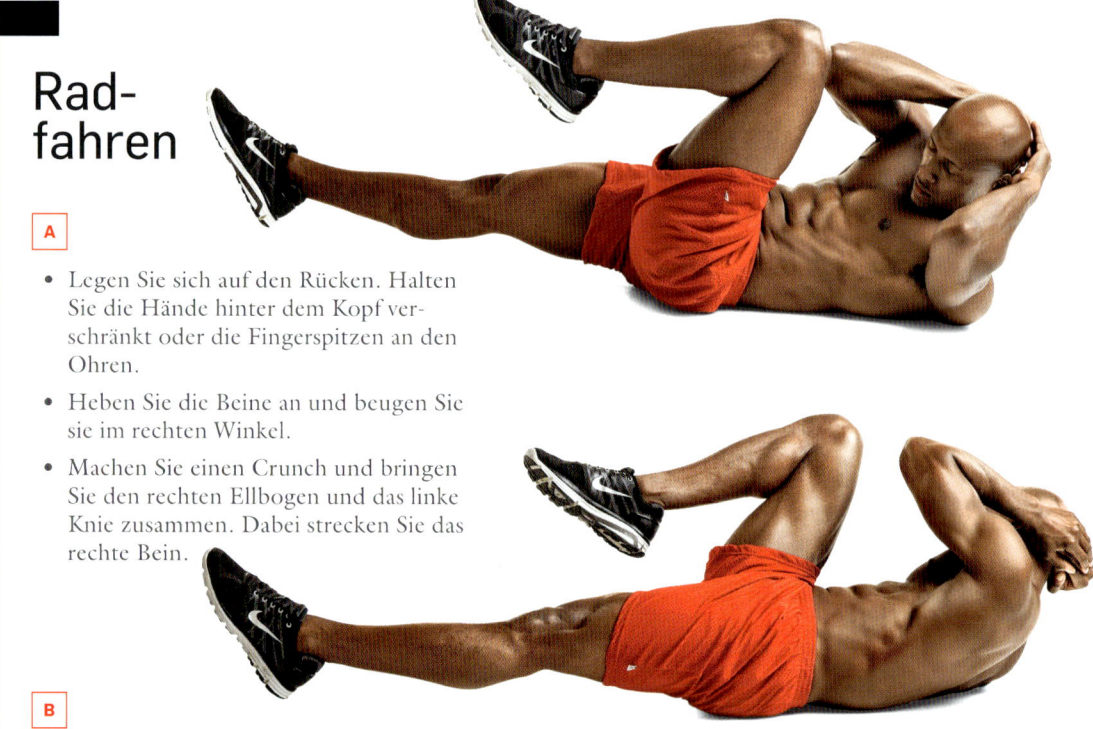

A
- Legen Sie sich auf den Rücken. Halten Sie die Hände hinter dem Kopf verschränkt oder die Fingerspitzen an den Ohren.
- Heben Sie die Beine an und beugen Sie sie im rechten Winkel.
- Machen Sie einen Crunch und bringen Sie den rechten Ellbogen und das linke Knie zusammen. Dabei strecken Sie das rechte Bein.

B
- Strecken Sie das linke Bein und beugen Sie das rechte Knie zur Brust.
- Gleichzeitig drehen Sie Ihren Oberkörper, um den linken Ellbogen zum rechten Knie zu führen. Diese Sequenz ist eine Wiederholung.
- Fahren Sie wechselseitig fort. Die Bewegung Ihrer Beine sieht aus, als würden Sie bei einem Fahrrad die Pedale treten.

WIEDERHOLUNGEN: 10 bis 20.

KAPITEL 15: 15-MINUTEN-WORKOUTS FÜR VERSCHIEDENE SPORTARTEN

Staubsauger

A

- Nehmen Sie eine Liegestütz-Position ein. Ihr Rücken ist gerade, die Arme sind gestreckt.
- Heben Sie die Hüfte an und lassen Sie den Kopf fallen, sodass sich Kopf und Rücken auf einer Linie mit den Armen befinden. Ihre Beine sind ganz durchgestreckt. Im Yoga heißt diese Position Hund.
- Wenn Sie können, drücken Sie die Fersen in den Boden.

B

- Lassen Sie die Hüfte zum Boden fallen und schieben Sie gleichzeitig Ihren Oberkörper nach vorn und oben. Heben Sie dabei die Brust und verlagern Sie das Gewicht nach vorn. Im Yoga heißt diese Position Kobra.
- Führen Sie die Bewegung dann in umgekehrter Reihenfolge aus, zurück in die Ausgangsposition. Das ist eine Wiederholung.

WIEDERHOLUNGEN: zehn.

Heben Sie die Hüfte zur Decke.

Im unteren Rücken sollten Sie eine Dehnung spüren.

Die Brust ist aufgerichtet, die Arme sind gerade.

TRIATHLON IN 15 MINUTEN

Gönnen Sie sich einen Mini-Triathlon und Sie bekommen die definierten Schultern eines Schwimmers, die muskulösen Beine eines Radfahrers und die schlanke Gestalt eines Läufers.

Und so geht's:
Fahren Sie in moderatem Tempo fünf Minuten lang Rad – der Belastungslevel liegt bei 5 oder 6, d. h. Sie trainieren hart, können sich dabei aber noch unterhalten. Als Nächstes laufen Sie, wieder bei einem Belastungslevel von 5 oder 6, fünf Minuten lang – entweder draußen oder auf dem Laufband. Zuletzt geht's ins Schwimmbecken oder an eine Rudermaschine, die den Oberkörper ähnlich beansprucht wie das Schwimmen. Dafür brauchen Sie erneut fünf Minuten und auch der Belastungslevel ist wieder der gleiche.

Das Triathlon-Workout

Wechsel-Ausfallschritt

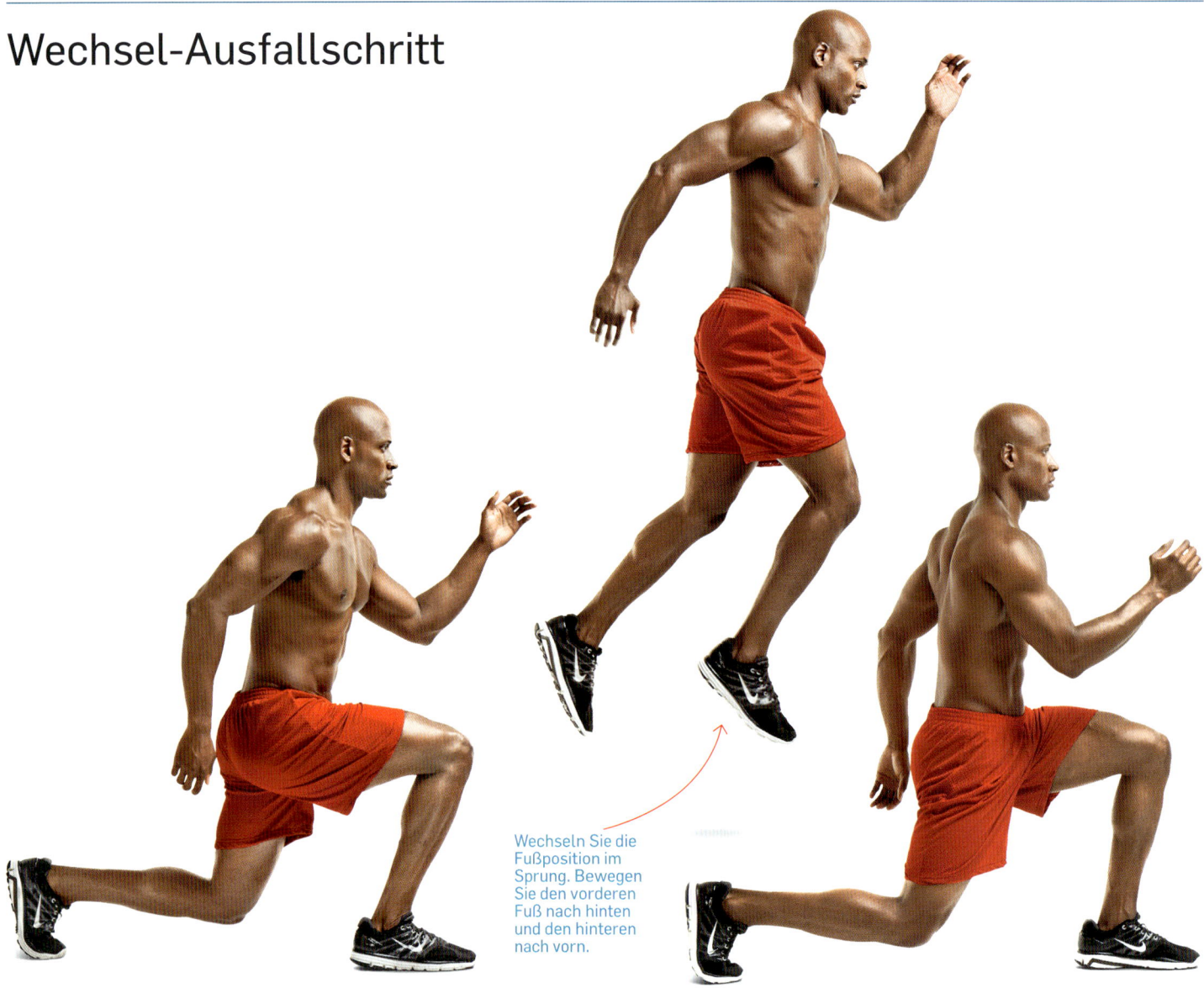

Wechseln Sie die Fußposition im Sprung. Bewegen Sie den vorderen Fuß nach hinten und den hinteren nach vorn.

A

- Machen Sie mit rechts einen Ausfallschritt nach vorn. Der Oberschenkel ist parallel zum Boden.

WIEDERHOLUNGEN: 12 bis 15.

B

- Springen Sie hoch und wechseln Sie das Bein in der Luft. Bewegen Sie dabei die Arme mit, um das Gleichgewicht zu halten und Schwung zu holen.

C

- Landen Sie weich in einem Ausfallschritt mit dem linken Fuß vorn.
- Machen Sie einen weiteren Sprung, um wieder in einem Ausfallschritt mit rechts zu stehen. Das ist eine Wiederholung.

KAPITEL 15: 15-MINUTEN-WORKOUTS FÜR VERSCHIEDENE SPORTARTEN

Überstrecken mit Drehung

A

- Legen Sie sich in Beckenlage auf eine Rückenstreckbank und fixieren Sie Ihre Waden unter den Halterollen.
- Platzieren Sie Ihre Hände hinter dem Kopf und beugen Sie den Oberkörper zum Boden.

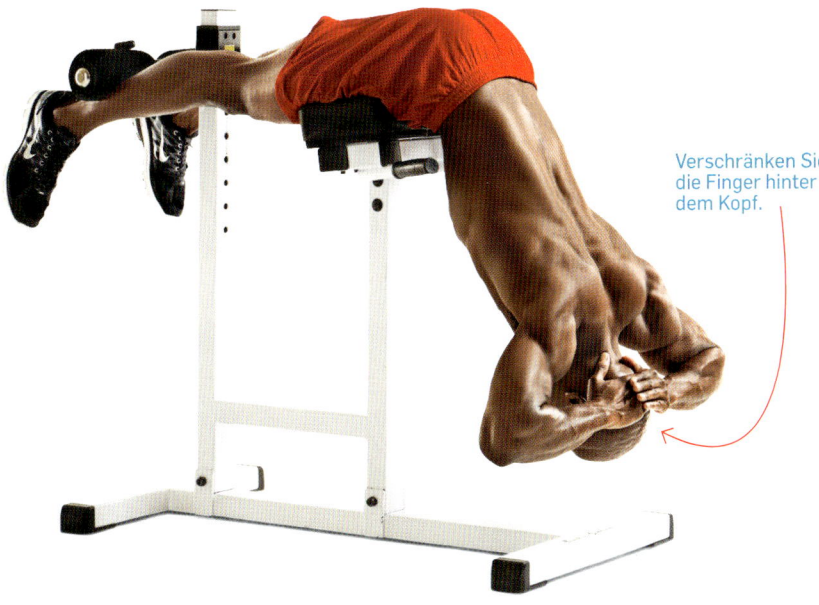

Verschränken Sie die Finger hinter dem Kopf.

B

- Heben Sie Ihren Oberkörper an, bis er sich parallel zum Boden befindet. Gleichzeitig drehen Sie ihn nach rechts.
- Senken Sie den Rumpf langsam ab, zurück in die Ausgangsposition. Anschließend heben Sie ihn wieder an und drehen nach links. Das ist eine Wiederholung.

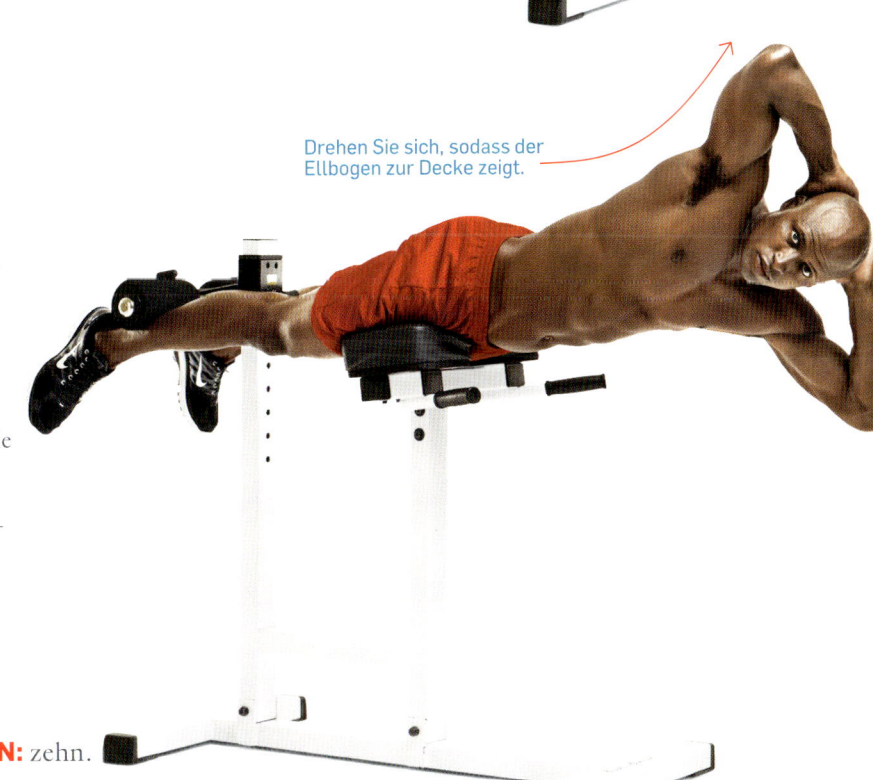

Drehen Sie sich, sodass der Ellbogen zur Decke zeigt.

WIEDERHOLUNGEN: zehn.

SCHLANK SCHWIMMEN

Wenn Sie Zeit haben, ins Schwimmbad zu gehen, so gibt es nichts, was einem Schwimmtraining in puncto Abnehmen das Wasser reichen könnte. Die körperformenden Resultate des Schwimmens beruhen auf Muskelbeanspruchung und Kalorienverbrauch. Lockeres Schwimmen verbrennt ungefähr 500 Kalorien in der Stunde; bei größerer Anstrengung werden es auch 700. Weil Wasser ungefähr 800-mal so dicht ist wie Luft, wirkt jeder Armzug und jeder Beinschlag wie ein Krafttraining für Körperzentrum, Hüfte, Arme, Beine, Schultern und Gesäß. So verbrauchen Sie beim Schwimmen nicht nur Kalorien, sondern bauen auch Muskelmasse auf, die wiederum Ihren Stoffwechsel beflügelt, sodass Sie nach dem Duschen noch mehr Kalorien verbrennen.

Das Radfahr-Workout

Beim Radfahren scheinen sich nur die Beine zu bewegen. In Wirklichkeit handelt es sich aber um eine Veranstaltung des ganzen Körpers. Mit dem Oberkörper bleiben Sie im Gleichgewicht. Arme und Beine helfen Ihnen, Ihre Kraft richtig einzusetzen, wenn es bergauf geht. Und die Hüften halten Sie fest im Sattel. Dieses Training spricht alles an.

UND SO GEHT'S:
Führen Sie das Training als Zirkel aus. Absolvieren Sie bei jeder Übung die vorgegebene Anzahl von Wiederholungen und gehen Sie dann sofort zur nächsten Übung über. Machen Sie nach Beendigung eines Durchgangs 60 Sekunden Pause, dann wiederholen Sie den Zirkel noch zwei weitere Male.

Spinne

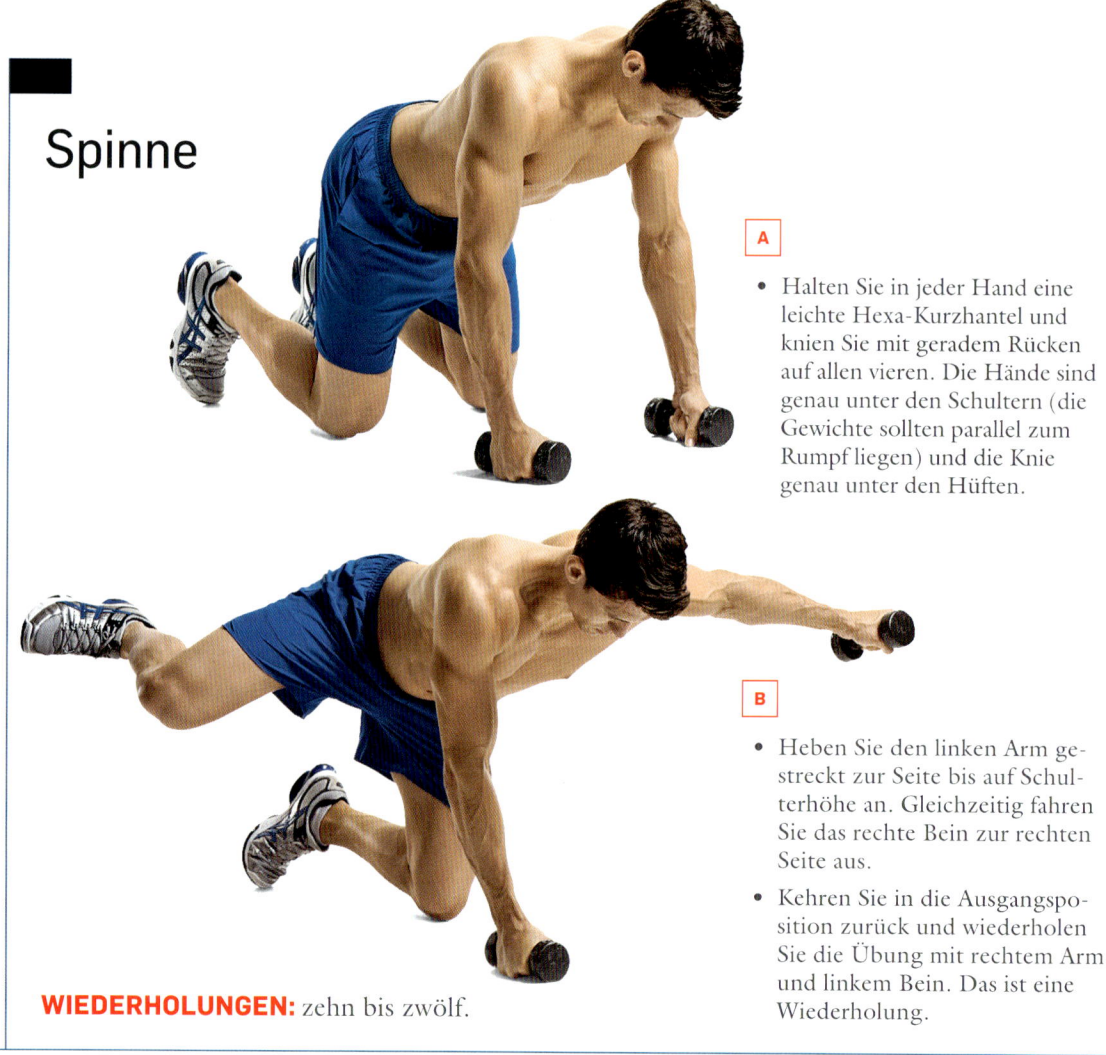

A
- Halten Sie in jeder Hand eine leichte Hexa-Kurzhantel und knien Sie mit geradem Rücken auf allen vieren. Die Hände sind genau unter den Schultern (die Gewichte sollten parallel zum Rumpf liegen) und die Knie genau unter den Hüften.

B
- Heben Sie den linken Arm gestreckt zur Seite bis auf Schulterhöhe an. Gleichzeitig fahren Sie das rechte Bein zur rechten Seite aus.
- Kehren Sie in die Ausgangsposition zurück und wiederholen Sie die Übung mit rechtem Arm und linkem Bein. Das ist eine Wiederholung.

WIEDERHOLUNGEN: zehn bis zwölf.

KAPITEL 15: 15-MINUTEN-WORKOUTS FÜR VERSCHIEDENE SPORTARTEN

Kniebeuge und Drücken

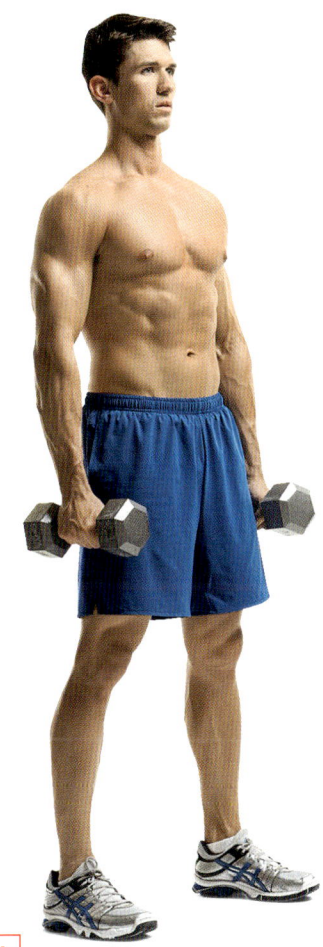
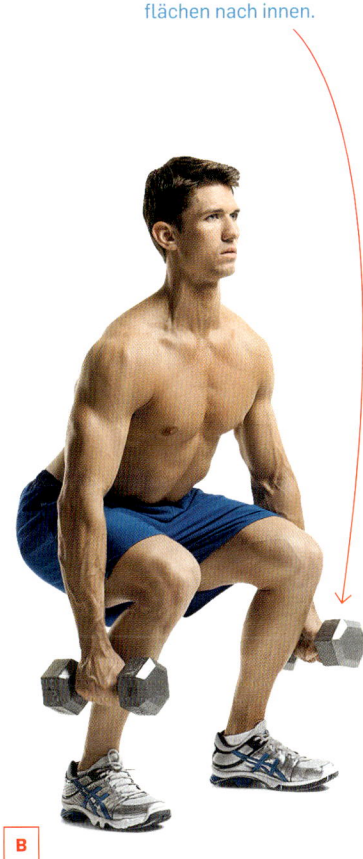
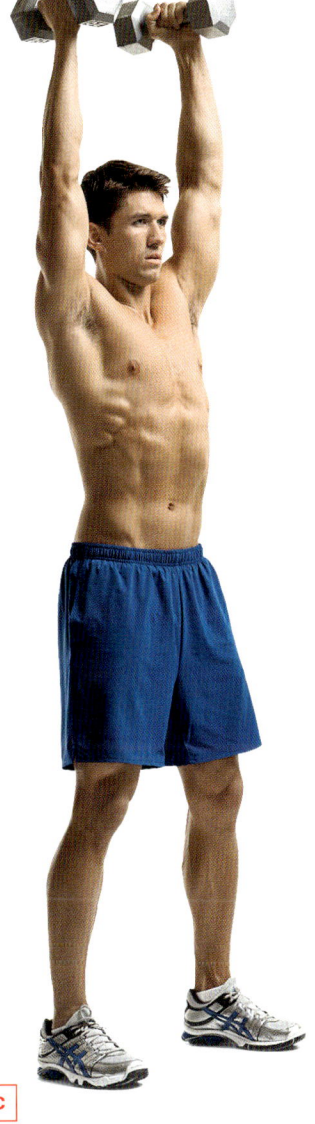

Halten Sie die Handflächen nach innen.

A
- Halten Sie 20 bis 35 Pfund schwere Kurzhanteln neben dem Körper und stellen Sie sich hüft- bis schulterbreit hin.

WIEDERHOLUNGEN:
12 bis 15.

B
- In einer fließenden Bewegung beugen Sie Hüfte und Knie und lassen das Gesäß fallen, als wollten Sie sich auf einen Stuhl setzen.
- Drücken Sie sich sofort wieder in den Stand. Dabei beugen Sie die Ellbogen und führen einen Hammer-Curl zu den Schultern aus.

C
- Sobald Sie sich aufgerichtet haben, drücken Sie die Gewichte über Kopf. Dabei zeigen die Handflächen immer noch nach innen.
- Senken Sie die Gewichte wieder neben den Körper ab. Das ist eine Wiederholung.

MIT MEHR TEMPO MEHR FETT VERBRENNEN

Vergessen Sie den ruhigen Rhythmus im Herz-Kreislauf-Training. „Es ist einfach eine Tatsache: Je schneller Sie werden, desto mehr Kalorien verbrauchen Sie und desto mehr Gewicht verlieren Sie", sagt der amerikanische Trainingsphysiologe Tom Holland. Holland empfiehlt, dass Sie die Hälfte Ihres Workouts an der anaeroben Schwelle trainieren. Genau das erreichen Sie mit den superschnellen Workouts zum Fettverbrennen. „Es ist der Punkt, an dem wir Probleme mit der Atmung bekommen und unser Körper es nicht mehr schafft, Milchsäure aus dem Blutkreislauf herauszuhalten", erklärt Holland. „Läufer nennen das Tempo-Training. Das bedeutet, dass Sie Ihr Tempo so weit anheben, dass Sie für eine vorgegebene Zeitspanne in einer angenehm harten Gangart laufen."

Das Radfahr-Workout

Balance, Dip, Strecken

14

Stunden lang kann der Stoffwechsel eines Radfahrers nach einem hochintensiven Training erhöht bleiben.

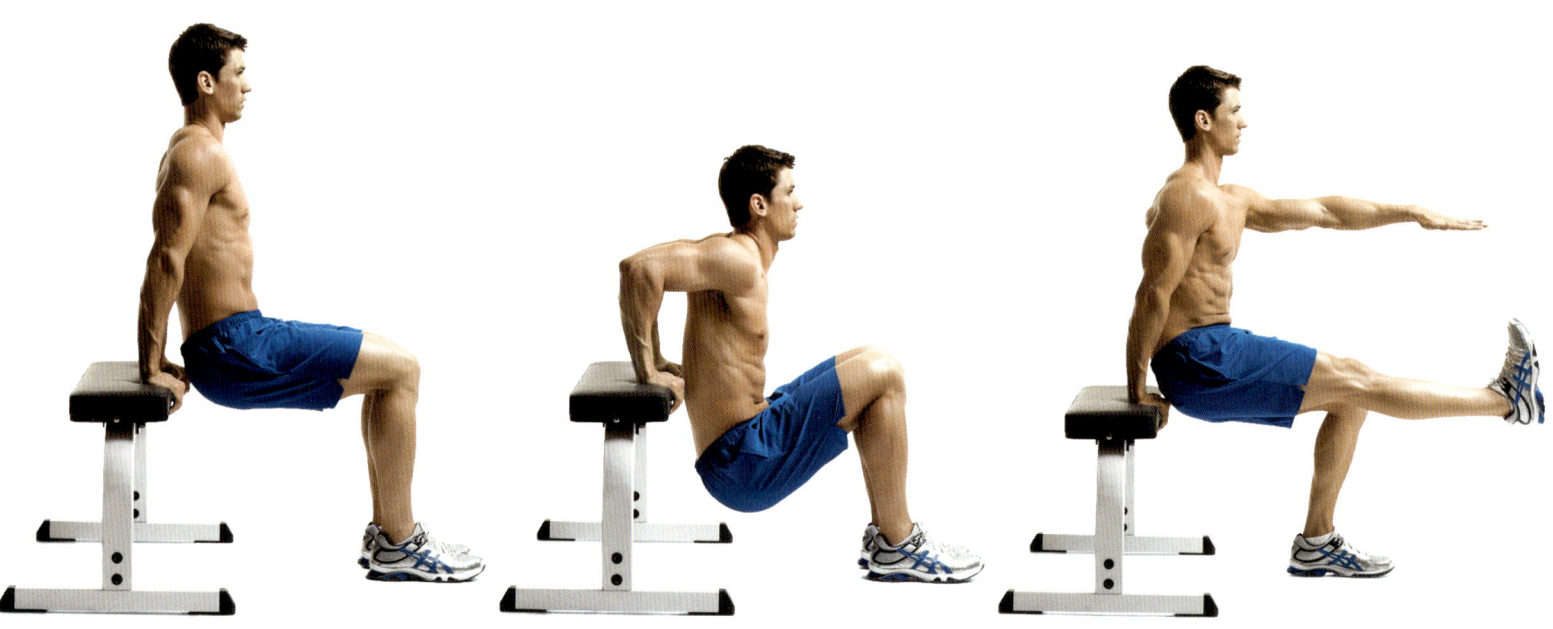

A
- Setzen Sie sich auf die Kante einer Bank. Fassen die Sitzfläche rechts und links von Ihrem Körper.
- Halten Sie die Knie gebeugt und die Füße flach auf dem Boden. Schieben Sie das Gesäß von der Sitzfläche herunter.

B
- Beugen Sie die Ellbogen und senken Sie Ihre Hüfte ab, bis Ihre Oberarme parallel zum Boden stehen.

C
- Drücken Sie sich wieder hoch, dann strecken Sie den linken Arm nach vorn auf Schulterhöhe aus (die Handfläche zeigt nach unten), während Sie gleichzeitig das rechte Bein mit angezogenem Fuß strecken.
- Kurze Pause, dann bringen Sie Arm und Bein zurück in die Ausgangsposition.
- Führen Sie mit dem rechten Arm und dem linken Bein die ganze Sequenz noch einmal aus. Das ist eine Wiederholung.

WIEDERHOLUNGEN: zehn bis zwölf.

KAPITEL 15: 15-MINUTEN-WORKOUTS FÜR VERSCHIEDENE SPORTARTEN

Einbeiniges Absteigen

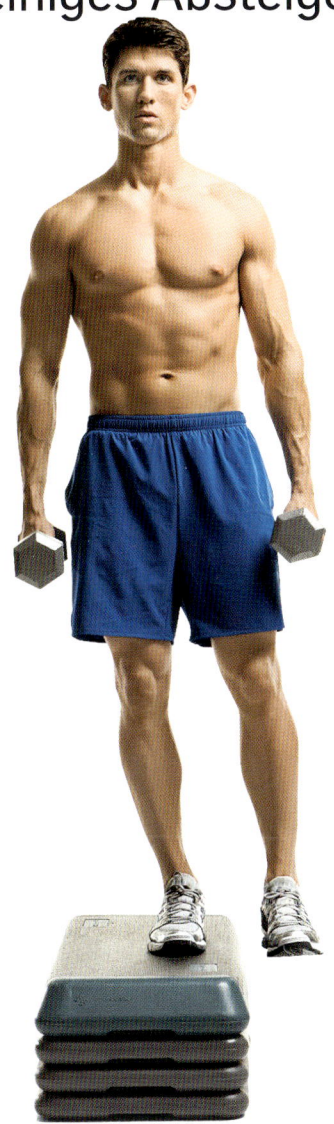

A

- Stellen Sie sich seitwärts an den Rand eines 45 Zentimeter hohen Steppbretts. Nur Ihr rechter Fuß steht auf dem Brett, während der linke in der Luft baumelt. Halten Sie ein Paar relativ schwerer (35 Pfund oder mehr) Kurzhanteln.

WIEDERHOLUNGEN:
zehn bis zwölf mit jedem Bein.

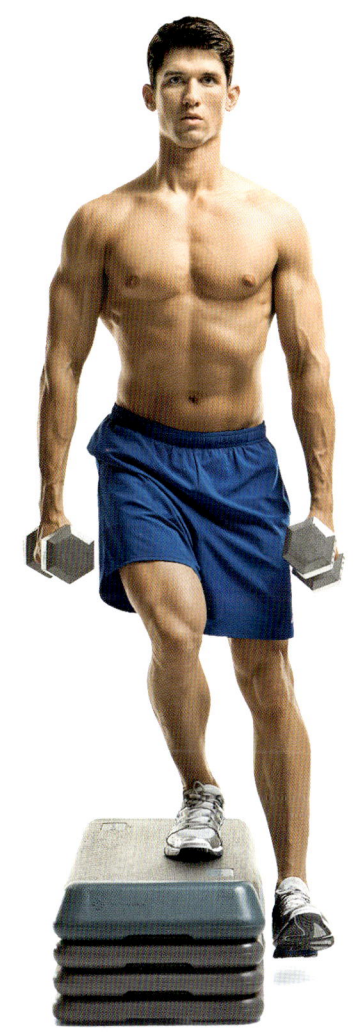

B

- Ziehen Sie den Nabel in Richtung Wirbelsäule. Beugen Sie das rechte Knie, um langsam vom Brett abzusteigen. Halten Sie die Brust aufrecht.
- Tippen Sie aber nur kurz mit der linken Ferse auf den Boden. Der rechte Fuß steht weiterhin fest auf dem Brett.
- Kehren Sie in die Ausgangsposition zurück. Wechseln Sie das Bein erst nach einem kompletten Satz.

MIT KÖPFCHEN!

Gehirntraining ist ein wesentlicher Bestandteil des sportlichen Aufwärmens. Dabei ist das Einstimmen des zentralen Nervensystems auf das Training genauso wichtig wie die Vorbereitung der Muskeln. Das liegt daran, dass das zentrale Nervensystem den Muskeln sagt, wann sie kontrahieren sollen. Versuchen Sie auf einem Bein in eine Kniebeuge zu gehen und berühren Sie den Boden vor dem Standbein mit der anderen Hand. Absolvieren Sie mit jedem Bein zwei Sätze à zehn bis zwölf Wiederholungen.

Das Basketball-Workout

Damit Sie in der klassischen tiefen Verteidigungshaltung quer über das Spielfeld jagen können, müssen Sie gezielt an der Ausdauer Ihrer Beine arbeiten und an Ihrer Fähigkeit, die Richtung blitzschnell zu ändern. Mit den folgenden Übungen wird Ihnen das bestimmt gelingen.

UND SO GEHT'S:
Machen Sie diese Übungen als normale Sätze. Absolvieren Sie zunächst alle Wiederholungen eines Satzes, dann legen Sie 30 Sekunden Pause ein, ehe es weitergeht. Nach drei Sätzen einer Übung pausieren Sie 60 Sekunden lang und wechseln anschließend zur nächsten.

Sumo-Slide

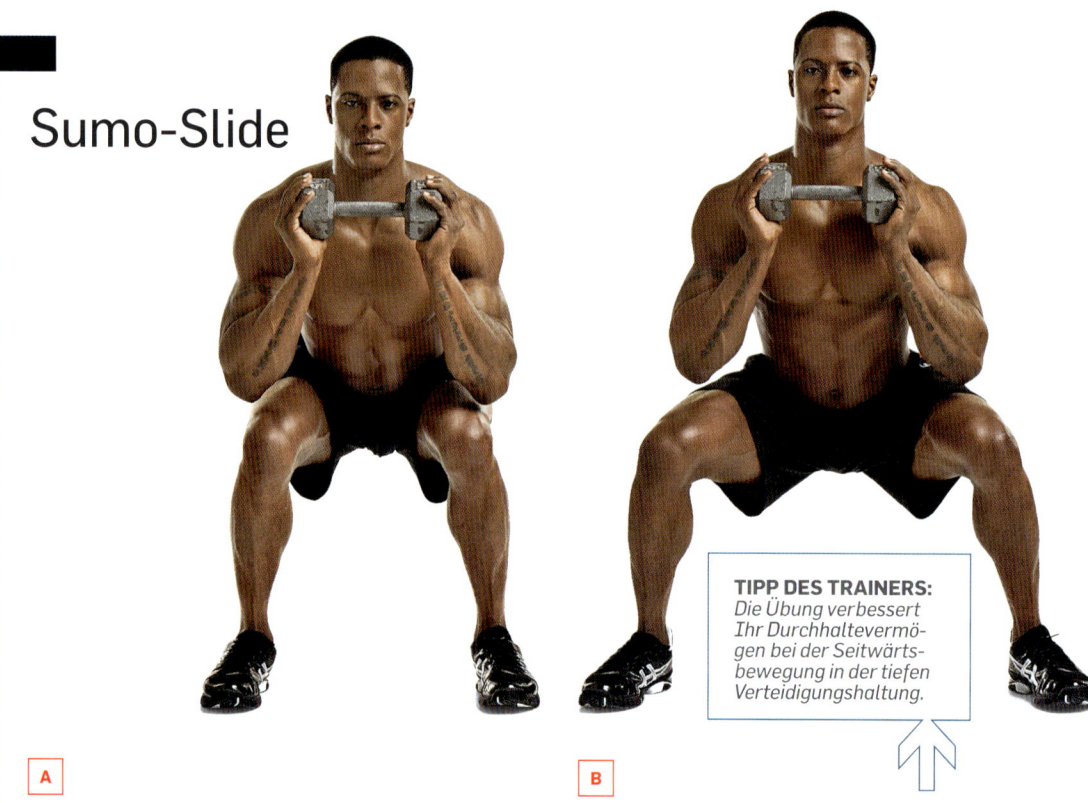

A
- Halten Sie eine Kurzhantel mit beiden Händen an den Köpfen.
- Stellen Sie sich überschulterbreit hin und senken Sie Ihren Körper so weit ab, dass Ihre Oberschenkel parallel zum Boden stehen.

WIEDERHOLUNGEN: vier bis acht.

B
- Gleiten Sie zwei Schritte nach links.
- Richten Sie sich wieder auf.
- Machen Sie die Bewegung noch einmal in die andere Richtung. Das ist eine Wiederholung.

TIPP DES TRAINERS:
Die Übung verbessert Ihr Durchhaltevermögen bei der Seitwärtsbewegung in der tiefen Verteidigungshaltung.

KAPITEL 15: 15-MINUTEN-WORKOUTS FÜR VERSCHIEDENE SPORTARTEN

Zwei vor, einer zurück

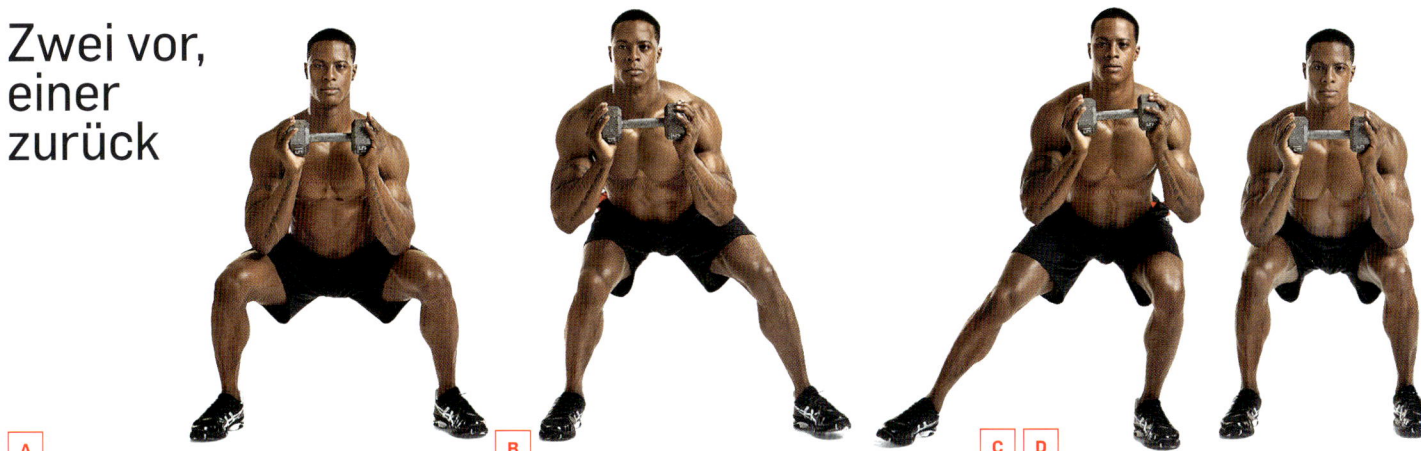

A
- Beginnen Sie in der tiefen Position des Sumo-Slides und halten Sie wieder eine Kurzhantel an den Köpfen.

B
- Gleiten Sie zwei schnelle, weite Schritte nach links.

C **D**
- Sobald Ihr linker Fuß beim zweiten Schritt den Boden berührt, machen Sie einen Seitschritt nach rechts.
- Nach acht bis zehn Durchgängen beginnen Sie die Übung mit dem rechten Fuß. Das zusammen ergibt einen Satz.

WIEDERHOLUNGEN: je acht bis zehn nach links und rechts.

Power-Clean mit Kurzhanteln

A
- Stellen Sie sich in einer Kniebeuge wie beim Kreuzheben hinter zwei Kurzhanteln.
- Fassen Sie sie im Obergriff, Ihre Handflächen zeigen zu Ihnen.

B
- Richten Sie sich explosiv auf und ziehen Sie die Hanteln gerade nach oben.
- Sobald Sie aufrecht stehen, heben Sie die Gewichte in einem Bogen zu Ihren Schultern.
- Ihre Oberarme sind parallel zum Boden, Ihre Ellbogen zeigen nach vorn und Ihre Handflächen nach innen.
- Kehren Sie die Bewegung um und setzen Sie die Hanteln wieder auf dem Boden ab. Das ist eine Wiederholung.

TIPP DES TRAINERS: *Diese Übung trainiert Explosivkraft und Beweglichkeit.*

Drücken Sie sich über die Fersen explosionsartig hoch. Dadurch verbessert sich Ihre Sprungkraft.

WIEDERHOLUNGEN: fünf.

Register

Fettgedruckte Seitenzahlen verweisen auf einen Eintrag mit Fotos.

A

Ab in die Berge, Workout, 229
Abendessen, 30
Absteigen, einbeiniges, 369
Acht, Übung, 259
Adrenalin, 17
Alkohol, 30
Anti-Schmerz-Workout, 222–23
    Bank-Beckenheben, **222**
    Einbeiniges Aufstehen, **223**
    Muschel, **223**
Anziehen der Beine im Liegen, **307**
Äpfel, 247
Appetitzügler
    Ölsäure, 28
    Proteine, 27–28
Arme. *Siehe auch* Schultern & Arme, Workouts für
Arm-Workout mit Kurzhanteln, 144–49
    45-Grad-Heben im Stehen, **149**
    Hammer-Curl mit alternierendem Griff, **148**
    Handgelenk-Curl, **147**
    Konzentrations-Curl, **145**
    Rückenstrecken im Sitzen, **146**
    Schulterstrecken überkreuz, **149**
Arterie im Penis, 293
Auf dem Sprung, Workout, 216–21
    Alternierender Kastensprung, **220**
    Hüftdrehung und Sprunggelenkshüpfer, **217**
    Kegelhüpfen, **218**
    Luftsprung aus dem Stand, **216**
    Seitliches Kegelhüpfen, **219**
    Tiefensprung-Kniebeugen-Kombination, **221**
Auf- und untergehende Sonne, Übung, **276**
Aufheben von Murmeln, 238
Aufstehen
    einbeiniges, **49**, 223
    halbes, **260**
    mit Sandsack, **313**
Aufwärmen, 18–19, 155, 295
    Raupe zum, 311
    schnelles, 199
    und Gehirntraining, 369
Ausdauer, 16–17
    und Musik, 20
Ausfallschritt
    Ausführung, 277
    dynamischer
        nach vorn, **208**
        zur Seite, **209**
    einarmiger, **111**
    Fünf-Sekunden-, **46**
    45-Grad-, **208**
    gestreckter, **285**
    im Gehen, 277
    mit Beinheben, **200**
    mit Drehung, **204**
    mit Kurzhanteln, **70**
    nach vorn, 19
        und hinten, **38**
    Spiderman-, **43**
    Stabilitäts-, **214**
    tiefer von Seite zu Seite, **308**
    überkreuz, **356**
    umgekehrter, **91**
        mit einarmigem Drücken, **205**
    und Tritt nach vorn, **325**
    Wechsel-, **364**
Ausgrabung, Übung, **279**
Ausrüstung
    Bank, 20
    Bosu-Balance-Trainer, 22
    Fitnessband, 21, 253, 262
    Foam-Roll, 21
    für unterwegs, 253
    Gymnastikball, 21, 280
    Kettlebell, 20, 254
    Kurzhantel, 19–20, 56, 144
    Langhantel und Gewichtsscheiben, 20
    Medizinball, 21, 270
    Plyo-Box, 22
    Schlingentrainingssystem, 253
    Springseil, 21
    Steppbrett, 22
Außenrotation
    im Sitzen, einarmige, **170**
    in Seitlage, einarmige, **172**

B

Balance, Dip, Strecken, **368**
Balancebrücke, einbeinige, **289**
Ballaststoffe, 27, 29, 31, 246–47
Bananen, 29

REGISTER

Bank, Übersicht, 20
Bankdrücken
    Ausführung, 103, 169
    mit Kurzhanteln, **103**, **177**
        alternierendes, **187**
        auf der Schrägbank, **64**
        auf der Schrägbank im Hammergriff, **173**
        einarmiges, **172**
    mit Langhantel, **169**
        im engen Griff, **150**
Basketball-Workout, 370–71
    Power-Clean mit Kurzhanteln, **371**
    Sumo-Slide, **370**
    Zwei vor, einer zurück, **371**
Bauch & Rumpf, Workouts für, 106–139
    Baukasten-Workout, 128–39
        Alternierendes Kurzhantel-Rudern, **132**
        Bauchmuskel-Chop, **134**
        Beckenheben und Marschieren, **130**
        Beidseitiges Beinstrecken, **135**
        Bergsteiger mit Gymnastikball, **138**
        Crunch mit hochgestreckten Beinen und Überzug, **139**
        Einseitiges Beinsenken, **129**
        Kanute, **132**
        Matrix, **134**
        Pflug auf dem Gymnastikball, **130**
        Rückenstrecken mit Beinheben, **136**
        Seitbrücke, **128**
        Seitliches Rollen im Armstütz, **131**
        Seitstütz mit Drehung, **133**
        Sprinter, **139**
        T-Stabilisation, **135**
        Umrühren, 137
        Unterarmstütz mit diagonalem Armheben, 129
        Unterarmstütz-Schaukel auf dem Gymnastikball, 137
        Wandern im Armstütz mit Drehung, 131
    Grundlagen, 108–109
    Körperzentrum-Workout ohne Crunches, 110–15
        Beinkreisen auf dem Boden, **113**
        Einarmiger Ausfallschritt, **111**
        Einarmiges Kurzhantel-Rudern, **113**
        Hammerwerfen, **115**
        Rock 'n' Roll, **114**
        Rückstütz mit Beinheben, **112**
        Umgekehrtes Holzhacken, **110**
    Sixpack-Workout (1), 116–19
        Bauchmuskel-Crunch im Sitzen, **117**
        Crunch mit gestreckten Armen und Gewicht, **116**
        Crunch-Seitbeugen-Kombination, **119**
        Einseitiger Crunch mit Gewicht, **118**
        Fallenlassen der Beine mit Medizinball, **118**
        Kabel-Crunch im Knien, **119**
    Sixpack-Workout (2), 120–23
        Beckenheben und Bein-Curl, **122**
        Beinheben im Hang, **123**
        Kobra, **122**
        Schranke mit Gymnastikball, **120**
        Umgekehrter Crunch, **121**
    Überblick, 109
    Workout für die schrägen Bauchmuskeln, 124–27
        Beidhändiges Holzhacken, **127**
        Rumpfdrehen mit Medizinball, **126**
        Schräges Klappmesser, **124**
        Seitliches Klappmesser, **127**
        Seitneigen mit Kurzhanteln, **125**
        Tempo-Rotation, **126**
Bauch weg! Workouts ohne Studio, 48–55. *Siehe auch* Bauch-weg-Übungen
    Der Klassiker (1), für Fortgeschrittene, 48–51
        Bergsteiger, **50**
        Breiter Liegestütz, **50**
        Einbeiniges Aufstehen, **49**
        Umgekehrtes Rudern, **51**
        Umgekehrtes Schulterdrücken, **48**
    Der Klassiker (2), für Fortgeschrittene, 52–55
        Beckenheben und Bein-Curl, **54**
        Einbeiniges Beckenheben, **54**
        Klimmzug im Untergriff, **55**
        Split-Kniebeuge mit erhöhtem vorderem Fuß, **52**
        Versetzter Liegestütz im Vorwärtsgang, **53**
Bauchmuskel-Chop, **134**
Bauchmuskeln
    Anatomie, 105
    Bedeutung, 104
    Workout für die schrägen, 124–27
        Beidhändiges Holzhacken, **127**
        Rumpfdrehen mit Medizinball, **126**
        Schräges Klappmesser, **124**
        Seitliches Klappmesser, **127**
        Seitneigen mit Kurzhanteln, **125**
        Tempo-Rotation, **126**
Bauch-weg-Übungen, 83. *Siehe auch* Bauch weg! Workouts
Baukasten-Workout, 128–39

REGISTER

Alternierendes Kurzhantel-Rudern, **132**
Bauchmuskel-Chop, **134**
Beckenheben und Marschieren, **130**
Beidseitiges Beinstrecken, **135**
Bergsteiger mit Gymnastikball, **138**
Crunch mit hochgestreckten Beinen und Überzug, **139**
Einseitiges Beinsenken, **129**
Kanute, **132**
Matrix, **134**
Pflug auf dem Gymnastikball, **130**
Rückenstrecken mit Beinheben, **136**
Seitbrücke, **128**
Seitliches Rollen im Armstütz, **131**
Seitstütz mit Drehung, **133**
Sprinter, **139**
T-Stabilisation, **135**
Unterarmstütz mit diagonalem Armheben, **129**
Unterarmstütz-Schaukel auf dem Gymnastikball, **137**
Wandern im Armstütz mit Drehung, **131**

Beckenbodentraining, 292
Beckenheben, 304
   Bank-, **222**
   einbeiniges, **54**
   mit Hackenbagger, **206**
   und Bein-Curl, **54, 122**
   und Marschieren, **130, 203**
Beeren, 29, 30, 246
Beine & Po, Workouts, 196–223
   Anti-Schmerz-Workout, 222-23
     Bank-Beckenheben, **222**
     Muschel, **223**
     Einbeiniges Aufstehen, **223**
   Auf dem Sprung, 216–21
     Alternierender Kastensprung, **220**
     Hüftdrehung und Sprunggelenkshüpfer, **217**
     Kegelhüpfen, **218**
     Luftsprung aus dem Stand, **216**
     Seitliches Kegelhüpfen, **219**
     Tiefensprung-Kniebeugen-Kombination, **221**
   Beine-Po-Rundumtraining, 212–15
     Einbeiniger Unterarmstütz, **215**
     Einbeiniges Kreuzheben mit gestreckten Beinen, **212**
     Good Morning, **214**
     Hüftstrecken in Bauchlage, **213**
     Skater-Step-up, **215**
     Stabilitätsausfallschritt, **214**
   Fertig zum Abheben, Workout, 208–11
     Dynamischer Ausfallschritt nach vorn, **208**
     Dynamischer Ausfallschritt zur Seite, **209**
     Hackenschmidt-Kniebeuge, **211**
     Modifiziertes einbeiniges Kreuzheben, **210**
   Gesäßmuskeln aus Stahl, 204–07
     Ausfallschritt mit Drehung, **204**
     Breite Kniebeuge mit Gymnastikball, **206**
     45-Grad-Ausfallschritt, **207**
     Hydrant, **205**
     Seitlicher Shuffle, **206**
     Statische Kniebeuge mit Frontheben, **207**
     Umgekehrter Ausfallschritt mit einarmigem Drücken, **205**
   Grundlagen, 198-99
   Knackarsch-Lösung, 200–203
     Ausfallschritt mit Beinheben, **200**
     Beckenheben mit Hackenbagger, **202**
     Beckenheben und Marschieren, **203**
     Einbeiniges Kurzhantel-Kreuzheben, **202**
     Step-up mit Kurzhanteln, **203**
     Tiefe plus hohe Kniebeuge mit Langhantel, **201**
   Mogul-Sprung, 199
   Überblick, 199
Beinheben, 287
   im Hang, **123**
   im Stehen, **359**
   Rückenstrecken mit, **136**
   Rückstütz mit, **112**
Beinkreisen auf dem Boden, **113**
Beinschwingen von Seite zu Seite, **327**
Beinsenken, einseitiges, **129**
Beinstoß aus der Hocke, **300**
   mit Kniestoß, **75**
   mit Kurzhanteln, **62–63**
Beinstrecken, beidseitiges, **135**
Beinüberkreuzen im Knien, **305**
Bergsteiger, 50
   mit Gymnastikball, **138**
Beweglichkeit, Verbesserung der, 9
Blutzucker
   Anstieg, 14, 31
   Regulierung, 6
Bohnen, 30
Bosu-Balance-Trainer, Übersicht, 22
   Liegestütz, **194**
   Sprünge, **354**
   Twist mit Medizinball, **357**
Brust & Rücken, Workouts für, 164–95
   Brust-Rücken-Kombination, 186–89
     Alternierendes Kurzhantel-Drücken, **187**
     Kabelziehen mit Außenrotation der Schulter, **186**
     Trizepsstrecken mit SZ-Hantel, **187**
     Umgekehrtes Rudern im Untergriff, **188**
     Zurücklehnen & Pull-down, **189**

Grundlagen, 166–67
Hammer-Brust-Workout (1), 168–71
    Bankdrücken mit Langhantel, **169**
    Dip, **168**
    Einarmige Außenrotation im Sitzen, **170**
    Einarmiges Kurzhantel-Rudern, **171**
    Kurzhantel-Fly auf der Schrägbank, **170**
    Liegestütz mit Gewicht, **171**
Hammer-Brust-Workout (2), 172–75
    Dip, **174**
    Drücken auf der Schrägbank im Hammergriff, **173**
    Einarmige Außenrotation in Seitlage, **172**
    Einarmiges Bankdrücken mit Kurzhantel, **172**
    Fly im Liegen am Kabelzug, **173**
    Klimmzug im Obergriff, **174**
    Trizepsstrecken über Kopf am Kabel, **171**
Der perfekte Liegestütz (1), 190–91
    Alternierender Seitwarts-Liegestütz, **191**
    Diamant-Liegestütz, **190**
    Ring-Liegestütz, **191**
Der perfekte Liegestütz (2), 192–93
    Alternierender Liegestütz mit Medizinball, **193**
    Crossover-Liegestütz, **192**
    Einarmiger Liegestütz, **193**
Der perfekte Liegestütz (3), 194–95
    Bosu-Liegestütz, **194**
    Dynamischer Liegestütz mit Steppbrett, **195**
    Negativer Einbein-Liegestütz, **194**

Rücken-Panzer-Workout, 176–81
    Alternierendes Kurzhantel-Schulterdrücken, **181**
    Bankdrücken mit Kurzhanteln, **177**
    Brustrotation, **177**
    Diagonales Heben am Kabel, **181**
    Klimmzug mit Halten, **180**
    Zug am Rack, **178**
    Zweiteiliges Kurzhantel-Rudern, **179**
Standfest und stark, 182–85
    Curl-up, **183**
    Hund & Vogel, **185**
    Katzenbuckel, **182**
    Seitbrücke, **184**
Überblick, 167
Brustkrebs, 10
Brustrotation, **177**
Brust-Rücken-Kombination, 186–89
    Alternierendes Kurzhantel-Drücken, **187**
    Kabelziehen mit Außenrotation der Schulter, **186**
    Trizepsstrecken mit SZ-Hantel, **187**
    Umgekehrtes Rudern im Untergriff, **188**
    Zurücklehnen & Pull-down, **189**

C

Cashewkerne, 29
Chilischoten, 30
Cholesterin, 16, 28
Core. *Siehe auch* Bauch & Rumpf, Workouts für
    Bauchmuskelanatomie, 109
    Nutzen einer kräftigen Core-Muskulatur, 108
Cortisol, 8
Crosstrainer
    Grundlagen, 234

    hochintensives Intervalltraining (HIIT), Workouts, 234–35
    Gegen die Langeweile, 235
    Kalorienverbrauch, 235
Crunch
    Bauchmuskel-, im Sitzen, **117**
    Crunch-Seitbeugen-Kombination, **119**
    einseitiger, mit Gewicht, **118**
    Kabel-, im Knien, **119**
    Koffer-, **279**
    Kreis-, **275**
    mit gestreckten Armen und Gewicht, **116**
    mit hochgestreckten Beinen und Überzug, **139**
    mit Versetzen der Füße, **286**
    mit Widerstand, **268**
    umgekehrter, **121**
    zu den Zehen, **277**
Curl
    Bein-, **285**
    und Beckenheben, **54, 122**
    Curl-up, **183**
    Hammer-, mit alternierendem Griff, **148**
    Handgelenk-, **147**
    Kabel-, einarmiger, **152**
    Konzentrations-, **149**
    Langhantel-, **151**
    Oberschenkel-, aufgestützter, **348**
    umgekehrter, mit Zwischenstopp, **153**

D

Dehnen
    Mikrowelle, 18–19
    propriozeptive neuromuskuläre Fazilitation (PNF), 322
    vor dem Training, 18–19
    und Kräftigen der Schulter, 318–23
        Brustdehnung, **320**

REGISTER

Dehnen der Schulteradduktoren, **319**
Latissimus-Dehnung im Knien, **321**
PNF-Heben, **322**
T-Heben auf dem Gymnastikball, **320**
Umgekehrter Fly im Stehen am Kabelzug, **323**
Y-Heben auf der Schrägbank, **321**

Deltamuskel-Definitions-Workout, 154–57
Langhantel-Frontheben, **156**
Seitheben im Sitzen, **156**
Umgekehrtes Langhantel-Schulterdrücken, **155**
Vorgebeugtes Heben am Kabelzug, **157**

Depression und Krafttraining, 10

Diabetes
Prävention
durch Krafttraining, 9
durch HIIT, 227
Insulinresistenz, 143

Dip, 168, 174
und Balance, Strecken, **368**

Drehung
mit Kurzhantel, 71
russische, im Stehen, **274**

Drücken
auf der Schrägbank, **64**
Brust-, im Stehen, **59**
im Hammergriff, **173**
im Stehen, mit Kurzhanteln **68**
alternierendes, **187**
im V-Sitz, mit Kurzhanteln **158**
und Kniebeuge, **274**

E

Eier, 29
Eisläufer, Übung, **332**

Eiweiß. *Siehe* Proteine
Erdnussbutter, 30
Erdnüsse, 29, 247
Erektion
Dysfunktion, 301
Stärke der, 293

Erholung nach dem Training, 16, 23

Ernährung
Ballaststoffe, 27, 29, 31, 246–47
empfohlene Nahrungsmittel, 27–30, 239, 246–47
hochwertige Proteine, 26, 27–28, 243
Methode des superschnellen Gewichtsverlusts, 24–31
Rezepte, 244–49
Tipps von Mahlzeit zu Mahlzeit, 30
Umstellung der, 31

Essen
nach dem Workout, 18
vor dem Workout, 14

F

Fallenlassen der Beine mit Medizinball, **118**

Fauststoß
gerader, **78**
und Kniebeuge mit Kurzhanteln, **295**

Fazilitation, propriozeptive neuromuskuläre (PNF), 322

Fertig zum Abheben, Workout, 208–11
Dynamischer Ausfallschritt nach vorn, **208**
Dynamischer Ausfallschritt zur Seite, **209**
Hackenschmidt-Kniebeuge, **211**
Modifiziertes einbeiniges Kreuzheben, **210**

Fett
Konsum von, 28

natürliches, 243
Volumen, 5, 8

Fettverbrennen
durch Krafttraining, 26
durch hochintensives Intervalltraining (HIIT), 5–6, 16–17, 226–27
Nahrungsmittel zum, 29–30

Fettverbrennen, Workouts, 80–105
Bauch-weg-Übungen, 83
Die Fettschmelze beginnt: Workout A, 84–89
Crossover-Step-up mit Kurzhanteln, **86**
Frontkniebeuge mit Langhantel, **88**
Liegestütz, **89**
Roll-out mit Langhantel, **85**
Umgekehrtes Rudern mit erhöhten Füßen, **87**
Die Fettschmelze beginnt: Workout B, 84, 90–93
Alternierendes Kurzhantel-Schulterdrücken mit Drehung, **93**
Klimmzug im Untergriff, **91**
Rumpfdrücken am Kabelzug, **90**
Umgekehrter Ausfallschritt, **91**
Zercher-Good-Morning, **92**
Grundlagen, 82–83
Kraft, Ausdauer, Geschwindigkeit und Schweiß, 94–97
Hin-und-her-Springen, **94**
Körpersäge, **97**
Pokal-Kniebeuge mit Armstoß, **95**
Spiderman-Liegestütz, **96**
Superhelden-Workout, 98–101
Hulk-Supersprung, **99**
Spiderman-Klimmzug im Obergriff, **98**
Superman-Rückenstrecken, **100**
Thors Hammer, **101**

Superschweiß-Supersätze, 102–05
    Alternierender Step-up mit Kurzhanteln, **104**
    Bankdrücken mit Kurzhanteln, **103**
    Explosiver Step-up, **104**
    Klappmesser, **105**
    Plyometrischer Liegestütz, **102**
    Sit-up mit Gewicht auf dem Gymnastikball, **105**
    Überblick, 83
Finisher, 298
Fisch, 27
Fitnessbänder, 21, 249, 262
    Workout (1), 262–65
        Frosch, **265**
        Kniebeuge mit Kick zur Seite, **264**
        Liegestütz mit Widerstand, **263**
        Rudern im Sitzen, **265**
    Workout (2), 266–69
        Crunch mit Widerstand, **268**
        Kniebeuge, **266**
        Schritte zur Seite, **269**
        Umgekehrter Fly in Schrittstellung, **267**
Fitnessstudio, 17
Flexi-Workout, 306–09
    Anziehen der Beine im Liegen, **307**
    Hüftstrecken auf dem Gymnastikball, **307**
    Korkenzieher-Liegestütz, **309**
    Tiefer Ausfallschritt von Seite zu Seite, **308**
    Vorschieben der Hüfte im Stehen, **306**
Fliegende Runden, Workout, 231
Flugzeug, Übung, 330
Fly
    im Liegen am Kabelzug, **173**
    Kurzhantel-, auf der Schrägbank, **170**
    umgekehrter, im Stehen am Kabelzug, **323**
    in Schrittstellung, **267**
Foam-Roll
    Übersicht, 21
    Workouts, 336–41
        Gesäßmassage, **339**
        Hüft- und Oberschenkelmassage, **341**
        Massage der hinteren Oberschenkel, **338**
        Quadrizepsmassage, **339**
        Rückenmassage, **340**
        Wadenmassage, **337**
Frontheben
    Langhantel-, **156**
    statische Kniebeuge mit, **207**
Frontkniebeuge mit Langhantel, **88**
Frosch, Übung, **265**
Fruchtsäfte, 29, 30
Frühstück, 28, 30
    Rezepte, 245
für den letzten Kick, Workout, 298–301
    Beinstoß aus der Hocke, **300**
    Eigengewicht-Sprung-Kniebeuge, **298**
    Einarmiger Kurzhantel-Swing, **299**
    Explosiver Liegestütz, **301**
    Isometrische Kniebeuge, **299**

G

Ganzkörper-Workouts, 32–79
    Bauch weg! Der Klassiker ohne Studio (1), Workout für Fortgeschrittene, 48–51
        Bergsteiger, **50**
        Breiter Liegestütz, **50**
        Einbeiniges Aufstehen, **49**
        Umgekehrtes Rudern, **51**
        Umgekehrtes Schulterdrücken, **48**
    Bauch weg! Der Klassiker ohne Studio (2), Workout für Fortgeschrittene, 52–55
        Beckenheben und Bein-Curl, **54**
        Einbeiniges Beckenheben, **54**
        Klimmzug im Untergriff, **55**
        Split-Kniebeuge mit erhöhtem vorderem Fuß, **52**
        Versetzter Liegestütz im Vorwärtsgang, **53**
    Grundlagen, 34–35
    Ihr Körper als Hantel (1), Workout für fortgeschrittene Anfänger, 40–43
        Einbeiniges rumänisches Kreuzheben, **43**
        Spiderman-Ausfallschritt, **43**
        Spiderman-Liegestütz, **41**
        Sprung-Kniebeugen-Kombination, **42**
        Y-Kniebeuge, **40**
    Ihr Körper als Hantel (2), Workout für fortgeschrittene Anfänger, 44–47
        Eigengewicht-Kniebeuge, **44**
        Enger Liegestütz, **45**
        Fünf-Sekunden-Ausfallschritt, **46**
        Sprung, **47**
        Step-up, **47**
    Kraft und Beweglichkeit, Workout für Anfänger, 36–39
        Ausfallschritt nach vorn und hinten, **38**
        Gleiten an der Wand, **39**
        Liegestütz mit Vorstrecken der Arme, **39**
        Staubsauger, **37**
    Kurzhantel-Kracher-Workout (1), 56–59
        Brustdrücken im Stehen, **59**
        Handtuch-Rudern, **59**
        Holzhacken, **57**

REGISTER

Kniebeuge mit ausgestreckten Armen, **58**
Kurzhantel-Kracher-Workout (2), 60–63
    Beinstoß aus der Hocke mit Kurzhanteln, **62–63**
    Kreuzheben mit gestreckten Beinen, **60**
    Kurzhantel-Rudern, **62**
    Thruster, **61**
Kurzhantel-Kracher-Workout (3), 64–67
    Drücken auf der Schrägbank, **64**
    Einarmiges Reißen, **65**
    Rudern in Bauchlage auf der Schrägbank, **67**
    Wadenheben im Sitzen, **66**
Stress-Abbau-Workout, 74–79
    Beinstoß aus der Hocke mit Kniestoß, **75**
    Gerader Fauststoß, **78**
    Kniestoß, **74**
    Sit-up mit Fauststoß, **78**
    Tempo-Seilspringen, **76**
    Tritt nach vorn, **77**
    Tritt zur Seite, **79**
Überblick, 35
Workout zur Muskeldefinition (1), 68–71
    Ausfallschritt mit Kurzhanteln, **70**
    Drehung mit Kurzhantel, **71**
    Kurzhantel-Drücken im Stehen, **68**
    Rumänisches Kreuzheben, Rudern, Schulterheben, **69**
Workout zur Muskeldefinition (2), 72–73
    Diagonales Heben und Drücken, **72**
    Kniebeuge mit Pokal, **72**
    Kreuzheben mit Kurzhanteln, **73**
    Kurzhantel-Push-Press, **73**

Gedächtnis, motorisches, 344
Gedächtnisleistung, 10
Gegen die Langeweile, Workout, 235
Gehirntraining, 369
Gemüse, 29, 30, 243
Gesäß. *Siehe* Beine & Po, Workouts für
Gesäßmassage, 339
Gesäßmuskeln aus Stahl, 204–07
    Ausfallschritt mit Drehung, **204**
    Breite Kniebeuge mit Gymnastikball, **206**
    45-Grad-Ausfallschritt, **207**
    Hydrant, **205**
    Seitlicher Shuffle, **206**
    Statische Kniebeuge mit Frontheben, **207**
Gesundheit, Workouts für Ihre, 314–41
    Dehnen und Kräftigen der Schulter, 318–23
        Brustdehnung, **320**
        Dehnen der Schulteradduktoren, **319**
        Latissimus-Dehnung im Knien, **321**
        PNF-Heben, **322**
        T-Heben auf dem Gymnastikball, **320**
        Umgekehrter Fly im Stehen am Kabelzug, **323**
        Y-Heben auf der Schrägbank, **321**
    Foam-Roll-Workout, 336–41
        Gesäßmassage, **339**
        Hüft- und Oberschenkelmassage, **341**
        Massage der hinteren Oberschenkel, **338**
        Quadrizepsmassage, **339**
        Rückenmassage, **340**
        Wadenmassage, **337**
    Grundlagen, 316–17

    Jungbrunnen-Workout, 332–35
        Eisläufer, **332**
        Hampelmann-Variation, **333**
        Seitspringen mit Steppbrett, **335**
        Uhrzeiger, **334**
    Kraft für den unteren Rücken, 328–31
        Flugzeug, **330**
        Kobra, **331**
        Seitstütz, **329**
        Superman, **331**
        Unterarmstütz, **328**
        Unterarmstütz mit Armheben, **330**
    Retter der Knie, 324–27
        Ausfallschritt und Tritt nach vorn, **325**
        Beinschwingen von Seite zu Seite, **327**
        Einbeinige Kniebeuge mit Kurzhantel, **326**
        Einbeiniger Unterarmstütz, **327**
        Head-Crusher, **326**
    Überblick, 317
Getränke, 29, 30, 247, 249, 253
Gewichtsschieben, 361
Gewichtsverlust. *Siehe* Methode des superschnellen Gewichtsverlusts
Ghrelin, 8
Gleiten an der Wand, 39
Gleiten auf Socken, 304
Golf-Workout, 346–49
    Aufgestützter Oberschenkel-Curl, **348**
    Medizinball-Transfer, **349**
    Rasenmäher, **346**
    Windmühle, **347**
Good Morning, 214
    Zercher-, **92**
Grapefruit, 30
Greifen über Kopf, 19
Gymnastikball, 21, 280

Workout (1), 280–85
    Bein-Curl, **285**
    Gestreckter Ausfallschritt, **285**
    Negativer Liegestütz, **284**
    Roll-out, **281**
    Schranke, **282**
    Seitheben im Liegen, **284**
    Skiläufer, **283**
Workout (2), 286–89
    Beinheben, **287**
    Crunch mit Versetzen der Füße, **286**
    Einbeinige Balancebrücke, **289**
    Laufen mit den Händen, **287**
    Pflug, **288**
    Radfahren und Balancieren, **289**
    Ruder-Kombination, **288**

H

Halo, 257
Haltungsfehler am Schreibtisch, 318
Hammer-Brust-Workouts, 168–75
    Workout (1), 168–71
        Bankdrücken mit Langhantel, **169**
        Dip, **168**
        Einarmige Außenrotation im Sitzen, **170**
        Einarmiges Kurzhantel-Rudern, **171**
        Kurzhantel-Fly auf der Schrägbank, **170**
        Liegestütz mit Gewicht, **171**
    Workout (2), 168–71
        Dip, **170**
        Drücken auf der Schrägbank im Hammergriff, **169**
        Einarmige Außenrotation in Seitlage, **168**
        Einarmiges Bankdrücken mit Kurzhantel, **168**
        Fly im Liegen am Kabelzug, **169**
        Klimmzug im Obergriff, **170**
        Trizepsstrecken über Kopf am Kabel, **171**
Hammerwerfen, 115
Hampelmann-Variation, **333**
Head-Crusher, Übung, **326**
Heben. *Siehe auch* Seitheben
    am Kabel
        diagonales, **181**
        vorgebeugtes, **157**
    diagonales, und Drücken, **72**
    45-Grad-, im Stehen, **149**
    L-, auf der Schrägbank, **161**
    Y-, auf der Schrägbank, **321**
Herzfrequenz, 84
    auf dem Crosstrainer, 235
Herzinfarkt, Prävention, 9
Herz-Kreislauf-Krankheiten, Risikoreduzierung, 9
Hilfestellung, 15, 17, 169
Hochintensives Intervalltraining (HIIT)
    als Ausdauertraining, 5, 16–17
    Crosstrainer-Workout, 234–35
        Gegen die Langeweile, 235
        Grundlagen, 234
    Essen vor dem, 14
    im Trainingsplan, 23
    Laufband-Workouts, 228–29
        Ab in die Berge, 229
        Tempo-Teufel, 228
    Lauf-Workouts, 230–31
        Und los!, 230
        Fliegende Runden, 231
    Nutzen
        Fettverbrennung, 5–6, 16–17, 226–27
        schnelle Resultate, 4
        erhöhte Leistungsfähigkeit, 227
    Radfahr-Workouts, 232–33
        Rennrad-Held, 232
        Über Berg und Tal, 233
    Schwimm-Workout, 236–37
        Freistil-Fingerzeige, 237
        Intervall-Medley, 237
        Schwimmzug-Übung, 236
    Sprechtest, 18
    Springseil-Workout, 238–39
        Grundlagen, 238
        Skipper, 239
    Trainingsplan, 11, 23
    Workouts
        Grundlagen, 222–23
        Überblick, 223
Holzhacken, 57
    beidhändiges
        mit Kurzhantel, **127**
        mit Medizinball, **271**
    umgekehrtes, **110**
Hüftbeuger, 19, 109
Hüftdrehung und Sprunggelenkshüpfer, **217**
Hüftheben, **361**
Hüftstrecken
    in Bauchlage, **213**
    auf dem Gymnastikball, **307**
Hulk-Supersprung, **95**
Hund & Vogel, **185**
Hydrant, Übung, **205**

I

Iliotibialband, 341
Insulinresistenz, 143
Intervall-Medley, Workout, 237
Intervalltraining. *Siehe* Hochintensives Intervalltraining (HIIT)
Inulin, 27
Isometrische Übungen, 328–31
    Isometrische Kniebeuge, **299**

J

Javorek-Komplex, 162–63
Joghurt, 246

REGISTER

Jungbrunnen-Workout, 332–35
    Eisläufer, **332**
    Hampelmann-Variation, **333**
    Seitspringen mit Steppbrett, **335**
    Uhrzeiger, **334**

K

Kabelziehen mit Außenrotation der Schulter, **186**
Kalorien
    Kalorienzufuhr und Proteine, 27
    tägliche Menge, 31
    Verbrauch
        auf dem Crosstrainer, 235
        durch Krafttraining, 7
        durch Schwimmen, 365
        Erhöhung durch schnelle Wiederholungen, 15
        Grundumsatz, 5
        mit Kettlebell-Workouts, 254
        Muskeln, 2, 5, 166, 245
Kanute, **132**
Kartoffeln, 29, 246
Kastensprung, alternierender, **220**
Katzbuckel, **182**
Kegelhüpfen, **218**
    seitliches, **219**
Kettlebell
    Anatomie, 254
    Kalorienverbrauch mit, 254
    Übersicht, 20
    Workout (1), 254–57
        Halo, **257**
        Kreuzheben, **257**
        Pass um den Körper, **255**
        Swing, **256**
    Workout (2), 258–61
        Acht, **259**
        Halbes Aufstehen, **260**
        Reißen, Ziehen und Schulterdrücken mit Beinunterstützung, **261**
        Split-Kniebeuge mit Kettlebell-Pass, **258**
Kidneybohnen, 246
Klappmesser, **105**
    schräges, **124**
    seitliches, **127**
Klimmzug
    im Obergriff, **174**
    im Untergriff, **55, 91**
    mit Halten, **180**
Knackarsch-Lösung, 200–03
    Ausfallschritt mit Beinheben, **200**
    Beckenheben mit Hackenbagger, **202**
    Beckenheben und Marschieren, **203**
    Einbeiniges Kurzhantel-Kreuzheben, **202**
    Step-up mit Kurzhanteln, **203**
    Tiefe plus hohe Kniebeuge mit Langhantel, **201**
Knie, stabile, 211. *Siehe auch* Retter der Knie, Workout
Kniebeuge
    breite, mit Gymnastikball, **206**
    bulgarische Split-, mit Langhantel, **360**
    Eigengewicht-, **44**
    Eigengewicht-Sprung-, **298**
    Front-, mit Langhantel, **88**
    Hackenschmidt-, **211**
    isometrische, **299**
    mit ausgestreckten Armen, **58**
    mit Fitnessband, **266**
    mit Kick zur Seite, **264**
    Pokal-, **72**
        mit Armstoß, **95**
    Split-, mit erhöhtem vorderem Fuß, **52**
    Sprung-, **358**
    Sprung-, und Curl, **297**
    statische, mit Frontheben, **207**
    tiefe plus hohe, mit Langhantel, **201**
    und Drücken, **367**
    und Fauststoß mit Kurzhanteln, **295**
    und Sprung, **42**
    und Tiefensprung, **221**
    Y-, **40**
Kniestoß, **74**
Knie-Umarmen im Gehen, 19
Knochendichte, 8–9
Kobra, **122, 331**
Kohlenhydrate
    Reduzieren der Aufnahme, 25, 28–29
    Stärke, 28–29
Kombination für Schultern und Arme
    Workout (1), 158–59
        Einbeiniges Seitheben, **159**
        Kurzhantel-Drücken im V-Sitz, **158**
        Military Press, **159**
    Workout (2), 160–63
        Javorek-Komplex, **162–63**
        L-Heben auf der Schrägbank, **161**
        Schulterziehen im Sitzen, **160**
Kombinationsübungen, 166
Kopf, Gewicht, **318**
Körper als Hantel, Ihr, Workouts für fortgeschrittene Anfänger, 40–47
    Workout (1), 40–43
        Einbeiniges rumänisches Kreuzheben, **43**
        Spiderman-Ausfallschritt, **43**
        Spiderman-Liegestütz, **41**
        Sprung-Kniebeugen-Kombination, **42**
        Y-Kniebeuge, **40**
    Workout (2), 44–47
        Eigengewicht-Kniebeuge, **44**
        Enger Liegestütz, **45**
        Fünf-Sekunden-Ausfallschritt, **46**
        Sprung, **47**
        Step-up, **47**

REGISTER

Körpersäge, 97
Körperzentrum-Workout ohne Crunches, 110–15
    Beinkreisen auf dem Boden, **113**
    Einarmiger Ausfallschritt, **111**
    Einarmiges Kurzhantel-Rudern, **113**
    Hammerwerfen, **115**
    Rock 'n' Roll, **114**
    Rückstütz mit Beinheben, **112**
    Umgekehrtes Holzhacken, **110**
Kraft, Ausdauer, Geschwindigkeit und Schweiß, Workout, 94–97
    Hin-und-her-Springen, **94**
    Körpersäge, **97**
    Pokal-Kniebeuge mit Armstoß, **95**
    Spiderman-Liegestütz, **96**
Kraft für den unteren Rücken, Workout, 328–31
    Flugzeug, **330**
    Kobra, **331**
    Seitstütz, **329**
    Superman, **331**
    Unterarmstütz, **328**
    Unterarmstütz mit Armheben, **330**
Kraft und Beweglichkeit, Workout für Anfänger, 36–39
    Ausfallschritt nach vorn und hinten, **38**
    Gleiten an der Wand, **39**
    Liegestütz mit Vorstrecken der Arme, **39**
    Staubsauger, **37**
Krafttraining
    Bestimmen des richtigen Gewichts, 14–15
    Geschwindigkeit, 15
    Hilfestellung, 17
    Muskelaufbau mit, 26
    Nutzen, 6–10
    und Gewichtsverlust, 23
    und HIIT-Workouts, 7

Kreise, große, **273**
Kreuzheben
    einbeiniges rumänisches, **43**
    einbeiniges, mit Kurzhanteln, **202, 212**
    mit gestreckten Beinen, **60**
    mit Kettlebell, **257**
    mit Kurzhanteln, **73**
    modifiziertes einbeiniges, **210**
    rumänisches, und Rudern, Schulterheben, **69**
Küchen-Generalüberholung, 242–43
Kurzhantel-Kracher-Workouts
    Workout (1), 56–59
        Brustdrücken im Stehen, **59**
        Handtuch-Rudern, **59**
        Holzhacken, **57**
        Kniebeuge mit ausgestreckten Armen, **58**
    Workout (2), 60–63
        Beinstoß aus der Hocke mit Kurzhanteln, **62–63**
        Kreuzheben mit gestreckten Beinen, **60**
        Kurzhantel-Rudern, **62**
        Thruster, **61**
    Workout (3), 64–67
        Drücken auf der Schrägbank, **64**
        Einarmiges Reißen, **65**
        Rudern in Bauchlage auf der Schrägbank, **67**
        Wadenheben im Sitzen, **66**
Kurzhanteln
    Nutzen, 56
    Übersicht, 19–20, 144
Kurzhantelzug, **350**

L

Langhantel und Gewichtsscheiben, Übersicht, 20

Laufband
    hochintensives Intervalltraining (HIIT), Workouts, 228–29
    Ab in die Berge, **229**
    Tempo-Teufel, **228**
Laufen
    hochintensives Intervalltraining (HIIT), Workouts, 230–31
    Und los!, **230**
    Fliegende Runden, **231**
    mit den Händen, **287**
    Workout für das, 358–61
        Beinheben im Stehen, **359**
        Bulgarische Split-Kniebeuge mit Langhantel, **360**
        Gewichtsschieben, **361**
        Hüftheben, **361**
        Sprung-Kniebeuge, **358**
Liegestütz, **89, 167**. *Siehe auch* Umgekehrtes Schulterdrücken
    alternierender, mit Medizinball, **193**
    auf dem Gymnastikball, 167
    Bosu-, **194**
    breiter, **50**
    Crossover-, **192**
    Diamant-, **190**
    dynamischer, mit Steppbrett, **195**
    einarmiger, **193**
    Einbein-, negativer **194**
    enger, **45**
    explosiver, **301**
    gegen Muskelkater, 317
    Korkenzieher-, **309**
    mit Gewicht, **171**
    mit Vorstrecken der Arme, **39**
    mit Widerstand, **263**
    negativer Einbein-, **194**
    negativer, **284**
    plyometrischer, **102**
    Ring-, **191**
    Seitwärts-, alternierender, **191**
    Spiderman-, **41, 96**

REGISTER

umgekehrter, auf dem Gymnastikball, **303**
und Rudern, **296, 312**
versetzter, im Vorwärtsgang, **53**
Workout (1), 190–91
    Alternierender Seitwärts-Liegestütz, **191**
    Diamant-Liegestütz, **190**
    Ring-Liegestütz, **191**
Workout (2), 192–39
    Alternierender Liegestütz mit Medizinball, **193**
    Crossover-Liegestütz, **192**
    Einarmiger Liegestütz, **193**
Workout (3), 194–95
    Bosu-Liegestütz, **194**
    Dynamischer Liegestütz mit Steppbrett, **195**
    Negativer Einbein-Liegestütz, **194**

Linsen, 247

M

Mahlzeiten
    nach dem Training, 18
    Rezepte, 244–49
    Tipps, 30
    Zwischen-, 29
Mandelbutter, 247
Mandeln, 247
Massage
    Gesäß, **339**
    hintere Oberschenkel, **338**
    Hüfte und Oberschenkel, **341**
    Quadrizeps, **339**
    Rücken, **340**
    Wade, **337**
Medizinball, 21, 266
    Transfer, **349**
    Workout (1), 270–75
        Beidhändiges Holzhacken, **271**
        Große Kreise, **273**
        Kniebeuge und Drücken, **274**
        Kreis-Crunches, **275**
        Russische Drehung im Stehen, **274**
        Sit-up, **275**
        Step-up und Strecken, **272**
    Workout (2), 276–79
        Auf- und untergehende Sonne, **276**
        Ausfallschritt im Gehen, **277**
        Ausgrabung, **279**
        Crunch zu den Zehen, **277**
        Koffer-Crunch, **278**
        Raupe, **279**
        Wurf auf der Schrägbank, **278**
Methode des superschnellen Gewichtsverlusts, 24–31
    empfohlene Nahrungsmittel, 28–30, 243
    Tipps, 31
    von Mahlzeit zu Mahlzeit, 30
    Überblick, 27–29
Mikrowelle, Dehnprogramm, 18–19
Milch, 249
Milchsäure, 5, 367
Military Press, 159
Missionars-Workout, 302–305
    Beckenheben, **304**
    Beinüberkreuzen im Knien, **305**
    Gleiten auf Socken, **304**
    Scharnier, **302**
    Umgekehrter Liegestütz auf dem Gymnastikball, **303**
Mitochondrien, 17
Mittagessen, 30
    Rezepte, 246–47
Mogul-Sprung, 199
Molke, 30
Molkereiprodukte, 29
Muschel, Übung, 223
Musik und Ausdauer, 20
Muskeldefinition, Workouts, 68–73

    Workout (1), 68–71
        Ausfallschritt mit Kurzhanteln, **70**
        Drehung mit Kurzhantel, **71**
        Kurzhantel-Drücken im Stehen, **68**
        Rumänisches Kreuzheben, Rudern, Schulterheben, **69**
    Workout (2), 72–73
        Diagonales Heben und Drücken, **72**
        Kniebeuge mit Pokal, **72**
        Kreuzheben mit Kurzhanteln, **73**
Muskelfasern
    langsam kontrahierende, 6–7
    schnell kontrahierende, 6–7, 15
Muskelkater, 317
Muskeln
    Aufbau, 4–5, 166
    Kalorienverbrauch durch, 4–5, 7, 245
    statt Fett, 7
    und Proteinbiosynthese, 4, 16, 28
    Verlust von, 7–8

N

Nackenschmerzen, 9
Nahrungsmittel
    Bananen, 29
    Beeren, 29, 30, 246
    Bohnen, 30
    Cashewkerne, 29
    Chilischoten, 30
    Fertiggerichte, 242
    Grund-, 243
    Joghurt, 246
    Linsen, 247
    Mandeln, 247
    mit viel Ballaststoffen, 246–47
    Molkereiprodukte, 29
    Nudeln, 29
    Nüsse, 29, 247

REGISTER

Rezepte, 244–49
Tipps von Mahlzeit zu Mahlzeit, 30
Vollkorn-Produkte, 25–26, 27
Utensilien zur Zubereitung, 242–43
Weintrauben, 31
Weißbrot, 29
Zuckerbomben, 31
zur Fettverbrennung, 29–30
Zusätze, 27

O

Oberschenkel, hintere
    Kraft in den, **324**
    Massage, **338**
Obst, 29
Ölsäure, 28
Omega-3-Fettsäuren, 28
Orangen, 248

P

Pass um den Körper, 255
Pflug, **288**
    auf dem Gymnastikball, **130**
Plyo-Box, 22
Plyometrische Übungen, 216–21, 332–35
    Mogul-Sprung, 199
    Plyometrischer Liegestütz, **98**
PNF, 322
PNF-Heben, **322**
Polydextrose, 27
Popcorn, 247
Power-Clean mit Kurzhanteln, **371**
Proteinbiosynthese, 4, 16, 28
Proteine, 26, 27–28, 245, 249
    hochwertige, 243
Proteinwert, c-reaktiver, 26
Pyramiden, 294

Q

Quadrizepsmassage, **339**
Quinoa, 29, 30

R

Radfahren
    hochintensives Intervalltraining (HIIT), Workouts, 232–33
        Rennrad-Held, 232
        Über Berg und Tal, 233
    Stimmungsverbesserung durch, 10
    Workout für das, 366–69
        Balance, Dip, Strecken, **368**
        Einbeiniges Absteigen, **369**
        Kniebeuge und Drücken, **367**
        Spinne, **366**
    Übung, **362**
    und Balancieren, **289**
Rasenmäher, Übung, **346**
Raupe, 279
    in Bewegung, **311**
Reis, 29
Reißen
    einarmiges, **65**
    und Ziehen und Schulterdrücken mit Beinunterstützung, **261**
Rennrad-Held, Workout, 232
Retter der Knie, Workout, 324–27
    Ausfallschritt und Tritt nach vorn, **325**
    Beinschwingen von Seite zu Seite, **327**
    Einbeinige Kniebeuge mit Kurzhantel, **326**
    Einbeiniger Unterarmstütz, **327**
    Head-Crusher, **326**
Rezepte, 244–49
Rhythmus-Workout, 310–13
    Aufstehen mit Sandsack, **313**
    Raupe in Bewegung, **311**
    Rudern aus dem Liegestütz, **312**
    Überkreuzdehnen im Liegen, **310**
Rock 'n' Roll, Übung, **114**
Rollen, seitliches, im Armstütz, **131**
Roll-out
    mit Gymnastikball, **281**
    mit Langhantel, **85**

Rücken. *Siehe* Brust & Rücken, Workouts für
Rückenmassage, **340**
Rückenmuskeln
    Bedeutung, 108
    unterer Rücken, 109
Rücken-Panzer-Workout, 176–81
    Alternierendes Kurzhantel-Schulterdrücken, **181**
    Bankdrücken mit Kurzhanteln, **177**
    Brustrotation, **177**
    Diagonales Heben am Kabel, **181**
    Klimmzug mit Halten, **180**
    Zug am Rack, **178**
    Zweiteiliges Kurzhantel-Rudern, **179**
Rückenstrecken
    im Sitzen, **146**
    mit Beinheben, **136**
Rückstütz mit Beinheben, **112**
Ruder-Kombination, **288**
Rudern
    aus dem Liegestütz, **312**
    einarmiges, mit Kurzhantel, **113, 171**
    Handtuch-, **59**
    im Sitzen, **265**
    in Bauchlage auf der Schrägbank, **67**
    mit Kurzhanteln, **62**
        alternierendes, **132**
    umgekehrtes, **51**
        im Untergriff, **188**
        mit erhöhten Füßen, **87**
    zweiteiliges, mit Kurzhanteln **179**
Rumpfdrehen
    am Kabelzug, **90**
    mit Medizinball, **126**

S

Scharnier, Übung, **302**
Schlafqualität, 8
Schlingentrainingssysteme, 253

REGISTER

Schranke, Übung, **120, 282**
Schritte zur Seite mit Fitnessband, **269**
Schulterdrücken
    alternierendes, mit Kurzhanteln, **181**
        mit Drehung, **93**
    Push-Press, mit Kurzhanteln, **73**
    umgekehrtes, **48**
        mit Langhantel, **155**
Schultern & Arme, Workouts für, 140–63
    Arm-Workout mit Kurzhanteln, 144–49
        45-Grad-Heben im Stehen, **149**
        Hammer-Curl mit alternierendem Griff, **148**
        Handgelenk-Curl, **147**
        Konzentrations-Curl, **145**
        Rückenstrecken im Sitzen, **146**
        Schulterstrecken überkreuz, **149**
    Deltamuskel-Definitions-Workout, 154–57
        Langhantel-Frontheben, **156**
        Seitheben im Sitzen, **156**
        Umgekehrtes Langhantel-Schulterdrücken, **155**
        Vorgebeugtes Heben am Kabelzug, **157**
    Grundlagen, 142–43
    Kombination für Schultern und Arme (1), 158–59
        Einbeiniges Seitheben, **159**
        Kurzhantel-Drücken im V-Sitz, **158**
        Military Press, **159**
    Kombination für Schultern und Arme (2), 160–63
        Javorek-Komplex, **162–63**
        L-Heben auf der Schrägbank, **161**
        Schulterziehen im Sitzen, **160**
    Starke-Arme-Workout, 150–53
        Bankdrücken im engen Griff, **150**
        Einarmiger Kabel-Curl, **152**
        Langhantel-Curl, **151**
        Seilziehen mit Handdrehung, **152**
        Trizepsstrecken am Kabel auf der Schrägbank, **151**
        Trizepsstrecken über Kopf am Kabel, **153**
        Umgekehrter Curl mit Zwischenstopp, **153**
    Überblick, 143
Schulterschmerzen, 9
Schulterstrecken überkreuz, **149**
Schulterziehen im Sitzen, **160**
Schwelle, anaerobe, 367
Schwimmen
    Freistil-Fingerzeige, 237
    Grundlagen, 236
    hochintensives Intervalltraining (HIIT), Workout, 236–37
    Intervall-Medley, 237
    Kalorienverbrauch, 365
    Schwimmzug-Übung, 236
    Triathlon-Workout, 362–65
Seilspringen. *Siehe auch* Springseil
    Tempo-, **76**
Seilziehen mit Handdrehung, **152**
Seitbrücke, **128, 184**
Seitheben
    einbeiniges, **159**
    im Liegen, **284**
    im Sitzen, **156**
Seitneigen mit Kurzhanteln, **125**
Seitspringen mit Steppbrett, **335**
Seitsprünge mit Medizinball, **356**
Seitstütz, **329**
    mit Drehung, **133**
Seitwärts-Liegestütz, alternierender, **191**
Sex, Workouts für besseren, 290–313

    Beckenbodentraining, 292
    erektile Dysfunktion, 301
    Flexi-Workout, 306–09
        Anziehen der Beine im Liegen, **306**
        Hüftstrecken auf dem Gymnastikball, **306**
        Korkenzieher-Liegestütz, **309**
        Tiefer Ausfallschritt von Seite zu Seite, **308**
        Vorschieben der Hüfte im Stehen, **306**
    Gewicht und Sexualleben, 309
    Grundlagen, 292–93
    Missionars-Workout, 302–305
        Beckenheben, **304**
        Beinüberkreuzen im Knien, **305**
        Gleiten auf Socken, **304**
        Scharnier, **302**
        Umgekehrter Liegestütz auf dem Gymnastikball, **303**
    Rhythmus-Workout, 310–13
        Aufstehen mit Sandsack, **313**
        Raupe in Bewegung, **311**
        Rudern aus dem Liegestütz, **312**
        Überkreuzdehnen im Liegen, **310**
    Stärke der Erektion, 293
    Stehvermögen-Workout, 294–97
        Fauststoß und Kniebeuge mit Kurzhanteln, **295**
        Liegestütz und Rudern, **296**
        Sprung-Kniebeuge und Curl, **297**
    Überblick, 293
    Workout für den letzten Kick, 298–301
        Beinstoß aus der Hocke, **300**
        Eigengewicht-Sprung-Kniebeuge, **298**
        Einarmiger Kurzhantel-Swing, **299**

REGISTER

Explosiver Liegestütz, **301**
Isometrische Kniebeuge, **299**
Shuffle, seitlicher, **206**
Sit-up, **275**
mit Faustsoß, **78**
mit Gewicht auf dem Gymnastikball, **105**
Sixpack-Workouts, 116–23
Workout (1), 116–19
Bauchmuskel-Crunch im Sitzen, **117**
Crunch mit gestreckten Armen und Gewicht, **116**
Crunch-Seitbeugen-Kombination, **119**
Einseitiger Crunch mit Gewicht, **118**
Fallenlassen der Beine mit Medizinball, **118**
Kabel-Crunch im Knien, **119**
Workout (2), 120–23
Beckenheben und Bein-Curl, **122**
Beinheben im Hang, **123**
Kobra, **122**
Schranke mit Gymnastikball, **120**
Umgekehrter Crunch, **121**
Skater-Step-up, **215**
Skiläufer, Übung, **283**
Skipper, Workout, **239**
Skisprünge, **355**
Ski- und Snowboard-Workout, 354–57
Ausfallschritt überkreuz, **356**
Bosu-Sprünge, **350**
Bosu-Twist mit Medizinball, **357**
Seitsprünge mit Medizinball, **356**
Skisprünge, **355**
Snacks, 26, 29, 246–47
Sonnenblumenkerne, 247
Spiderman
Ausfallschritt, **43**

Klimmzug im Obergriff, **94**
Liegestütz, **41**, **96**
Spinat, 30, 247
Spinne, Übung, **366**
Split-Kniebeuge
bulgarische, mit Langhantel, **360**
mit erhöhtem vorderem Fuß, **52**
mit Kettlebell-Pass, **258**
Sportarten, Workouts für verschiedene, 342–69
Basketball, 370–71
Power-Clean mit Kurzhanteln, **371**
Sumo-Slide, **370**
Zwei vor, einer zurück, **371**
Golf, 346–49
Aufgestützter Oberschenkel-Curl, **348**
Medizinball-Transfer, **349**
Rasenmäher, **346**
Windmühle, **347**
Grundlagen, 344–45
Laufen, 358–61
Beinheben im Stehen, **359**
Bulgarische Split-Kniebeuge mit Langhantel, **360**
Gewichtsschieben, **361**
Hüftheben, **361**
Sprung-Kniebeuge, **358**
Radfahren, 366–69
Balance, Dip, Strecken, **368**
Einbeiniges Absteigen, **369**
Kniebeuge und Drücken, **367**
Spinne, **366**
Skilaufen und Snowboarden, 354–57
Ausfallschritt überkreuz, **356**
Bosu-Sprünge, **354**
Bosu-Twist mit Medizinball, **357**
Seitsprünge mit Medizinball, **356**

Skisprünge, **355**
Tennis, 350–53
Kurzhantelzug, **350**
Seitlicher Sprung mit Griff zum Fuß, **353**
Swing mit Körperdrehung, **352**
Wadenheben, **351**
T-Laufen, 345
Triathlon, 362–65
Radfahren, **362**
Staubsauger, **363**
Wechsel-Ausfallschritt, **364**
Überstrecken mit Drehung, **365**
Überblick, 345
Sprechtest und Trainingsintensität, 18
Springseil
Grundlagen, 238
hochintensives Intervalltraining (HIIT), Workout, 238–39
Skipper, 239
Übersicht, 21–22
Sprinter, 139
Sprung, 47
Auf dem Sprung, Workout, 216–21
Bosu-, **354**
Hin-und-her-, **94**
Hulk-Super-, **99**
Kasten-, alternierender, **220**
Luft-, aus dem Stand, **216**
Mogul-, 199
seitlicher, mit Griff zum Fuß, **353**
Seit-, mit Medizinball, **356**
Ski-, **355**
Sprung-Kniebeuge, **358**
Kombination, **42**
und Curl, **297**
Tiefensprung-Kniebeugen-Kombination, **221**
Stabilitätsausfallschritt, **214**
Standfest und stark, Workout, 182–85
Curl-up, **183**
Hund & Vogel, **185**

385

REGISTER

Katzenbuckel, **182**
Seitbrücke, **184**
Stärke, 28–29
Starke-Arme-Workout, 150–53
    Bankdrücken im engen Griff, **150**
    Einarmiger Kabel-Curl, **152**
    Langhantel-Curl, **151**
    Seilziehen mit Handdrehung, **152**
    Trizepsstrecken am Kabel auf der Schrägbank, **151**
    Trizepsstrecken über Kopf am Kabel, **153**
    Umgekehrter Curl mit Zwischenstopp, **153**
Staubsauger, Übung, 37, **363**
Stehvermögen-Workout, 294–97
    Fauststoß und Kniebeuge mit Kurzhanteln, **295**
    Liegestütz und Rudern, **296**
    Sprung-Kniebeuge und Curl, **297**
Steppbrett, 22
Step-up, 47
    Crossover-, mit Kurzhanteln, **86**
    explosiver, **104**
    mit Kurzhanteln, **203**
        alternierender, **104**
    Skater-, **215**
    und Strecken, **272**
Stimmungsschwankungen, 31
Stimmungsverbesserung, 10
Stoffwechsel
    Grundumsatz, 5,7
    und Training, 5, 15–17, 82
    und Trainingszeiten, 16
    und Wiederholungsrate, 15–16
Stoppuhr, 14
Stress
    Stress-Abbau-Workout, 74–79
        Beinstoß aus der Hocke mit Kniestoß, **75**
        Gerader Fauststoß, **78**
        Kniestoß, **74**
        Sit-up mit Fauststoß, **78**
        Tempo-Seilspringen, **76**
        Tritt nach vorn, **77**
    und Fitness, 10
Sumo-Slide, **370**
Superbänder, 21
Superhelden-Workout, 98–101
    Hulk-Supersprung, **99**
    Spiderman-Klimmzug im Obergriff, **98**
    Superman-Rückenstrecken, **100**
    Thors Hammer, **101**
Superman, **331**
    Rückenstrecken, **100**
Superschweiß-Supersätze, 102–105
    Alternierender Step-up mit Kurzhanteln, **104**
    Bankdrücken mit Kurzhanteln, **103**
    Explosiver Step-up, **104**
    Klappmesser, **105**
    Plyometrischer Liegestütz, **102**
    Sit-up mit Gewicht auf dem Gymnastikball, **105**
Swing
    einarmiger, mit Kurzhantel, **299**
    mit Kettlebell, **256**
    mit Körperdrehung, **352**

T

Tee, 29, 31
    grüner, 30, 247
Tempo-Rotation, **126**
Tempo-Seilspringen, **76**
Tempo-Teufel, Workout, 228
Tennis-Workout, 350–53
    Kurzhantelzug, **350**
    Seitlicher Sprung mit Griff zum Fuß, **353**
    Swing mit Körperdrehung, **352**
    Wadenheben, **351**
T-Heben auf dem Gymnastikball, **320**
Thera-Band, 21
Thors Hammer, **101**
Thruster, **61**
Tiefensprung-Kniebeugen-Kombination, **221**
T-Laufen, **345**
Tools, Workouts mit, 250–89
    Fitnessband-Workout (1), 262–65
        Frosch, **265**
        Kniebeuge mit Kick zur Seite, **264**
        Liegestütz mit Widerstand, **263**
        Rudern im Sitzen, **262**
    Fitnessband-Workout (2), 266–69
        Crunch mit Widerstand, **268**
        Kniebeuge, **266**
        Schritte zur Seite, **269**
        Umgekehrter Fly in Schrittstellung, **267**
    Grundlagen, 252–53
    Gymnastikball-Workout (1), 280–85
        Bein-Curl, **285**
        Gestreckter Ausfallschritt, **285**
        Negativer Liegestütz, **284**
        Roll-out, **281**
        Schranke, **282**
        Seitheben im Liegen, **284**
        Skiläufer, **283**
    Gymnastikball-Workout (2), 286–89
        Beinheben, **287**
        Crunch mit Versetzen der Füße, **286**
        Einbeinige Balancebrücke, **289**
        Laufen mit den Händen, **287**
        Pflug, **288**
        Radfahren und Balancieren, **289**
        Ruder-Kombination, **288**
    Kettlebell-Workout (1), 254–57
        Halo, **257**
        Kreuzheben, **257**
        Pass um den Körper, **255**
        Swing, **256**
    Kettlebell-Workout (2), 258–61

Acht, **259**
Halbes Aufstehen, **260**
Reißen, Ziehen und Schulterdrücken mit Beinunterstützung, **261**
Split-Kniebeuge mit Kettlebell-Pass, **258**
Medizinball-Workout (1), 270–75
Beidhändiges Holzhacken, **271**
Große Kreise, **273**
Kniebeuge und Drücken, **274**
Kreis-Crunches, **275**
Russische Drehung im Stehen, **274**
Sit-up, **275**
Step-up und Strecken, **272**
Medizinball-Workout (2), 276–79
Auf- und untergehende Sonne, **276**
Ausfallschritt im Gehen, **277**
Ausgrabung, **279**
Crunch zu den Zehen, **277**
Koffer-Crunch, **278**
Raupe, **279**
Wurf auf der Schrägbank, **278**
Überblick, 253
Training, gemeinsames, 17, 231
Trainingsplan, Beispielwoche, 23
Triathlon
15-Minuten-, 363
Workout, 362–65
Radfahren, **362**
Staubsauger, **363**
Wechsel-Ausfallschritt, **364**
Überstrecken mit Drehung, **365**
Tritt
nach vorn, 77
zur Seite, 79
Trizepsstrecken
am Kabel auf der Schrägbank, **151**
im Sitzen, **146**

mit SZ-Hantel, **187**
über Kopf am Kabel, **153, 175**
Truthahn, 29
T-Stabilisation, **135**

U

Über Berg und Tal, Workout, 233
Überkreuzdehnen im Liegen, **310**
Überstrecken mit Drehung, **365**
Übungen
Acht, **259**
Alternierender Kastensprung, **220**
Alternierender Liegestütz mit Medizinball, **193**
Alternierender Seitwärts-Liegestütz, **191**
Alternierender Step-up mit Kurzhanteln, **104**
Alternierendes Kurzhantel-Drücken, **187**
Alternierendes Kurzhantel-Rudern, **132**
Alternierendes Kurzhantel-Schulterdrücken, **181**
Alternierendes Kurzhantel-Schulterdrücken mit Drehung, **93**
Anziehen der Beine im Liegen, **307**
Auf- und untergehende Sonne, **276**
Aufgestützter Oberschenkel-Curl, **348**
Aufheben von Murmeln, 238
Aufstehen mit Sandsack, **313**
Ausfallschritt, 19
Ausfallschritt im Gehen, **277**
Ausfallschritt mit Beinheben, **200**
Ausfallschritt mit Drehung, **204**
Ausfallschritt mit Kurzhanteln, 70
Ausfallschritt nach vorn und hinten, **38**
Ausfallschritt überkreuz, **356**
Ausfallschritt und Tritt nach vorn, **325**

Ausgrabung, **279**
Balance, Dip, Strecken, **368**
Bank-Beckenheben, **222**
Bankdrücken im engen Griff, **150**
Bankdrücken mit Kurzhanteln, **103, 177**
Bankdrücken mit Langhantel, **169**
Bauchmuskel-Chop, **134**
Bauchmuskel-Crunch im Sitzen, **117**
Beckenbodentraining, 292
Beckenheben, **304**
Beckenheben mit Hackenbagger, **202**
Beckenheben und Bein-Curl, **54, 122**
Beckenheben und Marschieren, **130, 203**
Beidhändiges Holzhacken, **127, 271**
Beidseitiges Beinstrecken, **135**
Bein-Curl, **285**
Beinheben, **287**
Beinheben im Hang, **123**
Beinheben im Stehen, **359**
Beinkreisen auf dem Boden, **113**
Beinschwingen von Seite zu Seite, **327**
Beinstoß aus der Hocke, **300**
Beinstoß aus der Hocke mit Kniestoß, **75**
Beinstoß aus der Hocke mit Kurzhanteln, **62–63**
Beinüberkreuzen im Knien, **305**
Bergsteiger, **50**
Bergsteiger mit Gymnastikball, **138**
Bosu-Liegestütz, **194**
Bosu-Sprünge, **354**
Bosu-Twist mit Medizinball, **357**
Breite Kniebeuge mit Gymnastikball, **206**
Breiter Liegestütz, **50**
Brustdehnung, **320**
Brustdrücken im Stehen, **59**
Brustrotation, **177**

REGISTER

Bulgarische Split-Kniebeuge mit Langhantel, **360**
Crossover-Liegestütz, **192**
Crossover-Step-up mit Kurzhanteln, **86**
Crunch mit gestreckten Armen und Gewicht, **116**
Crunch mit hochgestreckten Beinen und Überzug, **139**
Crunch mit Versetzen der Füße, **286**
Crunch mit Widerstand, **268**
Crunch zu den Zehen, **277**
Crunch-Seitbeugen-Kombination, **119**
Curl-up, **183**
Dehnen der Schulteradduktoren, **319**
Diagonales Heben am Kabel, **181**
Diagonales Heben und Drücken, **72**
Diamant-Liegestütz, **190**
Dip, **168, 174**
Drehung mit Kurzhantel, **71**
Drücken auf der Schrägbank, **64**
Drücken im Hammergriff, **173**
Dynamischer Ausfallschritt nach vorn, **208**
Dynamischer Ausfallschritt zur Seite, **209**
Dynamischer Liegestütz mit Steppbrett, **195**
Eigengewicht-Kniebeuge, **44**
Eigengewicht-Sprung-Kniebeuge, **298**
Einarmige Außenrotation im Sitzen, **170**
Einarmige Außenrotation in Seitlage, **172**
Einarmiger Ausfallschritt, **111**
Einarmiger Kabel-Curl, **152**
Einarmiger Kurzhantel-Swing, **299**
Einarmiger Liegestütz, **193**
Einarmiges Bankdrücken mit Kurzhantel, **172**
Einarmiges Kurzhantel-Rudern, **113, 171**
Einarmiges Reißen, **65**
Einbeinige Balancebrücke, **289**
Einbeiniger Unterarmstütz, **215, 327**
Einbeiniges Absteigen, **369**
Einbeiniges Aufstehen, **49, 223**
Einbeiniges Beckenheben, **54**
Einbeiniges Kurzhantel-Kreuzheben, **202, 212**
Einbeiniges rumänisches Kreuzheben, **43**
Einbeiniges Seitheben, **159**
Einseitiger Crunch mit Gewicht, **118**
Einseitiges Beinsenken, **129**
Eisläufer, **332**
Enger Liegestütz, **45**
Explosiver Liegestütz, **301**
Explosiver Step-up, **104**
Fallenlassen der Beine mit Medizinball, **118**
Fauststoß und Kniebeuge mit Kurzhanteln, **295**
Flugzeug, **330**
Fly im Liegen am Kabelzug, **173**
Frontkniebeuge mit Langhantel, **88**
Frosch, **265**
Fünf-Sekunden-Ausfallschritt, **46**
45-Grad-Ausfallschritt, **207**
45-Grad-Heben im Stehen, **149**
Gerader Fauststoß, **78**
Gesäßmassage, **339**
Gestreckter Ausfallschritt, **285**
Gewichtsschieben, **361**
Gleiten an der Wand, **39**
Gleiten auf Socken, **304**
Good Morning, **214**
Greifen über Kopf, **19**
Große Kreise, **273**
Hackenschmidt-Kniebeuge, **211**
Halbes Aufstehen, **260**
Halo, **257**
Hammer-Curl mit alternierendem Griff, **148**
Hammerwerfen, **115**
Hampelmann-Variation, **333**
Handgelenk-Curl, **147**
Handtuch-Rudern, **59**
Head-Crusher, **326**
Hintere Oberschenkel, Massage, **338**
Hin-und-her-Springen, **94**
Holzhacken, **57**
Hüftdrehung und Sprunggelenkshüpfer, **217**
Hüftheben, **361**
Hüft- und Oberschenkelmassage, **341**
Hüftstrecken auf dem Gymnastikball, **307**
Hüftstrecken in Bauchlage, **213**
Hulk-Supersprung, **99**
Hund & Vogel, **185**
Hydrant, **205**
Isometrische Kniebeuge, **299**
isometrische Übungen, **299, 328–31**
Javorek-Komplex, **162–63**
Kabel-Crunch im Knien, **119**
Kabelziehen mit Außenrotation der Schulter, **186**
Kanute, **132**
Katzenbuckel, **182**
Kegelhüpfen, **218**
Klappmesser, **105**
Klimmzug im Obergriff, **174**
Klimmzug im Untergriff, **55, 91**
Klimmzug mit Halten, **180**
Kniebeuge mit ausgestreckten Armen, **58**
Kniebeuge mit Fitnessband, **266**

REGISTER

Kniebeuge mit Kick zur Seite, **264**
Kniebeuge mit Pokal, **72**
Kniebeuge und Drücken, **367**
Kniebeuge und Drücken mit Medizinball, **274**
Kniestoß, **74**
Knie-Umarmen im Gehen, 19
Kobra, **122, 331**
Koffer-Crunch, **278**
Konzentrations-Curl, **145**
Korkenzieher-Liegestütz, **309**
Körpersäge, **97**
Kreis-Crunches, **275**
Kreuzheben, **257**
Kreuzheben mit gestreckten Beinen, **60**
Kreuzheben mit Kurzhanteln, **73**
Kurzhantel-Drücken im Stehen, **68**
Kurzhantel-Drücken im V-Sitz, **158**
Kurzhantel-Fly auf der Schrägbank, **170**
Kurzhantel-Push-Press, **73**
Kurzhantel-Rudern, **62**
Kurzhantelzug, **350**
Langhantel-Curl, **151**
Langhantel-Frontheben, **156**
Latissimus-Dehnung im Knien, **321**
Laufen mit den Händen, **287**
L-Heben auf der Schrägbank, **161**
Liegestütz, **89, 167**
Liegestütz mit Gewicht, **171**
Liegestütz mit Vorstrecken der Arme, **39**
Liegestütz mit Widerstand, **263**
Liegestütz und Rudern, **296**
Luftsprung aus dem Stand, **216**
Matrix, **134**
Medizinball-Transfer, **349**
Military Press, **159**
Modifiziertes einbeiniges Kreuzheben, **210**
Mogul-Sprung, **199**

Muschel, **223**
Negativer Einbein-Liegestütz, **194**
Negativer Liegestütz, **284**
Pass um den Körper, **255**
Pflug, **288**
Pflug auf dem Gymnastikball, **130**
plyometrische Übungen, 98, 199, 216–21, 332–35
Plyometrischer Liegestütz, **102**
PNF-Heben, **322**
Pokal-Kniebeuge mit Armstoß, **95**
Power-Clean mit Kurzhanteln, **371**
Quadrizepsmassage, **339**
Radfahren, **362**
Radfahren und Balancieren, **289**
Rasenmäher, **346**
Raupe, **279**
Raupe in Bewegung, **311**
Reißen, Ziehen und Schulterdrücken mit Beinunterstützung, **261**
Ring-Liegestütz, **191**
Rock 'n' Roll, **114**
Roll-out, **281**
Roll-out mit Langhantel, **85**
Rückenmassage, **340**
Rückenstrecken im Sitzen, **146**
Rückenstrecken mit Beinheben, **136**
Rückstütz mit Beinheben, **112**
Ruder-Kombination, **288**
Rudern aus dem Liegestütz, **312**
Rudern im Sitzen, **265**
Rudern in Bauchlage auf der Schrägbank, **67**
Rumänisches Kreuzheben, Rudern, Schulterheben, **69**
Rumpfdrehen mit Medizinball, **126**
Rumpfdrücken am Kabelzug, **90**
Russische Drehung im Stehen, **274**
Scharnier, **302**
Schräges Klappmesser, **124**
Schranke, **282**
Schranke mit Gymnastikball, **120**

Schritte zur Seite mit Fitnessband, **269**
Schulterstrecken überkreuz, **149**
Schulterziehen im Sitzen, **160**
Seilziehen mit Handdrehung, **152**
Seitbrücke, **128, 184**
Seitheben im Liegen, **284**
Seitheben im Sitzen, **156**
Seitlicher Shuffle, **206**
Seitlicher Sprung mit Griff zum Fuß, **353**
Seitliches Kegelhüpfen, **219**
Seitliches Klappmesser, **127**
Seitliches Rollen im Armstütz, **131**
Seitneigen mit Kurzhanteln, **125**
Seitspringen mit Steppbrett, **335**
Seitsprünge mit Medizinball, **356**
Seitstütz, **329**
Seitstütz mit Drehung, **133**
Sit-up, **275**
Sit-up mit Fauststoß, **78**
Sit-up mit Gewicht auf dem Gymnastikball, **105**
Skater-Step-up, **215**
Skiläufer, **283**
Sksprünge, **355**
Spiderman-Ausfallschritt, **43**
Spiderman-Klimmzug im Obergriff, **98**
Spiderman-Liegestütz, **41, 96**
Spinne, **366**
Split-Kniebeuge mit erhöhtem vorderem Fuß, **52**
Split-Kniebeuge mit Kettlebell-Pass, **258**
Sprinter, **139**
Sprung, **47**
Sprung-Kniebeuge, **358**
Sprung-Kniebeuge und Curl, **297**
Sprung-Kniebeugen-Kombination, **42**
Stabilitätsausfallschritt, **214**

REGISTER

Statische Kniebeuge mit Frontheben, 207
Staubsauger, **37**, **363**
Step-up, **47**
Step-up mit Kurzhanteln, **203**
Step-up und Strecken, **272**
Sumo-Slide, **370**
Superman, **331**
Superman-Rückenstrecken, **100**
Swing mit Kettlebell, **256**
Swing mit Körperdrehung, **352**
Tempo-Rotation, **126**
Tempo-Seilspringen, **76**
T-Heben auf dem Gymnastikball, **320**
Thors Hammer, **101**
Thruster, **61**
Tiefe plus hohe Kniebeuge mit Langhantel, **201**
Tiefensprung-Kniebeugen-Kombination, **221**
Tiefer Ausfallschritt von Seite zu Seite, **308**
T-Laufen, 345
Tritt nach vorn, **77**
Tritt zur Seite, **79**
Trizepsstrecken am Kabel auf der Schrägbank, **151**
Trizepsstrecken mit SZ-Hantel, **187**
Trizepsstrecken über Kopf am Kabel, **153**, **175**
T-Stabilisation, **135**
Überkreuzdehnen im Liegen, **310**
Überstrecken mit Drehung, **365**
Umgekehrter Ausfallschritt, **91**
Umgekehrter Ausfallschritt mit einarmigem Drücken, **205**
Umgekehrter Crunch, **121**
Umgekehrter Curl mit Zwischenstopp, **153**
Umgekehrter Fly im Stehen am Kabelzug, **323**
Umgekehrter Fly in Schrittstellung, **267**
Umgekehrter Liegestütz auf dem Gymnastikball, **303**
Umgekehrtes Holzhacken, **110**
Umgekehrtes Langhantel-Schulterdrücken, **155**
Umgekehrtes Rudern, **51**
Umgekehrtes Rudern im Untergriff, **188**
Umgekehrtes Rudern mit erhöhten Füßen, **87**
Umgekehrtes Schulterdrücken, **48**
Umrühren, 137
Unterarmstütz, **328**
    mit Armheben, **330**
    mit diagonalem, **129**
Unterarmstütz-Schaukel auf dem Gymnastikball, **137**
Versetzter Liegestütz im Vorwärtsgang, **53**
Vorgebeugtes Heben am Kabelzug, **157**
Vorschieben der Hüfte im Stehen, **306**
Wadenheben, **351**
Wadenheben im Sitzen, **66**
Wadenmassage, **337**
Wandern im Armstütz mit Drehung, **131**
Wechsel-Ausfallschritt, **364**
Windmühle, **347**
Wurf auf der Schrägbank, **278**
Y-Heben auf der Schrägbank, **321**
Y-Kniebeuge, **40**
Zercher-Good-Morning, **92**
Zug am Rack, **178**
Zurücklehnen & Pull-down, **189**
Zwei vor, einer zurück, **371**
Zweiteiliges Kurzhantel-Rudern, **179**
Umrühren, Übung, 137

Und los!, Workout, 230
Unterarmstütz, **328**. *Siehe auch* Seitstütz
    einbeiniger, **215**, **327**
    mit Armheben, **330**
        diagonalem, **129**
    Unterarmstütz-Schaukel auf dem Gymnastikball, **137**

V

Vollkorn-Produkte, 25–26, 27
Vorschieben der Hüfte im Stehen, 306

W

Wachstumshormon, 5
Wadenheben, **351**
    im Sitzen, 66
Wadenmassage, **337**
Wandern im Armstütz mit Drehung, **131**
Wasser, 27, 29, 83, 236, 365
Weintrauben, 31
Weißbrot, 29
Wiederholungen, 15
Windmühle, Übung, **347**
Workouts
    Abwechslung, 11
    an der anaeroben Schwelle, 367
    Anzahl in der Woche, 16–17, 23
    Ausrüstung, 19–22
        Bank, 20
        Bosu-Balance-Trainer, 22
        Fitnessband, 21
        Foam-Roll, 21
        Gymnastikball, 21
        Kettlebell, 20
        Kurzhantel, 19–20
        Langhantel und Gewichtsscheiben, 20
        Medizinball, 21
        Plyo-Box, 22

REGISTER

Springseil, 21
Steppbrett, 22
Bauch & Rumpf, 106–39
    Baukasten-Workout, 128–39
    Grundlagen, 108–09
    Körperzentrum-Workout ohne Crunches, 110–15
    Sixpack-Workout (1), 116–19
    Sixpack-Workout (2), 120–23
    Überblick, 109
    Workout für die schrägen Bauchmuskeln, 124–27
Beine & Po, 196–223
    Anti-Schmerz-Workout, 222-23
    Auf dem Sprung, 216–21
    Beine-Po-Rundumtraining, 212–15
    Fertig zum Abheben, 208–11
    Gesäßmuskeln aus Stahl, 204–07
    Grundlagen, 198–99
    Knackarsch-Lösung, 200–03
    Überblick, 199
Beispielwoche, 23
Brust & Rücken, 164–95
    Brust-Rücken-Kombination, 186–89
    Grundlagen, 166–67
    Hammer-Brust-Workout (1), 168–71
    Hammer-Brust-Workout (2), 172–75
    Der perfekte Liegestütz (1), 190–91
    Der perfekte Liegestütz (2), 192–93
    Der perfekte Liegestütz (3), 194–95
    Rücken-Panzer-Workout, 176–81
    Standfest und stark, 182–85
    Überblick, 167

Dauer, 4–7, 14
Erholung nach den, 16, 317
Essen
    nach den, 18
    vor den, 14
Fettverbrennen, 80–105
    Die Fettschmelze beginnt (A), 84–89
    Bauch-weg-Übungen, 87
    Die Fettschmelze beginnt (B), 84, 90–93
    Grundlagen, 82–83
    Kraft, Ausdauer, Geschwindigkeit und Schweiß, 94–97
    Superhelden-Workout, 98–101
    Superschweiß-Supersätze, 102–105
    Überblick, 87
für besseren Sex, 290–313
    Flexi-Workout, 306–09
    Grundlagen, 292–93
    Missionars-Workout, 302–05
    Rhythmus-Workout, 310–13
    Stehvermögen-Workout, 294–97
    Workout für den letzten Kick, 298–301
    Überblick, 293
für Ihre Gesundheit, 326–53
    Dehnen und Kräftigen der Schulter, 318–23
    Foam-Roll-Workout, 336–41
    Grundlagen, 316–17
    Jungbrunnen-Workout, 332–35
    Kraft für den unteren Rücken, 328–31
    Retter der Knie, 324–27
    Überblick, 317
für verschiedene Sportarten, 342–71
    Basketball, 370–71
    Golf, 346–49
    Grundlagen, 344-45

    Laufen, 358–61
    Radfahren, 366–69
    Skilaufen und Snowboarden, 354–57
    Tennis, 350–53
    T-Laufen, 345
    Triathlon, 362–65
    Überblick, 345
Ganzkörper, 32–79
    Bauch weg! Der Klassiker ohne Studio (1), Workout für Fortgeschrittene, 48–51
    Bauch weg! Der Klassiker ohne Studio (2), Workout für Fortgeschrittene, 52–55
    Grundlagen, 34–35
    Ihr Körper als Hantel (1), Workout für fortgeschrittene Anfänger, 40–43
    Ihr Körper als Hantel (2), Workout für fortgeschrittene Anfänger, 44–47
    Kraft und Beweglichkeit, Workout für Anfänger, 36–39
    Kurzhantel-Kracher-Workout (1), 56–59
    Kurzhantel-Kracher-Workout (2), 60–63
    Kurzhantel-Kracher-Workout (3), 64–67
    Muskeldefinition, Workout (1), 68–71
    Muskeldefinition, Workout (2), 72–73
    Stress-Abbau-Workout, 74–79
    Überblick, 35
hochintensives Intervalltraining (HIIT), 224–39
    Crosstrainer, 234–35
    Laufband, 228–29
    Laufen, 230–31
    Radfahren, 232–33

391

REGISTER

Schwimmen, 236–37
Springseil, 238–39
Überblick, 227
Intensität, 5–6, 14, 17–18
mit Tools, 250–89
    Fitnessband-Workout (1), 262–65
    Fitnessband-Workout (2), 266–69
    Grundlagen, 252–53
    Gymnastikball-Workout (1), 280–85
    Gymnastikball-Workout (2), 286–89
    Kettlebell-Workout (1), 254–57
    Kettlebell-Workout (2), 258–61
    Medizinball-Workout (1), 270–75
    Medizinball-Workout (2), 276–79
    Überblick, 253
Schultern & Arme, 140–63
    Arm-Workout mit Kurzhanteln, 144–49
    Deltamuskel-Definitions-Workout, 154–57
    Grundlagen, 142–43
    Kombination für Schultern und Arme (1), 158–59
    Kombination für Schultern und Arme (2), 160–63
    Starke-Arme-Workout, 150–53
    Überblick, 143
unterwegs, 253
Wurf auf der Schrägbank, **278**

Y

Y-Kniebeuge, **40**

Z

Zercher-Good-Morning, **92**
Zirkel. *Siehe auch die verschiedenen Workouts*
    Ausführung, 35
    Nutzen, 16
Zug am Rack, **179**
Zurücklehnen & Pull-down, **189**
Zwei vor, einer zurück, Übung, **371**

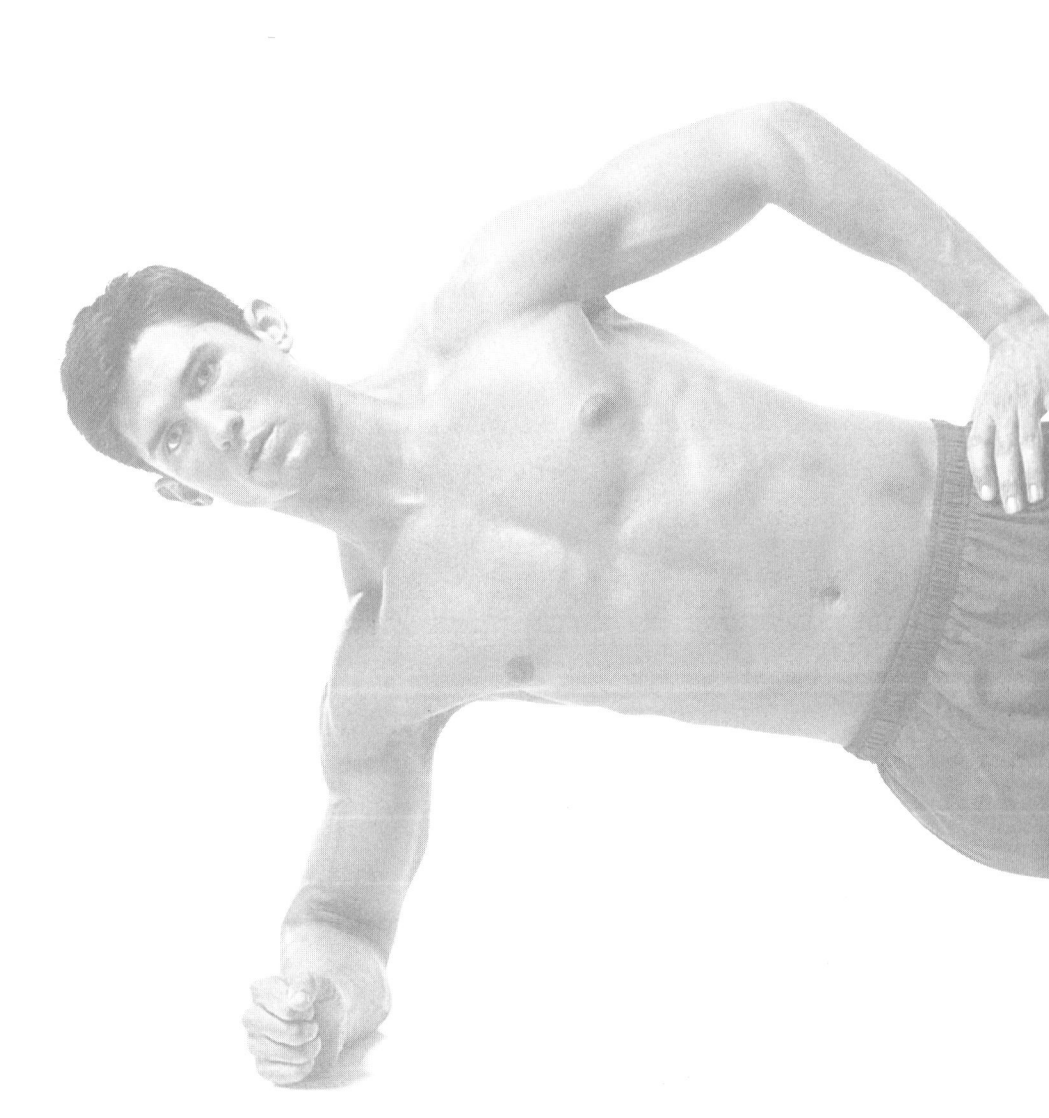